apter 0

手のツボで心を楽にする

あなたの心、最近疲れていませんか？
体のケアをする前に、まずは心のセルフメンテ。
手は心を癒すツボの宝庫です。
ツボ押しに心に効く言葉を口にすることで
効果はさらにアップします。

ontents

手には心に効くツボがいっぱい

手から腕にかかるせまい範囲に、約50のツボがあります。今回、探しやすく押しやすい手のひらを中心にツボをまとめました。ぜひ手のツボを押して、心の調子を整えていきましょう。

◎ツボは「心に効く薬」

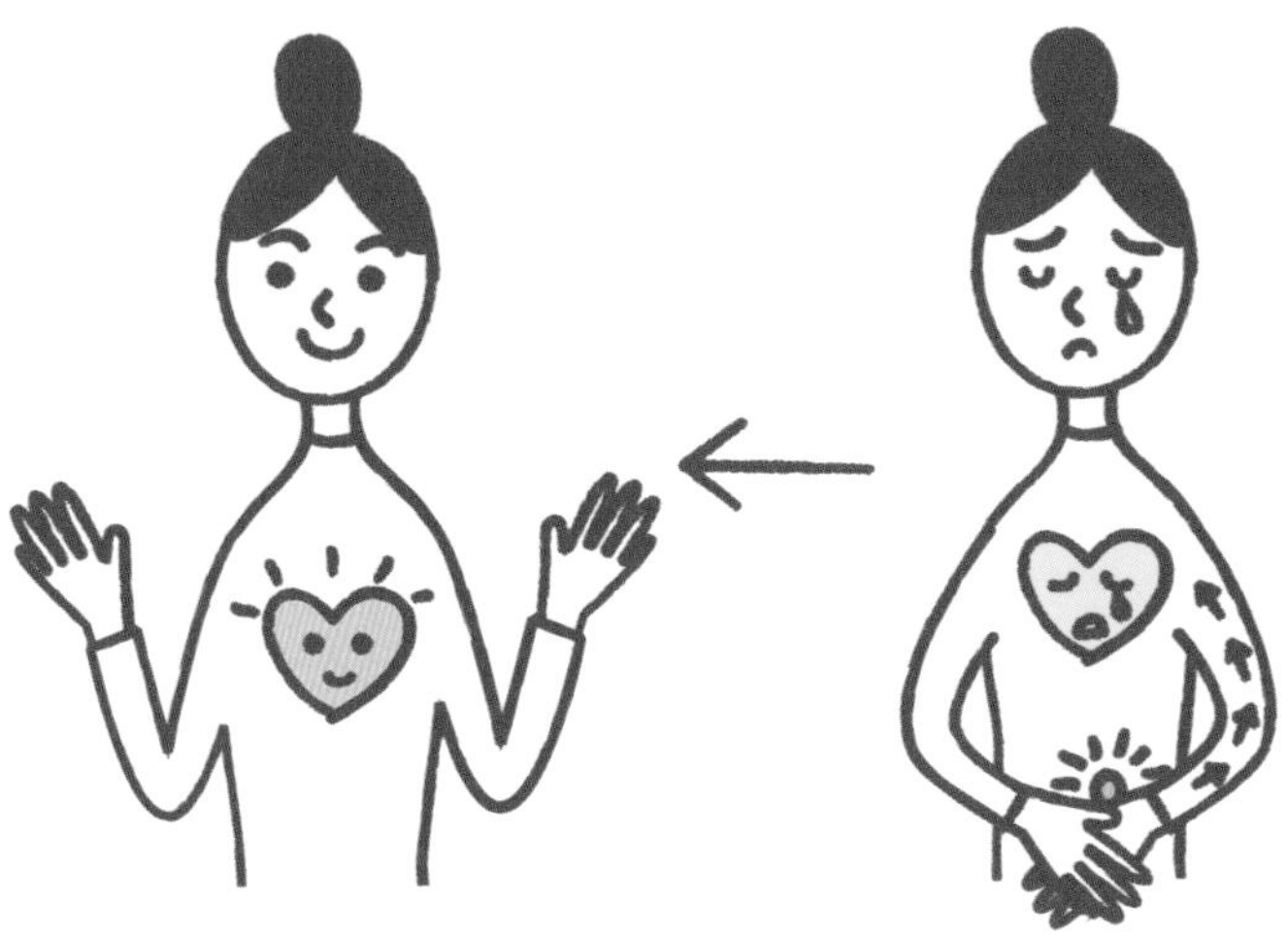

ツボには心を癒す効果がある

いろいろなことがあったここ数年、心の不調に悩む人も増えました。現代医療でさえ「心に効く薬」はつくれません。製薬会社の研究職にいた私にも「心の病気」は、大きな壁になっていました。そこで東洋医学を研究しツボと出会ったのです。ツボ押しなら直接、神経を介し脳の自律神経に届きます。しかも1秒とかかりません。こんな素晴らしい「心に効く薬」を使わないのはもったいない。

なぜ、ツボ押しには癒し効果があるのでしょうか。理由は手や足、頭や顔などのツボを押すと、その刺激は背骨にある太い神経(中枢神経)を通じて、すばやく脳に伝わるからです。直接的に伝わった刺激によって、脳は適切な脳内ホルモンを分泌するよう指令します。これにより、負の感情は消えおだやかなリラックス状態を取り戻すことが可能です。

◎手のツボのメカニズムとは？

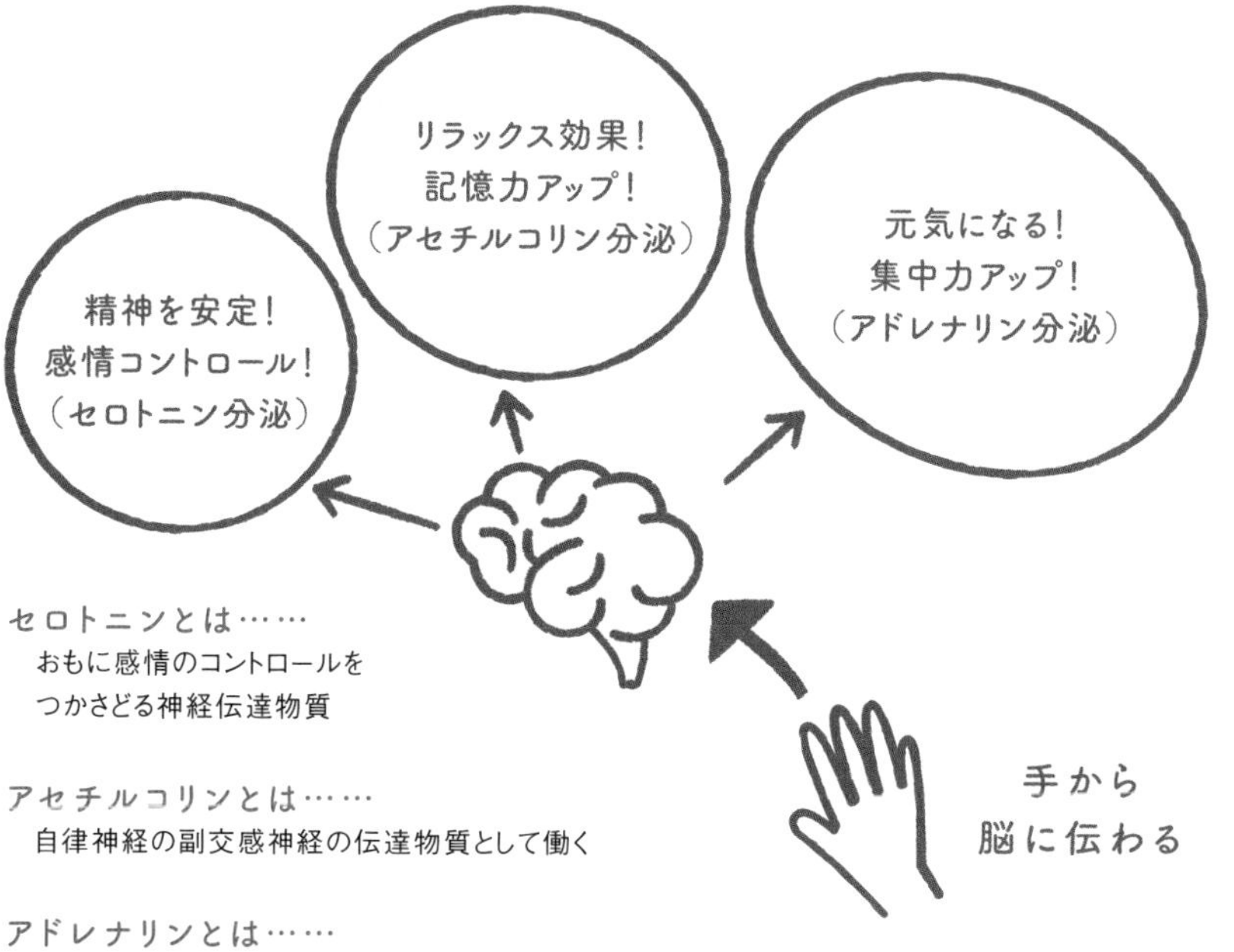

セロトニンとは……
おもに感情のコントロールをつかさどる神経伝達物質

アセチルコリンとは……
自律神経の副交感神経の伝達物質として働く

アドレナリンとは……
自律神経の交感神経の伝達物資として働く

リモコンツボが手に集中する理由

リモコンツボについては、34ページにも解説していますが、ここでは手のツボについてもう少しくわしくお話ししましょう。

まずは、手のツボのメカニズムについて見ていきます。手のツボを押すと、その情報は神経を介して、脳内にある自律神経コントロールルームの「視《し》床《しょう》下《か》部《ぶ》」に伝わります。ツボ押しの情報を受け取った視床下部は心の平穏を取り戻すべく乱れた自律神経を整え、感情の軌道修正を行ないます。

東洋医学では「手は万能の薬」と言われ、手から腕のせまいエリアにおよそ50ものツボがあることも知られています。体の中でも、手ほど細かな動きができる部位はありません。それだけ、手と脳は密接に繋がっていると言えるでしょう。これこそが「手当て」の原点であり、手に効果的なツボが集中する理由なのです。

つまりは、手のツボを刺激することで、体の不調だけでなく脳に感情を整える指令を出す効果も期待できます。さあ、押しやすく簡単で効果的な手のツボで、心の疲れを軽くしていきましょう。

声を出しながらで効果がアップ

心に効く言葉を口にしつつツボを押せば負の感情が消えていきます。言葉の力で心をおだやかに立て直していきましょう。

◎言葉の力で元気になる

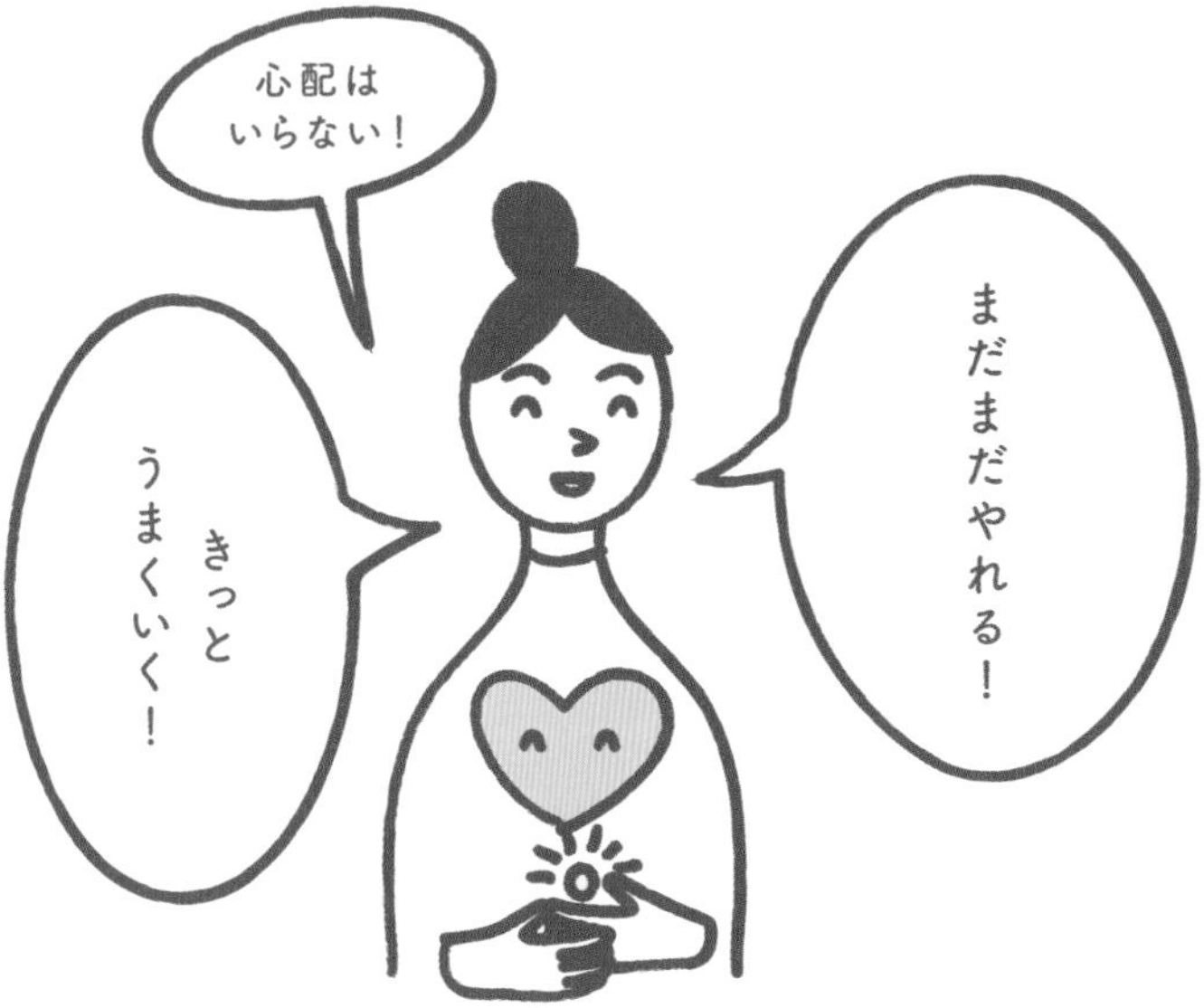
心配は
いらない！
まだまだやれる！
きっと
うまくいく！

ポイントは「心に効く言葉」を言いながらのツボ押し

スポーツの試合中、監督やコーチから選手に「声を出せ」と指示が飛ぶシーンをよく目にします。人は声を出すことで、やる気や意気込みが上がり、自分を励ますことができるのです。声を出しながらツボを押すことで、怒りや悲しみ、イラ立ちなどの負の感情が小さくなる効果をぜひ体感してください。

もちろん、声が出せない状況でツボ押しをすることもあるでしょう。そんな場合は、それぞれのツボに掲載した「心に効く言葉」を心の中で唱えてください。言葉をプラスすることで、ツボ押しの心への効果はより高まります。もちろん、自分だけのオリジナルの言葉があるなら、それを使ってください。

「心に効く言葉」を唱えながら1回5秒以上、1ヵ所につき1日3回ほどを左右の手を同様に押せば充分に効果はあります。

ツボ

神門《しんもん》

怒りをしずめる

心に効く言葉

怒らない、怒らない

相手に気づかれずツボで気持ちをコントロール

感情のまま激怒してしまっては、仕事に支障をきたすことはもちろん、良好な人間関係も築けません。カッとしたら、まずは大きな息をひとつ吐いた後に、神門《しんもん》のツボをぐっと押さえるのがおすすめです。

　神門は神経の興奮を抑えるツボとして知られていて、私は「鎮静ツボ」と呼んでいます。神門のツボを押すと自律神経が整い、体をいちばん快適な状態に戻してくれます。

ツボの見つけ方
ツボ押しのコツ

小指の骨をたどり手首のシワと交わるあたり。少しくぼんでいるところを親指で手のひらに向けて突き上げる。

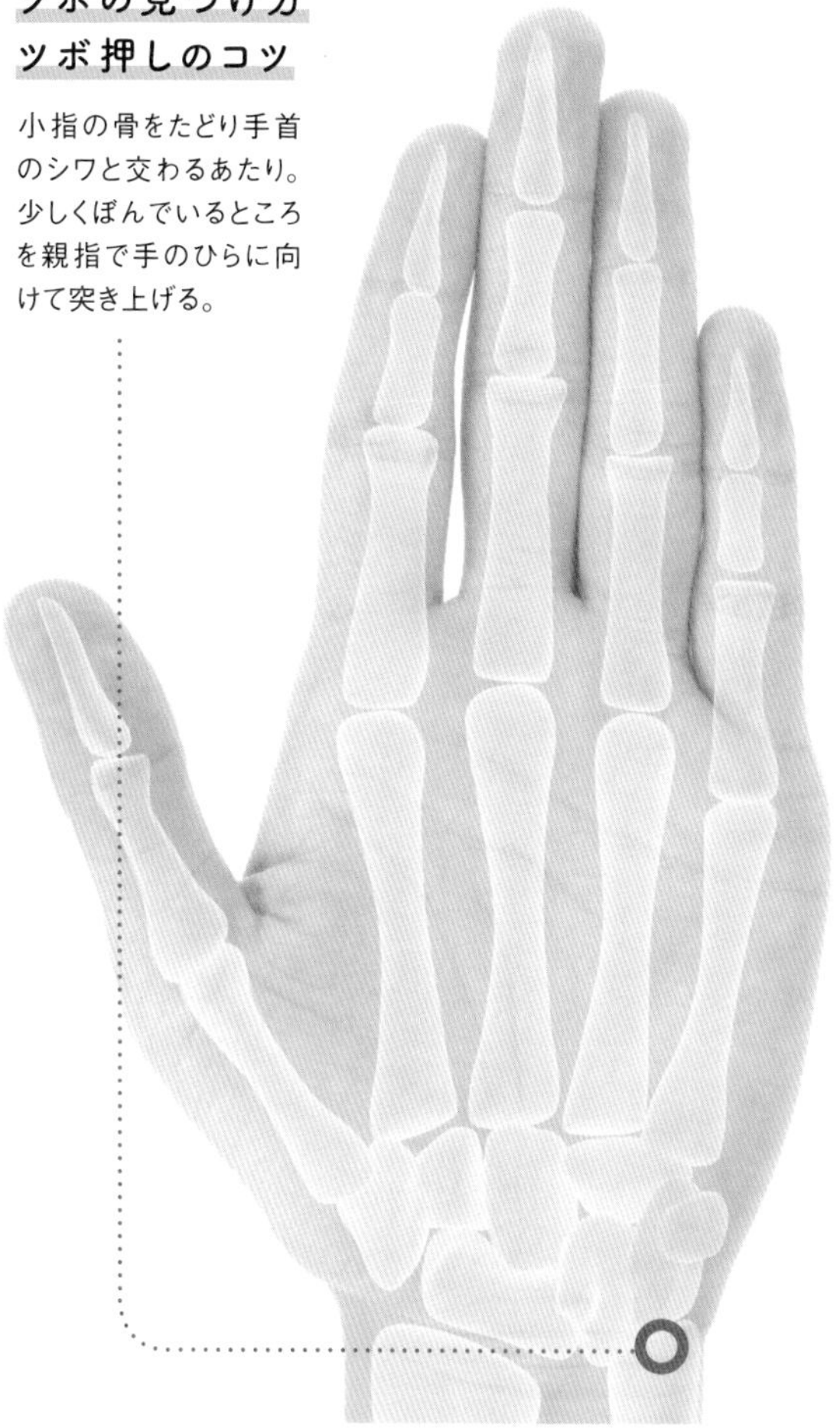

ツボ

腎穴《じんけつ》

心に効く言葉

まだまだやれる!

やる気を上げる

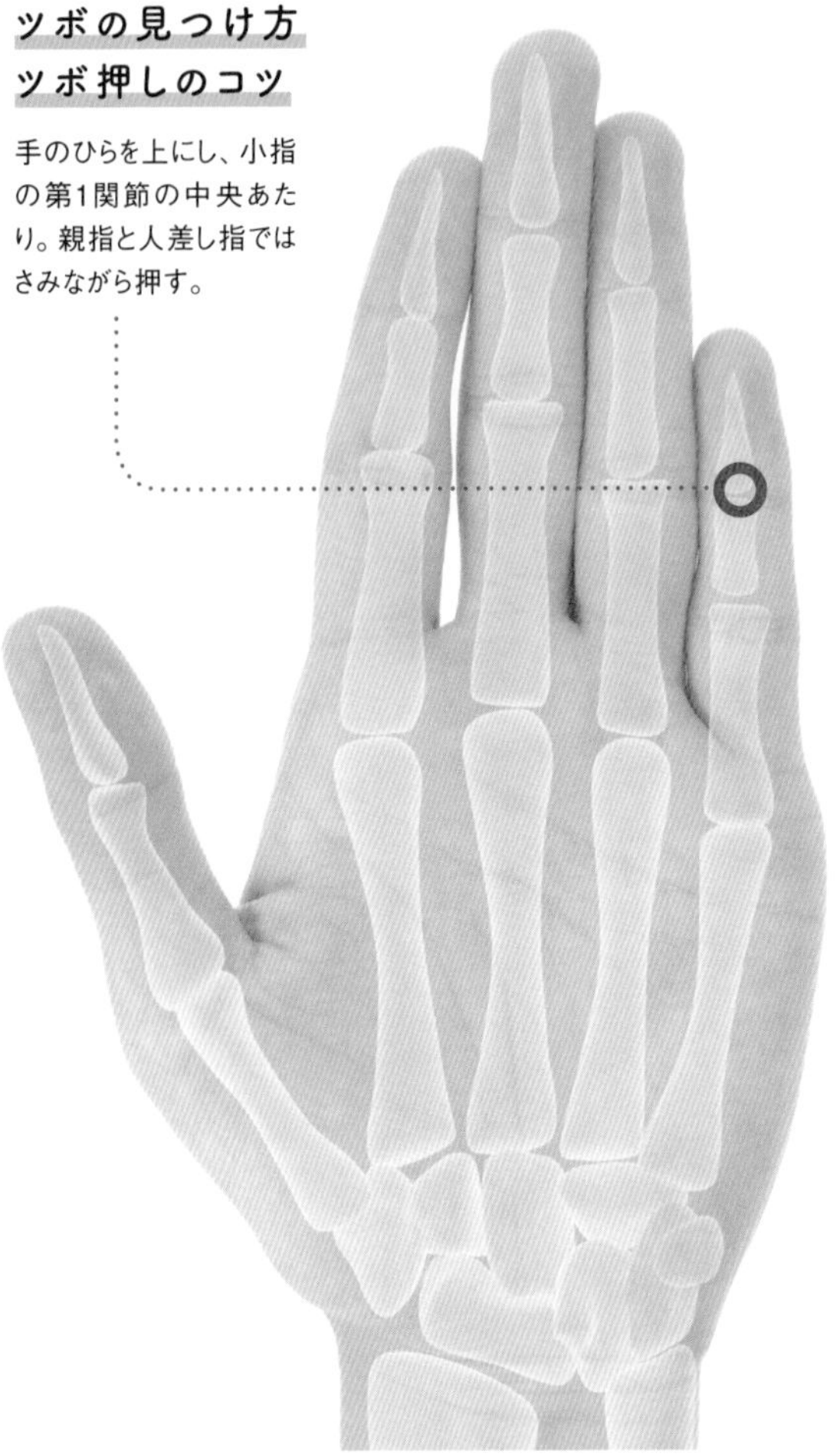

ツボの見つけ方
ツボ押しのコツ

手のひらを上にし、小指の第1関節の中央あたり。親指と人差し指ではさみながら押す。

交感神経アップのツボでやる気を取り戻す

なんとなくやる気がなくて、何をするにも億劫な気持ちが先にくる。そんな無気力な状態が続いたら注意が必要です。

それは、年齢のせいだけではありません。やる気が出ない原因は、交感神経がうまく働いていないからです。

腎穴《じんけつ》のツボは、いわば「やる気スイッチ!」。このツボを押すと闘争ホルモンとも言われるアドレナリンが分泌され、力がじわじわとわいてきます。

ツボ

後谿《こうけい》

イライラを止める

心に効く言葉

あせらない、あせらない！

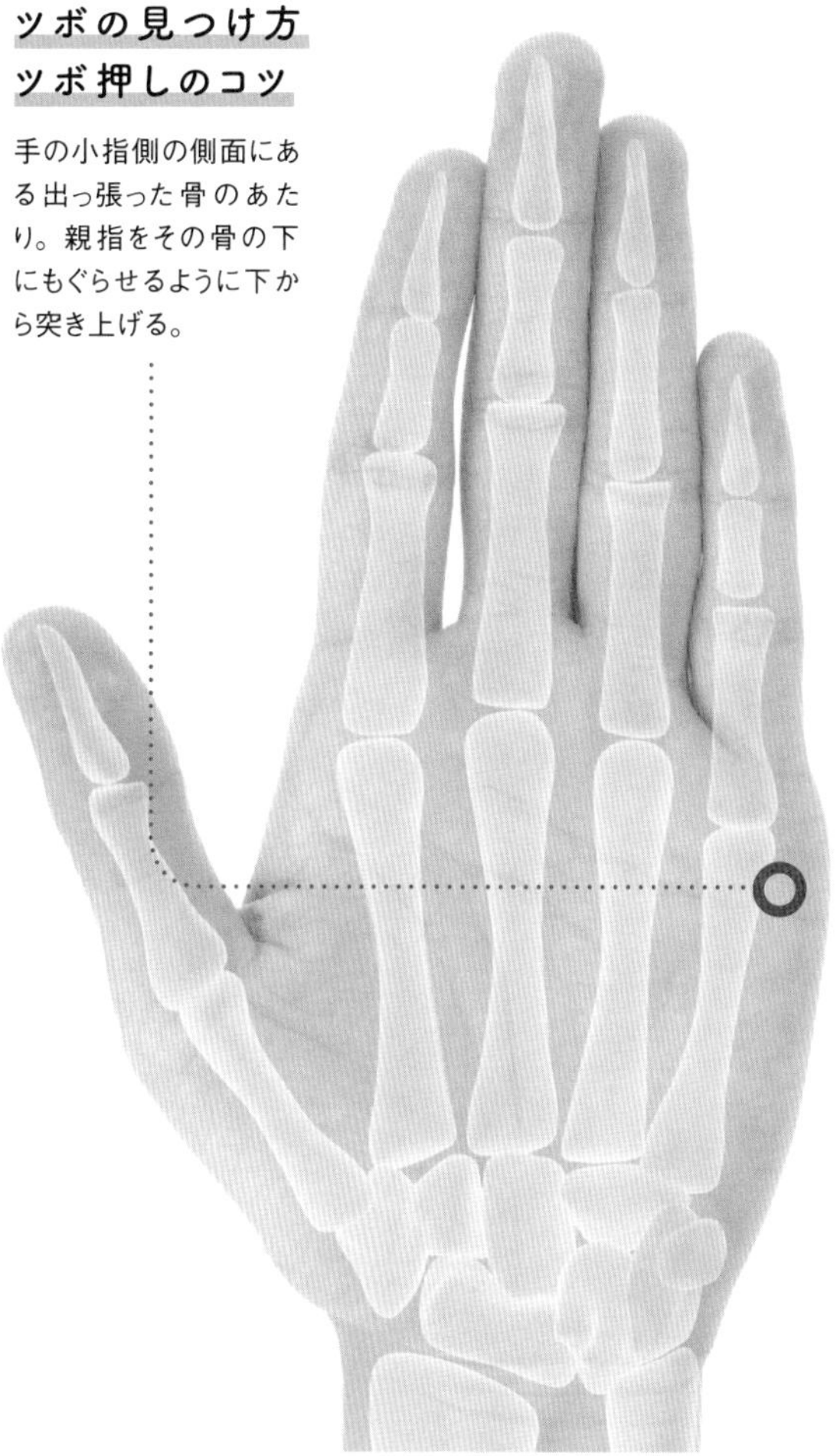

ツボの見つけ方
ツボ押しのコツ

手の小指側の側面にある出っ張った骨のあたり。親指をその骨の下にもぐらせるように下から突き上げる。

小指の付け根にある ツボ押しでヒーリング

この数年で日常的なイライラを感じる機会は大きく増えました。なかなか自分では止められないイライラを持て余している人も少なくないでしょう。

後谿《こうけい》は、メンタルをつかさどるヒーリングツボの代表格です。なかなか収まらないイライラに悩む時、このツボを押すことで感情をおだやかにする脳内ホルモン、セロトニンが分泌されイライラや緊張をゆるめてくれます。

ツボ

指間欠《しかんけつ》

心に効く言葉

心も体もあったかーい

さびしい気持ちをSTOP

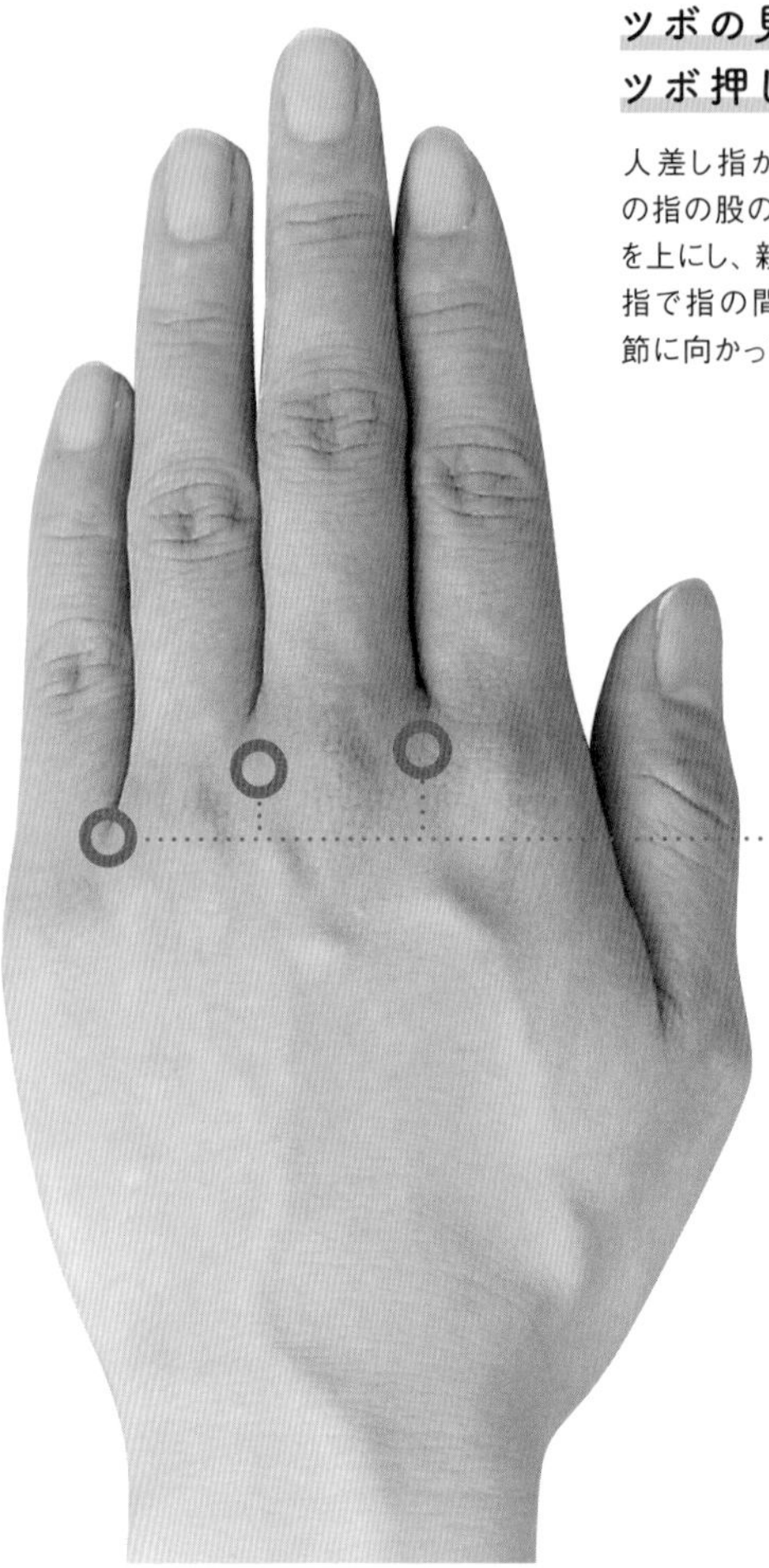

ツボの見つけ方
ツボ押しのコツ

人差し指から小指までの指の股の間。手の甲を上にし、親指と人差し指で指の間をはさみ関節に向かって押す。

体の冷えが原因の孤独感は温めると改善する

さびしい気持ちは「心と体の冷え」が原因です。冬の寒い時期は気分が塞ぎがちでも、春らしい陽気になると急に調子がよくなったりするものです。

これは、体を温めることが精神的にも非常によい影響を与えている証拠です。

指間欠《しかんけつ》は、体を温める効果があるツボです。指間欠を押すと血行がよくなり、体がじんわりと温まり、さびしい気持ちもゆっくりと消えていきます。

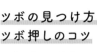

ツボ

手の命門《めいもん》

心に効く言葉

まだまだいける！

倦怠感を振り払う

慢性的な倦怠感はツボ押し習慣でスッキリ

慢性的な倦怠感は心の病気の引き金になる可能性も高く注意が必要です。

そんな時に押すと効果的なのが「手の命門《めいもん》」のツボです。このツボは倦怠感をなくし、前向きな気分にさせる効果があります。ツボを押しながら、悲観的な思考を追い払ってください。心と体の倦怠感を取ることができれば、今までよりも、ずっとポジティブで活力的な自分を手に入れられます。

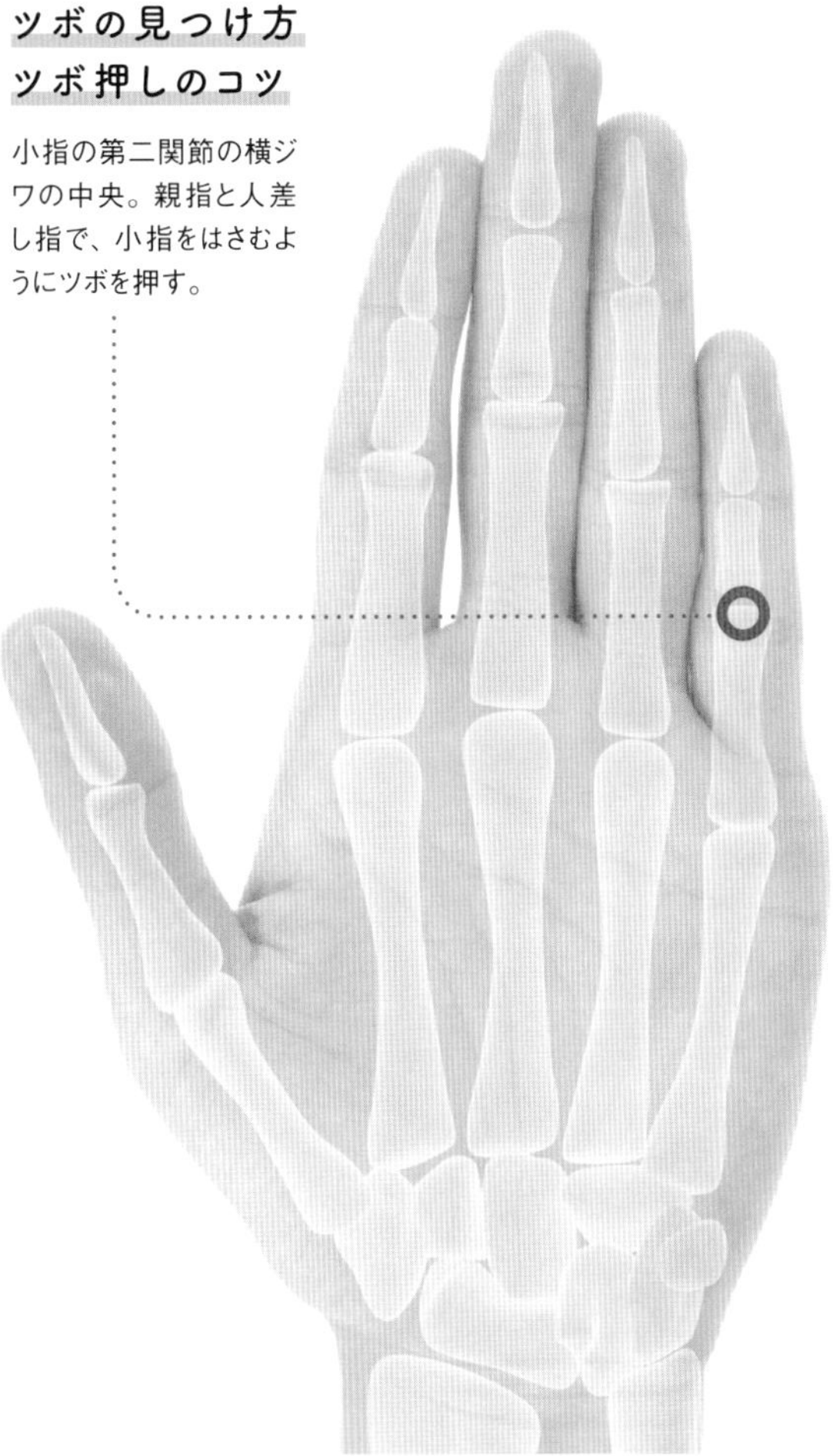

ツボの見つけ方
ツボ押しのコツ

小指の第二関節の横ジワの中央。親指と人差し指で、小指をはさむようにツボを押す。

心に効く言葉

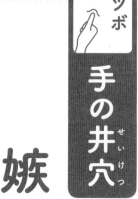

心配はいらない！

嫉妬心を抑える

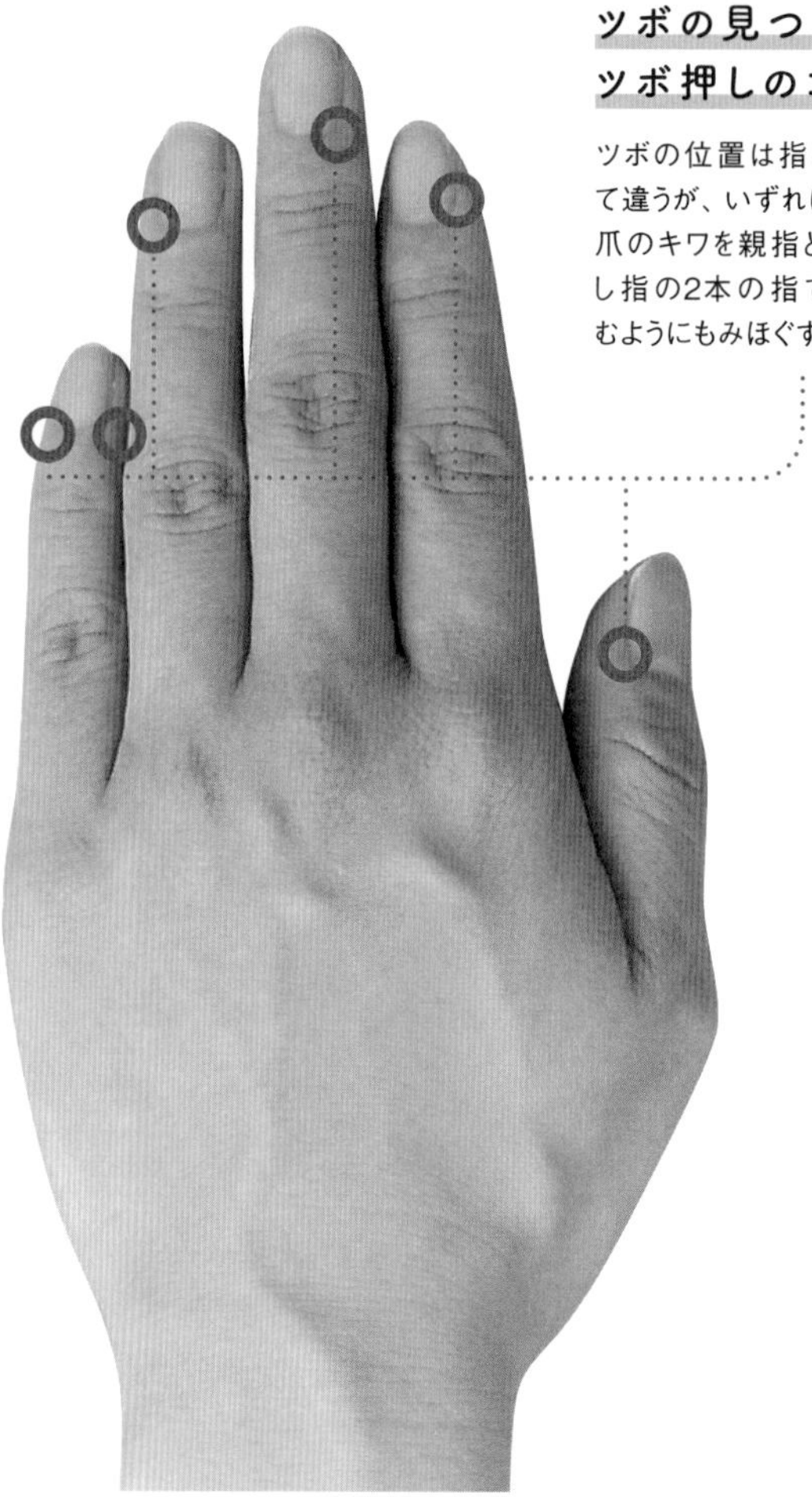

ツボの見つけ方 ツボ押しのコツ

ツボの位置は指によって違うが、いずれにせよ爪のキワを親指と人差し指の2本の指でつまむようにもみほぐす。

嫉妬心にはホルモンバランスが関係している

女性の嫉妬心はオキトシンというホルモンが大量に出すぎることが原因です。オキトシンが出ることで、母親の子どもへの深い愛情が高まることから「母性のホルモン」とも呼ばれています。一方、男性が嫉妬する原因は独占欲をつかさどる男性ホルモンが大きく影響しています。「手の井穴《せいけつ》」のツボは、女性、男性、どちらの嫉妬心をもおだやかに抑える効果があります。

ツボ

少海《しょうかい》

心に効く言葉

やればできる!!

落ち込みに効く

乱れた自律神経が整えば気持ちも晴れていく

仕事や人間関係で思わず落ち込んでしまう……。そんな時に押してほしいツボが少海《しょうかい》です。少海は、「小さな海」を意味するツボです。つまりは、多くの生命体の源とされる大海と同じく、人間の命に欠かせない重要なエネルギーが多く集まっている、そんなツボだと知られています。

　少海のツボを押すことで乱れた自律神経が整い、モヤモヤした気分が晴れていきます。

ツボの見つけ方
ツボ押しのコツ

ひじを曲げた時にできるシワの小指側にあり、シワの先端から指幅1本分外側にある。親指を腕の腱の下にもぐり込ませるように押す。

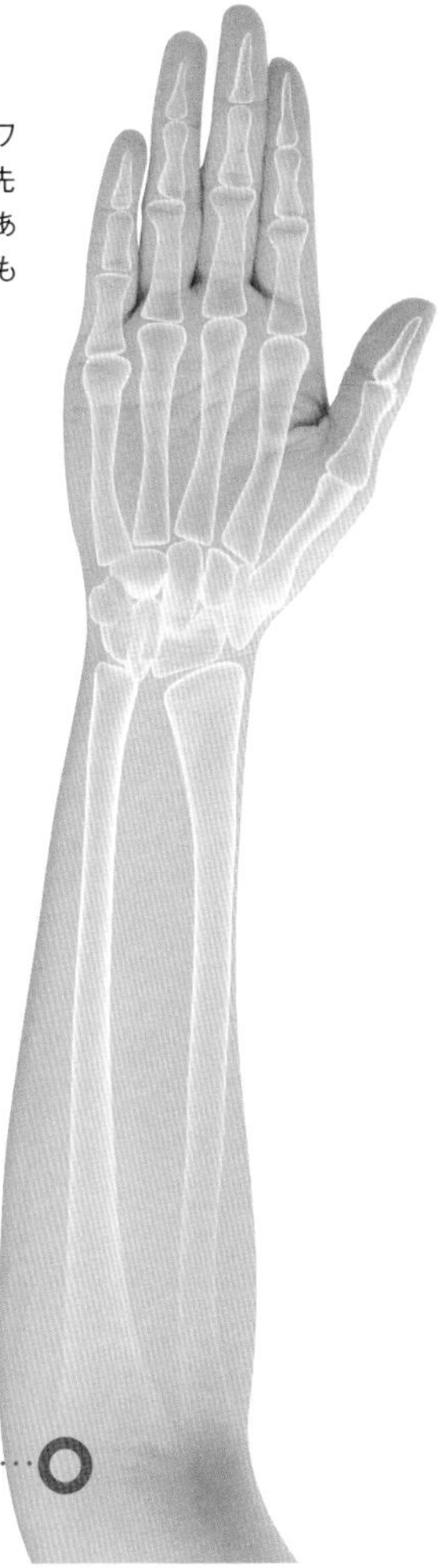

ツボ

少衝《しょうしょう》

心に効く言葉

今日もいつもどおり！

プレッシャーに負けない

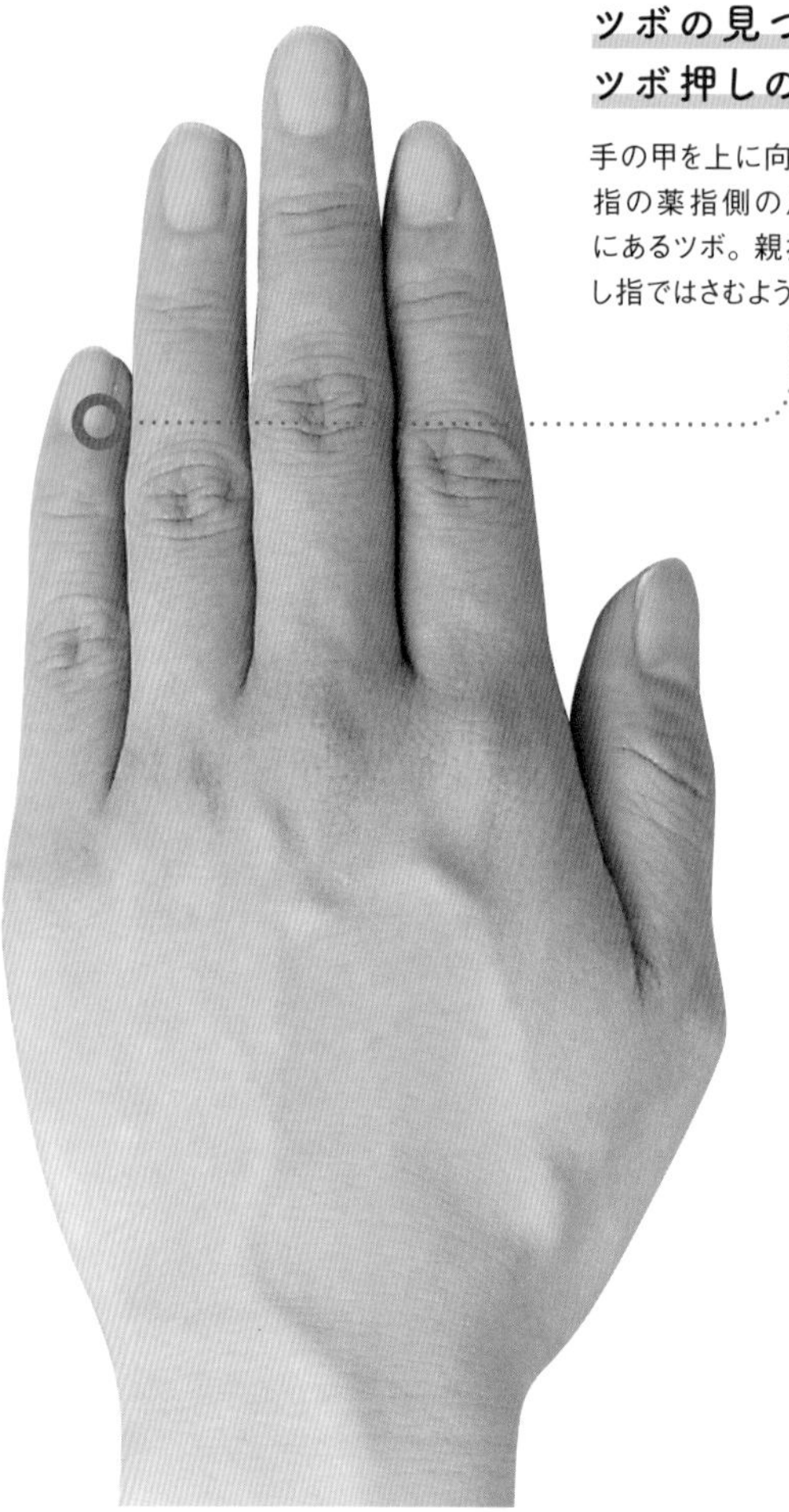

ツボの見つけ方
ツボ押しのコツ

手の甲を上に向けて、小指の薬指側の爪のキワにあるツボ。親指と人差し指ではさむようにもむ。

本番前はツボ押しで気持ちをコントロール

私にはプロアスリートからの相談も少なくないのですが、彼らの多くが「本番でいつもどおりの力が出せない」ことに悩んでいるようです。いつも以上の緊張で頭が真っ白になってしまう。そんな経験はアスリートに限らず誰にもあることでしょう。

少衝《しょうしょう》は、動悸をおさえて心を落ち着かせるツボです。ここいちばんの本番前に押して、気持ちをコントロールしてください。

ツボ

魚際《ぎょさい》

イヤな感情を取り去る

心に効く言葉

ゆーっくり、のーんびり

深い呼吸で脳をしっかりリフレッシュさせる

イヤな感情に支配されている時、人の呼吸は浅くなりがちです。魚際《ぎょさい》は「呼吸を整える」ツボです。このツボを押すと心臓の動きがおだやかになり、深い呼吸を可能にします。深い呼吸で脳に酸素をしっかり行き渡らせると、気持ちも安定しイヤな感情が解消されます。また、深い呼吸は心肺機能を安定させ、免疫力を上げるため風邪にも効果があるツボです。

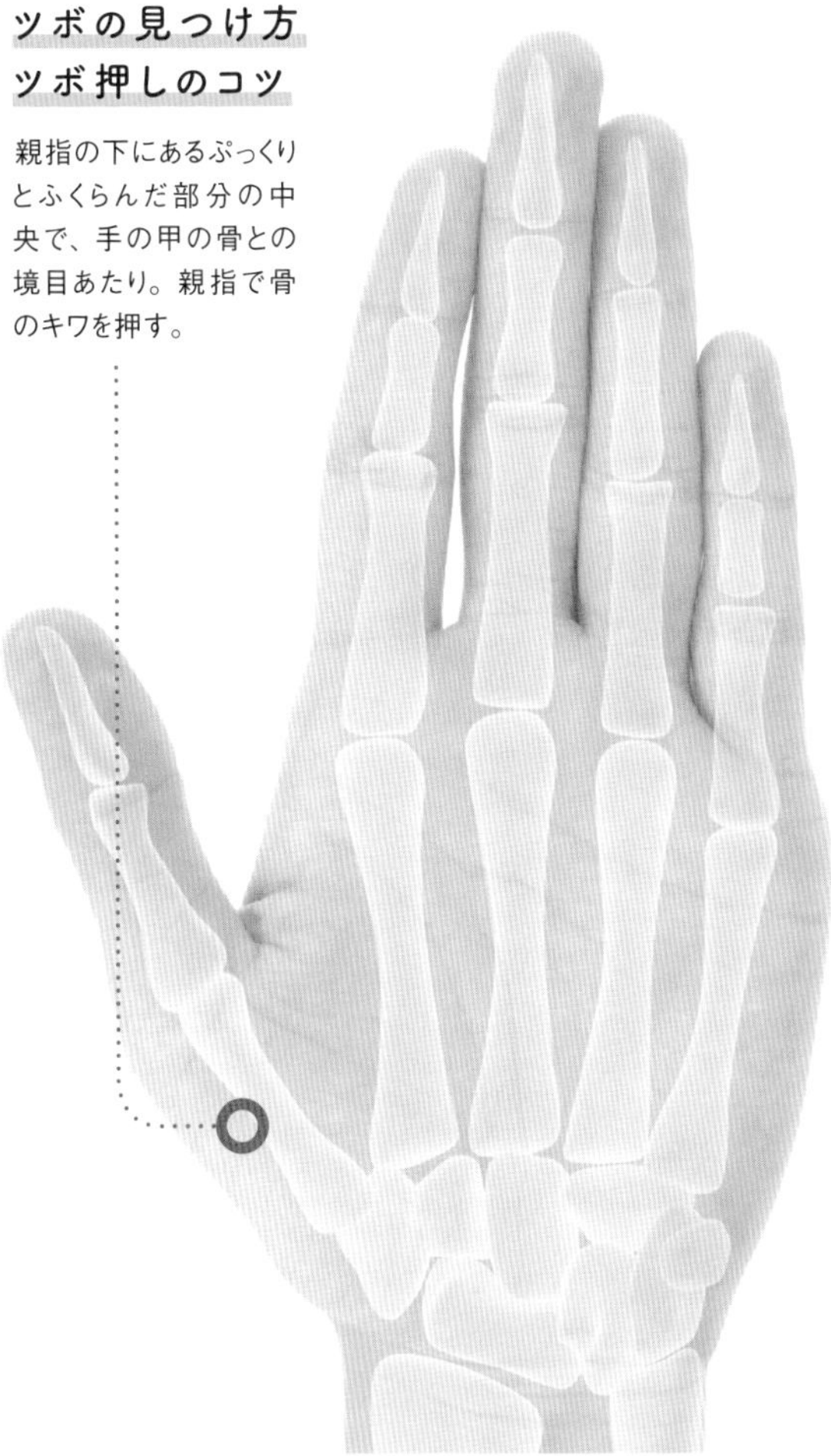

ツボの見つけ方
ツボ押しのコツ

親指の下にあるぷっくりとふくらんだ部分の中央で、手の甲の骨との境目あたり。親指で骨のキワを押す。

ツボ

中泉《ちゅうせん》

心に効く
言葉

記憶力アップ

忘れない、忘れない

年齢を重ねた誰もが感じる悩みもツボで解消

人の名前がなかなか出てこない時、ひょっとして自分は認知症予備軍かもと不安になったりしませんか。

中泉《ちゅうせん》は、アセチルコリンという脳の血行をよくするホルモンを活性化させるツボです。運動神経や学習能力、特に記憶に大きく関わるホルモンなので、ツボを押しながら心に効く言葉を唱え、ぜひ脳内を活性化させると同時に記憶力もアップさせましょう。

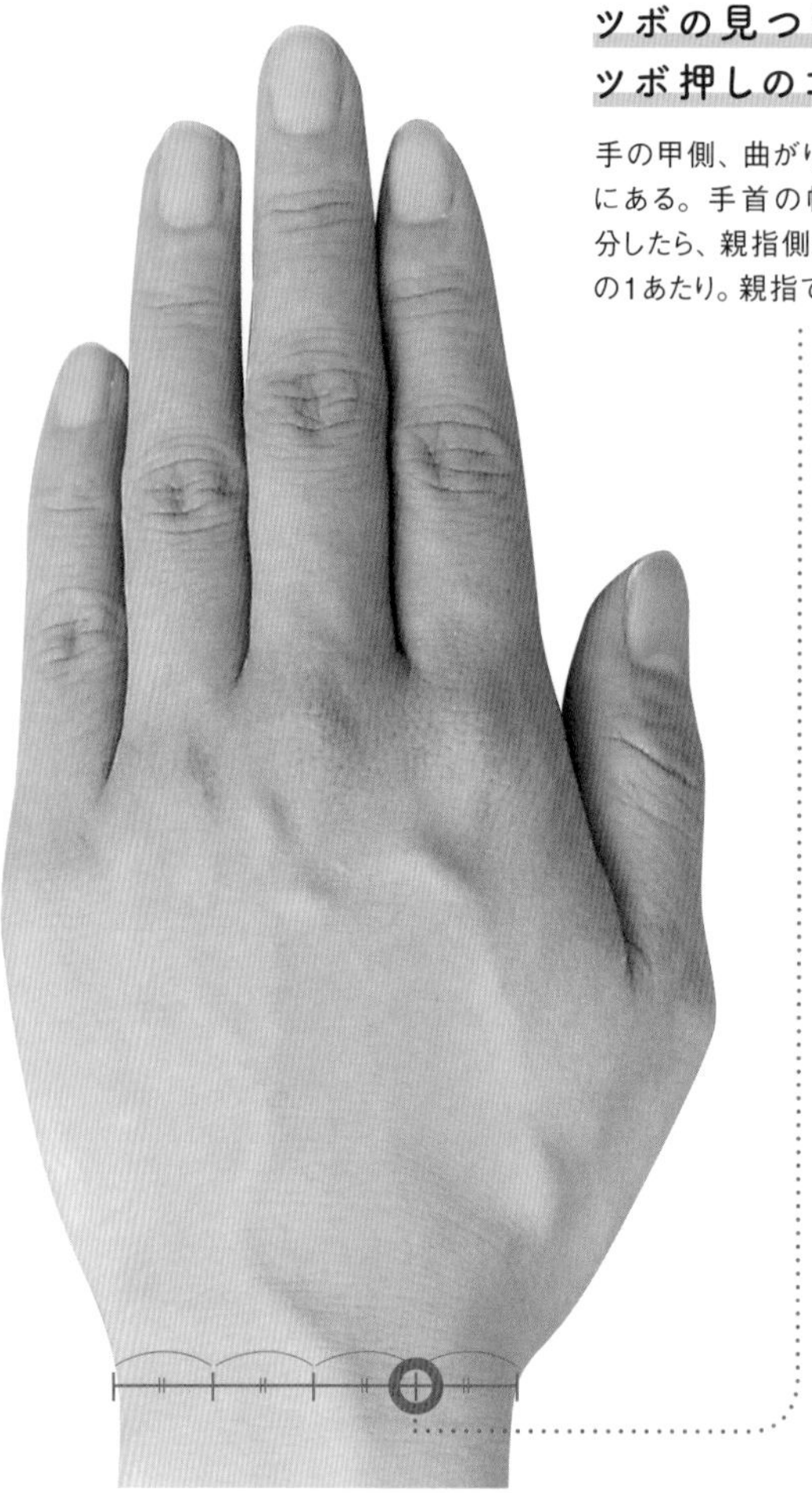

ツボの見つけ方
ツボ押しのコツ

手の甲側、曲がり目の上にある。手首の幅を4等分したら、親指側から4分の1あたり。親指で押す。

ツボ

陰郄《いんげき》

不眠を改善する

心に効く言葉

眠たくなる、眠たくなる

ツボの見つけ方
ツボ押しのコツ

5ページの神門のツボから指幅1本分下にある。親指で骨のキワを押す。

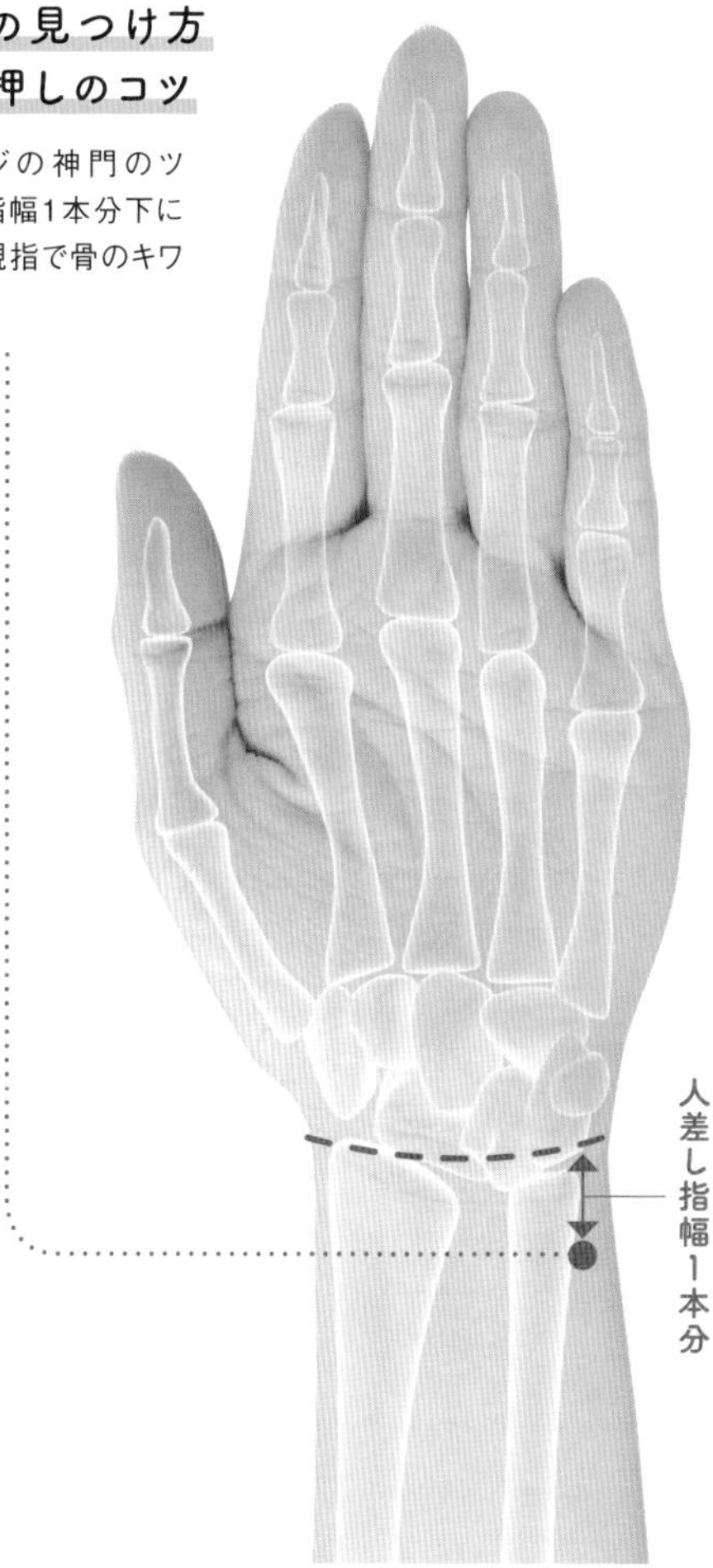

睡眠ホルモン「メラトニン」が睡眠を誘発

不眠に悩まれる方へのおすすめは陰郄《いんげき》というツボです。陰郄は脳内ホルモンであるセロトニンの分泌をうながし、精神の安定を脳へと働きかけるツボです。セロトニンは、夜には睡眠ホルモンのメラトニンへと変化することで、時間がくると自然に眠くなってきます。脳の興奮を抑えおだやかな眠りにつくため、寝る前のツボ押しを習慣化し脳内ホルモンを整えましょう。

ツボ

商陽《しょうよう》

心に効く言葉

きっとうまくいく！

“なんとなくの不調”を改善

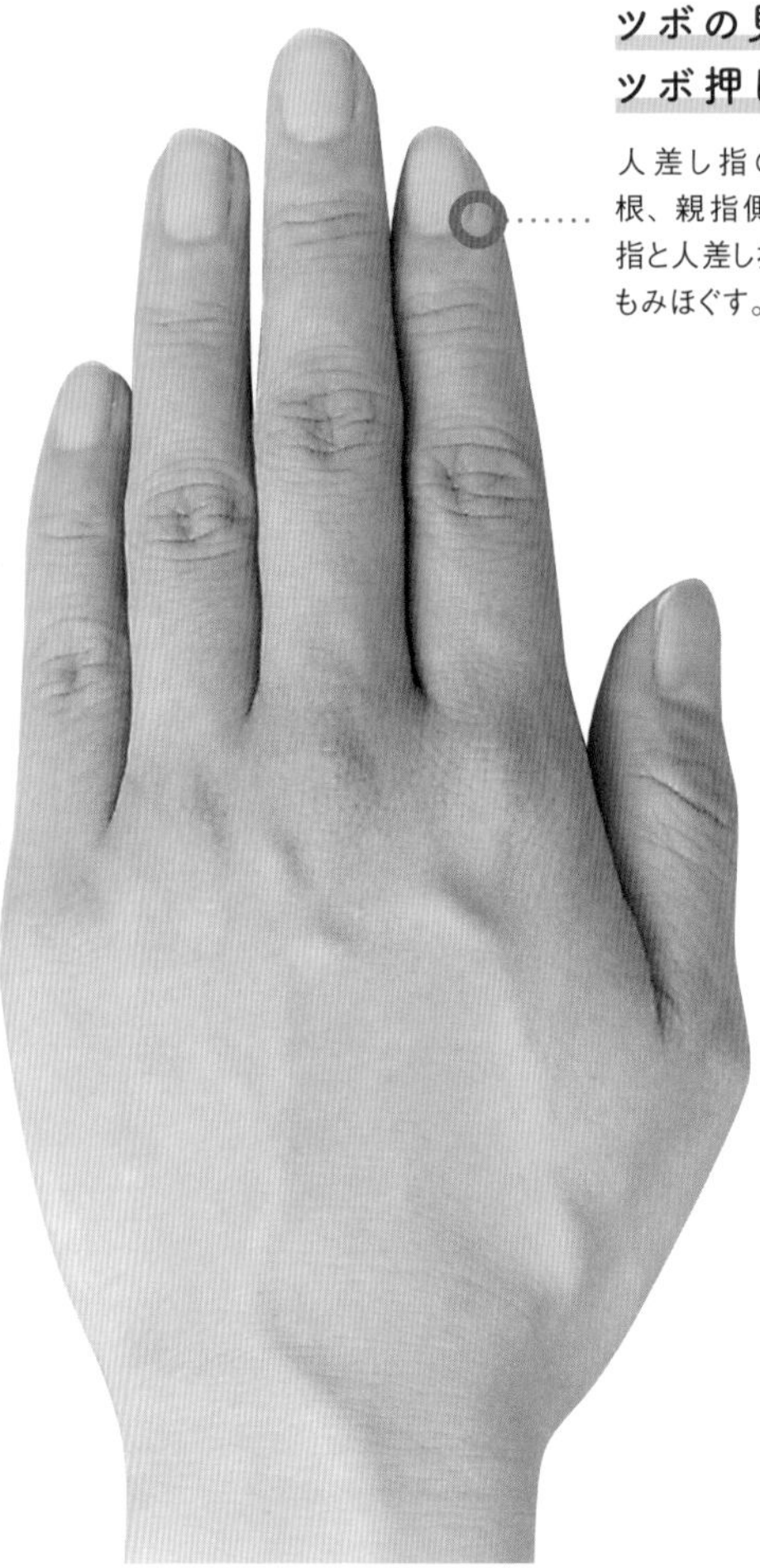

ツボの見つけ方
ツボ押しのコツ

人差し指の爪の付け根、親指側にある。親指と人差し指でつまんでもみほぐす。

脳が感じる不調は腸にダイレクトに響く

　なんとなくの不調は、もしかしたら腸が原因かもしれません。脳が感じる不調は、腸にダイレクトに響くことが少なくないからです。例えば、日々のストレスが原因でお腹がゆるくなることもよくあります。

　商陽《しょうよう》のツボには優れた整腸作用の効果があります。ツボ押しで腸を健康な状態に整えれば、脳が感じる原因不明の「なんとなくの不調」も改善されることでしょう。

増補改訂版

ホントによく効く リンパとツボの本

〝なんとなくの不調〟を解消するセルフメンテ

加藤雅俊

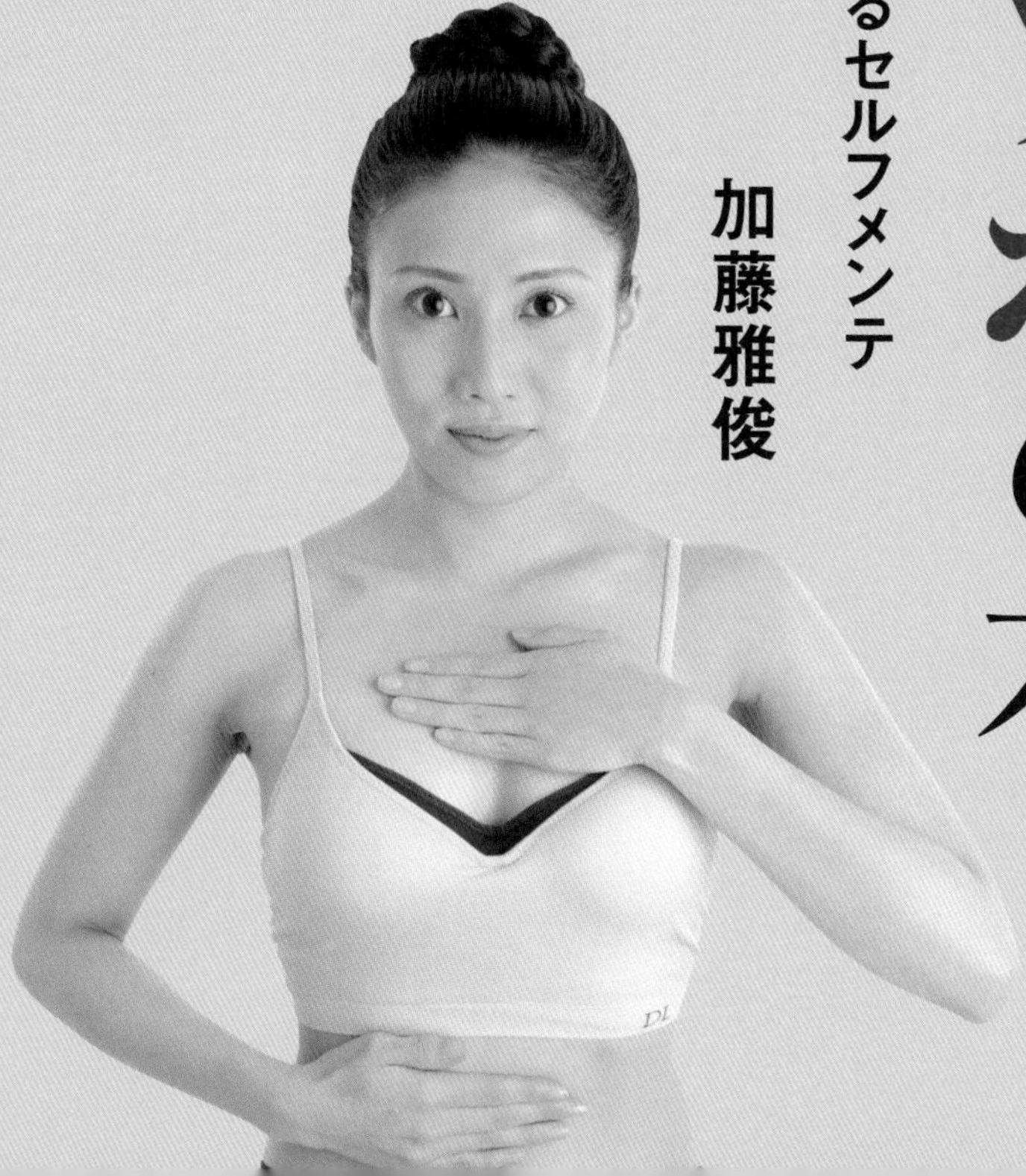

日本文芸社

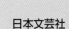

はじめに

生活が不規則になりがちな現代人の多くは、肩こり、頭痛、目の疲れや手足の疲れなど、身体に不調をきたして多くの悩みを抱えています。また、体型の崩れや肌の衰えなども、年齢を重ねることに、残念ながら多くなることも多いでしょう。これらの悩みを解消するのが、本書で紹介する「リンパマッサージ」と「ツボ押し」です。

前著『ホントのツボがちゃんと押せる本』では、脳や神経、筋肉、骨格の仕組みなどの医学的知識をベースにした、私ならではのツボ押しを詳しく紹介し、「とってもわかりやすい」「目に見える効果がある！」と、多くの方にご活用いただきました。

一方、リンパは、「体の老廃物を排出する」ことが最近知られつつあるものの、そのメカニズムについては、まだよく知られていないようです。しかし、体中に張りめぐらされているリンパは、私たちの健康に密接に関係し、大きな役割を果たしています。リンパがどれだけすごいのか、医学的知識に基づいた私ならではのリンパマッサージをぜひ伝授したいと思い、1冊にまとめました。

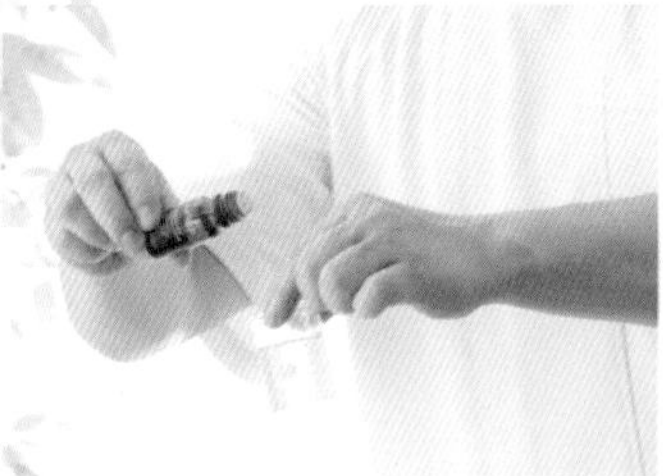

本書では、「なぜ、リンパが免疫機能を高めるのか」「なぜ、リンパが老廃物を排出し〝むくみ〟や〝たるみ〟の解消に効果があるのか」など、リンパの仕組みをしっかり紹介した上で、皆さんの健康や美容にご活用できるマッサージやストレッチを紹介しています。

リンパに働きかける「リンパマッサージ」「リンパストレッチ」と「ツボ押し」は、まったく違う施術です。しかし、この2つを合わせると、大きな相乗効果が得られます。その相乗効果も、わかりやすく紹介しています。どちらとも、自分の〝手〟で手軽にできるハンドケアですので、高価な美容機器やマッサージ器がなくても、最高のセルフケアができるようになります。

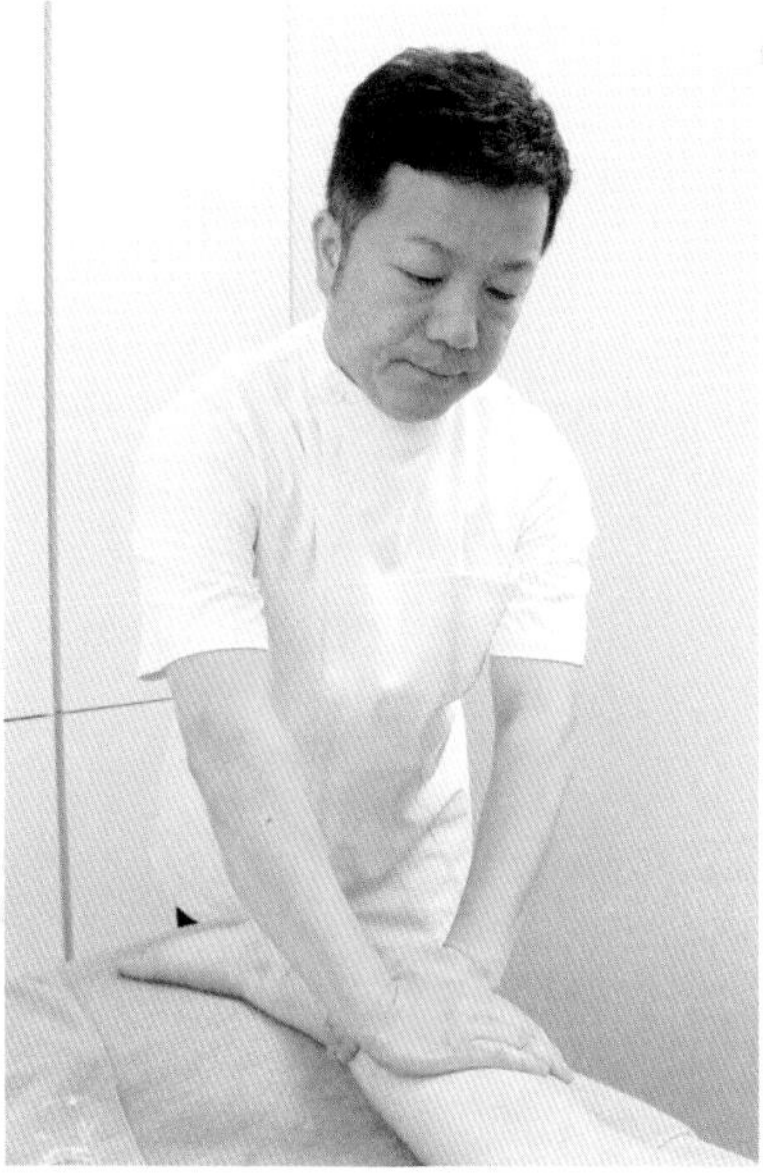

本書は、ご好評をいただいた『ホントによく効くリンパとツボの本』に手のツボ押しを加えました。

簡単でお金もかからない、これがツボ押しのいいところです。どうぞ、好きなツボから押してみてください。ヘルスケアのお手伝いができれば著者としてこんな嬉しいことはありません。

加藤 雅俊

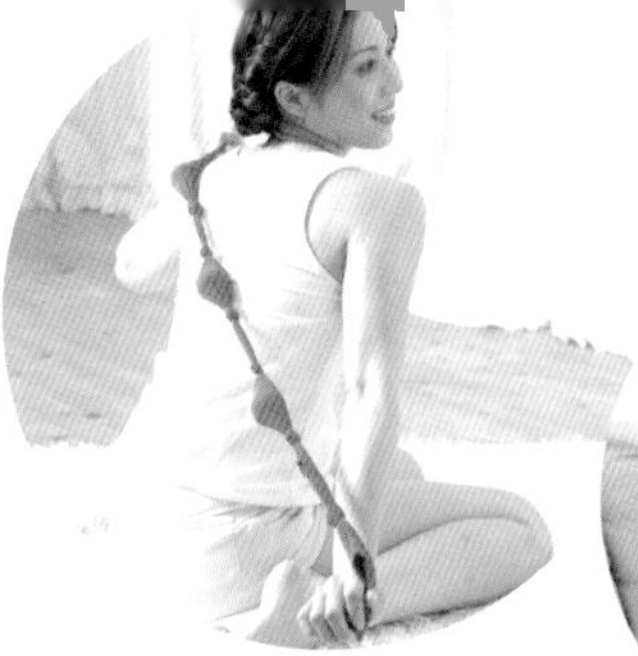
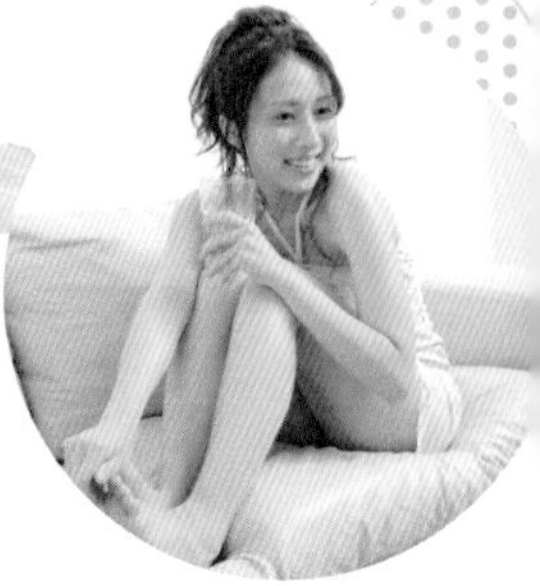

CONTENTS

chapter 4 痛みをやわらげる

chapter 5 心を整える

chapter 6 女性の悩みを解決！

＊本書は、2010年12月に小社より刊行された『ホントによく効くリンパとツボの本』のデザイン・レイアウト等を変更し、新刊として再編集したものです。内容が重複している部分がありますので、ご購入にはご注意ください。

まずはここからスタート！

ひと目でわかるリンパ＆ツボMAP
―正しい位置と効果を実感！―

わたしたちの全身には、静脈に沿ってリンパ管が網の目のように張りめぐらされ、その途中に、リンパ節が多くあります。その一方、体の中には3000以上のツボがあるといわれます。

ここでは、リンパや代表的なツボの位置を紹介します。正しい位置をしっかり覚えることが、正しいリンパマッサージやツボ押しの第一歩です。

はじめにチェックしよう

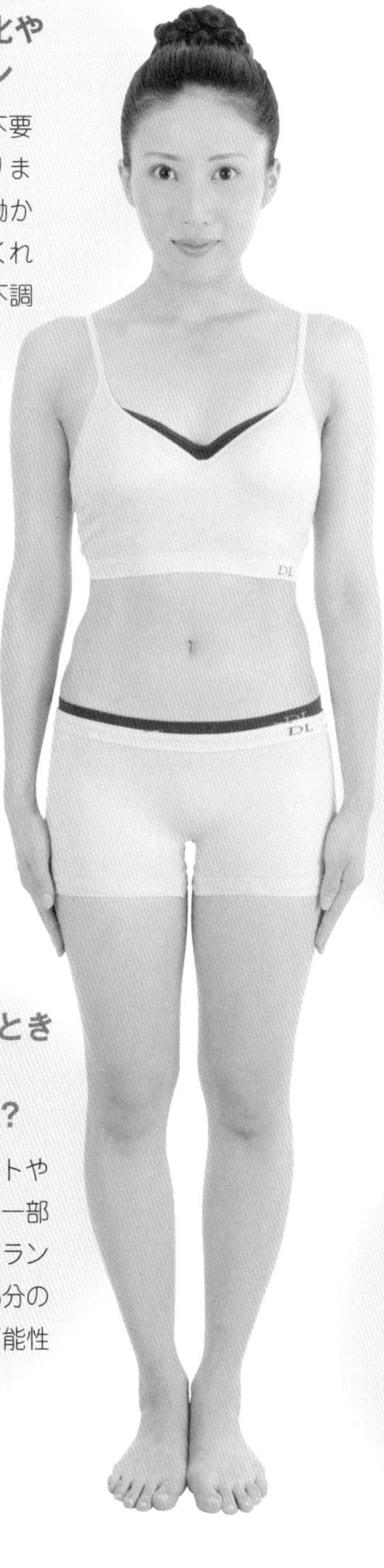

体のだるさや不調はリンパの流れの悪化や免疫力低下のサイン

リンパの流れが悪いと不要な老廃物が体内に滞ります。リンパ球が正常に働かないと異物を撃退してくれないなど、さまざまな不調が体に現われます。

多くのツボは「骨のキワ」にあるのが大原則

神経の集中するポイントにあるツボは、硬い骨に守られているかのように「骨のキワ」にあります。体の表面ではなく、骨の内側に存在するのです。

全身を鏡に写したとき特に気になる部位はありませんか？

「顔がむくむ」「ウエストや脚が太い」など、体の一部分だけが特に太くてバランスが悪い場合、その部分のリンパの流れが悪い可能性が高いのです。

押すと「気持ちいい」と感じる部分はありませんか？

「気持ちいい」「痛いけど気持ちいい」と感じる部分がツボのある位置です。痛いぐらいに押したり、少し押しただけでも痛い場合は、逆効果になってしまいます。

全身のリンパの流れ

リンパの流れは、皮膚のすぐ下を流れる毛細リンパ管から始まり、合流を繰り返しながら太いリンパ管となり、やがてリンパ本幹となります。

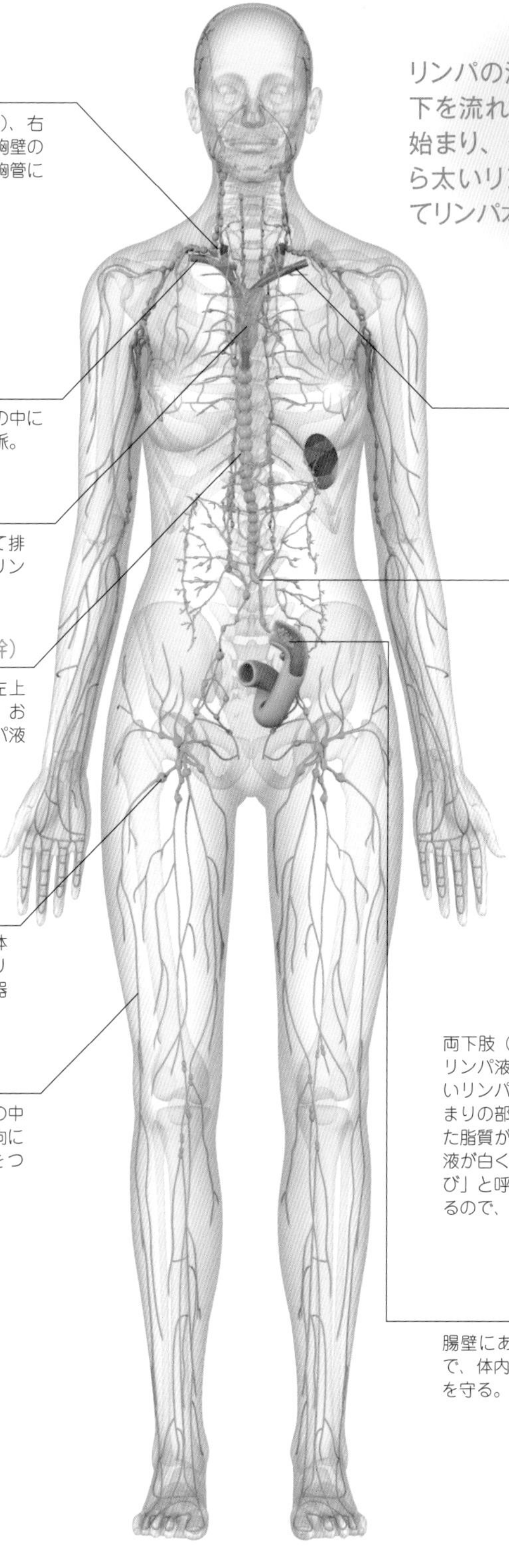

右リンパ本幹

右上半身、右上肢（腕）、右頭頸部、および右側の胸壁のリンパ液が流れ込む。胸管に近い太さのリンパ管。

右鎖骨下静脈

右リンパ本幹から血液の中にリンパ液が流れ込む静脈。

胸腺

感染した細胞を見つけて排除する働きがある、Tリンパ球が成熟する場所。

胸管（左リンパ本幹）

両下肢（脚）、腹部、左上肢（左腕）、左頭頸部、および左胸壁からのリンパ液が流れ込むリンパ管。

リンパ節

老廃物をろ過したり、体内の細菌やウイルスをリンパ球が退治する免疫器官として働く。

リンパ管

静脈と同じように、管の中に弁があり、1つの方向に向かうリンパの流れをつくっている。

左鎖骨下静脈

体の左側、および下半身から胸管に集まるリンパ液が流れ込む静脈。

乳び槽

両下肢（脚）、および下半身からのリンパ液が横隔膜の下で合流し、太いリンパ管になったもの。胸管の始まりの部分になる。小腸で吸収された脂質が混入しているため、リンパ液が白く濁って見えるが、これを「乳び」と呼び、その乳びがたまっているので、乳び槽という。

バイエル板

腸壁にあるリンパ節様組織の1つで、体内に入ってきた微生物から体を守る。

左右のリンパの流れ

リンパの流れは、体の左側と右側では異なる経路をもっています。いずれも最終的には鎖骨下の静脈角に流れ込みます。

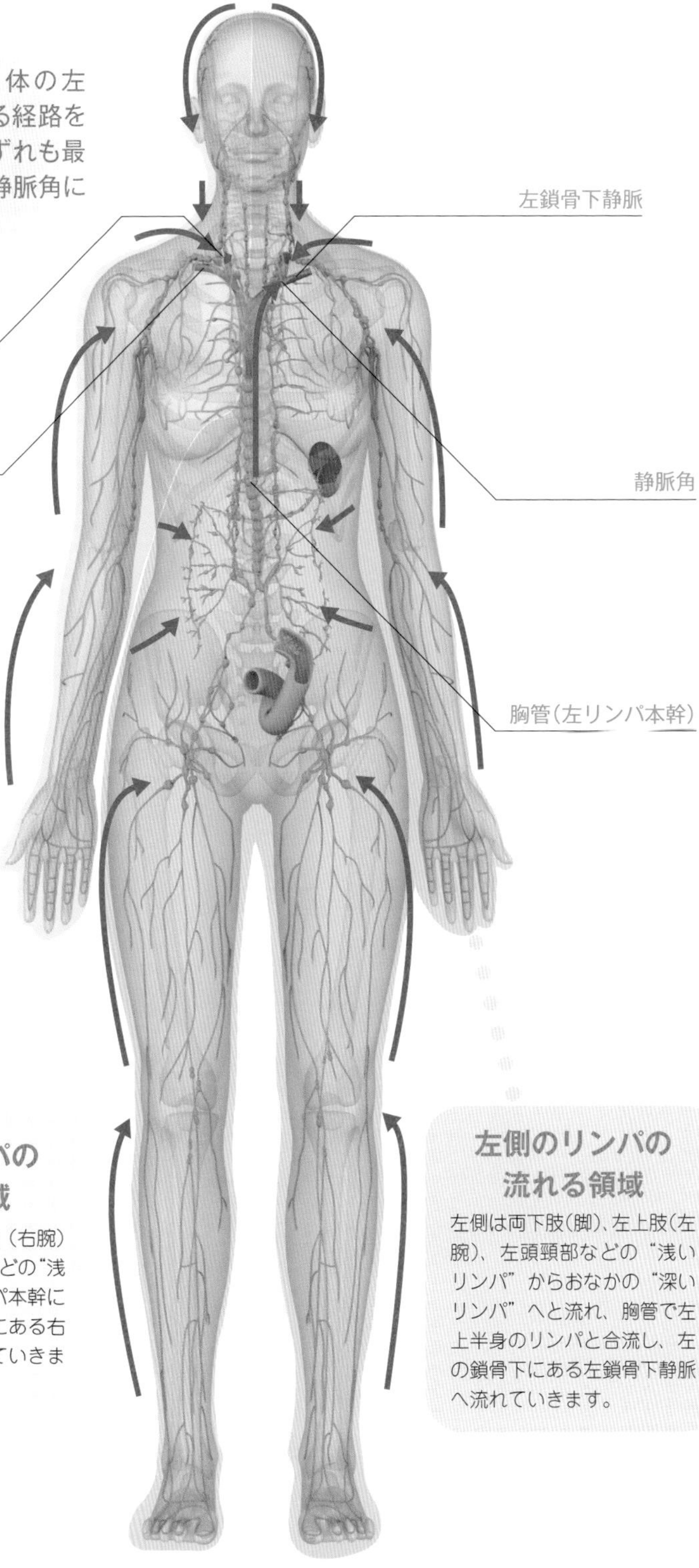

右側のリンパの流れる領域

右側の流れは、右上肢（右腕）と右上半身、頭頸部などの“浅いリンパ”が右リンパ本幹に集まり、右の鎖骨下にある右鎖骨下静脈へと流れていきます。

左側のリンパの流れる領域

左側は両下肢(脚)、左上肢(左腕)、左頭頸部などの“浅いリンパ”からおなかの“深いリンパ”へと流れ、胸管で左上半身のリンパと合流し、左の鎖骨下にある左鎖骨下静脈へ流れていきます。

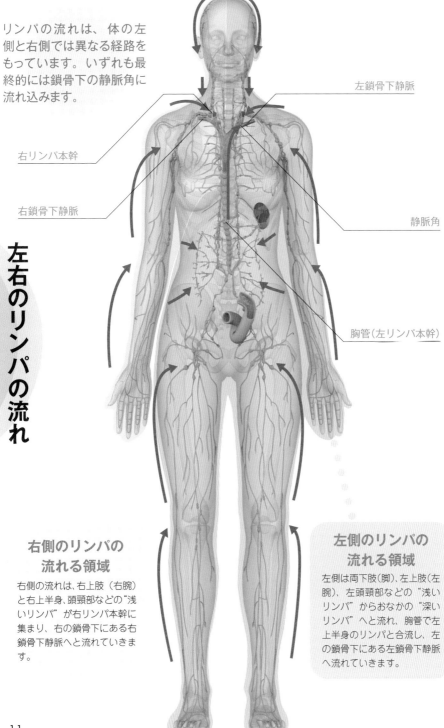

上半身のリンパ

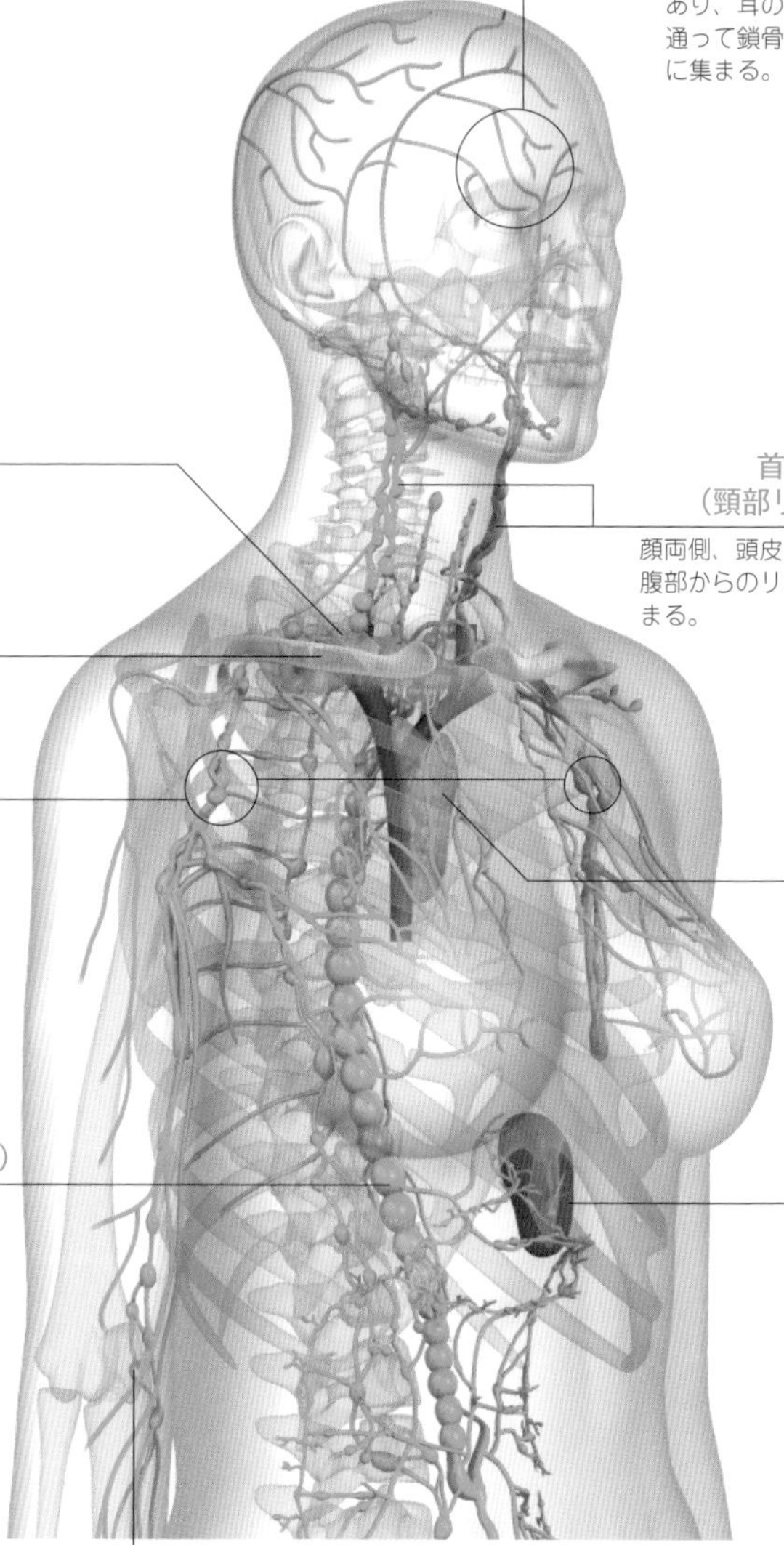

顔のリンパ
おもに毛細リンパ管があり、耳の下から首を通って鎖骨のリンパ節に集まる。
右リンパ本幹
首のリンパ
（頸部リンパ節）
顔両側、頭皮、胸壁、上腹部からのリンパ液が集まる。
右鎖骨下静脈
わきのリンパ
（腋窩リンパ節）
腋窩動静脈の周辺にあり、上肢（腕）や胸壁のリンパが集まる。
胸腺
胸管（左リンパ本幹）
腕のリンパ
（肘窩リンパ節）
手と前腕からのリンパ液が集まる。
脾臓
リンパ球や血小板の貯蔵のほか、赤血球をリサイクルするなどの働きがある。

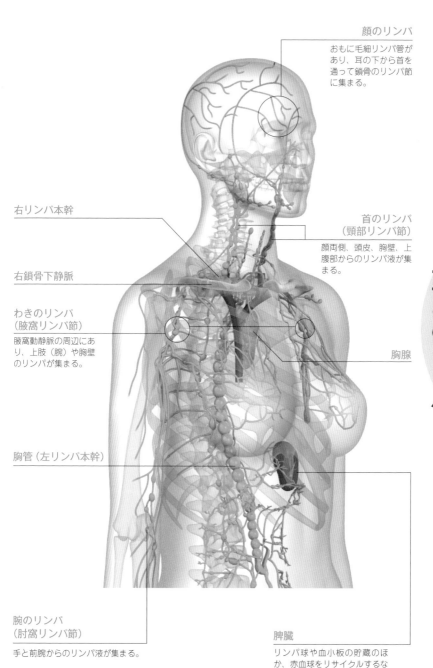

下半身のリンパ

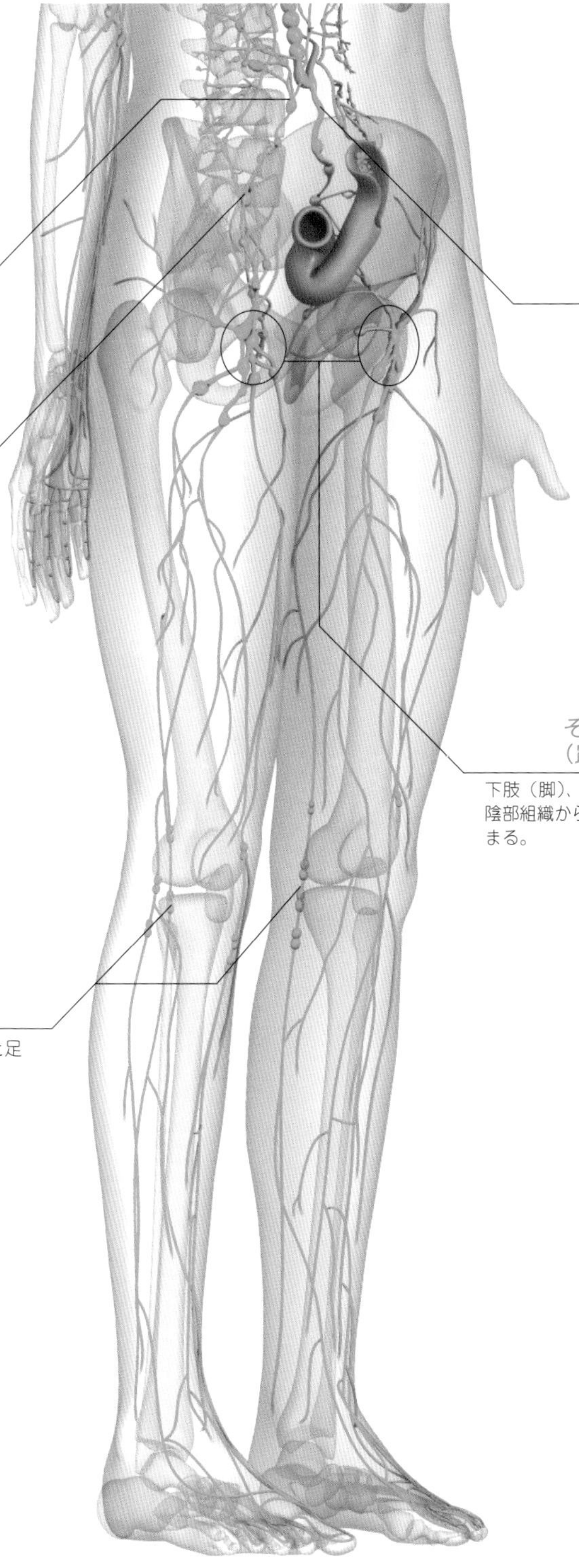

腰のリンパ
（腰リンパ節）

胃や肝臓など、腹腔内器官からのリンパ液が集まる。

おなかのリンパ
（外腸骨リンパ節）

下腹部の内臓からのリンパ液が集まる。

ひざ裏のリンパ
（膝窩リンパ節）

ひざの後ろにあり、下腿と足からのリンパ液が集まる。

乳び槽

そけい部
（鼠径リンパ節）

下肢（脚）、腹壁の下部、外陰部組織からのリンパ液が集まる。

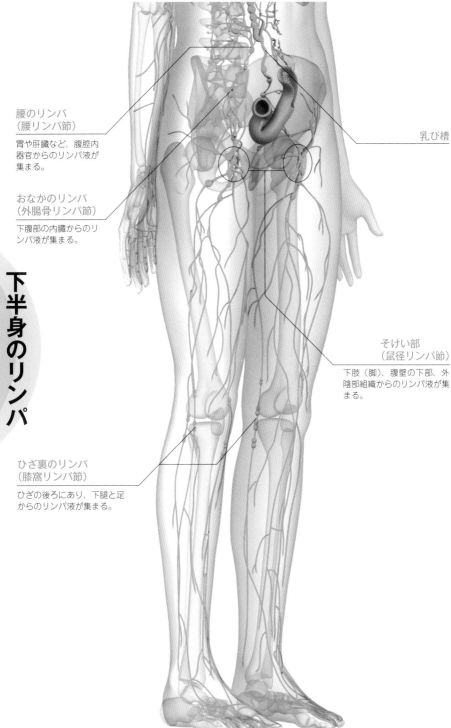

顔のツボ

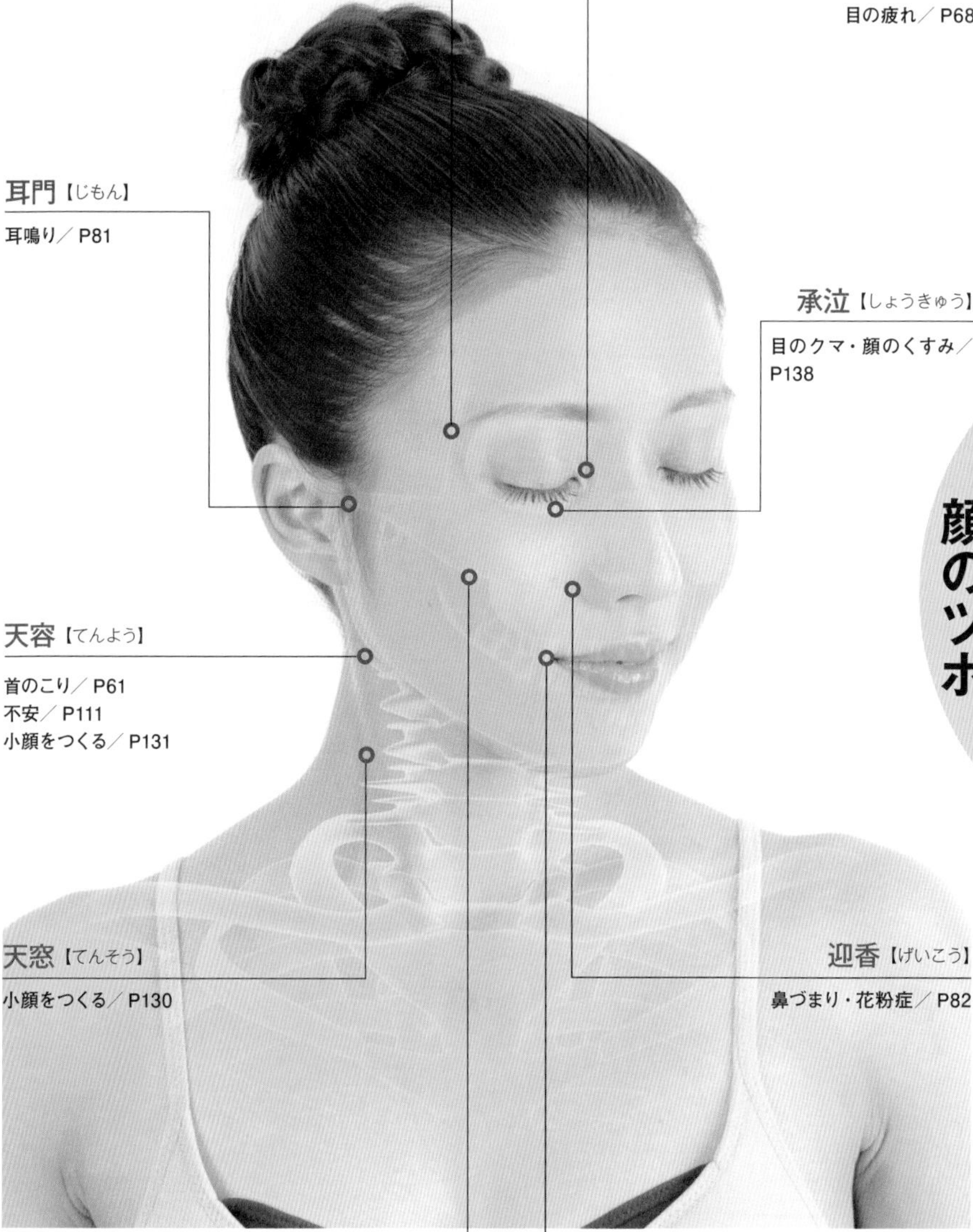

太陽【たいよう】
頭の疲れ／ P66

睛明【せいめい】
目の疲れ／ P68

耳門【じもん】
耳鳴り／ P81

承泣【しょうきゅう】
目のクマ・顔のくすみ／ P138

天容【てんよう】
首のこり／ P61
不安／ P111
小顔をつくる／ P131

天窓【てんそう】
小顔をつくる／ P130

迎香【げいこう】
鼻づまり・花粉症／ P82

顴髎【かんりょう】
顔のたるみ・シミ／ P136

地倉【ちそう】
食欲のコントロール／ P162

頭のツボ

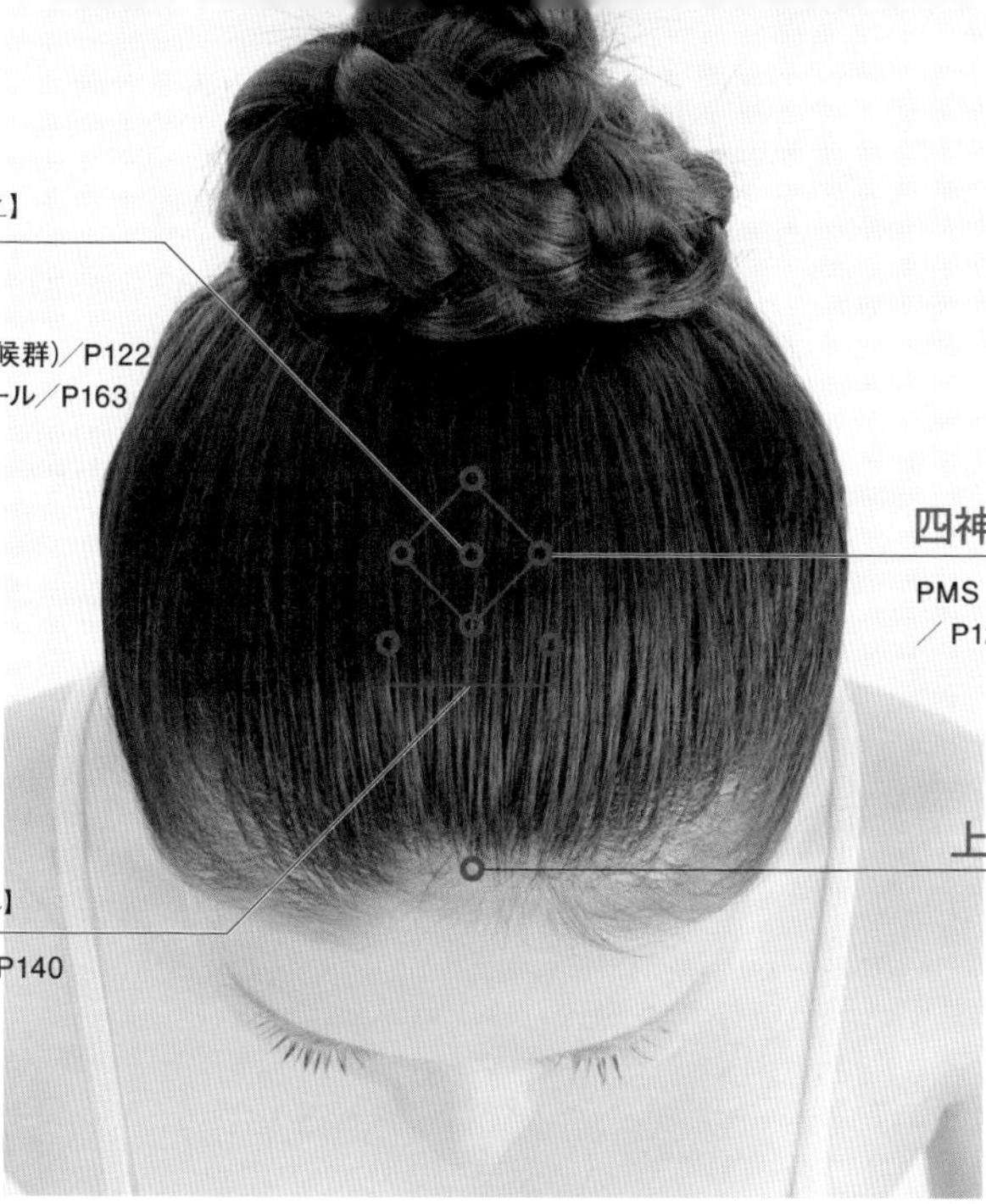

リンパ&ツボMAP

首のツボ

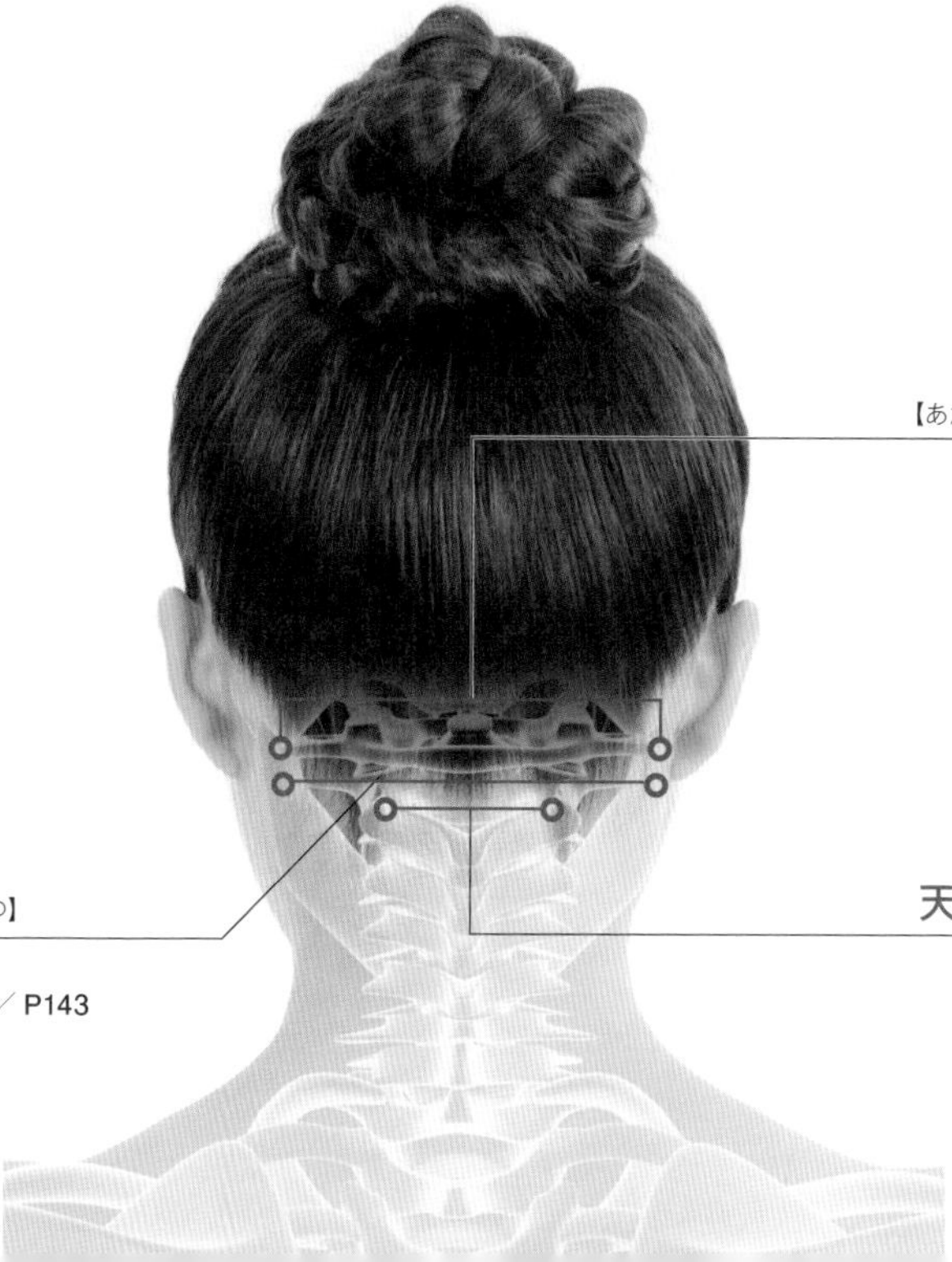

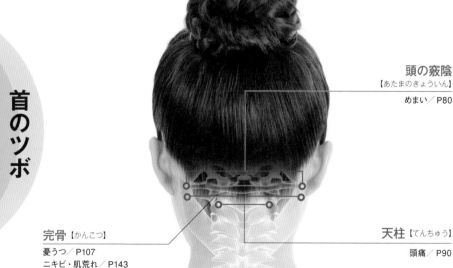

リンパ&ツボMAP

手のツボ

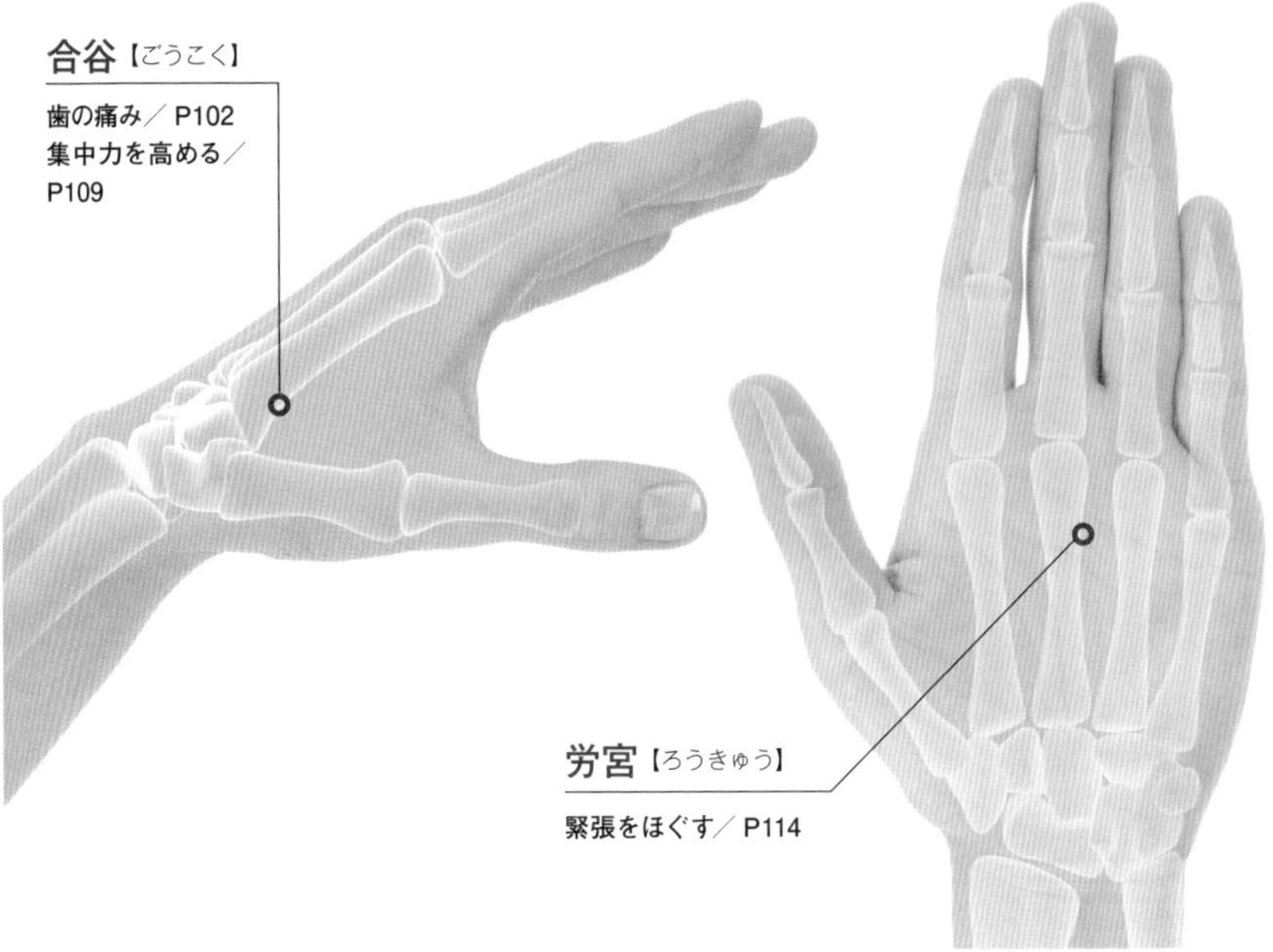

リンパ&ツボMAP

腕のツボ

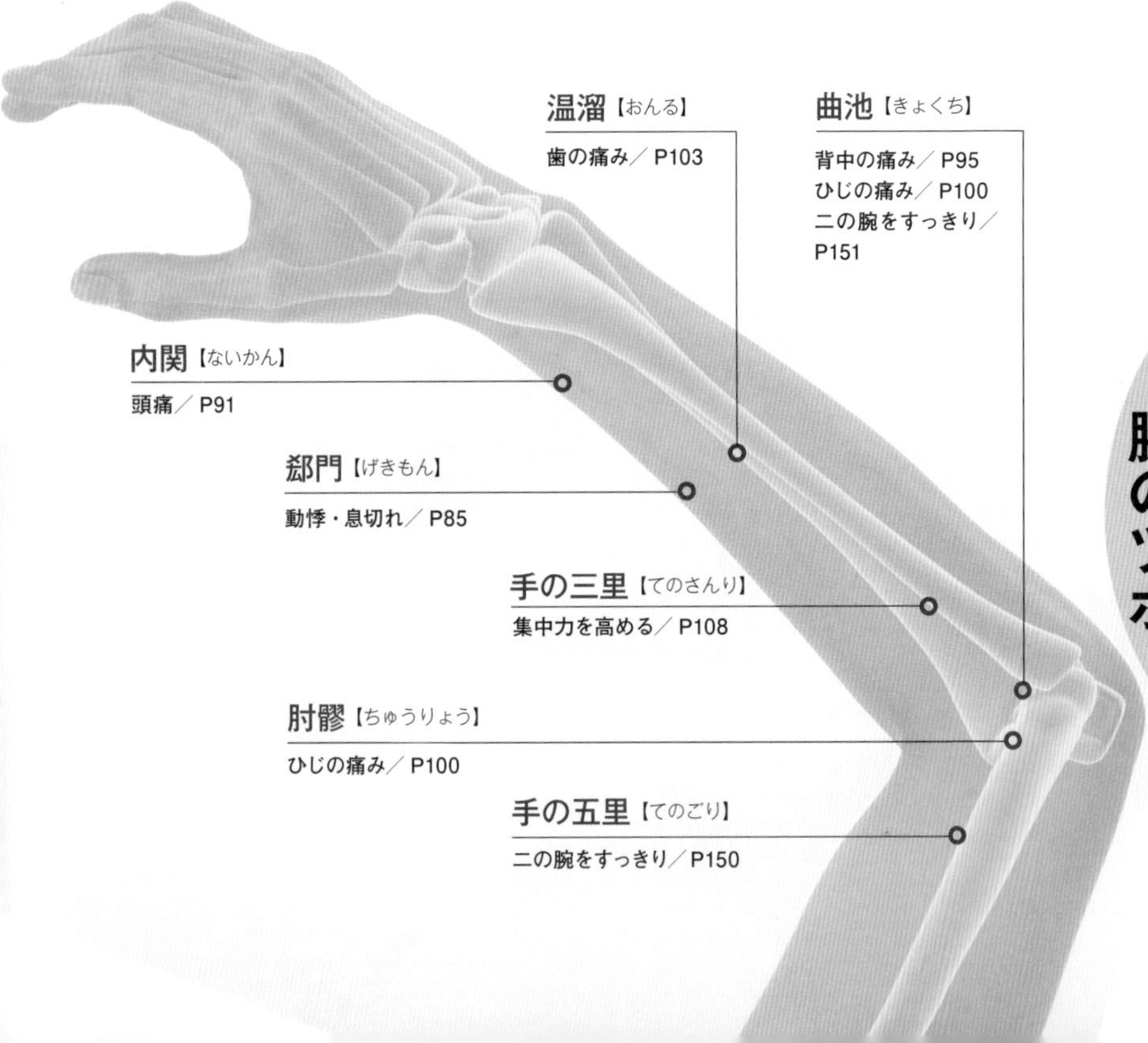

胸・おなかのツボ

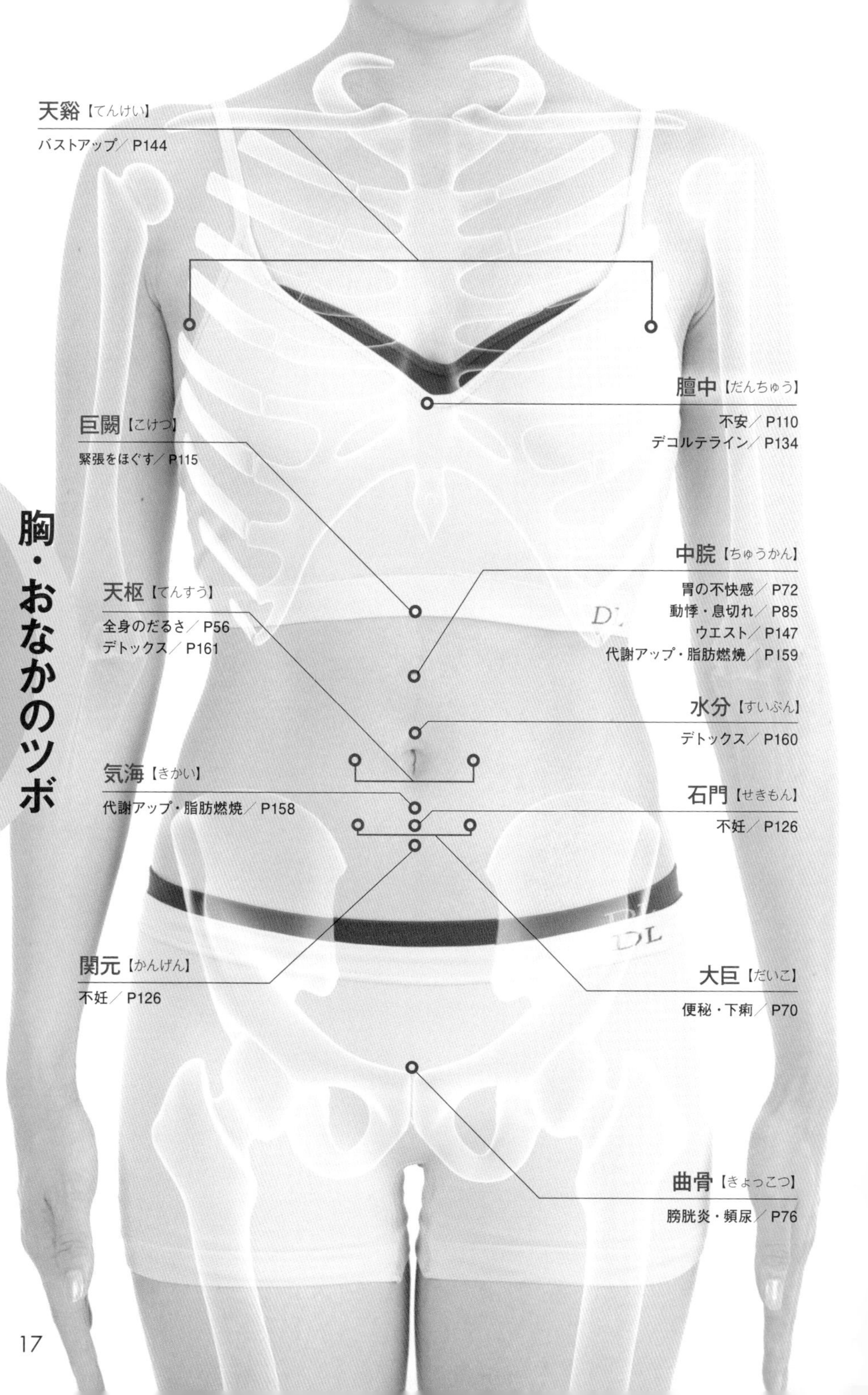
天谿【てんけい】
バストアップ／P144
膻中【だんちゅう】
不安／P110
デコルテライン／P134
巨闕【こけつ】
緊張をほぐす／P115
中脘【ちゅうかん】
胃の不快感／P72
動悸・息切れ／P85
ウエスト／P147
代謝アップ・脂肪燃焼／P159
天枢【てんすう】
全身のだるさ／P56
デトックス／P161
水分【すいぶん】
デトックス／P160
気海【きかい】
代謝アップ・脂肪燃焼／P158
石門【せきもん】
不妊／P126
関元【かんげん】
不妊／P126
大巨【だいこ】
便秘・下痢／P70
曲骨【きょっこつ】
膀胱炎・頻尿／P76

足のツボ

リンパ&ツボMAP

太白【たいはく】
高血圧・低血圧／ P74

曲泉【きょくせん】
ひざの痛み／ P96

血海【けっかい】
生理痛・生理不順／ P120

足の三里【あしのさんり】
更年期障害／ P124

三陰交【さんいんこう】
不眠／ P112
冷え性／ P118
更年期障害／ P124
美脚（ふくらはぎ）／ P157

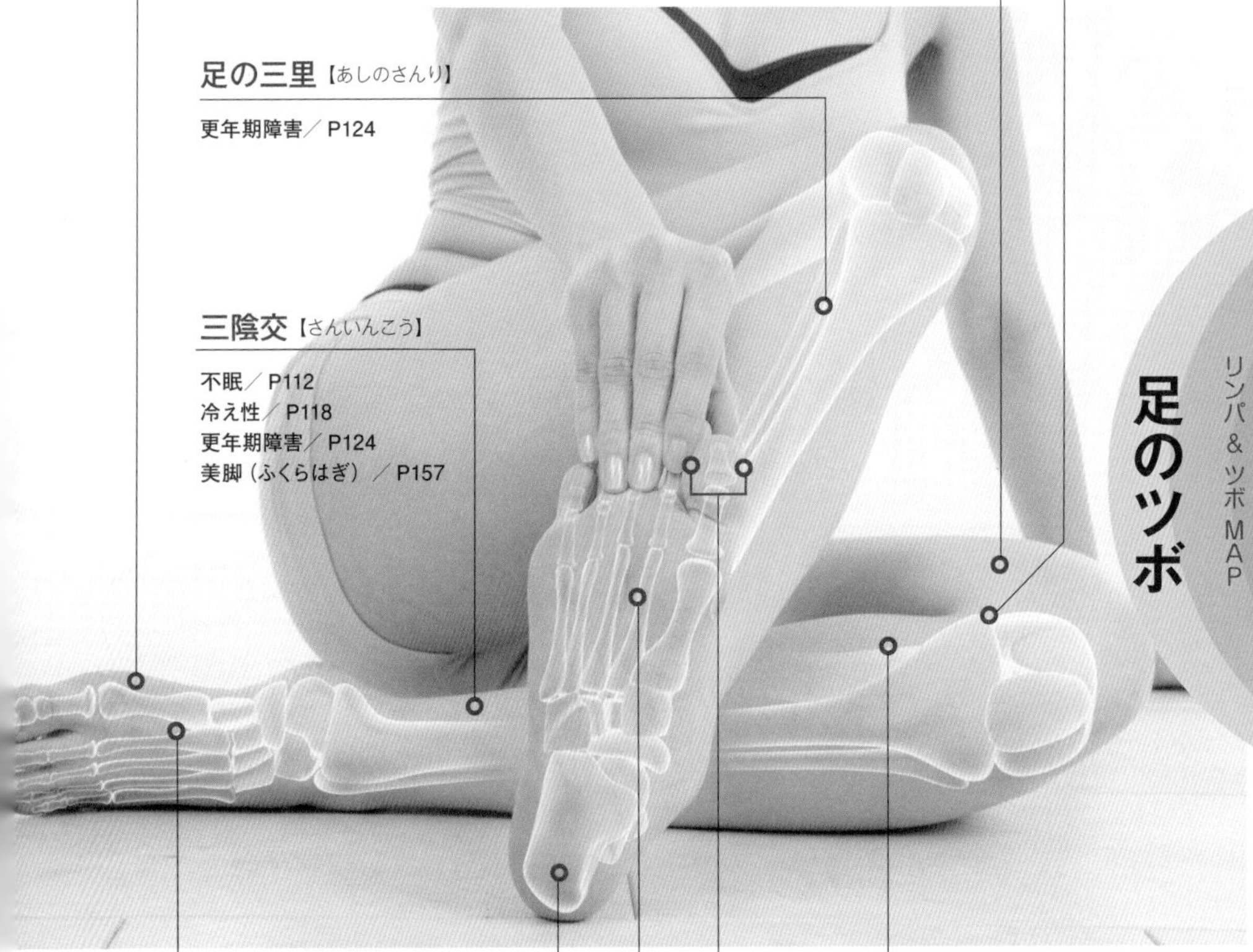

陰陵泉【いんりょうせん】
ひざの痛み／ P97

失眠【しつみん】
不眠／ P113

足の井穴【あしのせいけつ】
冷え性／ P118

太衝【たいしょう】
二日酔い／ P84

湧泉【ゆうせん】
足のむくみ／ P62

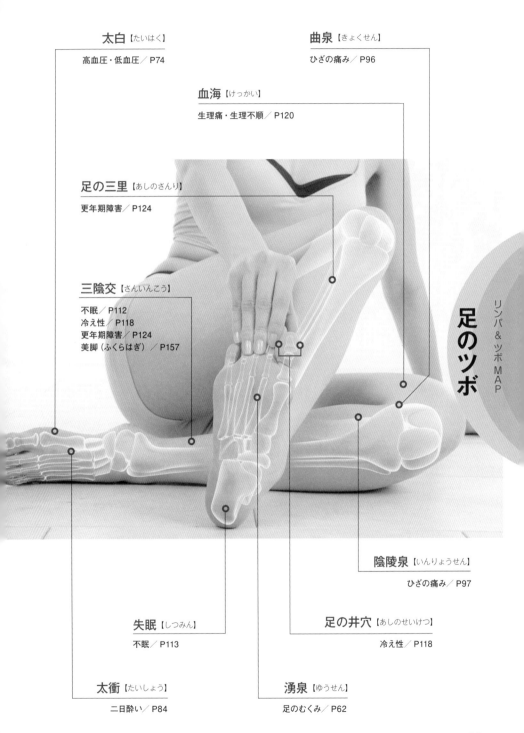

背中・お尻のツボ

リンパ&ツボMAP

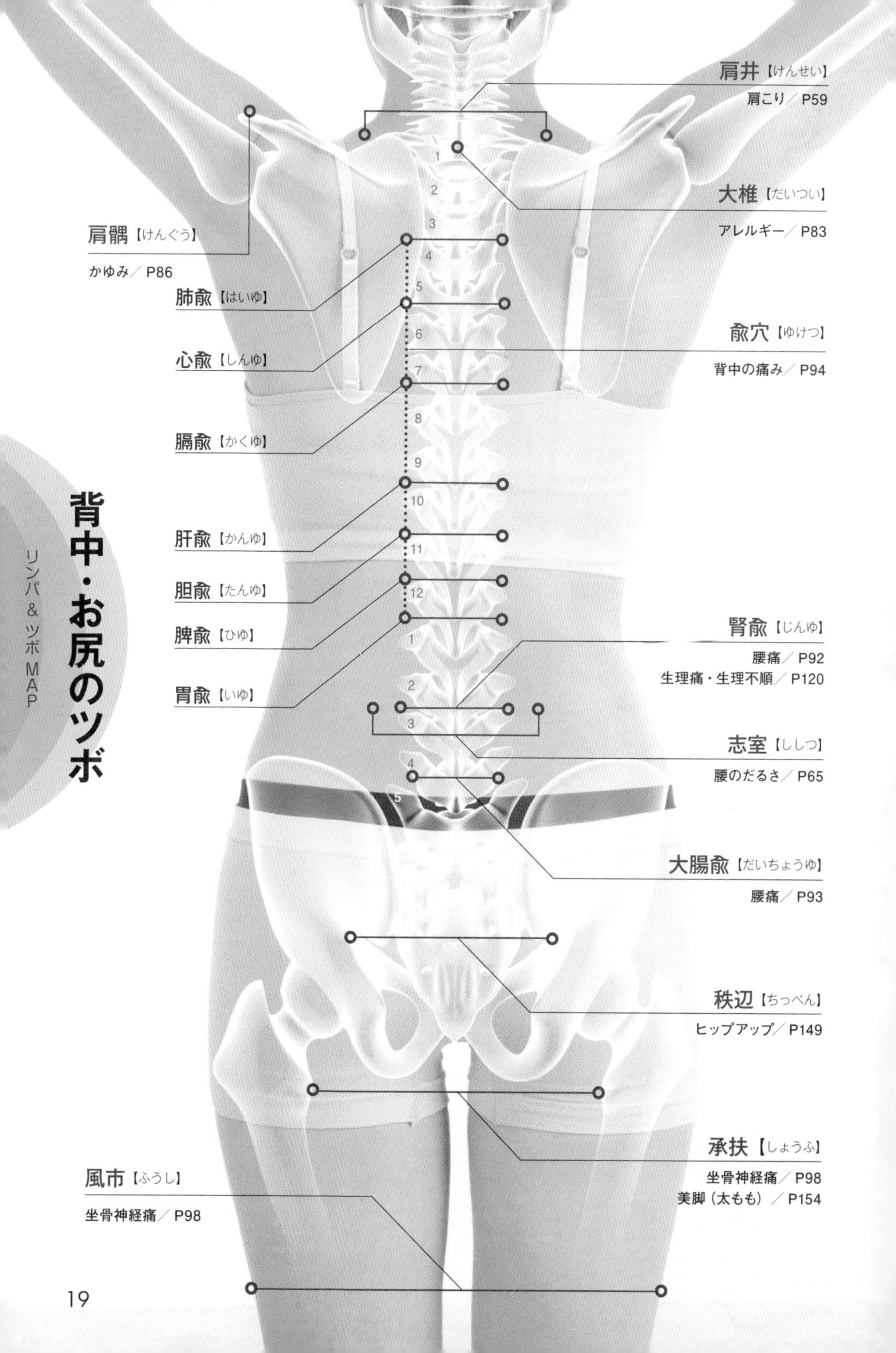

肩井【けんせい】
肩こり／P59
大椎【だいつい】
アレルギー／P83
肩髃【けんぐう】
かゆみ／P86
肺兪【はいゆ】
心兪【しんゆ】
兪穴【ゆけつ】
背中の痛み／P94
膈兪【かくゆ】
肝兪【かんゆ】
胆兪【たんゆ】
脾兪【ひゆ】
胃兪【いゆ】
腎兪【じんゆ】
腰痛／P92
生理痛・生理不順／P120
志室【ししつ】
腰のだるさ／P65
大腸兪【だいちょうゆ】
腰痛／P93
秩辺【ちっぺん】
ヒップアップ／P149
承扶【しょうふ】
坐骨神経痛／P98
美脚（太もも）／P154
風市【ふうし】
坐骨神経痛／P98
1
2
3
4
5
6
7
8
9
10
11
12
1
2
3
4
5

本書の使い方

本書では､症状ごとに活用できる「リンパマッサージ」「リンパストレッチ」と「ツボ押し」を紹介しています。この2つを合わせると大きな相乗効果が得られるので、可能な限りリンパとツボを組み合わせています。

リンパとツボでカテゴライズ

リンパマッサージとリンパストレッチを黄緑色、ツボ押しをオレンジ色にして、はっきりと分類しています。

はっきりわかる回数や時間

「何回やればいいの？」「どのくらいの時間押せばいいの？」と疑問がないよう、目安の回数や時間を明記しています。

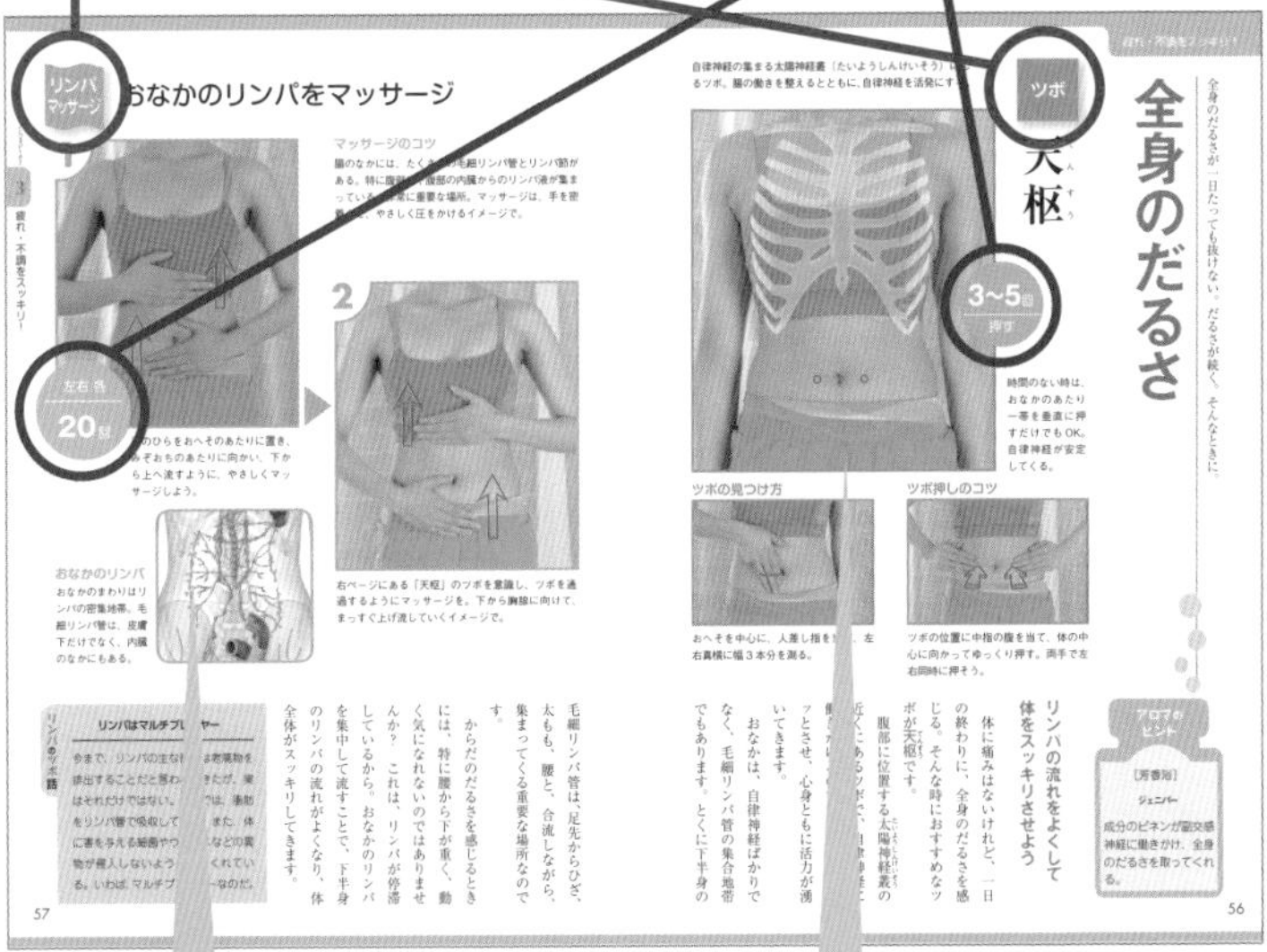

体の部分ごとにリンパのイラスト

より効果的なマッサージやストレッチのために、部位ごとのリンパの流れをイラストで紹介しています。

見つけやすい立体図解

ツボ探しのカギとなる骨の透過イラストを加えた写真を使っているので、ツボの位置が確実にわかります。

※本書のツボの位置は、日本の鍼灸師資格取得試験で定める基準による監修と、著者が中医への師事をはじめ、多くの人の体をケアする中で体得した知識を合わせて、選定しています。

chapter 1

おさえておきたい！リンパ&ツボの効果

セルフケアを始める前に、
自分の体のことを知っておきましょう。
リンパにはどんな役割があるのか、
ツボはどうして不調を整えてくれるのか、
リンパとツボのメカニズムを知っておくことで、
正しい手当ができるようになります。

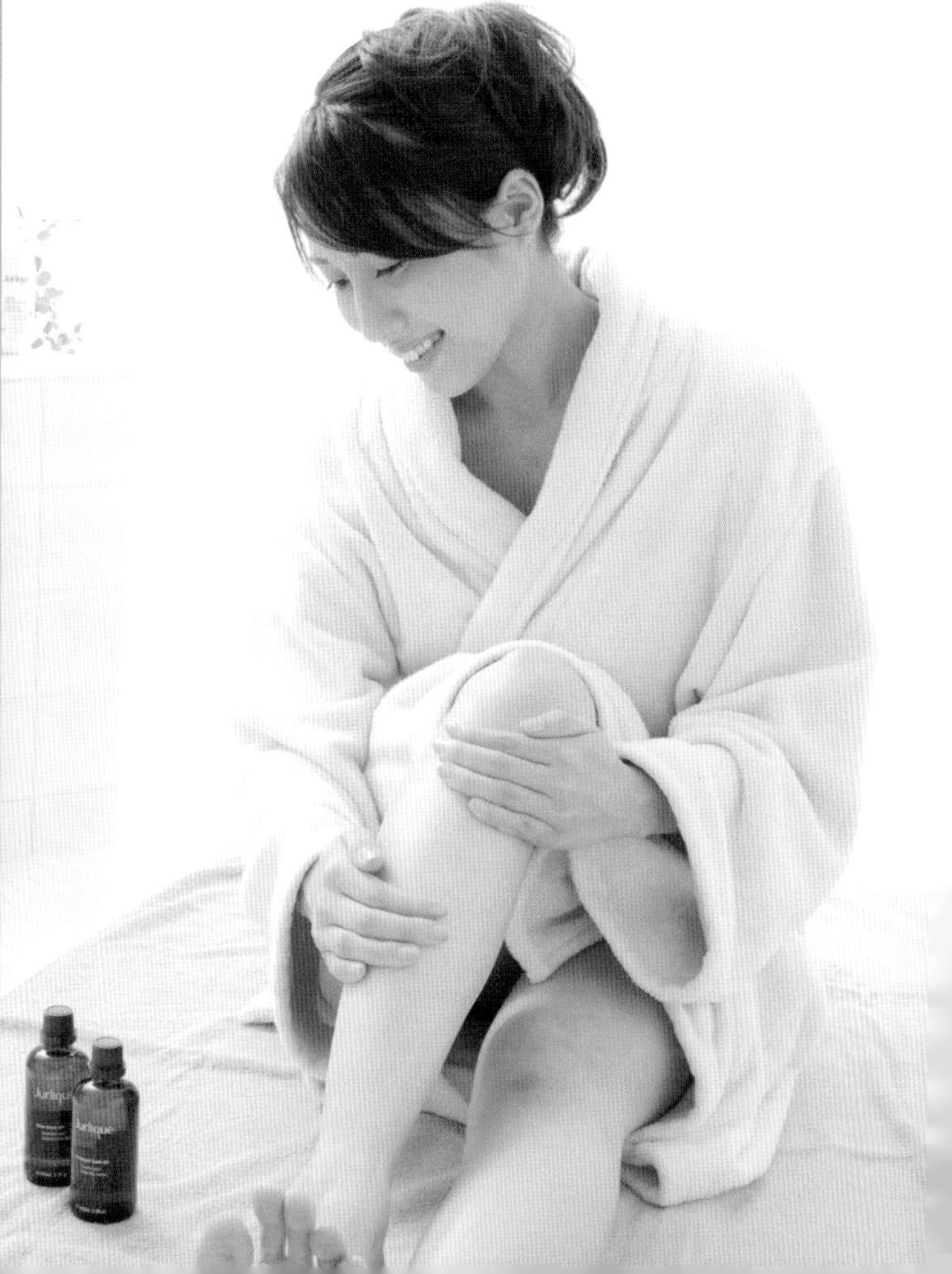

リンパって何だろう？

体の中には「リンパ管」が網の目のように張りめぐらされています。流れているのは「リンパ液」で、リンパ管の中継地点には「リンパ節」があります。

リンパ液の正体とは

人間の体の約60～70％は水分でできています。この水分というのは体液のことで、血液、リンパ液、組織液からなります。

ケガをした時に、透明な液体が出てきた経験はありませんか？　これは、細胞の周りにある栄養水「組織液」です。採血した後、試験管の中で、半透明な液体が上澄みに出てきます。これが「血漿《けっしょう》」という成分で、この血漿が血管の外にしみ出すと「組織液」となり、リンパ管に回収されると「リンパ液」となります。

リンパの構造

10～13ページの「リンパＭＡＰ」を見てください。マップのうち、緑色の管がリンパ系です。この本では、わかりやすくするために緑色で表現していますが、実際のリンパ管は、細くて透明な管。その中に流れているリンパ液も、無色透明の液体です。

血液が流れる血管が体中に張りめぐらされているように、リンパ液も、血液と同じように「リンパ管」を通して、体のさまざまな部分に張りめぐらされています。

リンパ液の流れるリンパ管には、血管からしみ出た組織液を回収する役目がありますが、その際、一緒に細菌や異物も入ってくるので、リンパ管の通り道には必ず「リンパ節」があり、そのリンパ節は全身にあります。

リンパ節は、全身にわたり約８００個あります。「耳の下」「わきの下」「そけい部（太ももの付け根）」は、特にたくさんのリンパ節が密集する重要拠点です。

以上のような、リンパのネットワークのことを、「リンパ系」あるいは「リンパ」と呼んでいます。

◎リンパのしくみ

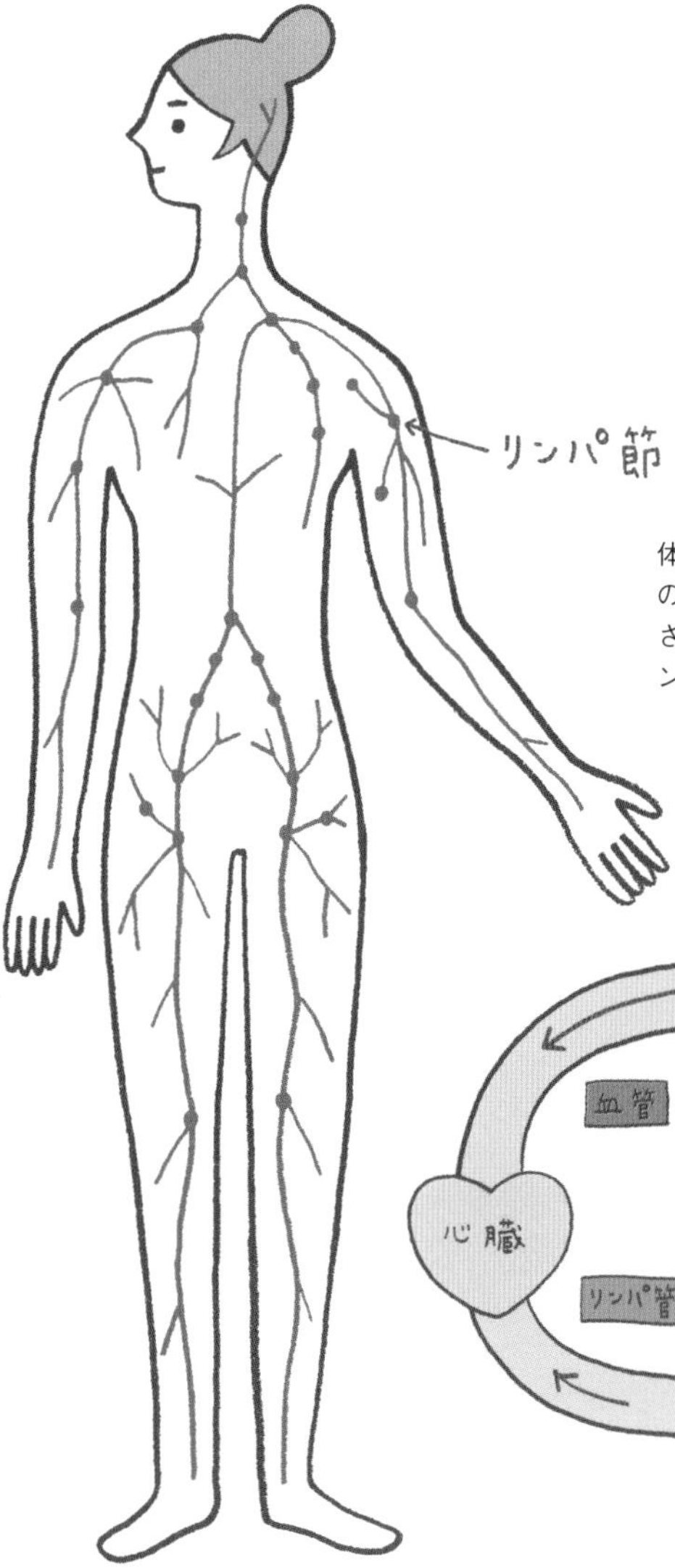

体の中にはリンパ管が網の目のように張りめぐらされている。その中をリンパ液は流れている。

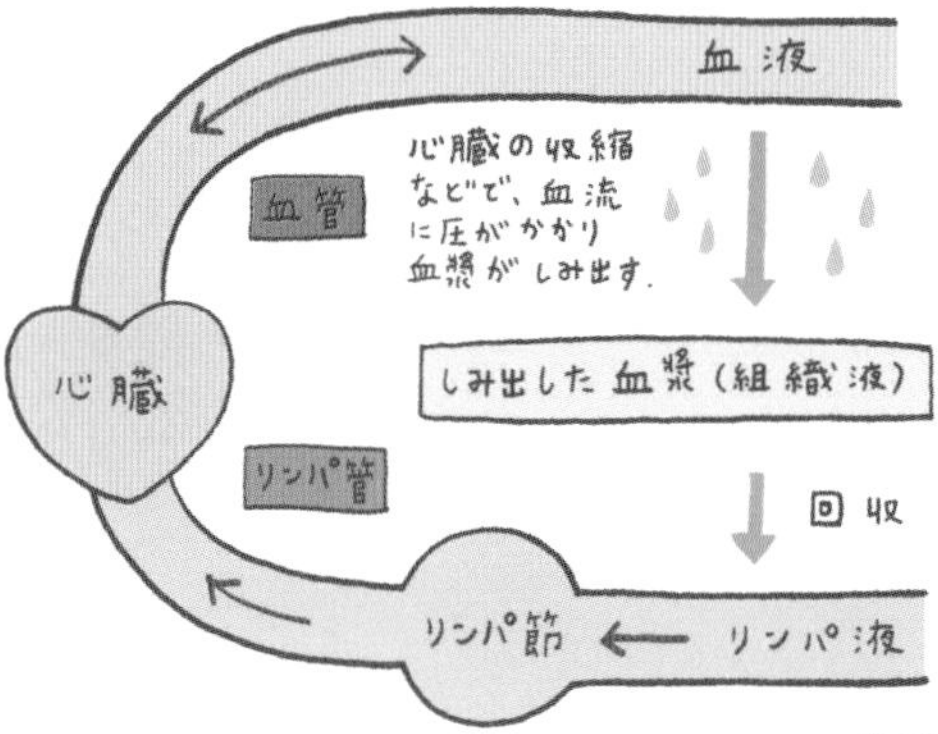

血管からしみ出した血漿《けっしょう》は組織液となり、その組織液がリンパ管に回収されると、リンパ液になる。

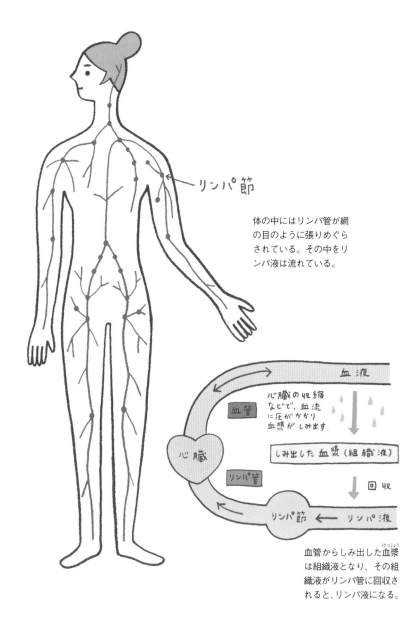

リンパは病気から体を守る

リンパのネットワークがきちんとしていると、免疫機能が高まり、細胞の再生力が向上します。また、リンパには、体内のリンパ液を運び、老廃物を排出する働きもあります。

◎リンパ球の働き

リンパ節内にいるリンパ球が病原菌を退治するので、ウイルスやバイ菌が全身を回ることを阻止してくれる。

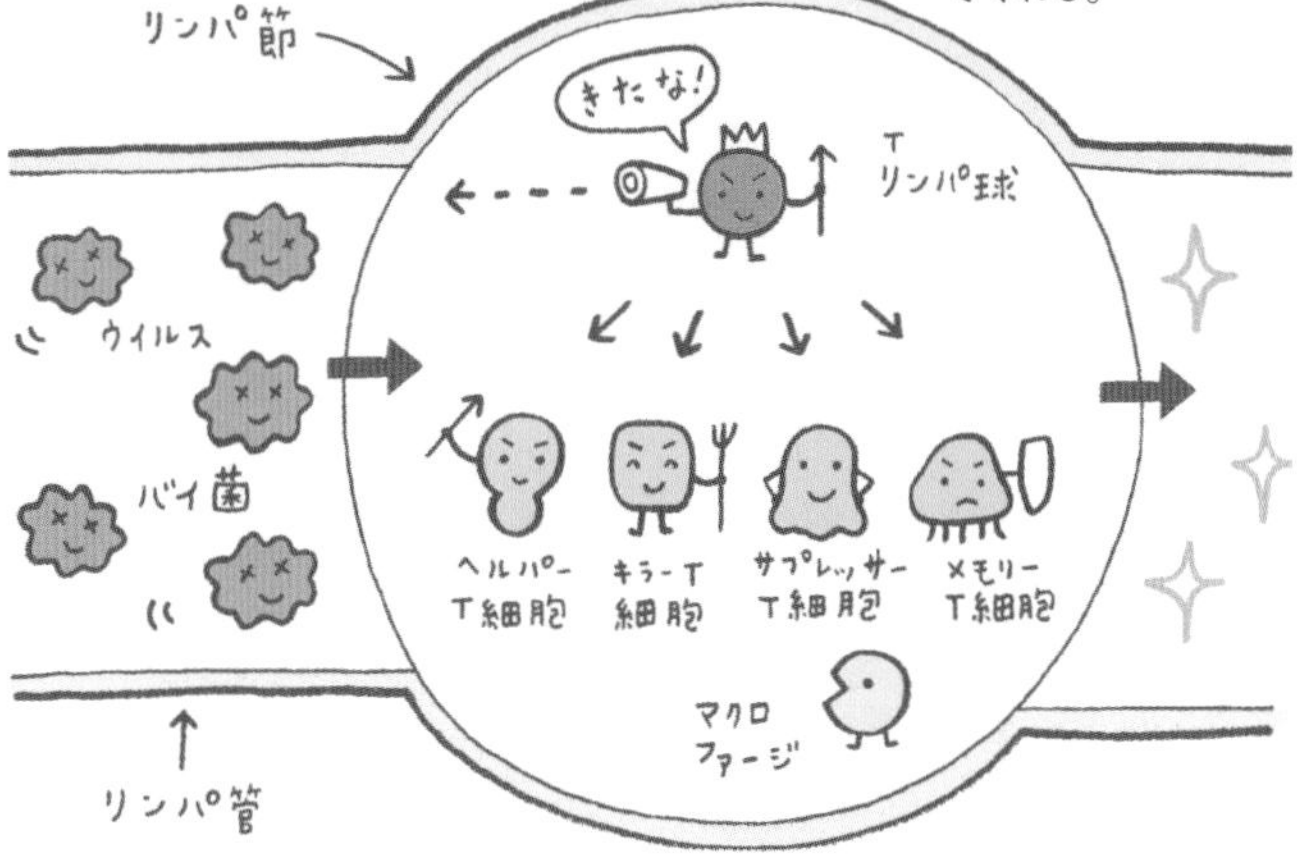

病原菌から体を守る防御のシステム

リンパの働きで大きなもの、それは「免疫機能」です。リンパ節の役割は、菌が体内に侵入してこないように、まさに「関所」の役目をして、最終的に心臓や脳に異物や菌が流れ込まないように、何重にもチェックが行なわれているのです。そのリンパ節の「免役システム」のお陰で、私たちの体は病気にかからないようにできているのです。

体は本来、体内や血液中に細菌やウイルスが侵入すると、体の自衛隊である「白血球」が反応し、退治する機能がありますが、組織液に病原菌がいた場合は、即座にリンパ管に回収され、リンパ節へと運ばれます。そのリンパ節の中身は、フィルター状の構造なので菌はリンパ液から除去され、しかもリンパ節内には、白血球の中でも最強の「リンパ球」をつくっているので、病原菌が通過して全身に回ることを阻止してくれます。

リンパ節は、病気から体を守る白血球の仲間のリンパ球の他に「マクロファージ」もつくっていて、侵入してきた細菌やウイルスをリンパ球が退治し、残骸などをマクロファージが食べてくれます。

◎リンパ球とマクロファージの役割

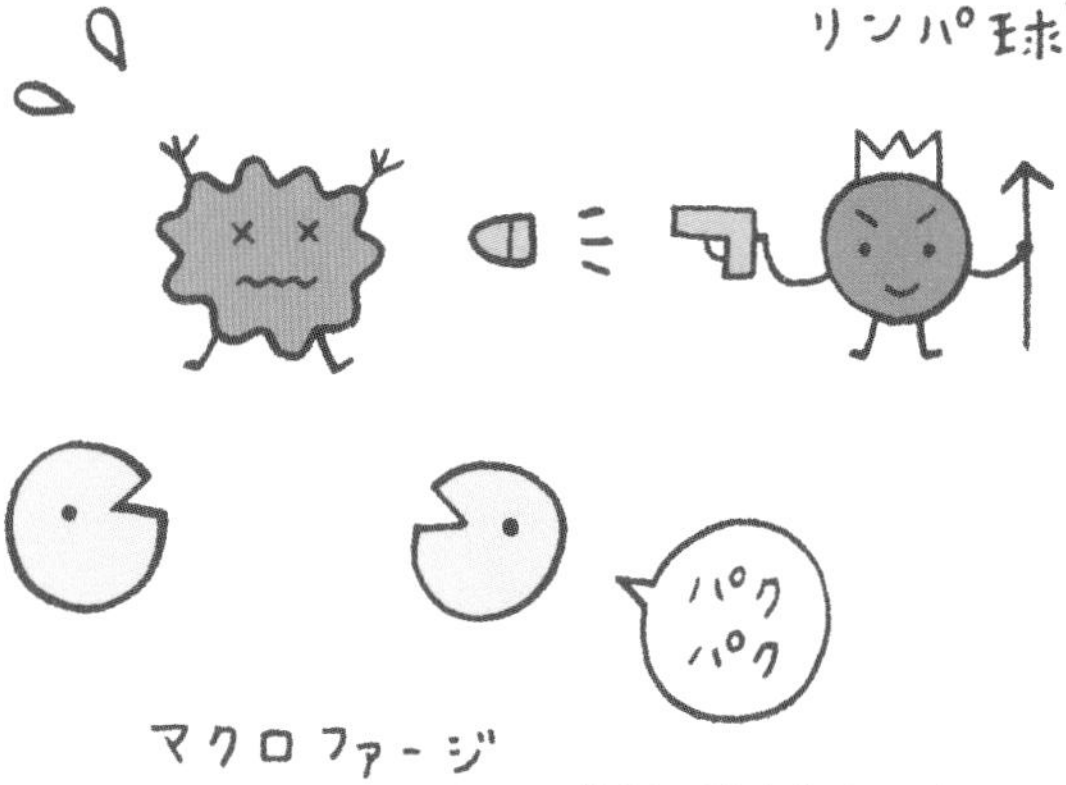

侵入してきたウイルスやバイ菌はリンパ球が退治し、その残骸をマクロファージが食べてくれる。

子どもの頃、風邪をひいた時に、リンパ節が腫れたことはありませんか？ 耳の下にあるリンパ節のグリグリが大きくなり、腫れて痛くなった経験をもつ人もいることでしょう。それは、免疫力の弱い子どもの頃は、細菌の力が強まると、リンパ節の中で、リンパ球をいっぱいつくり出すために、腫れあがってしまうのです。つまり、リンパ節が腫れるのは、リンパ球が体内の細菌と今まさに戦ってくれている証拠。ありがたいことなのです。

このように、リンパのネットワークが正常に活動していれば、わたしたちの体を細菌やウイルスから守ってくれ、老廃物もきちんと排出されます。常にクリーンなリンパ液が体内を循環し、細胞もたっぷりの栄養を受けて、いきいきと活動します。そのことにより、細胞の再生力が高まり、アンチエイジングにもつながります。

リンパが余分な老廃物を排出する

免疫機能のほかにもう1つ、リンパには大切な働きがあります。「老廃物のろ過」です。

リンパ液の中身には、タンパク質、脂肪などの栄養素のほか、細菌、ウイルス、乳酸やアンモニア、尿酸など

◎リンパが老廃物を排出

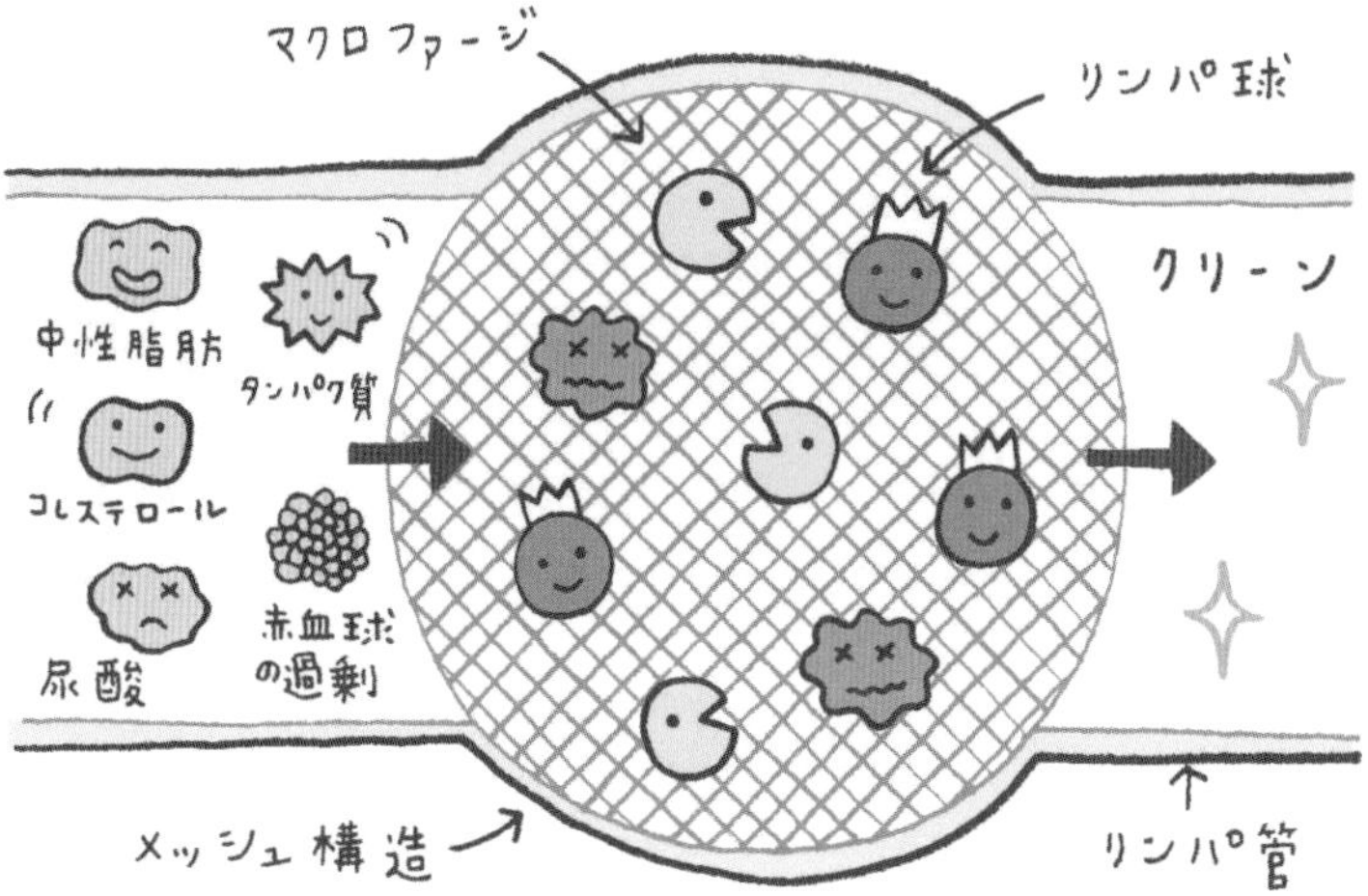

老廃物はリンパ節を通過するたびに、リンパ節にある細かいフィルターで取り除かれる。リンパ液はクリーンな状態となって静脈に流れていく。

の老廃物も含まれます。血液は、心臓を起点にし、全身を巡ってふたたび心臓に戻ってきますが、その時に通った静脈からあふれてしまった体液が、血管と並走しているリンパ管内に入り、リンパ液として集められます。

リンパ液は、全身にあるリンパ節を通過するたび、リンパ節にある細かいフィルターで老廃物が取り除かれます。リンパ節は、体内に流れるリンパ液をろ過してきれいな状態に戻すのです。その後、リンパ液は再び静脈に入り、きれいな状態で心臓へと戻っていきます。

リンパとは、不要な老廃物をろ過して、体内の体液をクリーンにする重要なシステムでもあるのです。

リンパ球の力が弱まると？

悪性リンパ腫など、「がん」の解説の時にも、このリンパの名前が登場してきます。リンパ管には細胞の周りにあった組織液だけではなく、「腫瘍細胞」も一緒に取り込まれます。その際、リンパ球の力が弱まっていると、スゴイ勢いで増殖する力をもった腫瘍細胞を抑えることができなくなり、体内のリンパ節を次々と突破していきます。これが「がんの転移」と呼ばれるものです。

リンパはゆっくり流れている

リンパ管には、浅いリンパと深いリンパとがあり、左右で異なる流れをもっています。
また、リンパの流れはゆっくり。マッサージなどで、流れをサポートしてあげましょう。

体の左右で流れが異なる

リンパの流れは、毛細リンパ管から始まっています。足先や指先などから始まる毛細リンパ管は、皮膚のすぐ下にある浅いリンパで、複数の毛細リンパ管が合流を繰り返しながら、内部に弁をもつ太いリンパ管になっていき、リンパ節を通過していきます。これらのリンパ管は、いくつものリンパ節を通過するうちに太くなり、「リンパ本幹」となります。

全身のリンパの流れは、左側と右側とでは異なる経路を持っています。

体の左側は下半身の「浅いリンパ」からおなかの「深いリンパ」へと流れ、「胸管（左リンパ本幹ともいう）」から左上半身のリンパへと合流、左の鎖骨下にある左の「静脈角」へ流れています。

◎皮膚の表面近くを流れるリンパ

足先や指先などでは、複数の毛細リンパが、皮膚のすぐ下を流れている。毛細リンパが合流を繰り返すことで太いリンパ管へとなっていく。

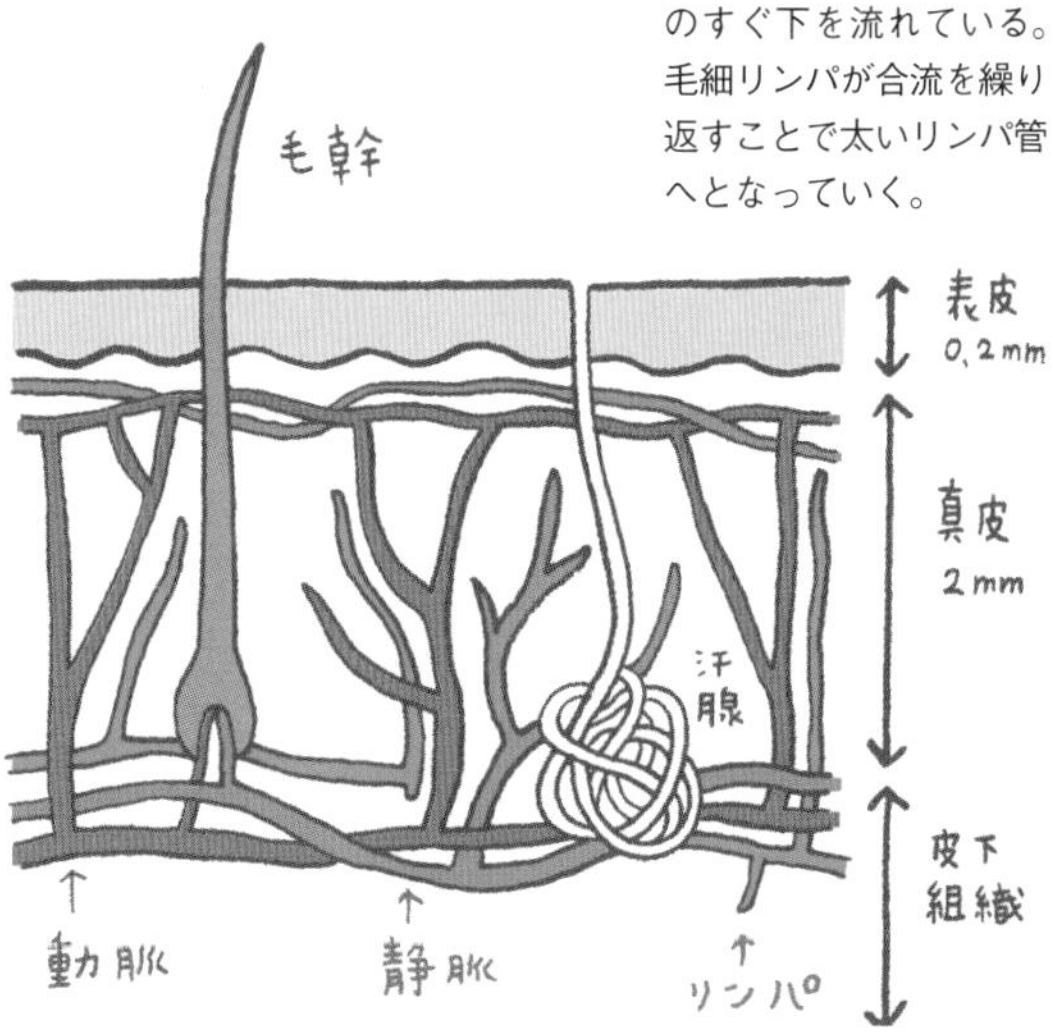

◎右リンパと左リンパの流れ

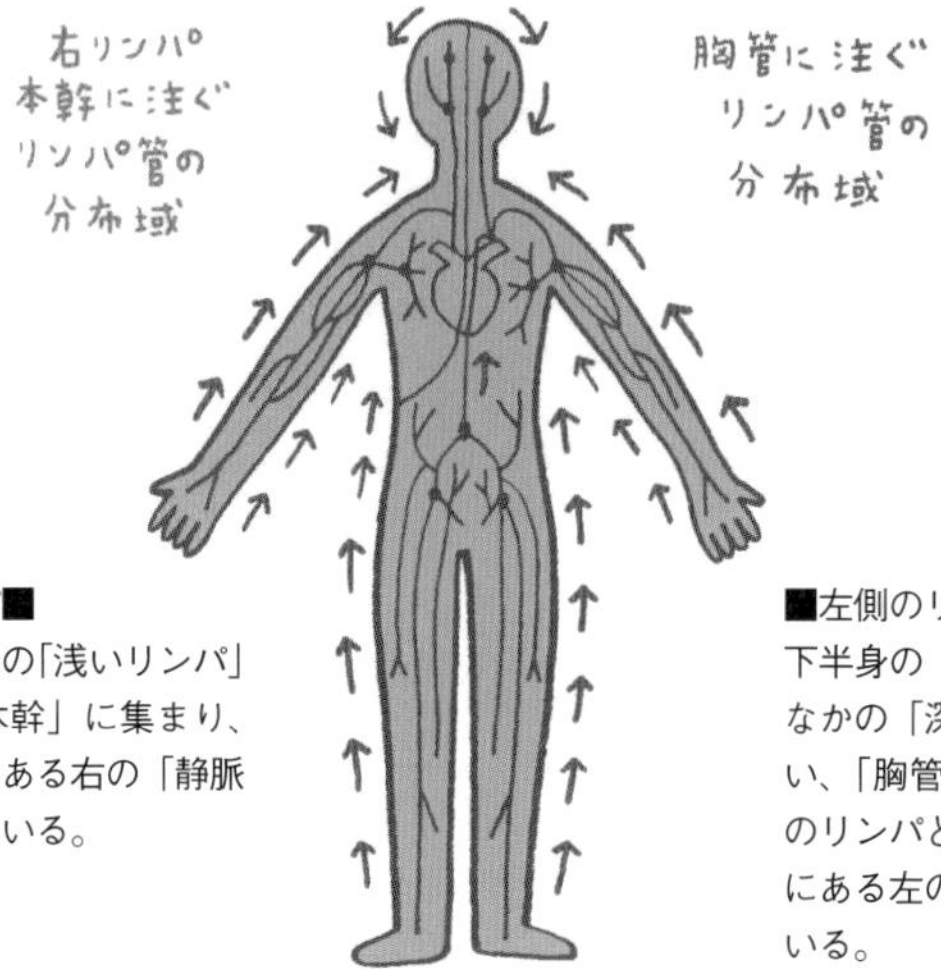

■右側のリンパ■
右腕と右上半身の「浅いリンパ」が「右リンパ本幹」に集まり、右側の鎖骨下にある右の「静脈角」へと流れている。

■左側のリンパ■
下半身の「浅いリンパ」からおなかの「深いリンパ」へと向かい、「胸管」を通り、左上半身のリンパと合流、左側の鎖骨下にある左の「静脈角」へ流れている。

右側の流れは、右腕と右上半身の「浅いリンパ」が「右リンパ本幹」に集まり、右の鎖骨下にある右の「静脈角」へと流れています。

左側のリンパは右側より分布域が広い

両足や腹部、腰部などのリンパは、胸管に流れる左側のリンパの分布域になります。より具体的な流れを紹介しましょう。

下肢（足）のリンパ管は、足の付け根のそけい部に集まってきます。そして、このそけい部のリンパと骨盤からのリンパが集まって「腰リンパ本幹」となります。この腰リンパ本幹に、腸からのリンパを集めた「腸リンパ本幹」が合流しますが、その際、小腸から吸収された脂肪が腸リンパ本幹で運ばれてきて合流するので、リンパが乳白色をしています。このため、この合流点を「乳《にゅう》び槽《そう》」と呼びます。この乳び槽は、左側の胸管の始まりの部分にあたり、左側リンパの本幹である胸管につながっていきます。

このように、左側のリンパの分布域は、右側よりかなり広いのも、リンパの大きな特徴といえるでしょう。

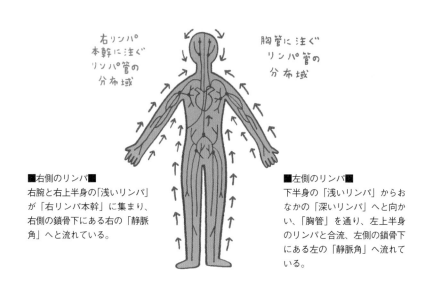

◎浅いリンパと深いリンパ

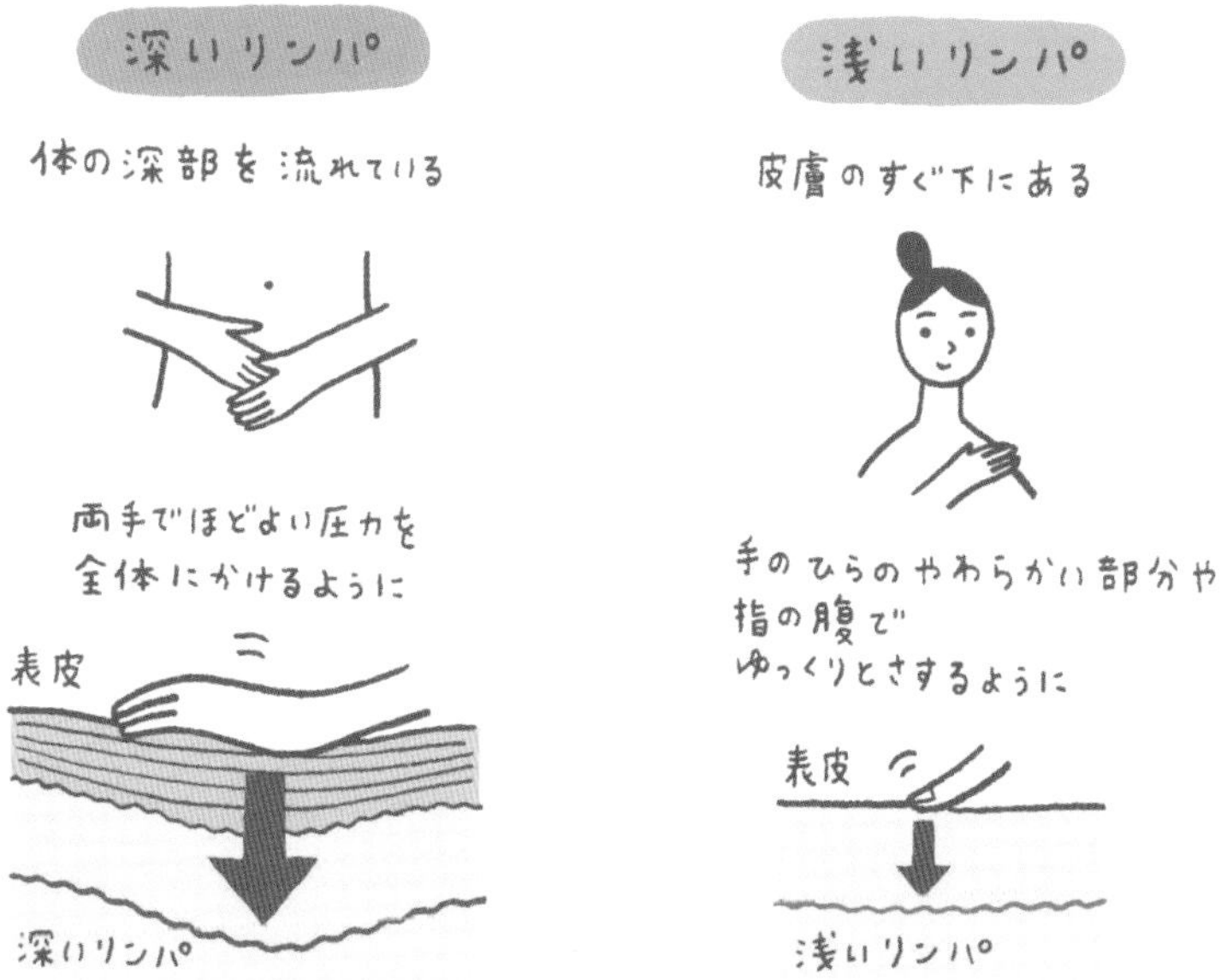
深いリンパ
体の深部を流れている
両手でほどよい圧力を
全体にかけるように
表皮
深いリンパ
浅いリンパ
皮膚のすぐ下にある
手のひらのやわらかい部分や
指の腹で
ゆっくりとさするように
表皮
浅いリンパ

浅いリンパと深いリンパの違い

「浅いリンパ」は、皮膚のすぐ下、静脈の近くを流れています。そのため、マッサージやストレッチでリンパの流れをよくすることで、むくみや筋肉疲労、体のコリや張りが解消されるほか、リンパの流れがよくなることで体内のリンパ液の新陳代謝もよくなり、美肌やダイエットにもつながります。マッサージをする時は、リンパ管は皮膚のすぐ下にあるので、やさしい圧で行なってください。強い力でマッサージするとかえって逆効果になるので注意しましょう。手のひらのやわらかい部分、または、指の腹を使って、ゆっくりとさすってあげるぐらいでいいのです。

「深いリンパ」は、文字通り体の深部を流れているリンパです。血管に沿って流れ、内臓にからみつくように張りめぐらされています。刺激を与えることでリンパの流れがよくなり、内臓の働きをよくする効果があります。深いリンパに働きかけたい時は、「浅いリンパ」と違って、ほどよい圧力を両手で全体にかけながら、手を移動させるとよいでしょう。

血液とリンパ液の役割の違いとは？

血液と異なり、リンパはポンプ機能をもたないため、流れはとてもゆるやかです。それでも、リンパの流れがよくなると、免疫力や新陳代謝が大きくアップします。

ポンプ機能をもたないリンパ系

体内には、血管を流れる「血液」と、リンパ管を流れる「リンパ液」の二つの〝川〟があり、どちらも最終的には心臓に向かいますが、性質や役割は異なります。

血液は心臓から動脈に入り、毛細血管に至ると、今度は静脈から心臓へと戻ってきます。主な役割は、動脈を通して体に必要な酸素や栄養素を細胞に届け、静脈を通して体の各部で生じた老廃物や二酸化炭素を運び出すなどで、動脈も静脈も、心臓のポンプ機能によって全身を循環しています。

一方、リンパの働きは、しみ出した組織液中にあるタンパク質などの栄養素をリンパ管で回収し、最終的に血液に合流させることです。また、リンパは血管からしみ出てしまった栄養素を血液に戻したりするだけではなく、老廃物や異物の侵入を防ぐ働きもあるのです。

これらの働きをするリンパ管は血管とは異なり、常に循環しているのではなく、心臓に向かう一方通行となっています。

血液が心臓によるポンプ機能で血管中を流れるのに対し、リンパ系には心臓のようなポンプ機能がありません。代わりに、リンパ管自体に、自発的に収縮するポンプ機能があり、この作用によってリンパ液に流れが発生します。ただし、心臓のように強力なポンプ機能はもたず、また、リンパ管に流れ込むリンパ液自体も少ないため、リンパは血液と異なって、とてもゆっくりと流れています。寝ている時は、リンパ管の自発的な小さなポンプ機能でもよいのですが、起きて活動している時は、リンパ管の周囲にある「筋肉」が重要なポンプの役割をしているわけです。

◎リンパ管のポンプ機能

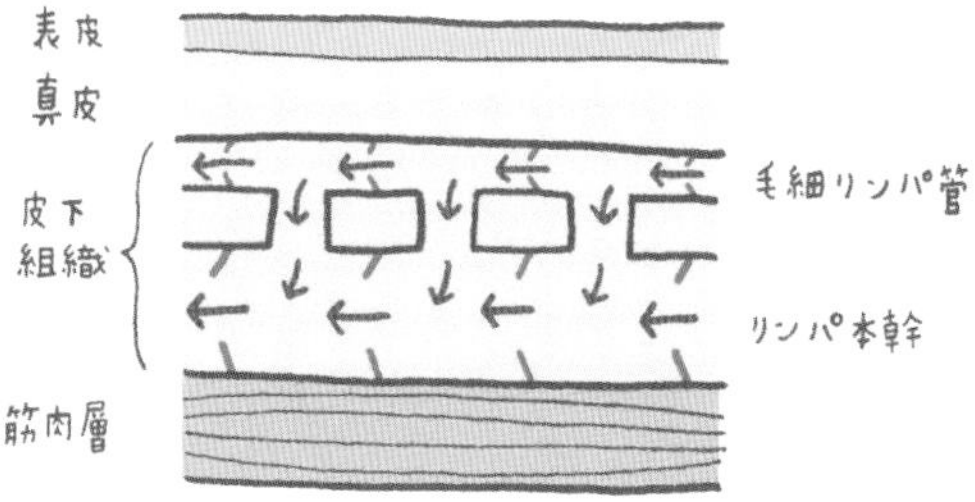

リンパ管には自発的に収縮するポンプ機能があり、その機能によってリンパ液に流れが生じる。

◎リンパは心臓に向かって一方通行

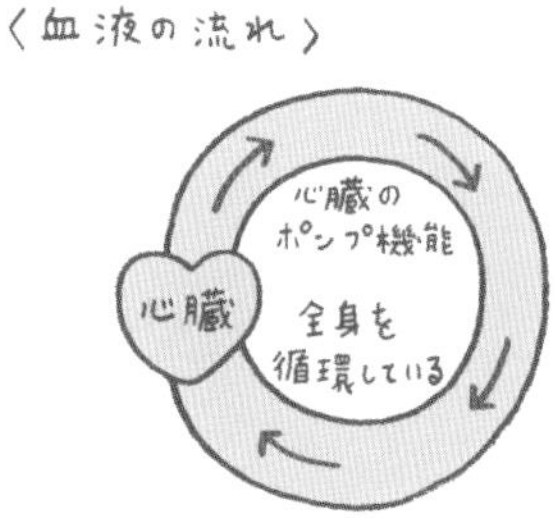

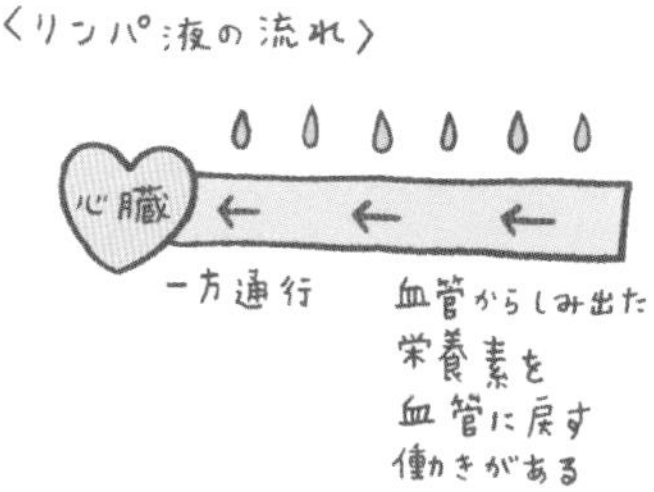

リンパの流れをよくし細胞を活性化

長時間のデスクワークなどで、同じ姿勢を続けていると、ふくらはぎがパンパンにむくんでしまうことがありませんか？

「むくみ」は、本来、リンパ管に回収するはずの組織液が、回収されずに残っている状態です。だから、「むくみ」を解消するには、体を動かして筋肉を伸縮させたり、リンパ管に外から圧力を加えたりして、滞ったリンパ液の流れをよくしてあげればよいのです。

たとえば、ホースの先をつまむと、水が勢いよく出るように、ストレッチやマッサージなどで筋肉を動かしてあげると、リンパ管が刺激され、リンパ液の流れもよくなります。

リンパ液の流れがよくなると、たんぱく質などの栄養素が細胞にいきわたり、臓器の働きが改善されるなど、新陳代謝がよくなります。ストレッチやリンパマッサージは、自分の手だけで、細胞レベルにまで働きかけて新陳代謝を促す、最高の健康美容施術になるのです。

ツボは体のどこにあるの？

神経が集まる場所にツボはあります。
ツボは神経の交差点。混雑しやすい神経を、ツボ押しで交通整理しましょう。

神経の集中する場所
「神経の交差点」にツボはある

数千年にも及ぶ歴史をもつ東洋医学から生まれたツボ療法。３０００以上もあるといわれるツボを、刺激すると、なぜ体の調子がよくなるのでしょうか。

わたしたちの体には、体に関するすべての情報が集まってくる場所があります。それが「脳」です。そして、体に関するさまざまな情報を脳に伝えるのが「神経」になります。神経が正しく機能していれば、体の情報は脳にしっかり伝達されますが、肉体的、精神的な負荷により神経の流れが悪くなると、情報は脳に伝達されず、さまざまな不調を招くことになるのです。

「ツボ」はこの神経と密接な関係にあります。長い間、神秘的なものとして語られてきたツボですが、近年ではＷＨＯ（世界保健機関）が統一基準をまとめるなど、東洋医学からも、西洋医学的な科学の立場からもツボの効果が研究されてきました。その結果、「神経が集中する場所に、ツボがある」ことがわかってきたのです。

ツボを刺激すると、なぜ体の不調が改善されるのか、次のようにたとえてみましょう。

大都市の道路の交差点は、とても混雑しやすい場所です。ツボも同じで、神経が多く集まっている場所ほど、混雑して脳に送る情報が渋滞してしまい、その結果、さまざまな体の不調を呼び込んでしまうのです。

混雑してしまったら、交通整理をする必要が出てきます。その神経の交通整理が、「ツボ押し」なのです。全身に張りめぐらされている神経の集中する場所——ツボを押すことで、神経の通りをよくし、体の機能を回復させることができるわけです。

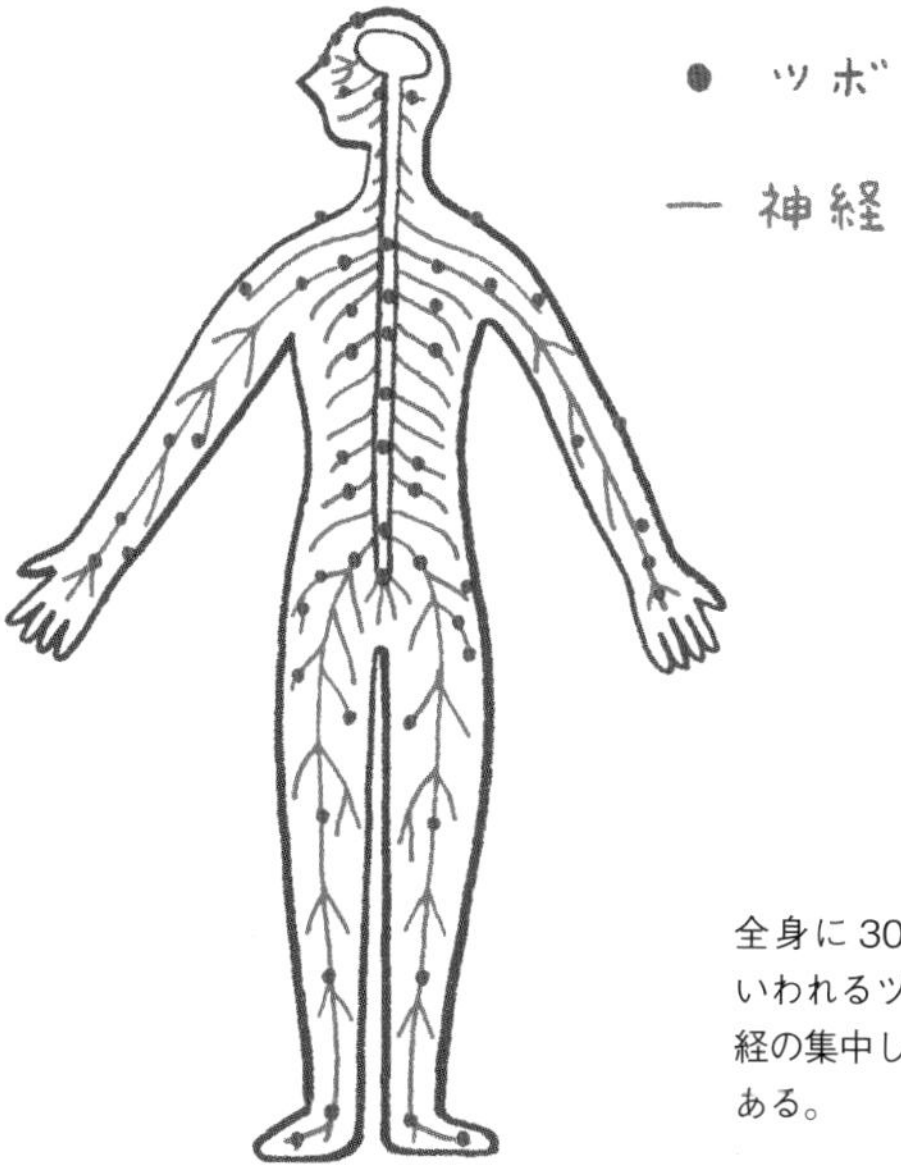

全身に3000以上あるといわれるツボ。ツボは、神経の集中しているところにある。

◎ツボ押しで神経の混雑を解消

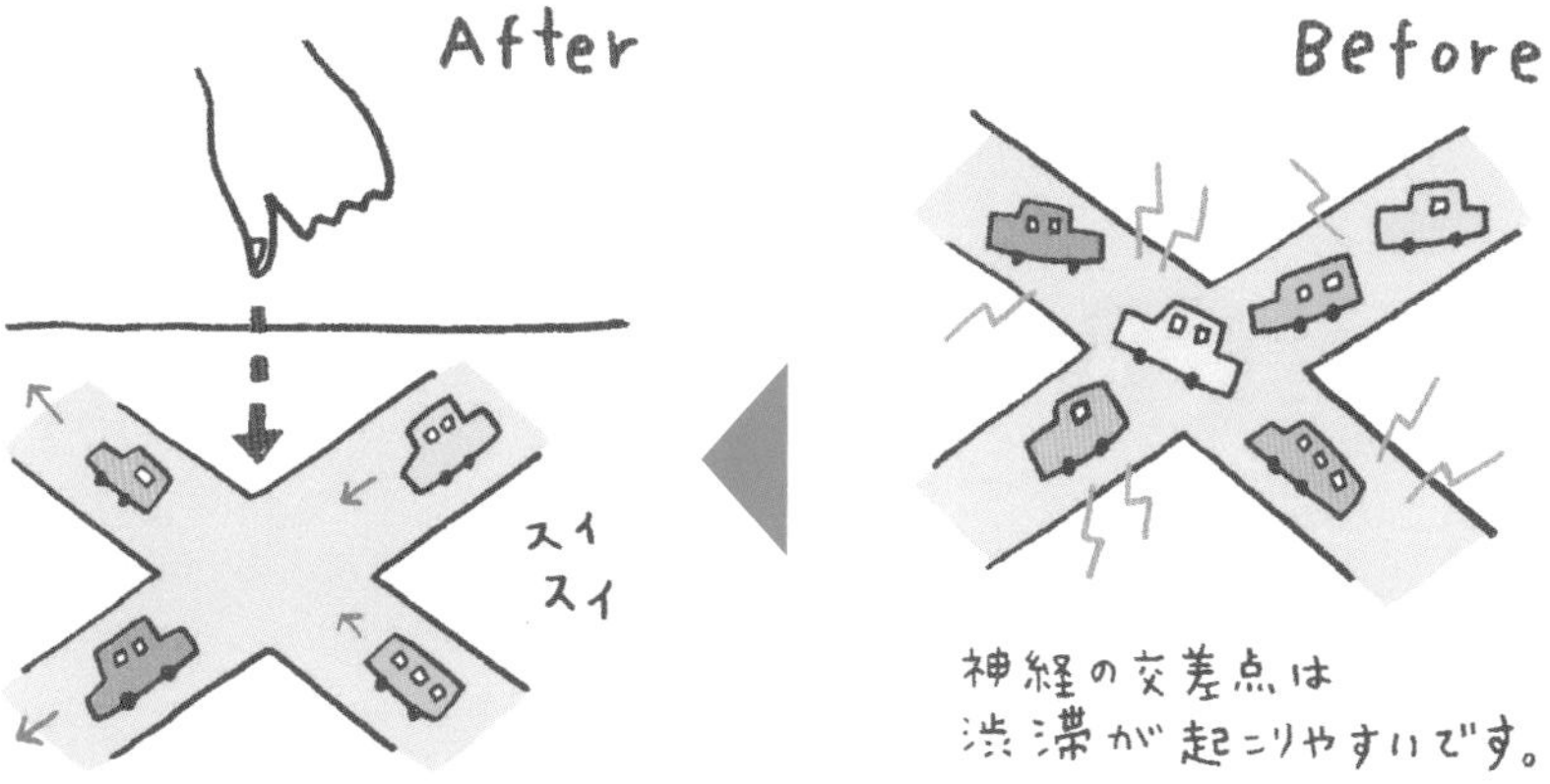

渋滞を解消するためには、神経の交差点であるツボに刺激を与える。混雑していた神経がスムースに通るようになり、体の不調をスッキリ解消。

神経の交差点であるツボは、道路のように流れが滞りやすい場所。1カ所が詰まると、全体の流れが悪くなり、不調を呼び込む。

◎主要ツボとリモコンツボ

〈リモコンツボ〉

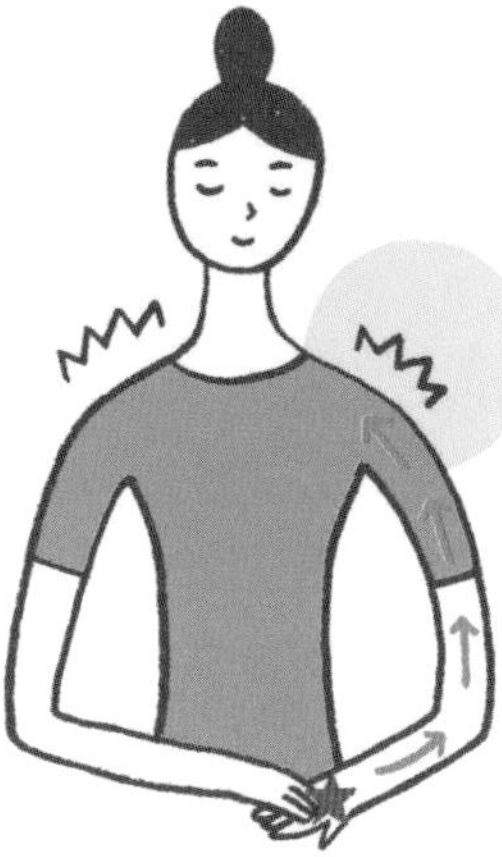

患部の状態が悪くて直接触れることができない時、押しづらい患部に効果を発揮。手足など比較的押しやすい部分にある。

〈主要ツボ〉

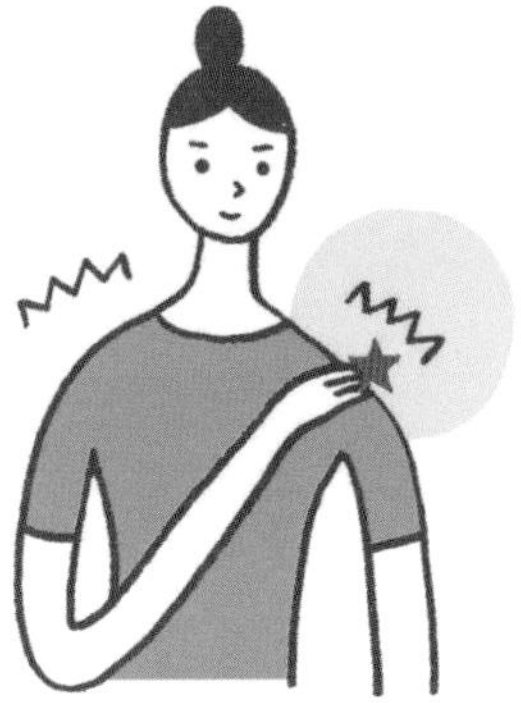

症状のある部分のツボを直接刺激するので、早く確実に高い効果が得られる。患部の状態を自分で確認しながら押せる。

「主要ツボ」と「リモコンツボ」

ツボは、大きく「主要ツボ」と「リモコンツボ」に分けられます。

主要ツボは、「肩が痛い」時には「肩のツボを押す」というように、症状の出ている部分に直接刺激を与える方法です。患部を直接押すことで、ダイレクトに神経に刺激を与えることができるので、効果が早く出るのが特徴です。

しかし、手が届かない場所のツボはどうしたらいいのでしょうか。そんな時に、効果を発揮するのが、**リモコンツボ**です。

リモコンツボは、神経を介して、遠隔操作で患部に働きかける方法です。痛みや腫れなどが深刻で、患部に触れることができない時や、自分では押しづらい背中の痛みなどに効果を発揮します。このリモコンツボは、自分1人で押しやすい、たとえば手足などにあるツボを利用して、症状をやわらげることができるのが特徴です。

ツボ押しは東洋医学の神秘ではない

東洋医学を基とするツボ押しは、西洋医学とは相反するものと思われがちです。そのツボ押しを、今度は西洋医学の目から見てみましょう。

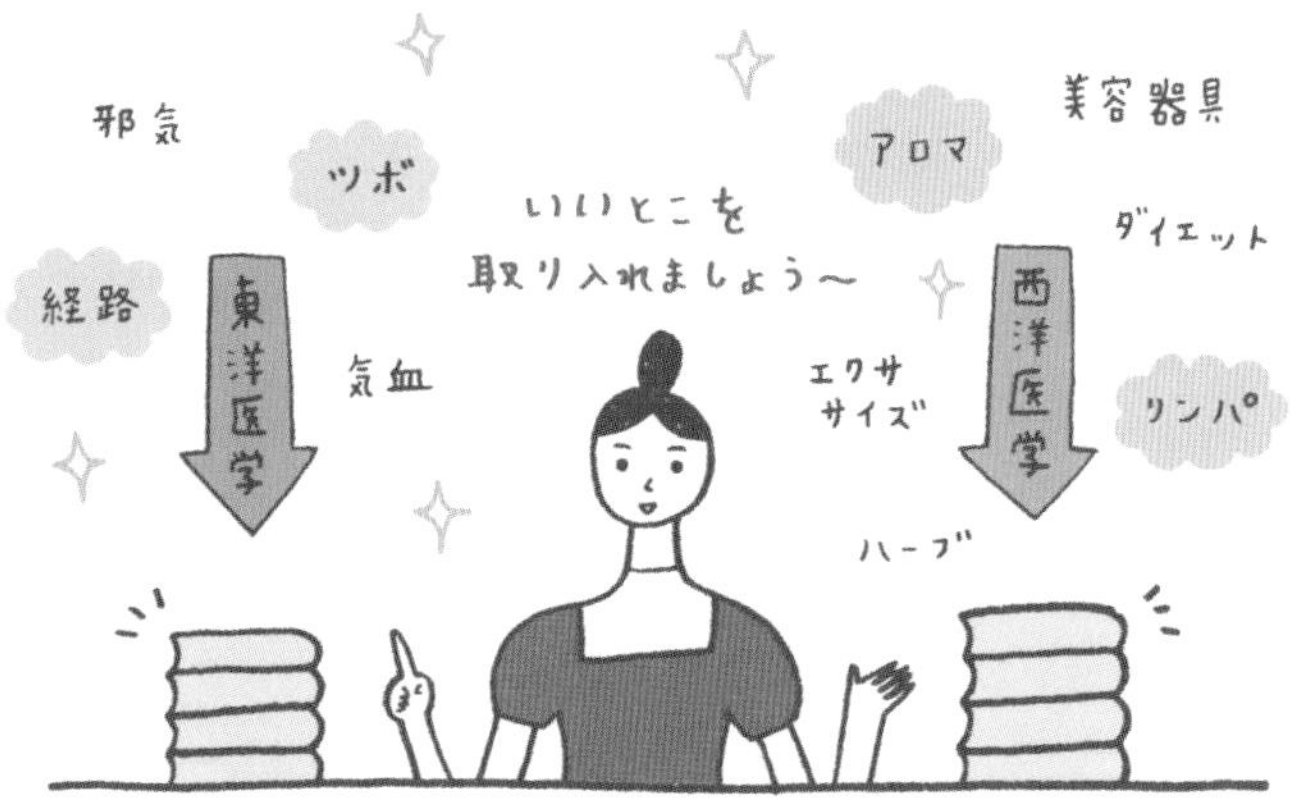

東洋医学を西洋医学に置き換えると…

東洋医学から発生したツボ押しの起源は、古代にまでさかのぼります。長い歴史の中で育まれてきた、神秘的な治療と思われがちです。しかし、現代の西洋医学の目で見ると、非常に科学的な治療法だということが見えてくるのです。

たとえば、東洋医学の柱ともいえる「気」という概念。東洋医学では、"生命エネルギー"といわれるように、体内のすみずみに「気」がめぐっていることで健康が維持され、その反対に、「気」がうまくめぐっていないと病気になると考えられています。これを西洋医学の目で見ると、この「気」を、「神経系や消化器系」として置き換えてみることができます。

たとえば、頭が痛かったり、おなかを壊した時に、「や

◎ツボ押しは科学的な治療法

脳の中心にある視床下部《ししょうかぶ》からの指令が胃に届き、胃の働きが調整されて、痛みが緩和される。

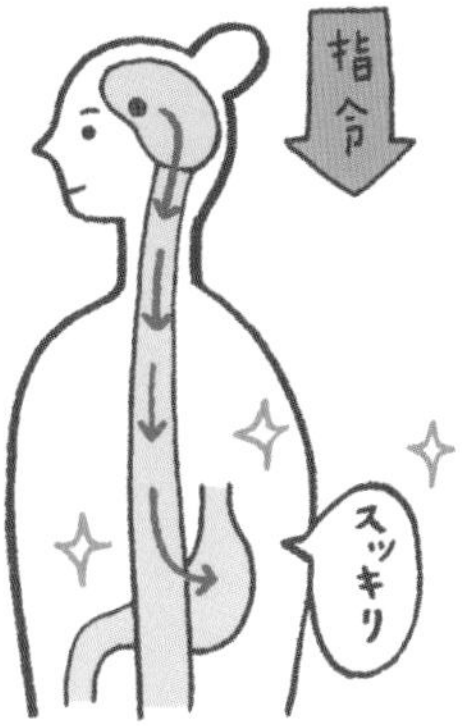

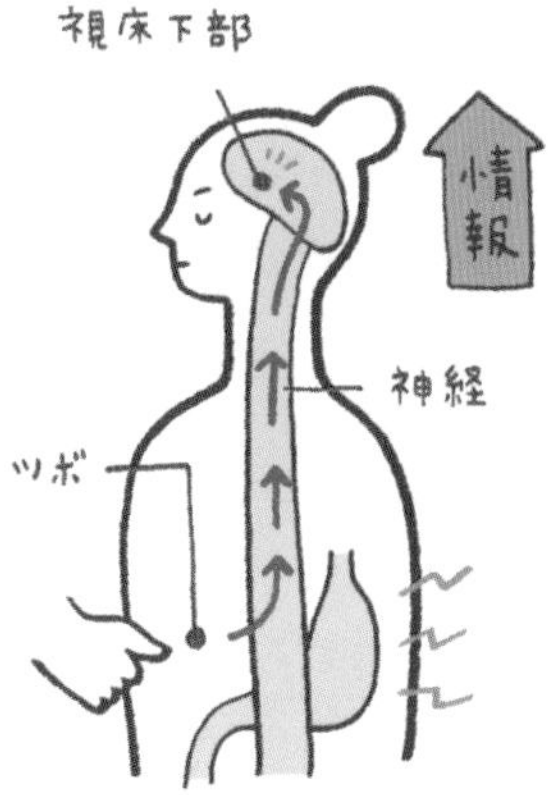

おなかのツボ「中脘」を刺激すると、情報が神経を通って脳に伝わり、視床下部に伝達される。

る気」や「元気」といった、力は出るでしょうか？　やはり、体の情報を伝える「神経」や栄養を消化しエネルギーをつくる「消化器」と「気」は、大いに関係があることがわかります。

「経路《けいらく》」や「邪気《じゃき》」にあたるものとは？

「経絡」は「気」の通り道です。全部で14経あり、それぞれの経路の要所にあり、「気」の流れを調整しているのが「経穴《けいけつ》」、いわゆる「ツボ」になります。

東洋医学では、「邪気」と言われる邪悪な気が体内に入り、「気」のめぐりが悪くなると病気になると考えられています。たとえば、「経絡」を神経やリンパの流れとして、「邪気」をバイ菌やウイルスに置き換えてみると、いかがでしょう。理解しやすくなるのではないでしょうか。

約3000年も前に「神経」や「脳のメカニズム」、目に見えない「ウイルス」の存在が明らかにされていない頃に「気」という言葉を使い、病気を治し、病気にならない「予防」を手に入れていたのですから、本当にすごいことだと思います。

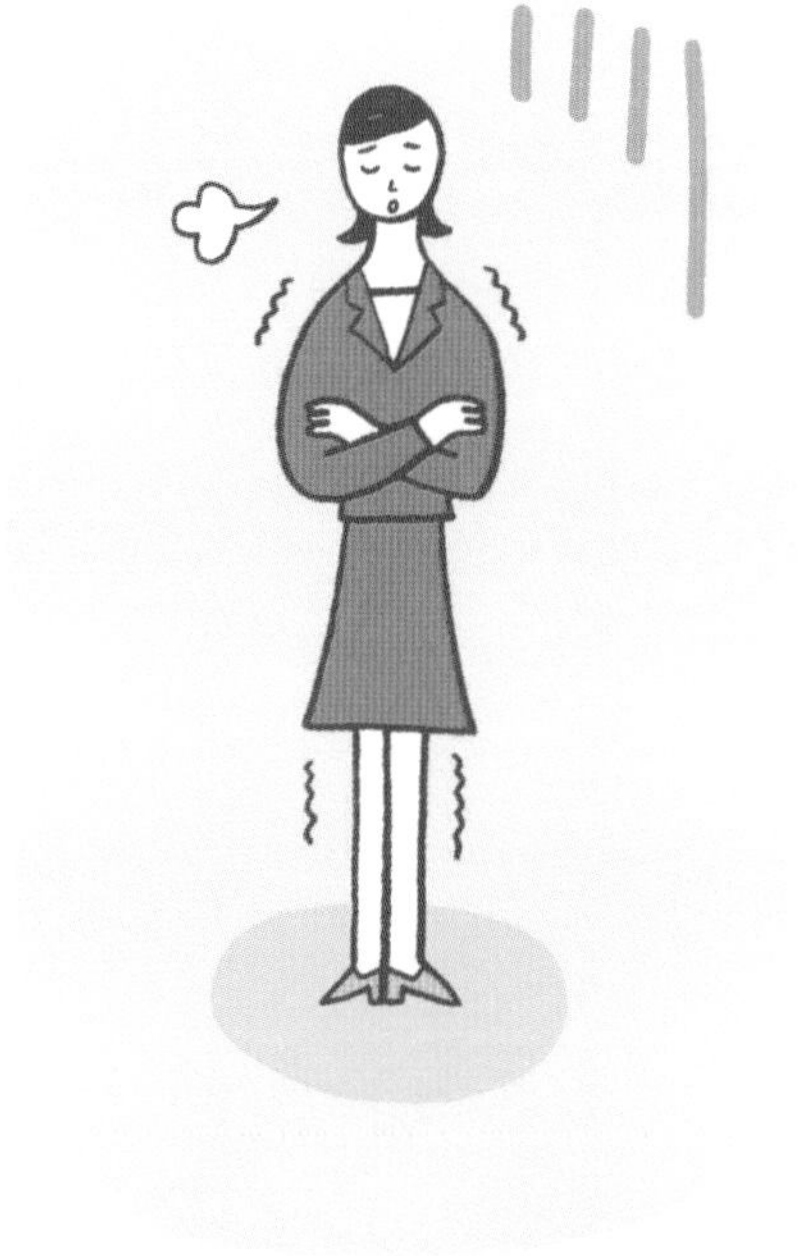

病気ではないからといって健康だとは限らない。病気に進行してしまう前の未病の段階で、ツボ押しを最大限活用して、症状の悪化を防いでいこう。

「未病《みびょう》」の段階でセルフケアを

「未病」とは、いわば「病気の一歩手前」のこと。病院で検査を受けても異常はない。でも、なんとなく体調が悪い……。こんな経験はありませんか？ 今は大丈夫でも、こうした状態を放っておくと、近い将来、病気に進んでしまうかもしれません。

東洋医学には、未病の段階で体のケアをし、かかる恐れのある病気を未然に防ぐ、という基本的な考え方があります。その未病に対する最高の処方箋が、「ツボ押し」なのです。

人間にはもともと、体の不調を治そうとする力が備わっています。つまりツボ押しは、「自然治癒力」を活かすことができる、一番のセルフケアでもあるといえるでしょう。

ただし、激しい痛みやツボ押しを続けても不調が治らない場合は、もちろん専門医による診察を受ける必要がありますが、自己治癒力を生かして、健康に美しく生活していくための処方として、ツボ押しを大いに活用していただきたいと思います。

「メディカルアロマ」って何？

肌から精油の成分を浸透させ、体の症状に直接働きかける「メディカルアロマテラピー」。
「成分」から精油を選ぶ、”香りのよい液体版漢方“です。

精油のもつ「成分」に注目しよう

植物などの成分が凝縮された精油（エッセンシャルオイル）の最も一般的な使い方が、香りでリラックスする「アロマテラピー（芳香療法）」です。しかしこれは、精油の成分を香りに利用するだけ。それに対し、精油の成分に注目し、症状をやわらげる精油を選ぶのが「メディカルアロマテラピー」です。

メディカルアロマテラピーとは、「鼻でかぐ」「肌に塗る」「飲む」ことでさまざまな疾患に働きかける療法で、ヨーロッパのみならず、近年では日本でも医療として使われています。

たとえばラベンダーの精油をかぐと、フローラル系の爽やかないい香りがします。この香りが好きならリラックス効果が得られますが、苦手ならば、残念ながら効果はありません。

一方、メディカルアロマの場合は、精油のもつ成分を主体にして選びます。たとえばラベンダーには「酢酸リナリル」という成分が含まれ、この成分には強い抗炎症作用や鎮痛効果があります。そのため、ヤケドをした時にラベンダーを原液で塗ると、驚くほど早く、痛みや炎症が引き、水ぶくれも抑えてくれます。しかし、使っているラベンダーに酢酸リナリルが含まれていなければ効果はありません。※

だから、香りよりも「酢酸リナリル」の含有量に注目するのです。この本では、成分と作用に注目したメディカルアロマテラピーを紹介しています。

アロマテラピー
［鼻から　香り成分を脳に送る］
嗅覚から、リラックス効果が得られる成分を脳に送る事で全身に働きかけることができる。また、吸引すると、鼻や口から気管支・肺に入る事を利用して、抗ウィルスや呼吸器系の疾患に使う。

アロママッサージ
［肌から　体内に吸収させる］
肌に精油を塗ることで、体内に成分を吸収させる。成分は、血管やリンパ管にも入るが、全身に回ることはなく、塗布した周辺しか行き渡らない。

ハーブティー、ハーブ料理
［食べて　体内に吸収させる］
西洋の漢方「ハーブ」を使う。ハーブは、お茶にしたり、料理のスパイスに加えたりして使う。
※精油を飲むには、かなりの薬学的な知識が必要なので、食べるハーブ（スパイス）をおすすめします。

※「ラベンダー」は学名が違う５種類程が存在し、中には酢酸リナリルが0%の精油もあります。ほしい成分を多く含む産地のものを選ぶようにしましょう。

マッサージオイルの調合

リンパマッサージは、精油をブレンドしたマッサージオイルを使用すると、より効果的。
今回は、肩こりや脚の疲れから、リラックスまで、幅広く使えるマッサージ・ブレンドオイルを作ります。

◎用意するもの

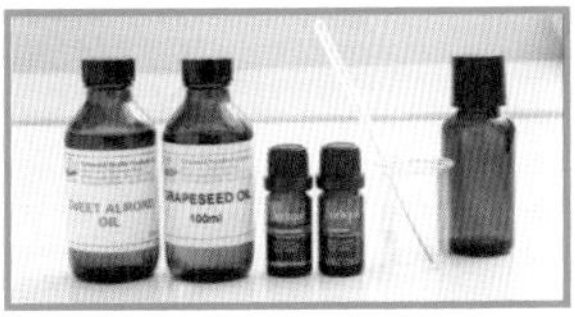

●道具一式

(左から) キャリアオイル：スイートアーモンド、グレープシード、精油：ラベンダー、ペパーミント、30ml 用ビーカー、撹拌棒、保存用遮光びん

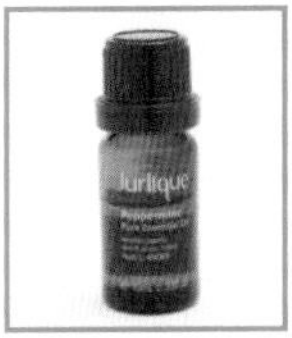

●精油

体調や気分に合わせて選ぼう。好きな香りがあれば、それを基調にしても OK。ブレンドする精油は 4 種類までにおさえるように。

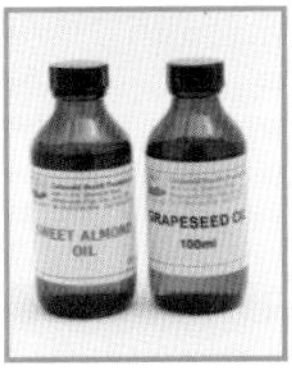

●ベースオイル

精油は、ベースになるキャリアオイルに混ぜて使う。フェイス用にはローズヒップオイル、ボディ用にはスイートアーモンドとグレープシードを 1：1 で使用するのがおすすめ。また、ホホバオイルは皮膚への浸透性がよいので、肩だけなど、狭い範囲に使いたい時におすすめ。

◎作り方

1

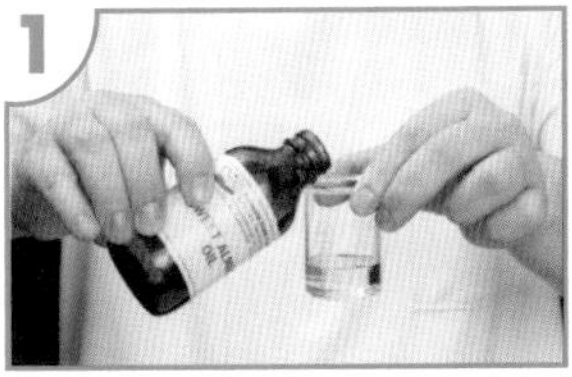

30ml ビーカーに、キャリアオイルを入れる。ここでは、スイートアーモンドとグレープシードを 10ml ずつ使用。

2

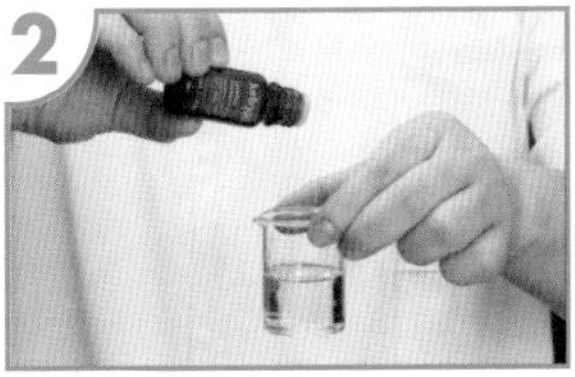

精油を入れる。ラベンダー 5 滴、ペパーミント 3 滴。通常、キャリアオイル 20ml に対し、4 ～ 8 滴程度。

3

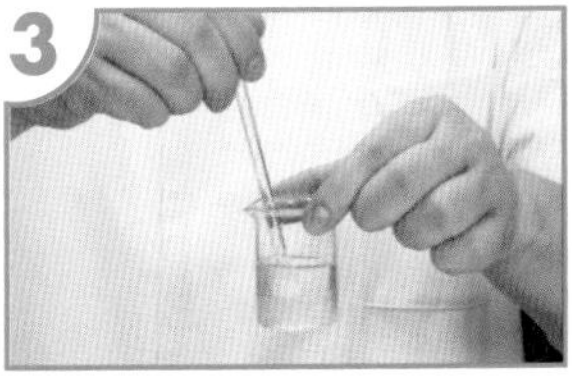

撹拌棒で混ぜ合わせる。

4

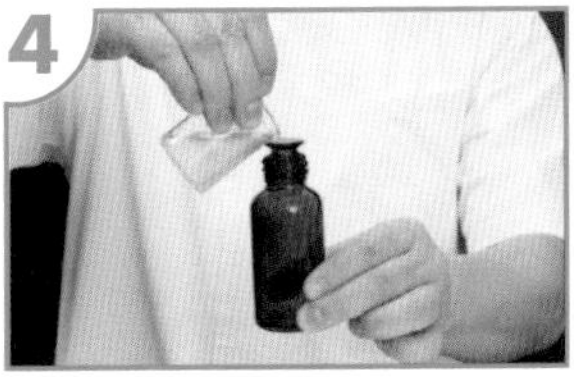

遮光瓶に入れて保管する。ブレンドしたオイルは冷暗所で保管し、なるべく早めに使い切る。

メディカルアロマに使う代表的な精油

100種類以上もある精油は、効果や香りもさまざまです。初心者でもブレンドしやすく、リンパマッサージにおすすめの10本を紹介します。

◎ローズウッド
【樹木系】

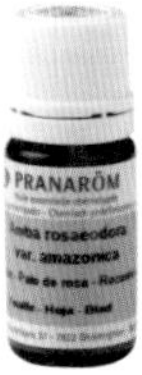

マホガニーに似たアマゾン原産の樹木で、バラのような甘い香りがある。神経への強壮作用があるので、芳香浴に使うと効果的。ストレス性の頭痛にも使ってみたい。デオドラント効果が高いので、ルームフレッシュナーに使うのもおすすめ。

■香りの作用
神経の興奮を抑える、リラックス
■塗った時の作用
抗菌、抗ウイルス、傷跡、肌の引き締め
■おもな成分
リナロール、α-テルピネオール

◎サイプレス
【樹木系】

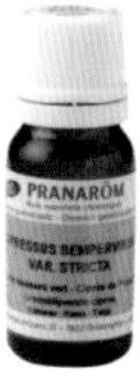

イタリアやギリシャなどでよく見られる針葉樹。日本のヒノキに似た、ウッディーな香り。神経の緊張をほぐし、ストレスから解放する効果があり、イライラしているときにかぐと気分を落ち着かせる、自律神経調整作用がある。咳を鎮める働きもある。

■香りの作用
リラックス、副交感神経アップ
■塗った時の作用
むくみ、冷え性、咳を鎮める、リンパ・静脈のうっ血除去
■おもな成分
α-ピネン、セドロール、δ-3-カレン

◎ジュニパー
【樹木系】

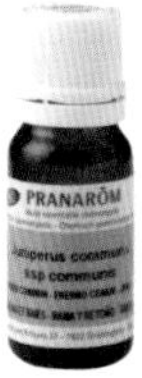

和名は「ネズノキ」。ウッディーでさわやかな香り。強力な殺菌作用があり、ヨーロッパでは「悪魔払いのハーブ」として知られている。空気を浄化し、ウイルスを防ぐ効果がある。毒素や老廃物の排出を促す効果が高いので、マッサージにおすすめ。

■香りの作用
リラックス、副交感神経 UP
■塗った時の作用
利尿作用、むくみ、冷え性、肩こり、気管支炎
■おもな成分
α-ピネン、サビネン、リモネン

◎アトラスシダー
【樹木系】

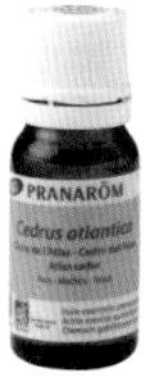

マツ科のシダーウッド。甘くウッディーな香り。収れん作用、殺菌作用があるので、肌のトラブルにも効く。古代エジプトでは、ミイラやピラミッド、寺院の建築に用いられた。少し刺激が強いので、乳幼児や妊婦には使用しないこと。

■香りの作用
緊張緩和
■塗った時の作用
リンパ管・静脈強壮作用、咳などの気管支疾患
■おもな成分
セドレン、アトラントン

◎クラリセージ
【ハーブ系】

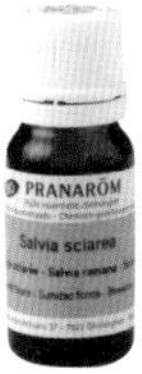

甘さを含んだウッディーな香り。緊張や不安をやわらげ、明るい気持ちにしてくれる。血行を促進し、体を温めることでリラックスできる。女性ホルモンを安定させる働きがあり、月経困難など婦人科系全般に効果がある。生理痛にはおすすめの精油である。

■香りの作用
エストロゲン作用、リラックス
■塗った時の作用
抗菌·殺菌作用、生理不順、生理痛、更年期障害
■おもな成分
酢酸リナリル、リナロール、スクラレオール

◎ペパーミント
【ハーブ系】

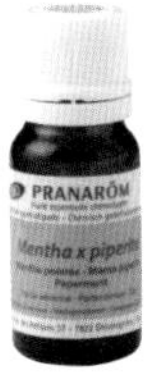

さわやかなメントールの香りが気持ちを鎮め、脳をスッキリさせる。鼻づまりや花粉症、吐き気、口臭などの抑制にも使われる。湿布薬に使われているほど、筋肉や神経の痛みを抑える効果があるので、マッサージオイルにブレンドするのもおすすめ。

■香りの作用
乗り物酔い、つわり、神経を安定させる
■塗った時の作用
頭痛、打撲、風邪、鼻づまり、痰
■おもな成分
メントール、メントン

◎ローズマリー
【ハーブ系】

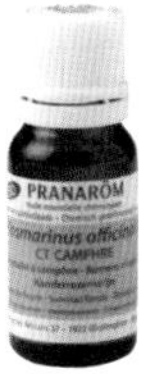

脳を活性化し集中力と記憶力を高める。収れん作用があり、シワ、たるみ、むくみを解消。14世紀にエリザベート1世が使った若返りの水「ハンガリアンウォーター」の主成分はこの精油。成分により8種類があり、写真は「ローズマリー・カンファー」。

■香りの作用
集中力アップ、脳を活性化
■塗った時の作用
筋肉痛、筋肉弛緩、疲労緩和、鼻炎
■おもな成分
カンファー、1.8シネオール、カンフェン

◎オレンジ
【柑橘系】

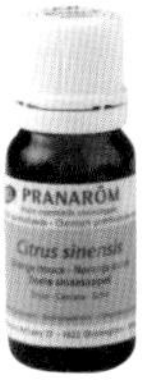

柑橘系特有の明るくフレッシュな香り。リフレッシュ効果が高く、緊張やストレスから解放してくれる。抗菌効果が高いので、ルームコロンやトイレの消臭におすすめ。リラックスの持続作用があるため、サイプレスとブレンドして、バスソルトにして湯船に入れてみよう。

■香りの作用
神経過敏、ストレス解消、明るい気持ちに
■塗った時の作用
抗菌作用、鎮静作用、副交感神経持続作用
■おもな成分
リモネン

◎ベルガモット
【柑橘系】

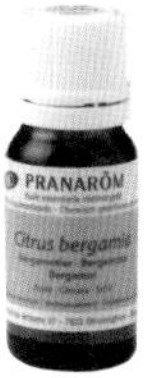

シシリア原産で、果実はオレンジより小さめ。レモンよりも甘く、フローラルな香りがある。中世からイタリアでは香水などに使われ、消化を促進し、殺菌・消毒・抗炎症効果がある。ラベンダーとオレンジの効果を合わせ持った精油。紅茶では、アールグレイのフレーバーとしても有名。

■香りの作用
食欲不振、不眠症、疲労回復
■塗った時の作用
鎮痛・鎮静作用、抗菌作用、抗感染作用
■おもな成分
リモネン、酢酸リナリル、β-ピネン

◎ラベンダー
【フローラル系】

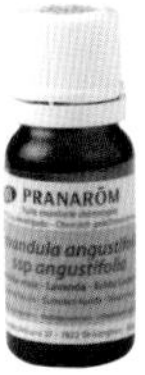

フレッシュでフローラルな香りは人気が高く、どの精油とも相性がよいので初心者には扱いやすい。感情をコントロールしてくれる「セロトニン」を出すことで、癒す効果がどの精油より高い。また、抗炎症効果が高いので、「火傷」にはラベンダーというくらい、一番のおすすめの精油。

■香りの作用
緊張とストレスの緩和、感情をコントロール、抗不安
■塗った時の作用
火傷、日焼け、生理痛、筋肉痛、傷痕
■おもな成分
酢酸リナリル、リナロール、酢酸ラバンドル

メディカルアロマの活用法

効果や香りなどを考え、好きな精油を選んだら、実際に使ってみましょう。用途によって使い方はさまざまですが、いちばんの目的は香りを楽しむことです。

◎精油の製造法

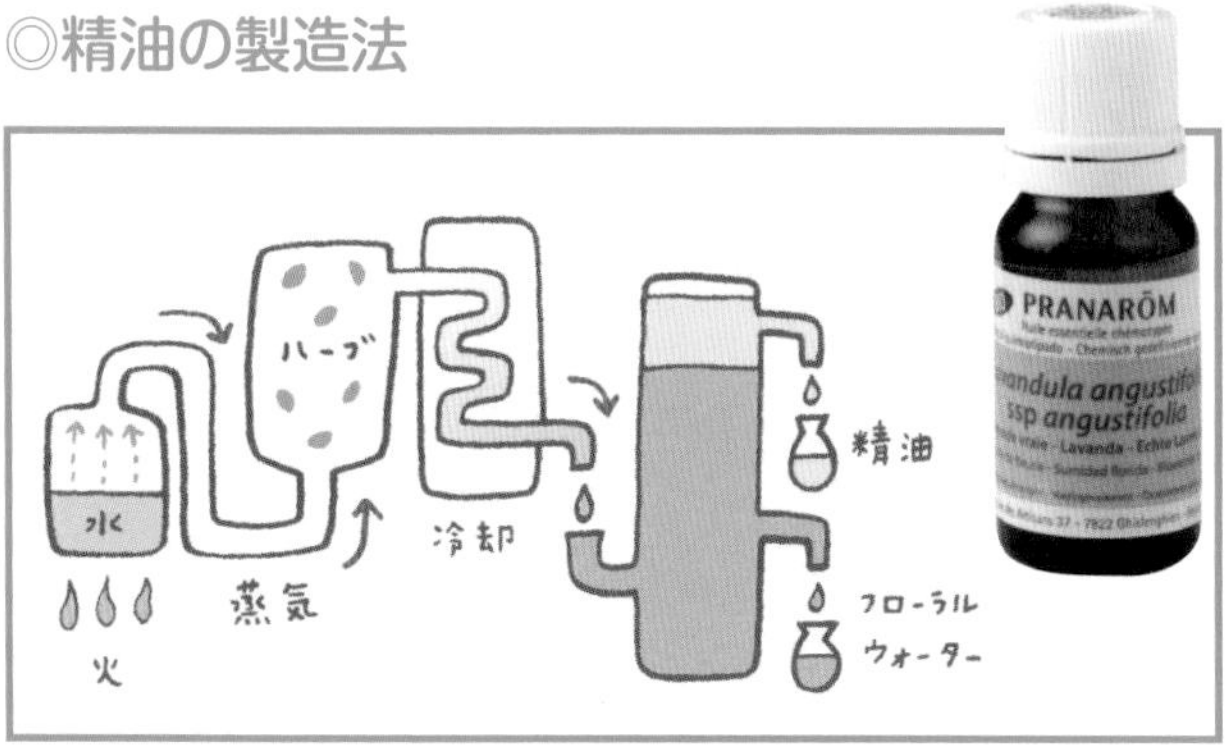

「精油（エッセンシャルオイル）」は植物成分の凝縮液。原料となる植物によって、花、種子、果皮、樹皮などから抽出される。抽出方法は、大きく分けて３種類あるが、もっとも多いのが「水蒸気蒸留法」。植物を蒸留釜に入れ、水蒸気の熱によって植物の細胞を壊し、精油成分を取り出す。その後、蒸気を冷却して液体化。この時の上澄みが「精油」で、その下に香りが水に溶けた「フローラルウォーター」ができる。抽出方法はほかに、オレンジやレモンなどの柑橘系に使われる「圧搾法」と石油エーテルなどの揮発性の溶剤を使って抽出する「溶剤抽出法」がある。

◎精油の使い方

1 芳香浴

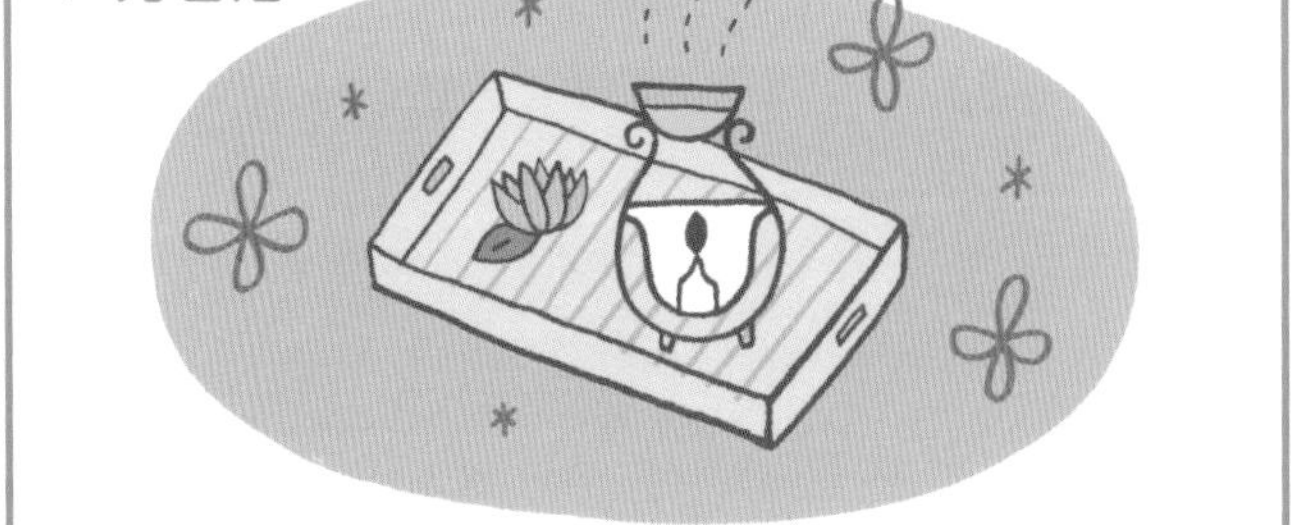

精油の香りを空気中に拡散させ、鼻から芳香成分を取り入れる。キャンドルの熱で精油を拡散させる「アロマウォーマー」、電球の熱で精油を温める「アロマポット」、電動式のエアポンプで香りを拡散させる「ディフューザー」などの器具がある。マグカップに入れたお湯、ティッシュペーパーやハンカチに精油をたらすだけでも効果が得られる。ブレンドしたアロマオイルを小びんに入れて持ち歩くと、レスキュー用に便利。

2 アロママッサージ

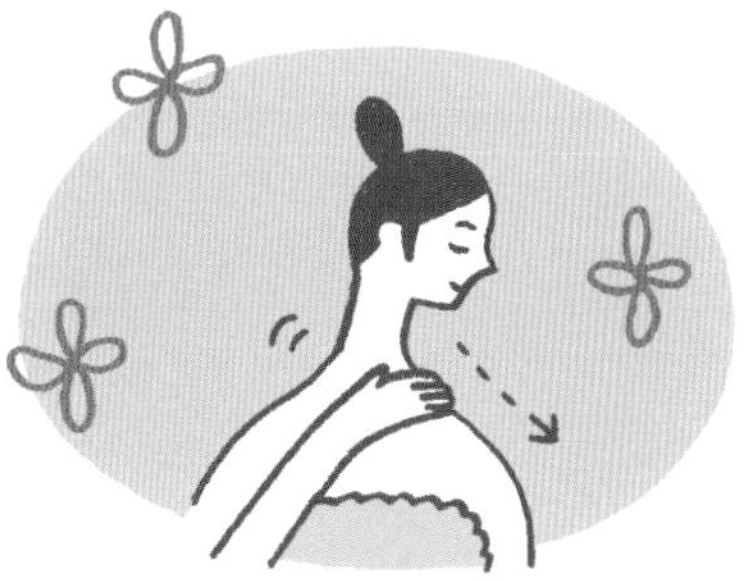

好みの精油をキャリアオイル（植物油）で希釈してつくった「マッサージオイル」を使用して、マッサージをする。手のひらのやさしい刺激が心地よく、精油の成分が皮膚から吸収され、血管やリンパ管にも行きわたる。

3 アロマバス

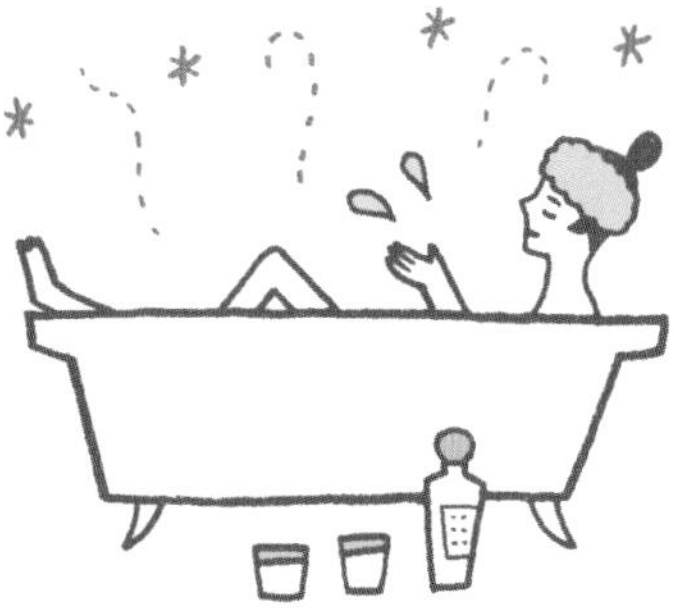

芳香成分を鼻と皮膚から取り入れる。精油は湯に溶けないので、大さじ２杯程度の自然塩に精油を３滴程度たらした「バスソルト」を作るとよい。お湯の温度は38～40度くらい。フットバスにも。

4 スチーム・吸入

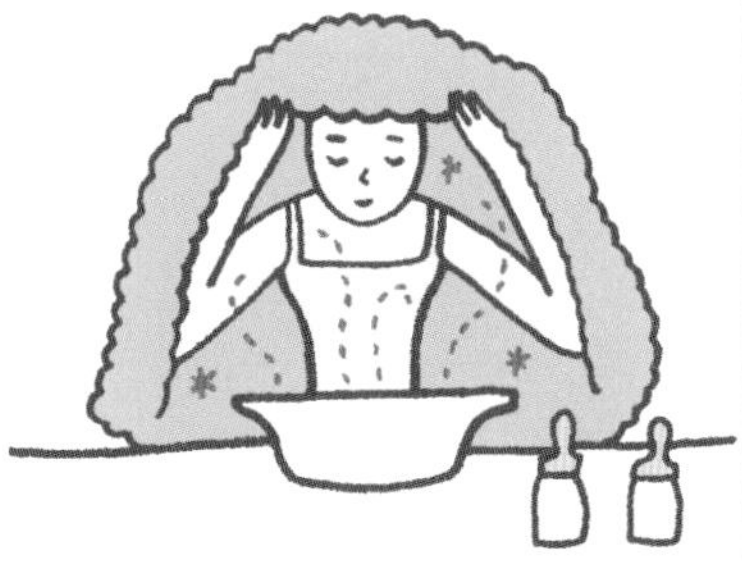

洗面器に80度くらいの熱いお湯に精油を１～２滴加える。タオルなどをかぶり、立ち上る蒸気を顔に当てながら吸い込もう。時間は３分程度。スキンケアにはもちろん、風邪のひきはじめの殺菌・抗ウイルスにも効果的。

5 手作りコスメ

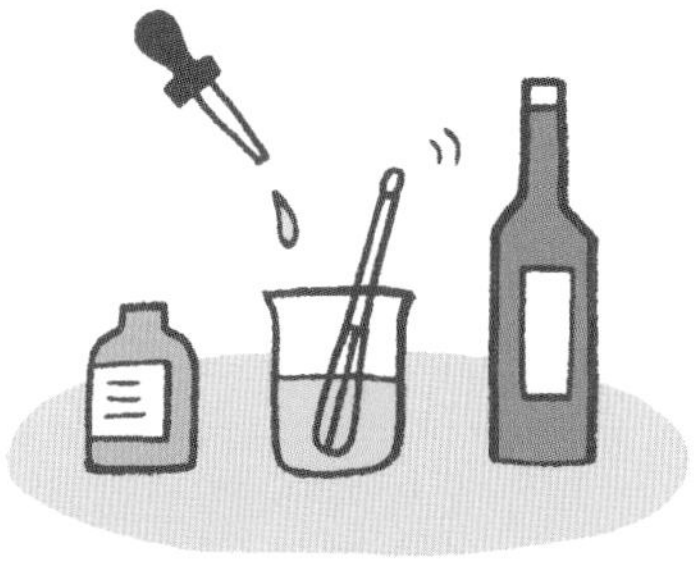

化粧水、クリーム、リップクリーム、石けんなどの化粧品や、ルームスプレーなども精油を使って手作りができる。手間はかかるが、好きな香りを使え、添加物などの心配もないオリジナルの植物性コスメができあがる。

マッサージ効果を高める3つのヒント

マッサージを始めるために、こんな準備をしておきましょう。どれもすぐにできる簡単なことですが、リンパマッサージ&ツボ押しの効果を驚くほど高めてくれます。

1　リラックスが大切

リラックスした状態で行なうのが、リンパマッサージ&ツボ押しの基本です。なぜなら、リラックスして副交感神経にスイッチが入ると、それだけで血管やリンパ管がゆるみ、流れもよくなるからです。

2 バスタイムを利用しましょう

お風呂に入っているときは、体が温まり、筋肉がほぐれ、副交感神経のスイッチが入ったリラックス状態にあります。この状態を見逃す手はありませんね。今日からさっそく、お風呂タイムに、リンパマッサージ&ツボ押しを取り入れてみましょう。

3 ケアした後は白湯を飲みましょう

マッサージを終えたら、水分を補給するように心がけましょう。リンパマッサージ&ツボ押しをすると、体内の毒素や老廃物が排出されやすい状態になります。水分を摂ると、尿や汗として排出する機能を高めてくれるのです。気をつけたいのは、白湯(ぬるめのお湯)か、常温に戻した水にすること。冷たい水は、必要以上に胃液を分泌させ、また、胃を冷やしてしまうからです。

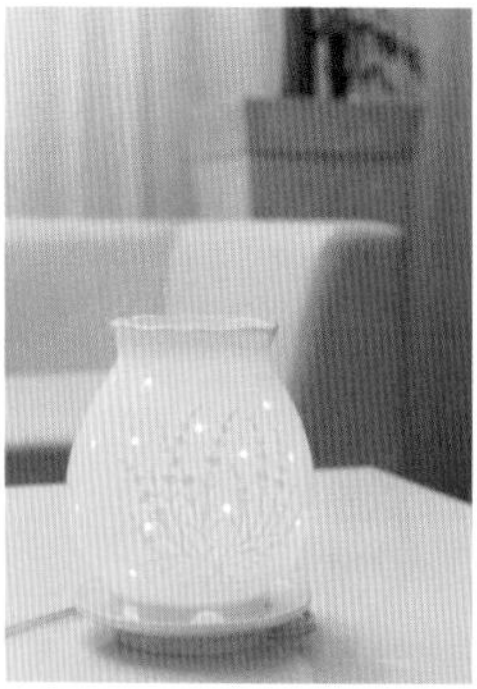

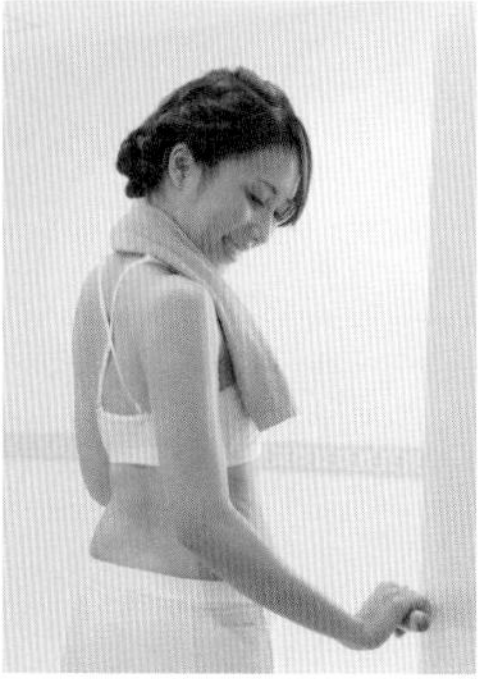

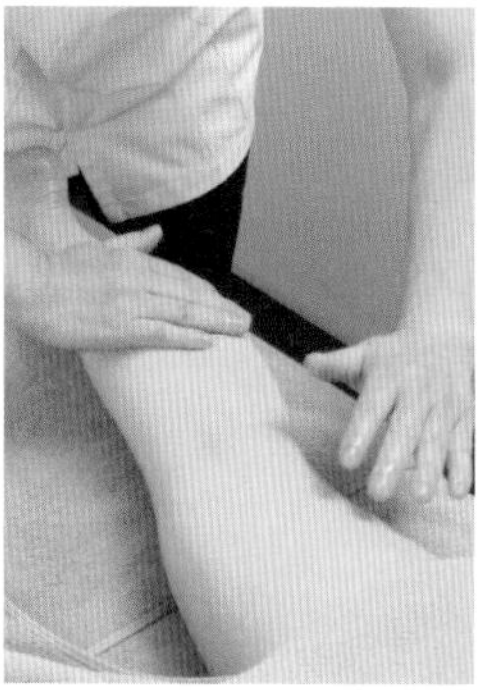

chapter **2**

基本のテクニック

まずは、正しいリンパマッサージの仕方と、
正しいツボの押し方をレッスンしましょう。
医学的な知識と長年の経験を基にした
正しいセルフケアのテクニックをお教えします。

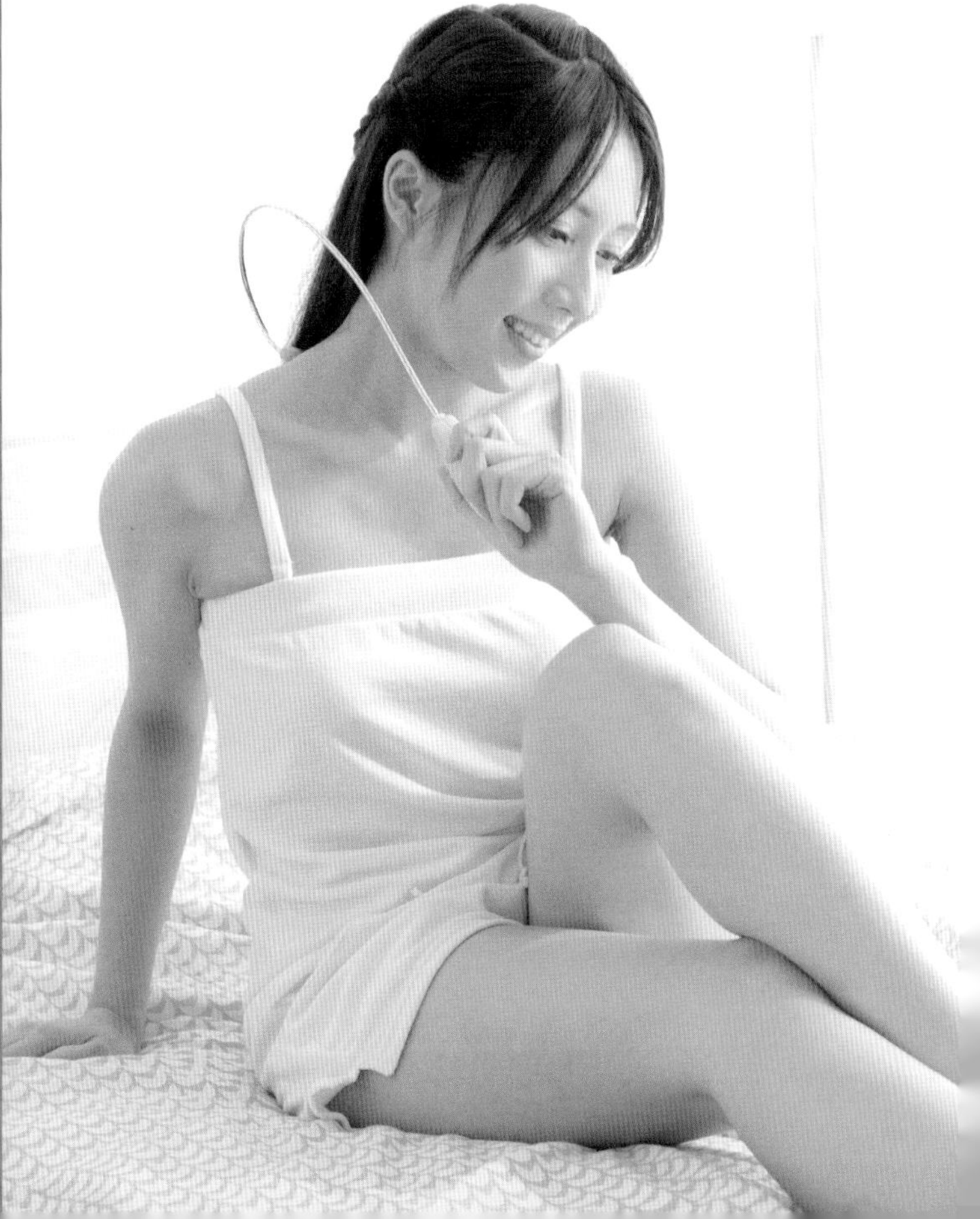

「ツボ押し」と「リンパマッサージ」の効果

ツボ押しやリンパマッサージ、リンパストレッチは、手軽に行なえるセルフケアです。正しいやり方を覚えて、健康で美しい体を手に入れていきましょう。

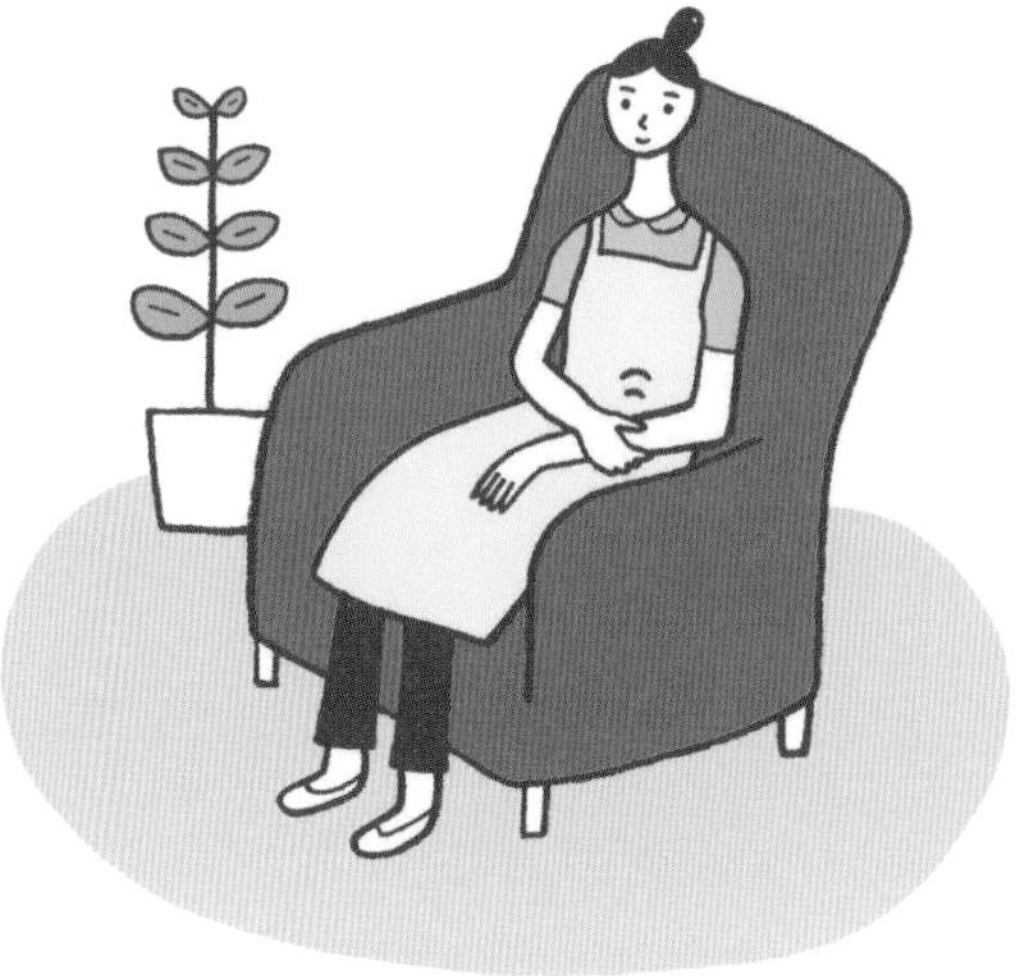

ツボ押しは自律神経に働きかける

「ツボ押し」は、神経の交差点を刺激し、働きかけます。主に働きかける神経は「自律神経」です。

自律神経は、自分の意識と関係なく働く神経で、内蔵や血管などの働きを制御し、体内の環境を整える役割を担っています。つまり、心臓の鼓動や呼吸、血液の循環、食物の消化、体温調整、新陳代謝など、生命活動のすべてを司っているのです。

ツボ押しは、その自律神経に作用して体の各器官の働きを調整し、健全な状態へと導く効果があります。また、脳内の自律神経を司っている「視床下《ししょうか》部《ぶ》」を刺激することにもなります。その結果、神経伝達物質の分泌に作用するので、過剰な興奮や抑うつ感などを軽減するセロトニンなどが、安定して分泌されることにつながります。

ツボとリンパをケアすれば相乗効果がある

リンパに働きかける「マッサージ」や「ストレッチ」は、自律神経に働きかける「ツボ押し」とはまったく違う施術です。もちろん、どちらか一方でも効果は得られますが、2つを合わせ

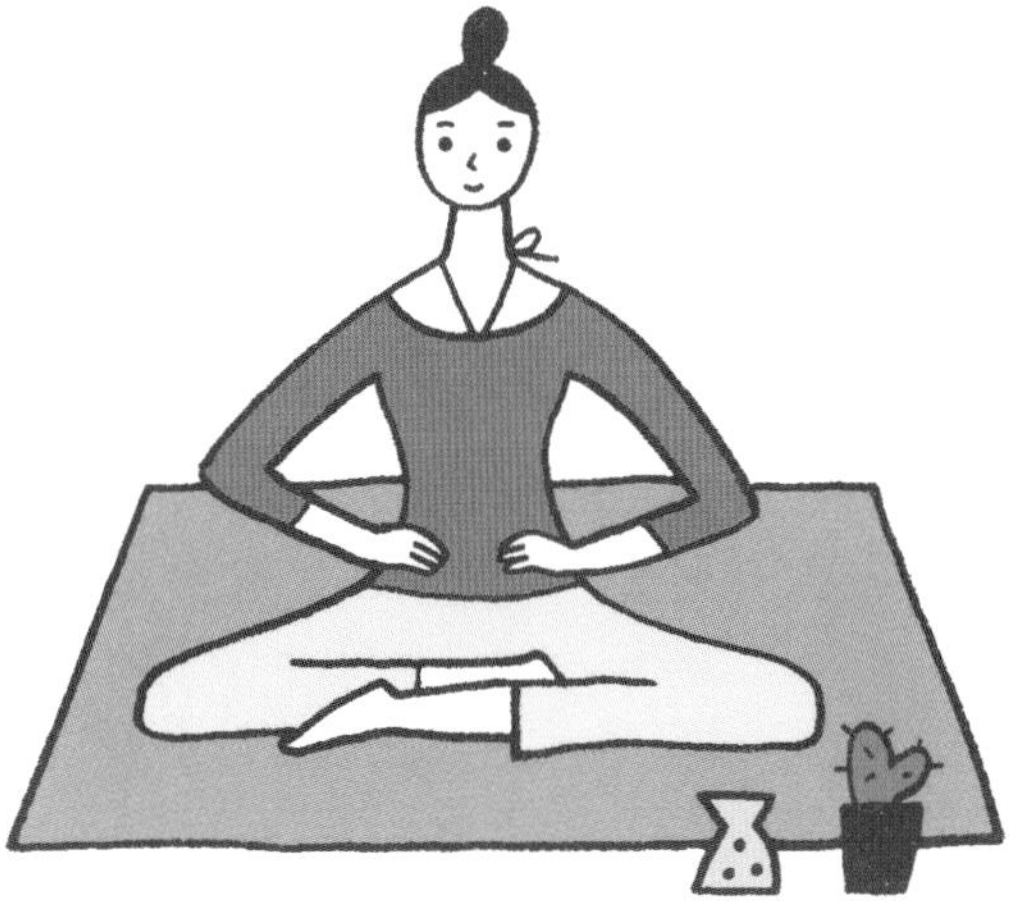

ると相乗効果が得られます。ツボ押しは、神経の渋滞を緩和し、リンパマッサージは、老廃物の排出を促進させます。つまり、ツボとリンパへの施術を組み合わせることで、体調を整える効果はさらに大きくなり、より美しい体を手に入れることができるでしょう。

セルフケアの基本を覚える

本書で紹介しているのはすべて、どなたでも手軽に施術できる「セルフケア」ですが、大切なのは、リンパマッサージでもツボ押しでも、正しい施術の仕方を知っておくことです。

正しい「位置」に、正しい「角度」「圧力」で、ツボとリンパにハンドケアを施すことで、得られる効果は劇的に変わります。基本の手技をマスターしていれば、病院に行く手前の段階で、自分の「手」だけで予防や改善ができるのです。

あなたの手で、あなたの体と向き合うセルフケアを始めてみましょう。

リラックスして始めよう

セルフケアを行なう際は、心身ともにリラックスするのが基本。緊張して筋肉がこわばってしまったら、ツボ押しやマッサージの効果が半減してしまうからです。

体が疲れてガチガチになってしまっている時は、ウォーミングアップが必要です。まず、全身をリラックスさせる「リンパマッサージ」をするとよいでしょう。血行をよくして、体がリラックス状態になってから、本書で紹介している症状別のセルフケアを試してみてください。効果がグ～ンとアップするでしょう。

リラックスという点からみても、「ホームケア」は有効です。自分の「ホーム」、わが家ほどリラックスできる場所はないのですから。

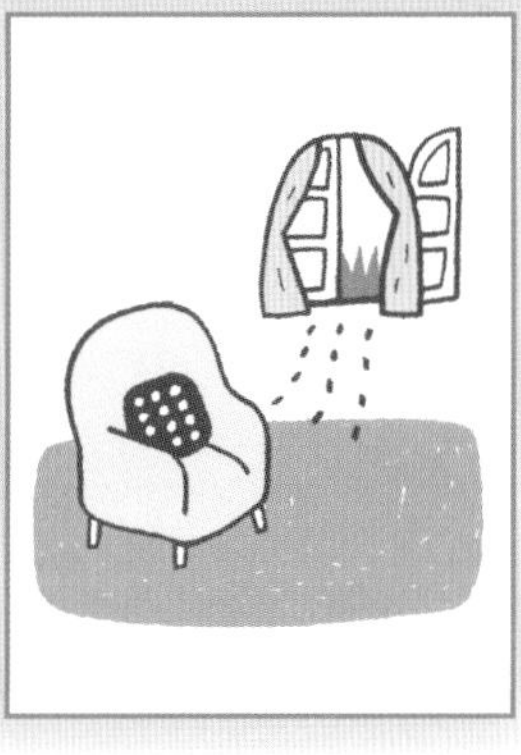

正しいツボの見つけ方

ツボは、数多くの神経が集まっているところ。神経は骨の近くを通っているので、「骨」をたどっていくと、ツボの位置はすぐに見つかります。

目印となる骨を探そう

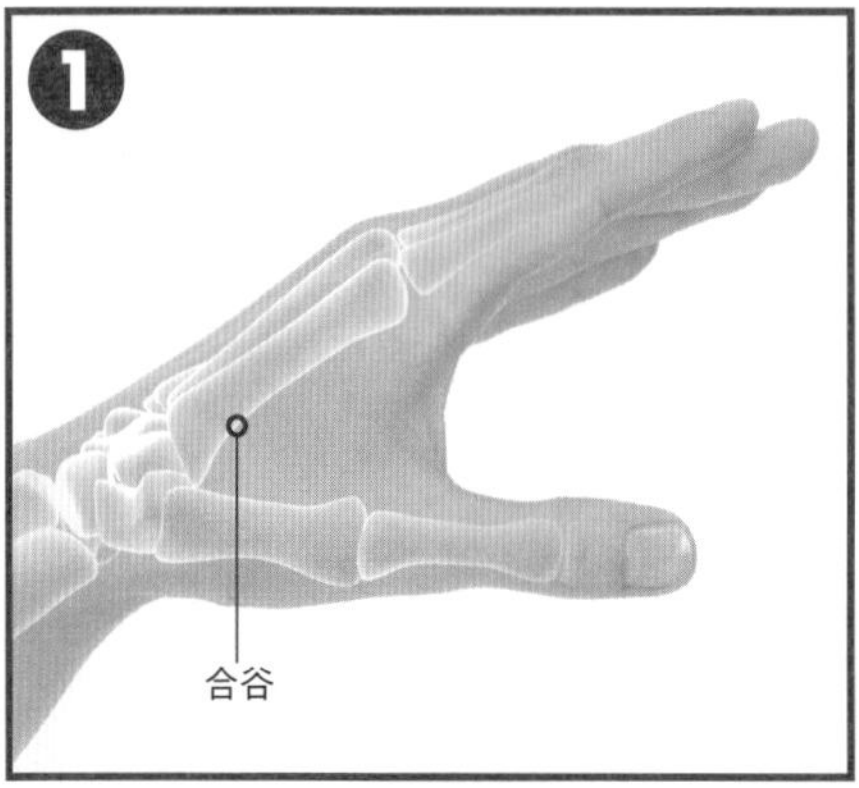

たとえば、手の甲にある万能ツボ「合谷（ごうこく）」を探す時の目印は、親指と人差し指の骨。

骨をたどり、ツボを見つける

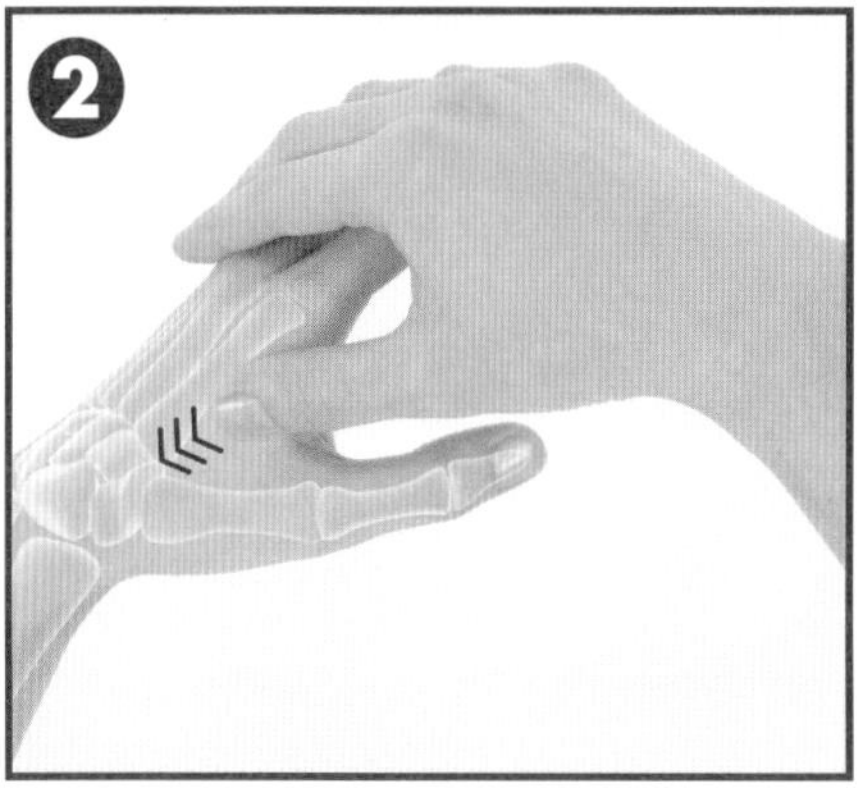

親指と人差し指の骨が接している付け根を探る。人差し指側の骨のキワ、ややくぼんだ部分が「合谷」。

重要なのは「位置」と「角度」

まずは、正しいツボの位置の見つけ方を覚えておきましょう。

ツボを見つける時に、目印になるのは「骨」です。「ツボ」は、数多くの神経が集まっている神経の交差点です。それらの神経は骨の近くを通っていることが多いので、「骨」をたどっていくと、神経の集まるツボの「位置」にたどりつくのです。

ツボの位置が見つかったら、今度は押してみましょう。ただし、そのまま押しただけでは完全とはいえません。

ツボの位置の計り方

ツボの位置を見つける時は、自分の指の横幅を基準にします。体の大きさは個人差がありますが、一般的に、指幅は体の大きさに比例しているからです。自分の指を使って計ってください。

●指幅 1 本分

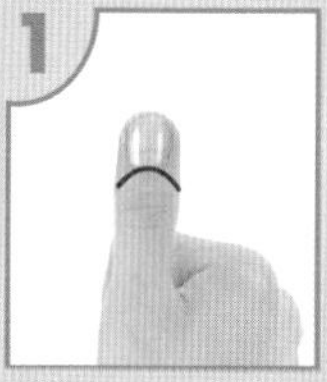

親指（第一関節）の横幅が目安。

●指幅 2 本分

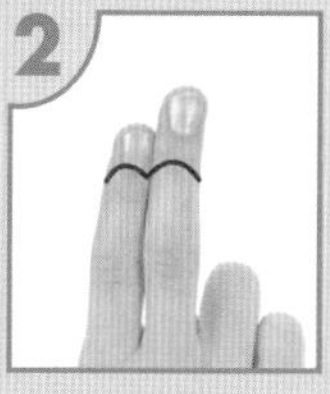

人差し指、中指を並べた横幅が目安。

●指幅 3 本分

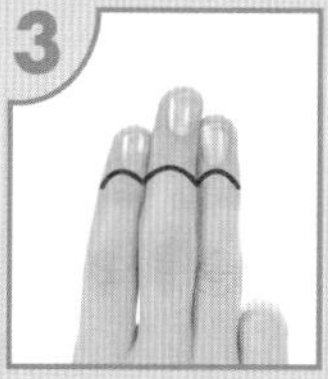

人差し指と中指、薬指を並べた横幅が目安。

●指幅 4 本分

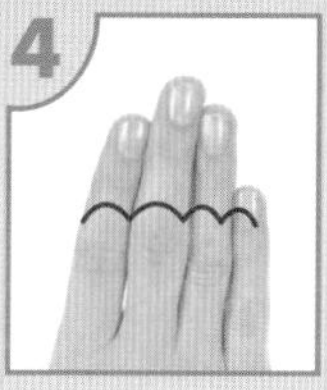

人差し指から小指までを並べた横幅が目安。

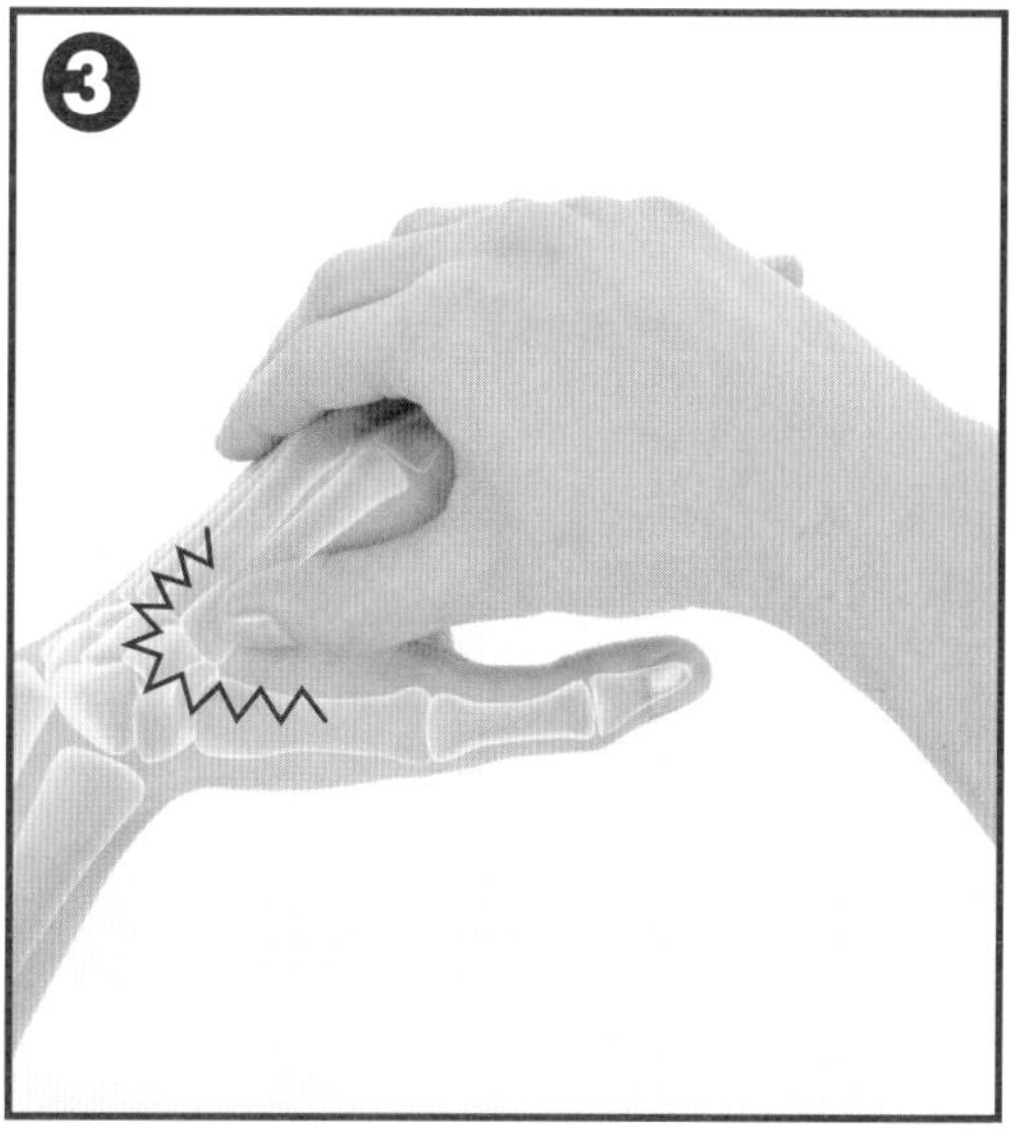

押してみて、ツーンとくる角度を見つける

骨の内側に指を入れ、押し上げるように押す。ツーンとくる角度を見つけよう。

重要なのは「押す角度」です。見つかったツボの位置に指を当て、骨のキワに指を押し込み、そこから押し上げるように押してみてください。ツーンとくるような、イタ気持ちいい感じがあれば、それが正しい「角度」です。

正しいツボの「位置」が見つかり、正しい「角度」で押された時、ツボは最大の効果を発揮します。押す時の「位置」と「角度」が、ツボ押しでは重要なのです。

正しいツボの押し方

ツボを押す時は、力加減と回数、呼吸法にも注意しましょう。そして、押す時も戻す時も、ゆっくりと行なえば、効力はより大きくなります。

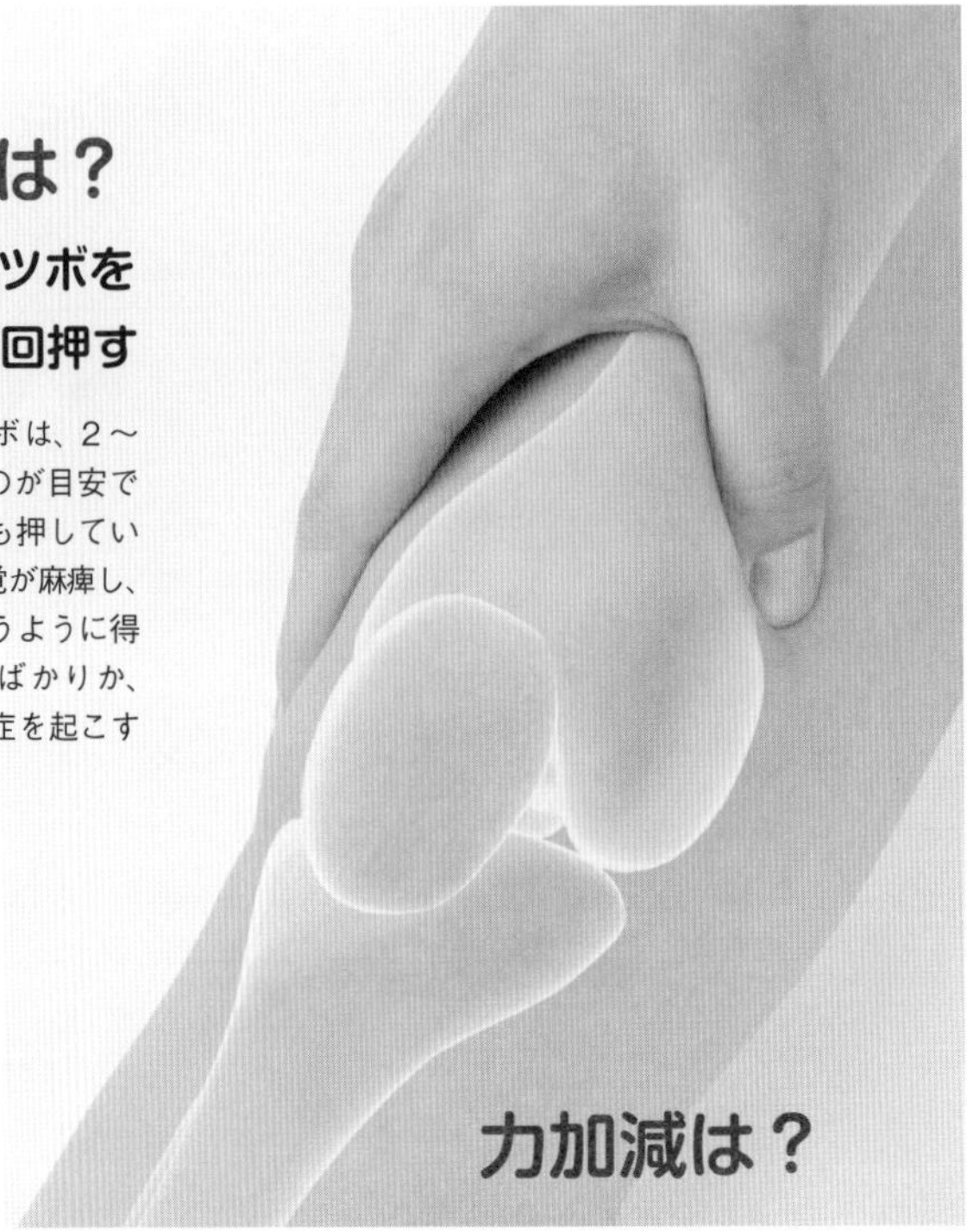

回数は？

1つのツボを2～3回押す

1つのツボは、2～3回押すのが目安です。何度も押していると、感覚が麻痺し、効果が思うように得られないばかりか、患部が炎症を起こすことも。

力加減は？

ツボを押すときは、目的に応じて力の入れ方を変えましょう。

ツボは強く押すほど効く？

「ツボは、強く押すほど効く」と思っている方が、まだまだ多いようです。でも、これは大きな間違い。

ツボを押す時に大切なのは、自分が「気持ちいい」と感じる強さで押すこと。痛いほうが効きそうだからと、強く押してしまうのは実は逆効果。筋肉が緊張して固くなってしまってはツボに届きません。そればかりか、患部に炎症を起こし（「もみ返し」と言われる状態）、さらに悪化してしまうこともあるのです。

正しい位置、角度で押せば効果が得られるので、強い力は必要ないのです。

ゆっくり、正しい呼吸法で

リラックス押しの時は、「ゆっくり」押しはじめ、1から5までカウントするくらい押したら、同じスピードで「ゆっくり」と戻してあげましょう。これは、いきなり押したり離したりすると、かえって筋肉が緊張して固くなってしまうためです。

次に、呼吸法にも気をつけてください。「押す」時には「息を吐き」、「戻す」時には「息を吸う」。この呼吸法を取り入れると、効果はぐんと大きくなります。

押す時に息を吐くとよいのは、息を吐いている時は、副交感神経が優位になって体の力が抜け、筋肉がゆるんでツボが入りやすくなるからです。スッキリ押しの時は、「イタ気持いい」レベルで。それぞれ5秒間キープするイメージで行なってください。

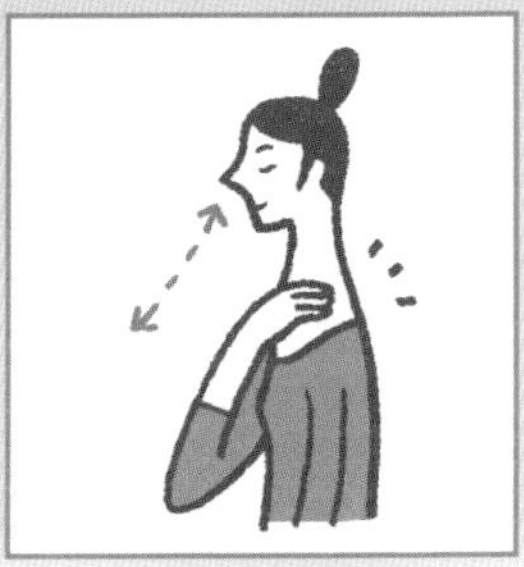

リラックス押し

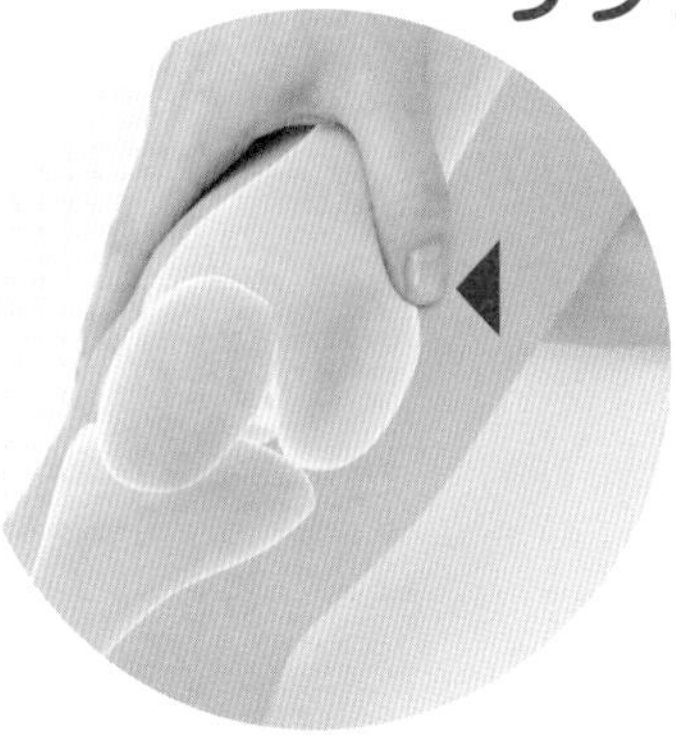

疲れを取りたい時はリラックス押し。押して「気持ちいい」と感じるくらいの、軽めの圧で押しましょう。

スッキリ押し

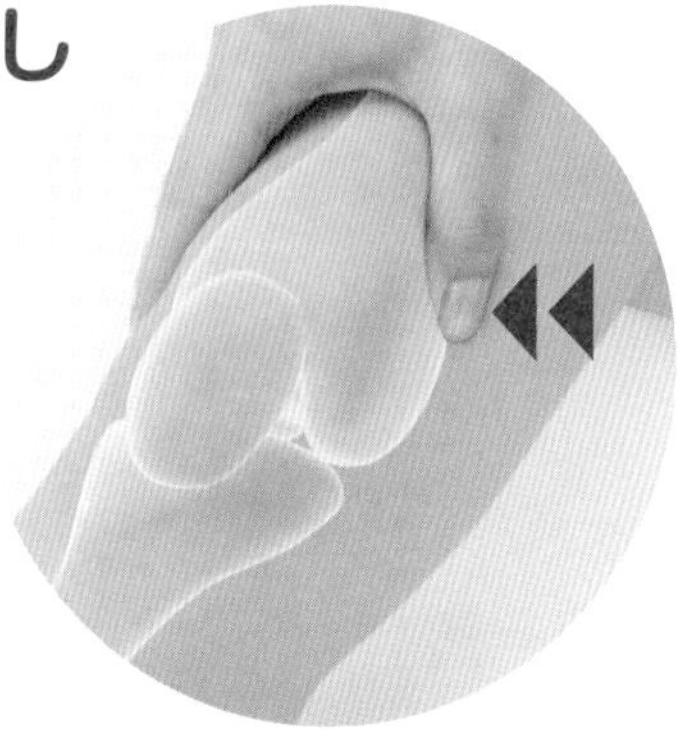

痛みやこりなどをスッキリさせたい時にはスッキリ押し。「イタ気持ちいい」と感じるくらいまで、やや強めに押しましょう。

目的によって押し方を変えよう

では、どのくらいの強さで押すのがいいのでしょう。同じツボでも、強さによって、効果は違ってくるのです。

疲れやだるさを感じている時は**リラックス押し**。押して気持ちよさを感じるくらいの、軽めの圧で押しましょう。

痛みやこりの時には**スッキリ押し**を。「イタ気持ちいい」と感じるくらいまで、やや強めに押しましょう。

正しいリンパマッサージのやり方

全身に張り巡らされたリンパ管は、鎖骨からみぞおちのあたりまで続く左リンパ本幹（胸管）につながります。マッサージをする時は、リンパの流れを意識し、鎖骨に向けて行ないましょう。

[リンパマッサージの基本]

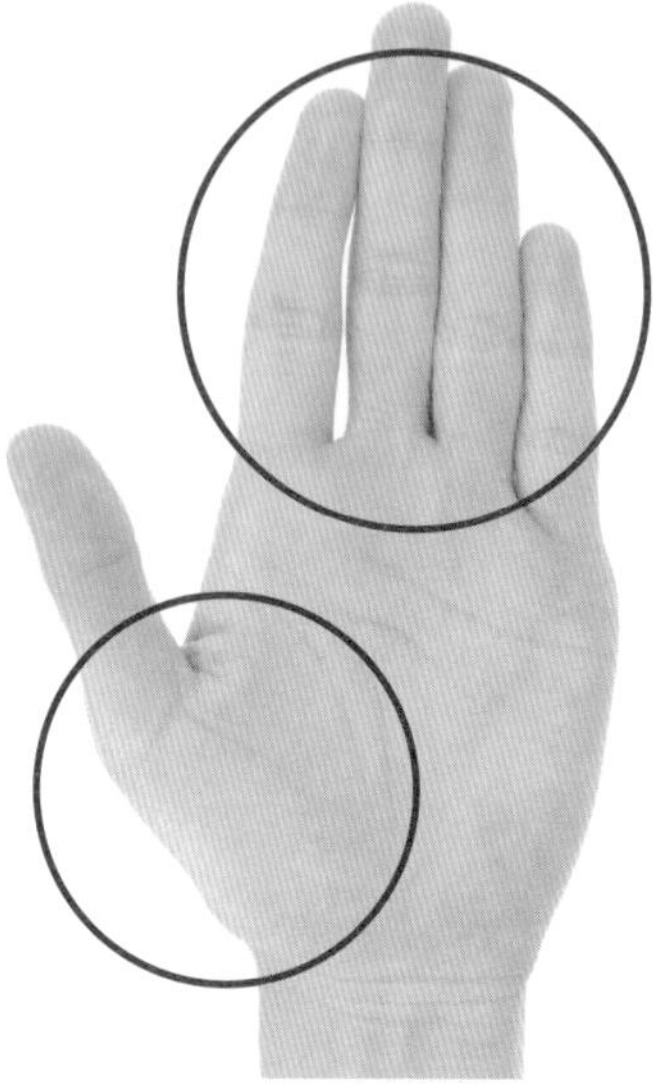

手と指の使い方

腹部や太ももなど、広い範囲をマッサージする時は、手のひらと指全体を使って、大きな円を描くようにマッサージしましょう。

腕やふくらはぎなどは、手で包むように握り、外側に向け、らせん状に回すようなイメージでマッサージしましょう。

顔や首、鎖骨、溝やくぼみなどの狭い範囲は、指を２〜４本そろえてマッサージしていきます。小さな円を描きながらマッサージするのも効果的です。

やさしいタッチで

毛細リンパ管は、とても繊細。強い圧力を加えると、組織が傷ついてしまいます。マッサージする時は、常にやさしいタッチを心がけましょう。

圧力は約 2mm

皮膚の上から 2mm ほどの圧で毛細リンパ管に刺激が加わります。

マッサージやストレッチでリンパの流れをよくする

体中にあるリンパ管を巡ったリンパ液は、主要なリンパ節を通り、体内深部にあるリンパ本幹（胸管）に入り、最後には首の付け根（頸静脈角）から静脈に合流し、心臓へと戻っていきます。

マッサージやストレッチなどのリンパのケアは、このリンパの流れをよくすることが目的です。滞ったり、機能が不完全な場所のリンパの流れをよくし、最終的に心臓へ戻してあげられるように、全身のリンパの流れをイメー

[ウォーミングアップの方法]

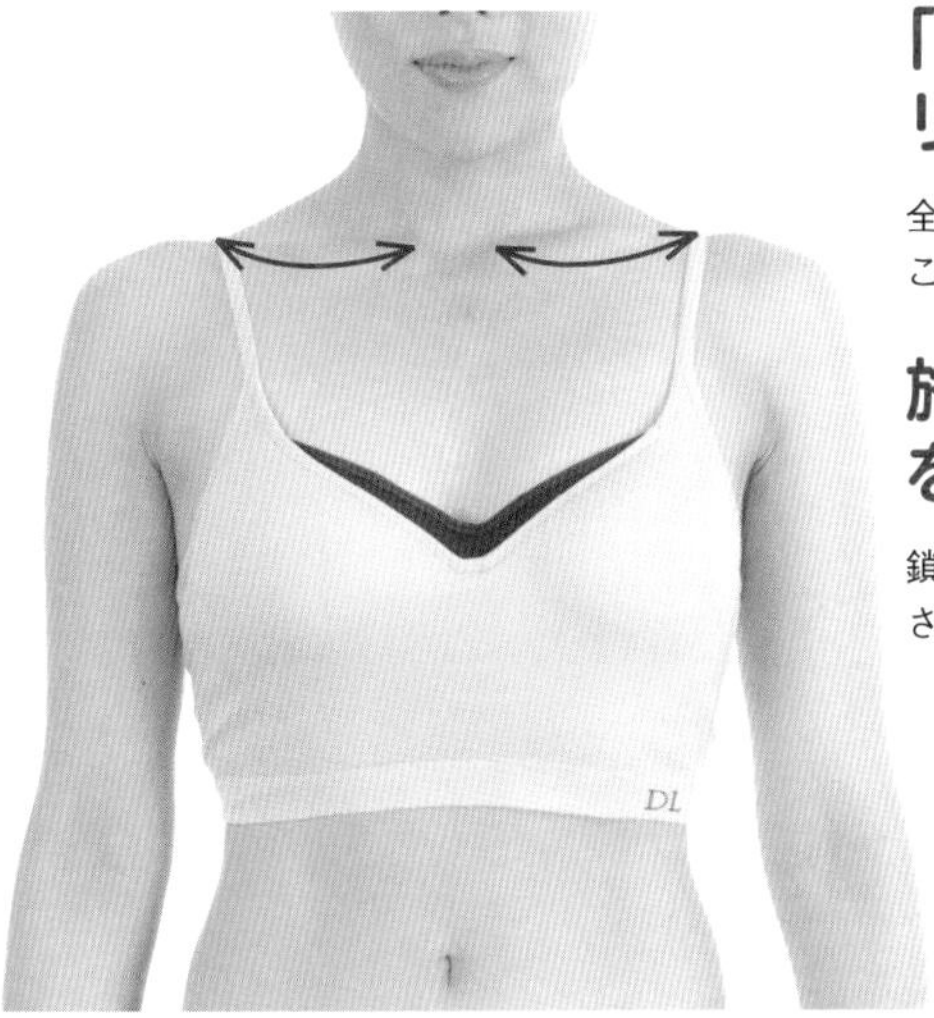

「鎖骨のリンパ」はリンパ液の集合地点

全身のリンパ液が集まるのが、「鎖骨のリンパ」です。ここから、静脈に合流し、心臓へと戻っていきます。

施術前に必ず「鎖骨のリンパ」をマッサージ

鎖骨のくぼみに指２本くらいを当て、鎖骨の内側をさするようにマッサージしていきます。左右同様に。

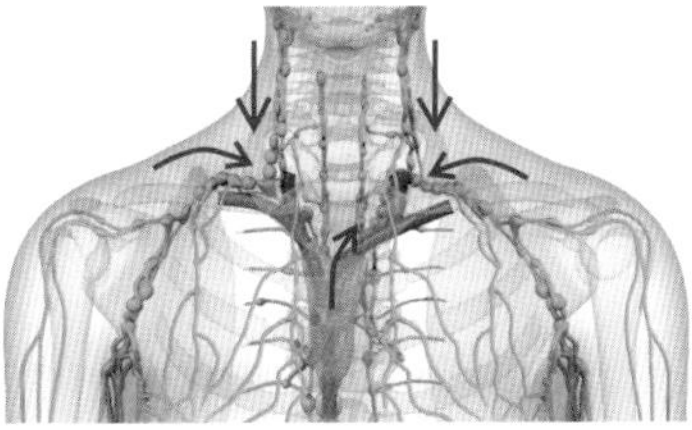

ジしながら行なっていくとよいでしょう。

リンパの流れをイメージしながら行う

リンパは、体の部位によって流れが異なるので、ケアしたい場所ごとに、流れを知っておく必要があります。ふくらはぎがむくんでいるからといって、ふくらはぎだけをマッサージしても、誘導先である太もものつけ根のリンパ節が滞っていれば、リンパ液は流れていきません。最初に誘導先のリンパ液の流れをよくしておきましょう。

最初に鎖骨のリンパを流しておこう

特に重要なのは、体内を巡った各部のリンパ液が集合する左リンパ本幹（胸管）です。みぞおち辺りから鎖骨まで続いています。この胸管で集められたリンパ液が左鎖骨の下にある静脈に入り、心臓へと戻ってくる経路です。ですから、最初に「鎖骨のリンパ」の流れをよくし、全身のリンパ液を吸い上げる力を強めておくと、マッサージやストレッチの効果は目に見えて違ってきます。とくに鎖骨の左側は、全身のリンパの排出部になっている最重要箇所なのです。

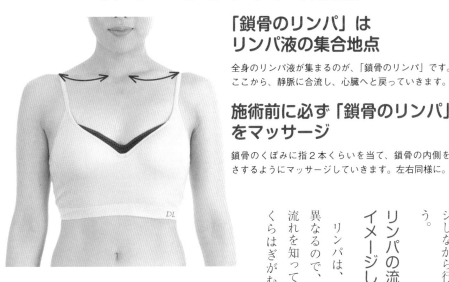

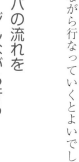

セルフケアを始める前に注意しておきたいこと

この本では、私の経験を基に、リンパマッサージとツボ押しのメソッドを症例別に紹介しています。セルフケアをする際には、いくつか注意点があります。

- 体と手は、清潔にしてマッサージを始めましょう。
- マッサージ中や、その後には水分を補給しましょう。
- 体調の悪い時、病気やケガがある場合、疲れが激しい時などは控えるようにしましょう。

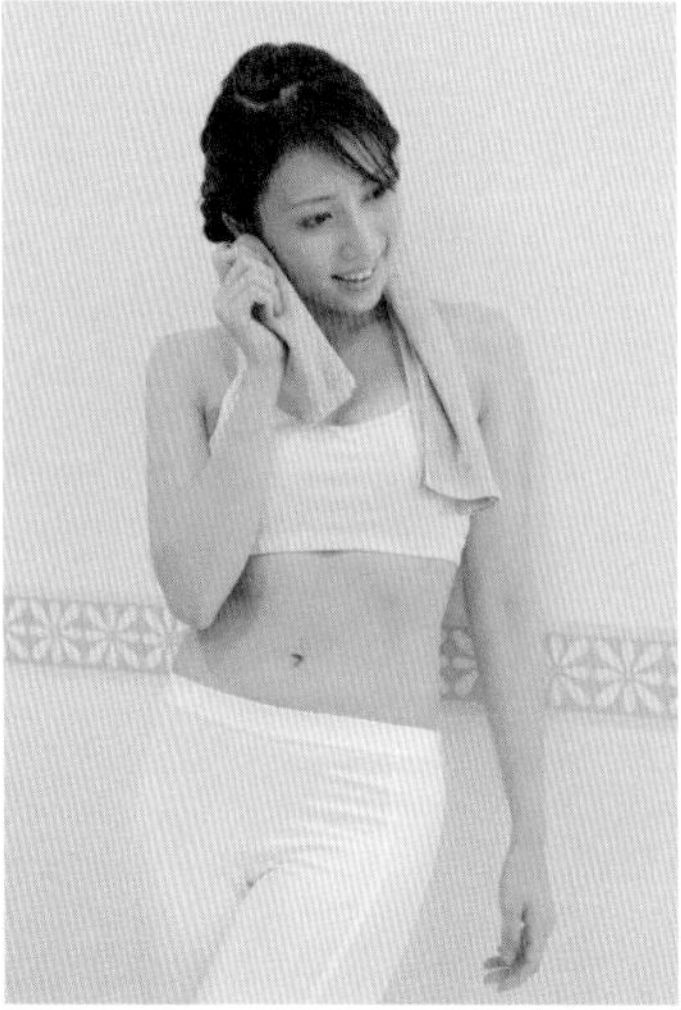

- 飲酒後は控えるようにしましょう。
- 皮膚に傷やしっしんなどがある場合は、患部に触れないようにするか中止しましょう。
- マッサージをしても気持ちいいと感じない時、改善がみられない時は専門家に相談をしましょう。

でも、あまり難しく考えることはありません。リンパマッサージもツボ押しも、「気持ちいい」と感じるなら体が求めているということ。体調が悪い時は、痛みや不快感でとてもそんな気分にはなれないもの。体のほうも分かっているのです。

「気持ちいい」「体の調子がよくなってきた」と感じたら、それがセルフケアがうまくいっているサイン。自分自身の体です。体の声に耳を澄ますことが、よりよいセルフケアを行なうコツなのです。

chapter 3

疲れ・不調をスッキリ!

疲れやだるさは、
体が発するSOSのサインです。
悪化して痛みや病気に進まないよう、
このケアメニューで、
体のベクトルを「健康」に向かわせましょう。

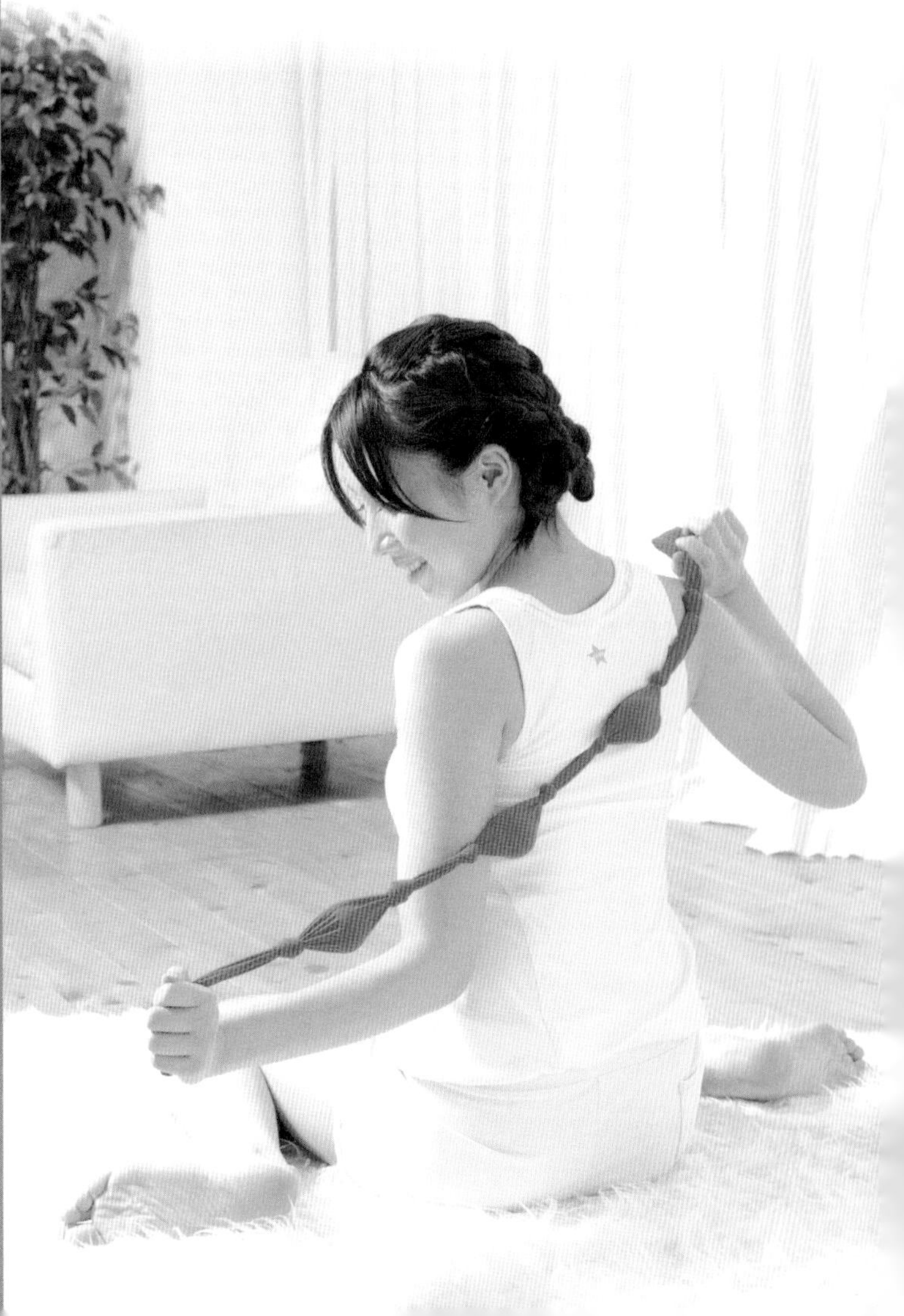

全身のだるさ

全身のだるさが一日たっても抜けない。だるさが続く。そんな時に。

ツボ

天枢《てんすう》

自律神経の集まる太陽神経叢（たいようしんけいそう）にあるツボ。腸の働きを整えるとともに、自律神経を活発にする。

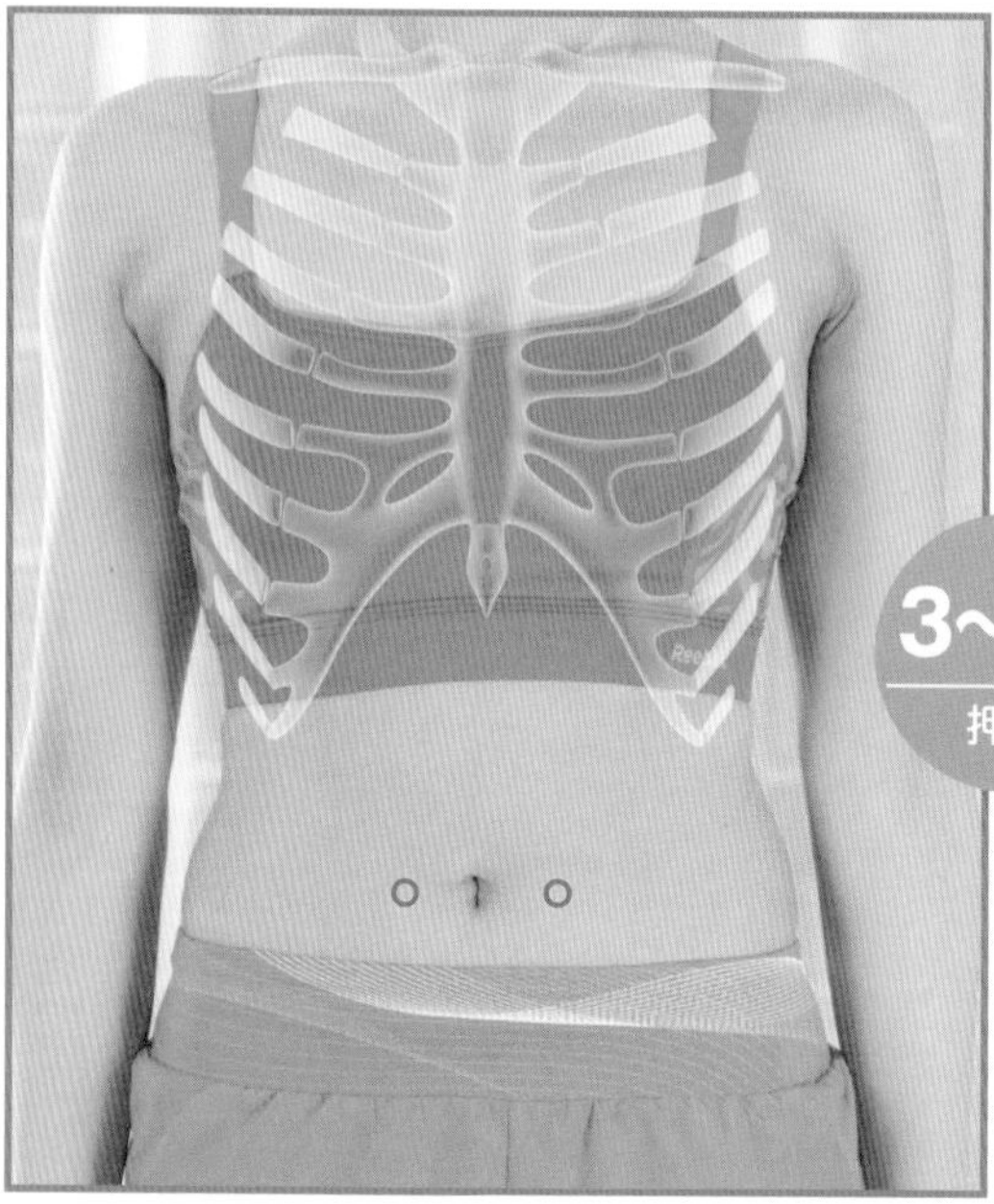

3~5回
押す

時間のない時は、おなかのあたり一帯を垂直に押すだけでもOK。自律神経が安定してくる。

ツボの見つけ方

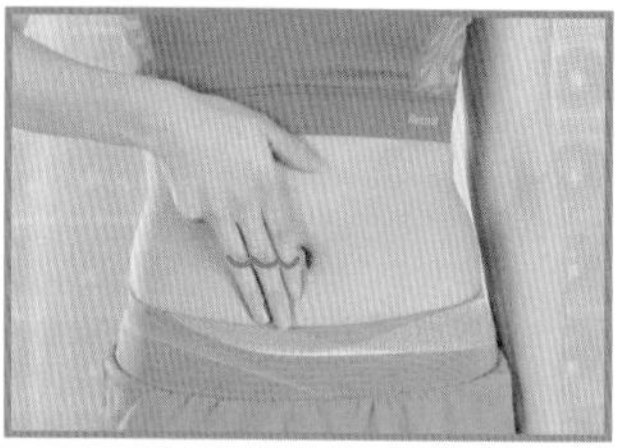

おへそを中心に、人差し指を当て、左右真横に幅３本分を測る。

ツボ押しのコツ

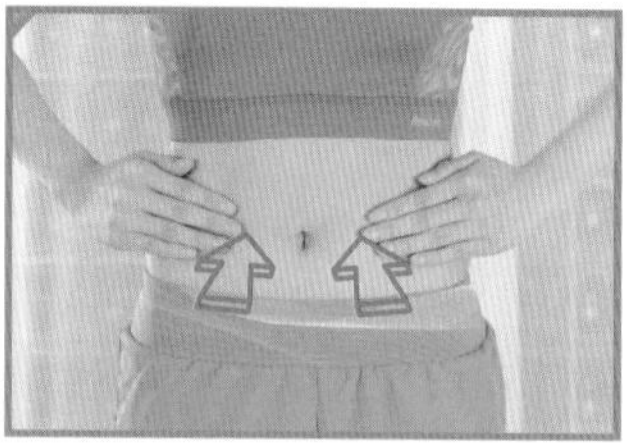

ツボの位置に中指の腹を当て、体の中心に向かってゆっくり押す。両手で左右同時に押そう。

リンパの流れをよくして体をすっきりさせよう

体に痛みはないけれど、一日の終わりに、全身のだるさを感じる。そんな時におすすめなツボが天枢《てんすう》です。

腹部に位置する太陽神経叢《たいようしんけいそう》の近くにあるツボで、自律神経に働きかけるので、気分をシャキッとさせ、心身ともに活力が湧いてきます。

おなかは、自律神経ばかりでなく、毛細リンパ管の集合地帯でもあります。とくに下半身の

アロマのヒント

［芳香浴］

ジェニパー

成分のピネンが副交感神経に働きかけ、全身のだるさを取ってくれる。

リンパマッサージ

おなかのリンパをマッサージ

1

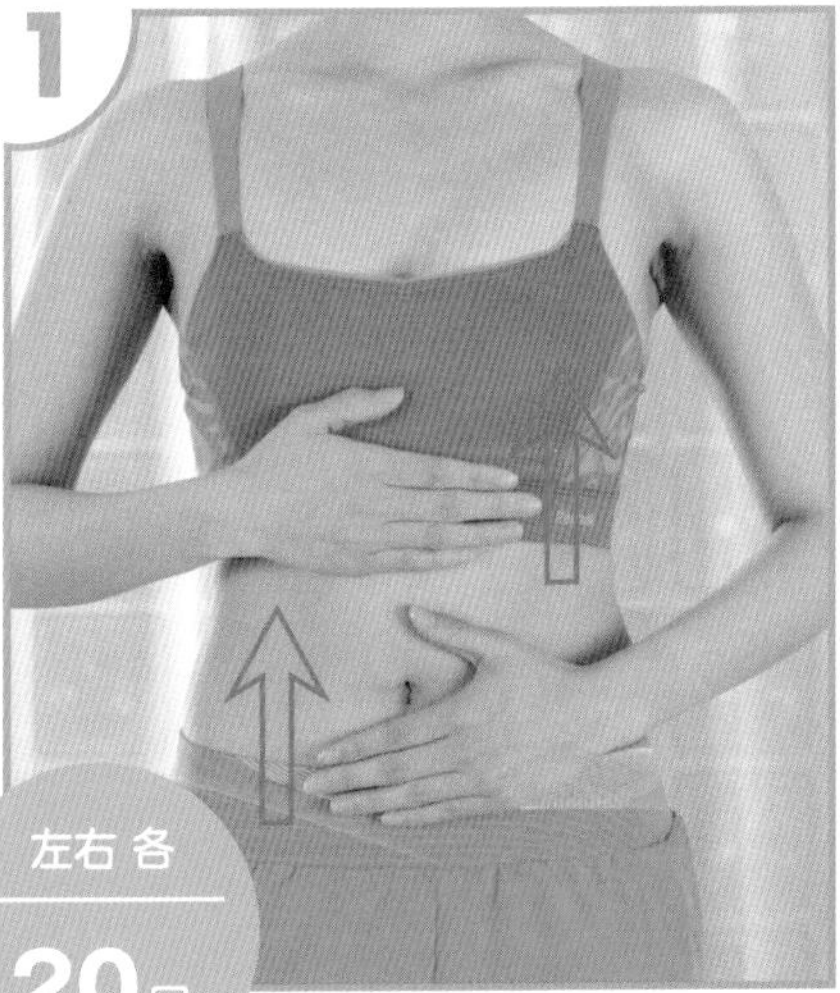

左右各 20回

手のひらをおへそのあたりに置き、みぞおちのあたりに向かい、下から上へ流すように、やさしくマッサージしよう。

マッサージのコツ

腸のなかには、たくさんの毛細リンパ管とリンパ節がある。特に腹部は下腹部の内臓からのリンパ液が集まっている、非常に重要な場所。マッサージは、手を密着させ、やさしく圧をかけるイメージで。

2

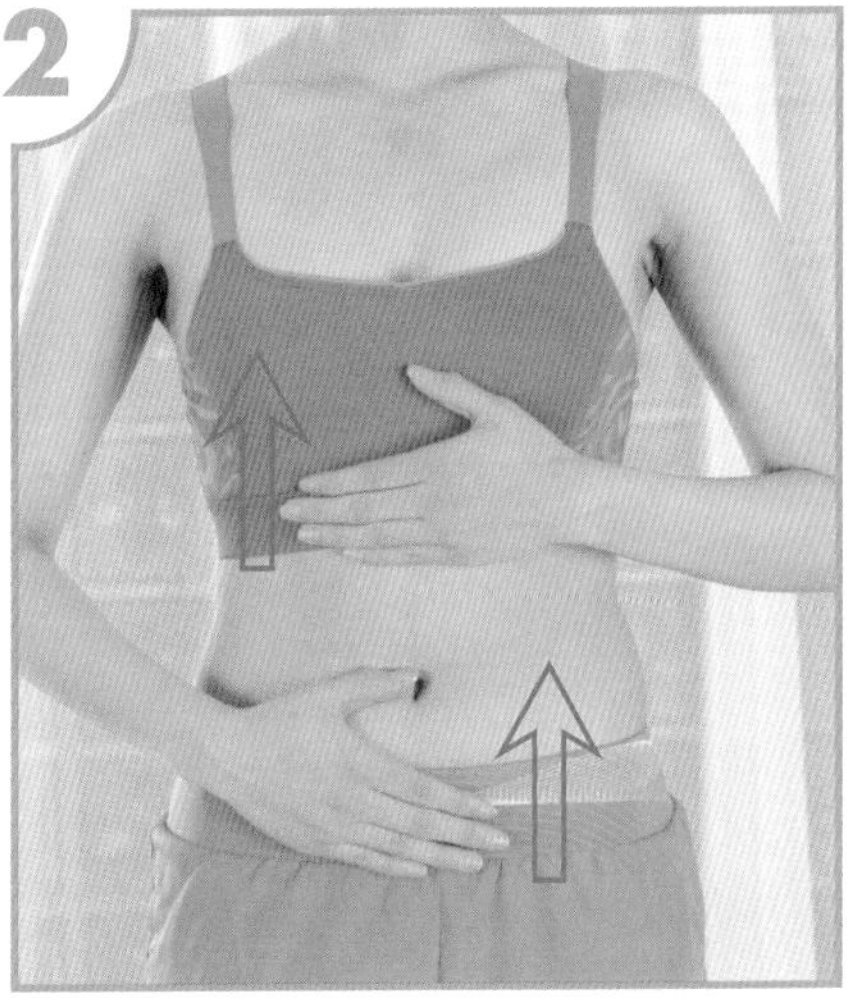

右ページにある「天枢」のツボを意識し、ツボを通過するようにマッサージを。下から胸腺に向けて、まっすぐ上げ流していくイメージで。

おなかのリンパ

おなかのまわりはリンパの密集地帯。毛細リンパ管は、皮膚下だけでなく、内臓のなかにもある。

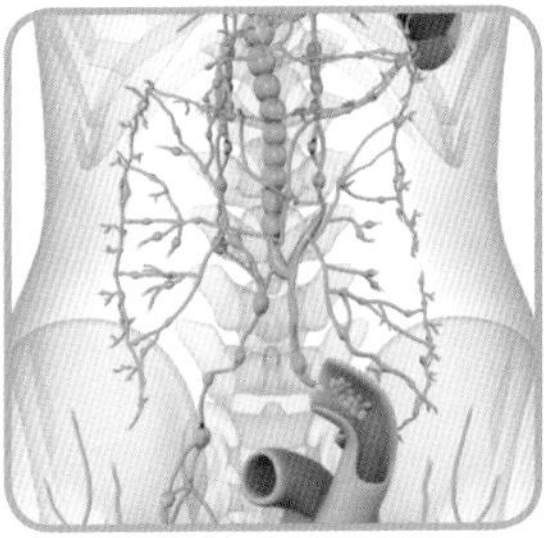

毛細リンパ管は、足先からひざ、太もも、腰と、合流しながら、集まってくる重要な場所なのです。

　からだのだるさを感じる時には、特に腰から下が重く、動く気になれないのではありませんか？ これは、リンパが停滞しているから。「おなかのリンパマッサージ」で、下半身のリンパの流れがよくなり、体全体がすっきりしてきます。

リンパのツボ話

リンパはマルチプレーヤー

今まで、リンパの主な働きは老廃物を排出することだと言われてきたが、実はそれだけではない。小腸では、脂肪をリンパ管で吸収している。また、体に害を与える細菌やウイルスなどの異物が侵入しないようにもしくれている。いわば、マルチプレイヤーなのだ。

肩こり

肩の筋肉が緊張し、血液の循環が悪くなると、「こり」が生じます。

肩のリンパをストレッチ

リンパストレッチ

マッサージのコツ
肩をぐーっと縮め、ストンと落とす。その後で、肩をぐるぐる回してあげよう。肩まわりのリンパと筋肉のこりをほぐすストレッチになる。

1

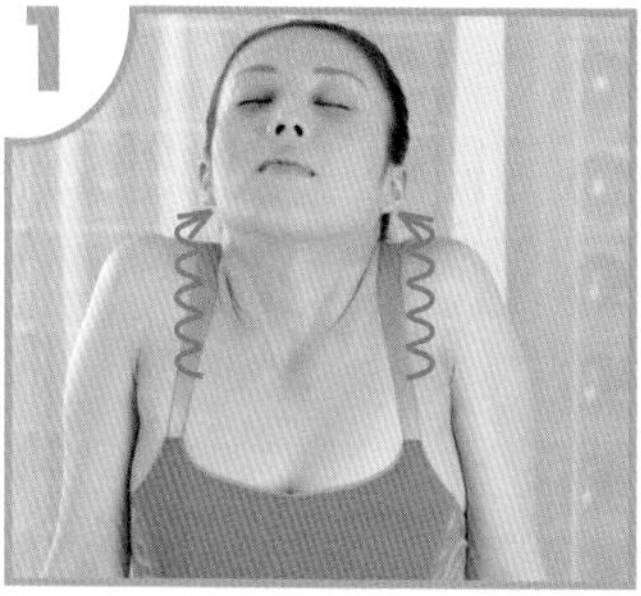

椅子に座り、両方の肩をぐっと上げ、縮めるような姿勢を取ろう。５秒くらいそのままに。

2

左右 各 5回

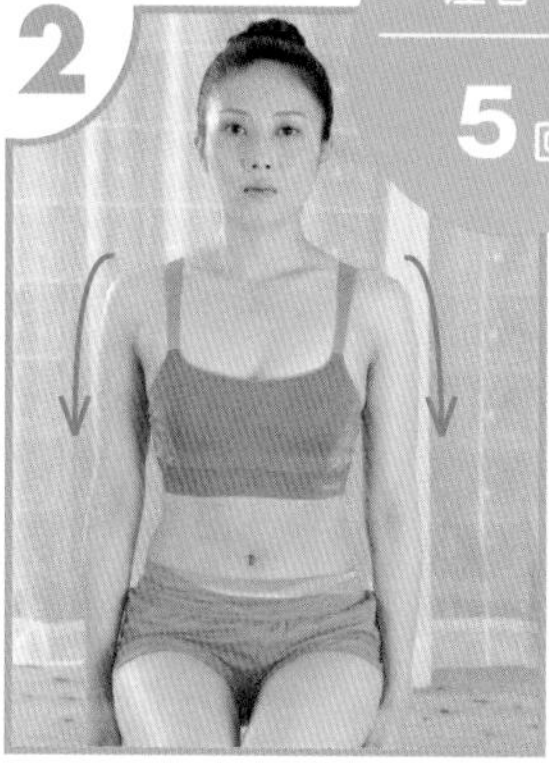

縮めた肩を、一気にストンと落とそう。縮めた肩をゆるめてあげるイメージで。1と2の動作をセットで５回繰り返す。

3

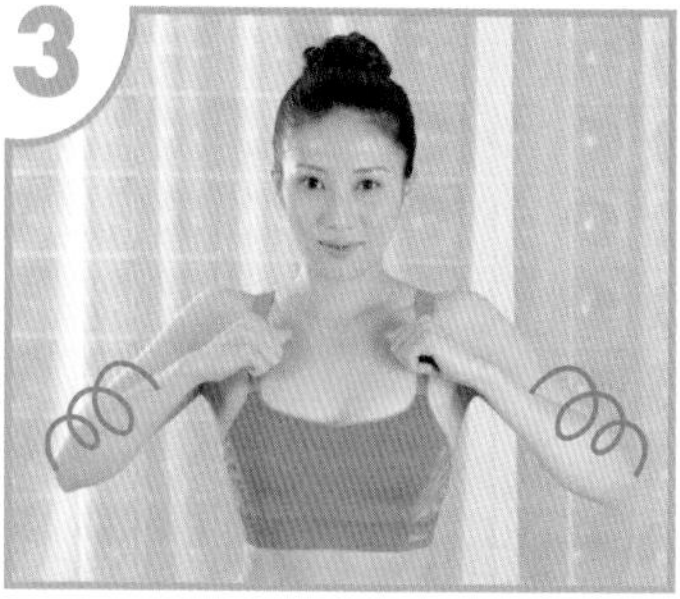

腕を曲げて、肩をぐるぐる回してみよう。前に５回、後ろに５回くらい。

鎖骨のリンパ
全身のリンパでもっとも大切なのが、全身のリンパ液が集まる、この「鎖骨のリンパ」。

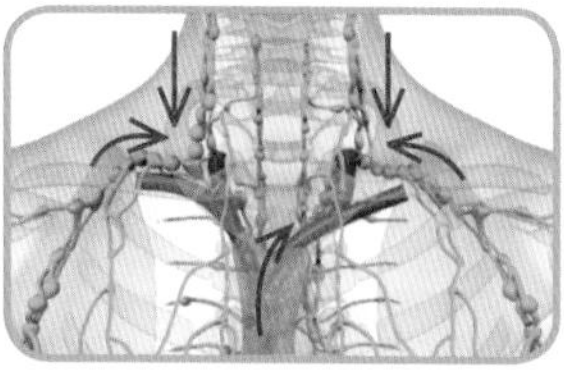

肩はリンパ液が集まる重要ポイント

デスクワークなど、同じ姿勢を続けていたりすると、肩の真上にある僧帽筋《そうぼうきん》が緊張し、張りを感じるのが肩こりです。

肩こりには、肩の筋肉の緊張状態をほぐしながら、同時にリンパの流れもよくする、「肩のリンパストレッチ」がおすすめ。肩のまわりは、心臓へ流れる動脈、静脈、そしてリンパが集まっているエリアです。特にリンパは、全身のリンパが集まるの

アロマのヒント

［オイルマッサージ］
ローズマリー 12滴
キャリアオイル 20ml

成分のカンファーが筋肉を弛緩させ、血液の循環を改善する効果がある。

ツボ

肩井《けんせい》

「肩井」の「井」は、井戸のこと。肩まわりのエネルギーの源（井戸）という意味がある。簡単に押せ、効果も高いツボ。

3～5回
押す

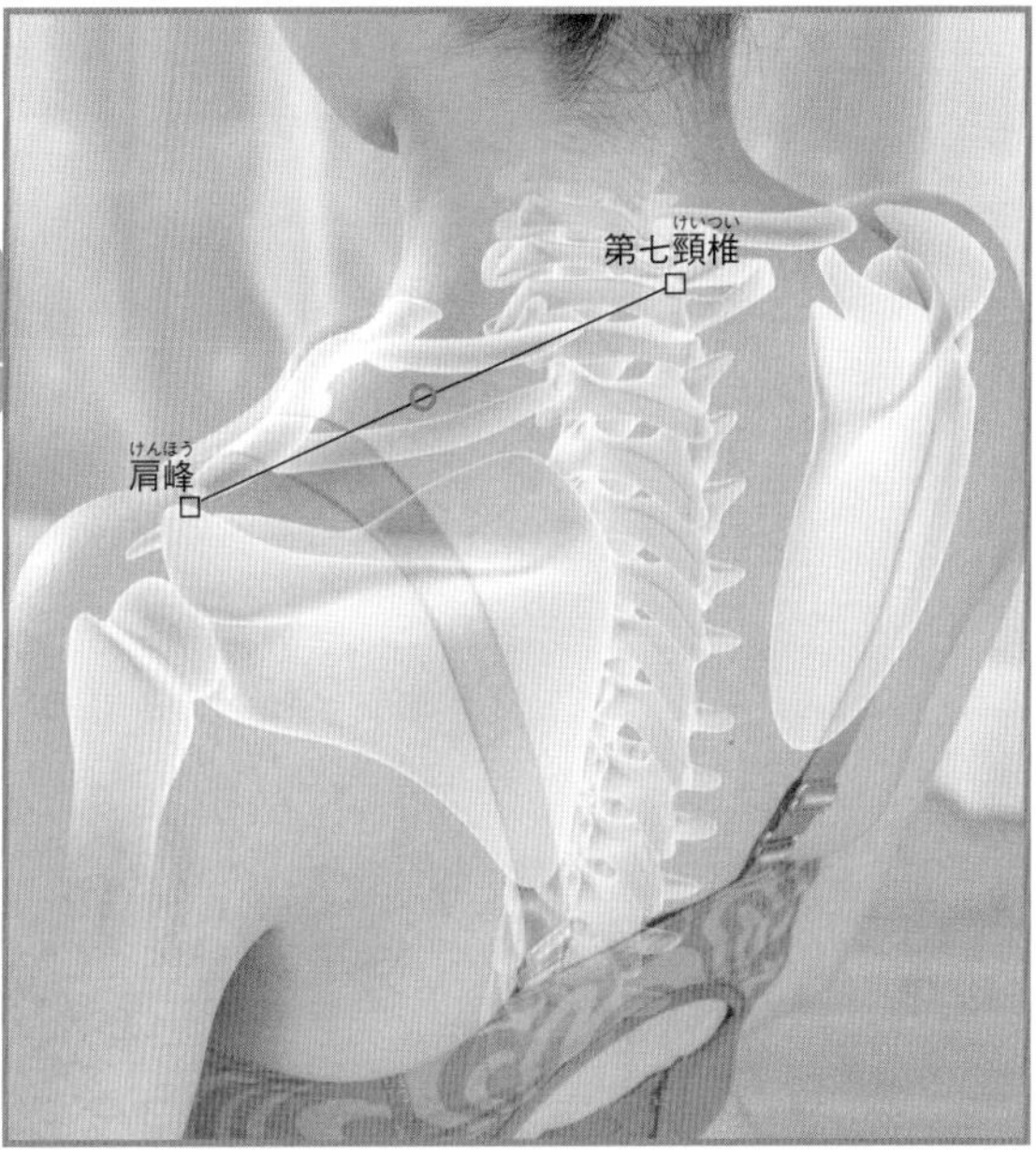

痛キモチいいくらいの強さで、約5秒間押そう。周辺を押すだけでも、リラクゼーション効果がある。

ツボ押しのコツ

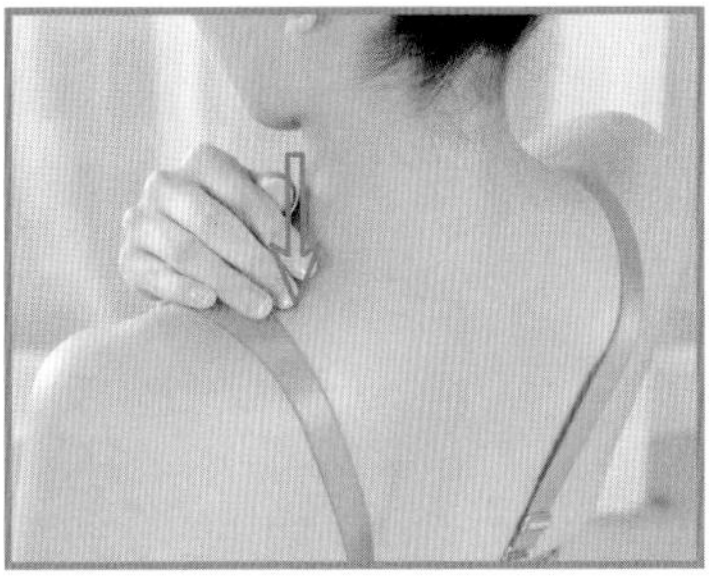

中指をツボの位置に当て、皮膚に垂直に押す。押しながら首を左右に動かすと効果的。

ツボの見つけ方

第七頸椎（頭を前に倒すと出てくる骨）と、肩先にある「肩峰」を結んだ線の真ん中。
乳頭から真上にたどったところ、または、手をクロスして反対側の肩に自然に置いた時、中指が当たるあたり。

で、この部分をほぐすことはとても重要。肩の筋肉といっしょに、「鎖骨のリンパ」の流れもよくしてあげましょう。

　肩のリンパストレッチをして、筋肉がほぐれたところで、**肩井**《けんせい》を押せば、ツボの効果が倍増。「肩井」は、肩を直接刺激してこりをほぐすツボ。見つけやすく、押しやすいので、こりそうだと感じた時にも押すとよいでしょう。

リンパのツボ話

筋肉は勝手に縮む？

朝起きると、自然に体の伸びをしていることがある。これは、筋肉がどんどん縮んでいくのを伸ばそうとする、脳からの本能的な指令なのだ。デスクワークで、同じ姿勢を続けていると'こり'が生じやすいので、定期的なストレッチを心がけよう。

首のこり

寝違えたり、首の筋肉に張り・こわばりを感じている時に。

首のリンパを前に、後ろに　リンパストレッチ

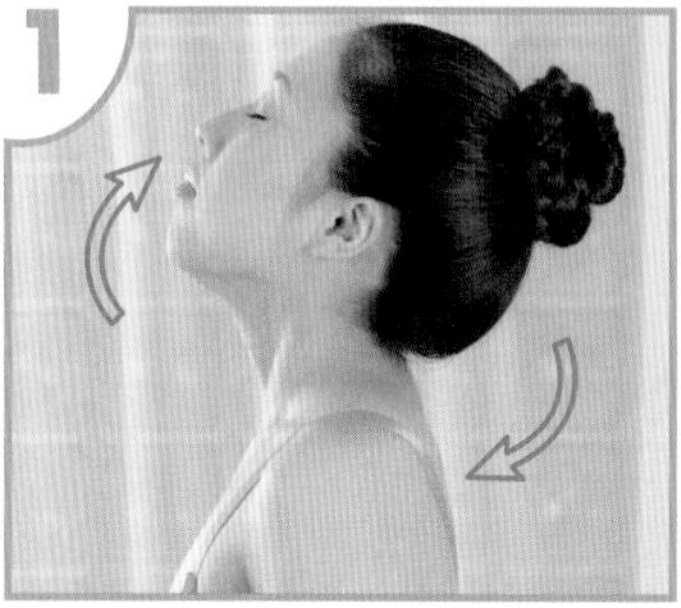

ゆっくり後ろ側へ向けて倒していく。首の後ろの筋肉を縮める感じで。

マッサージのコツ

首を前後左右に動かすことでリンパの流れをよくするマッサージ。あまり強く動かすとかえって負担になるので、ゆっくりと動かすことで、首のこりをほぐしていく。

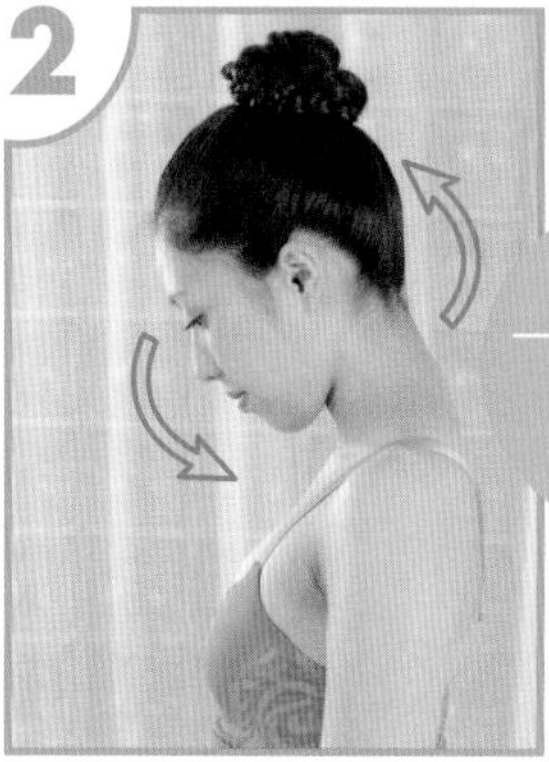

今度は、首の後ろ側の筋肉をゆっくり伸ばしていく感じで。

左右 各 3回

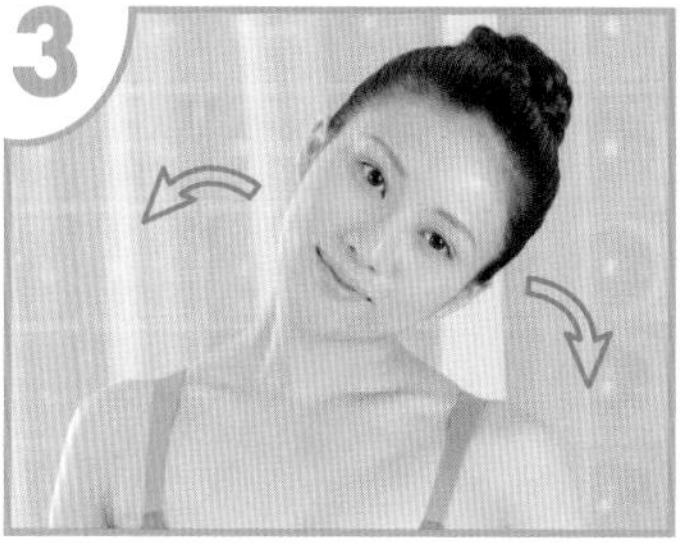

首を、ゆっくりと左右に動かそう。右と左、それぞれ3回くらい、左右の首の筋肉をそれぞれ伸ばすように、3回ずつ。

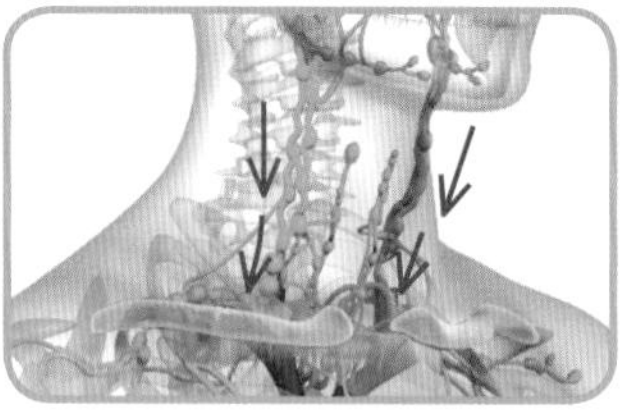

首のリンパ

首には右側と左側に、1本ずつリンパ本幹があり、このリンパは鎖骨下静脈に注いでいる。

筋肉・血管にも作用するリンパストレッチ

頭の重さは、成人男性で約4～5キロ、女性で3～4キロあるといわれています。それだけの重さを支える首は、肩と同じくこりやすい場所。筋肉が固くこわばっているので、「首のリンパストレッチ」で、筋肉・血管・リンパをほぐしてから、ツボを押すとよいでしょう。

首のリンパ節あたりは、頭や顔のリンパが集まってくる場所。ウォーミングアップとして

アロマのヒント

[オイルマッサージ]
ユーカリ8滴
キャリアオイル20ml

成分の1.8シネオールが筋肉の張りをやわらげ、固くなった筋肉をほぐしてくれる。

ツボ

天容《てんよう》

自律神経の乱れを安定させ、気持ちをリラックスさせてくれるツボ。ストレス解消にも効果がある。

3~5回 押す

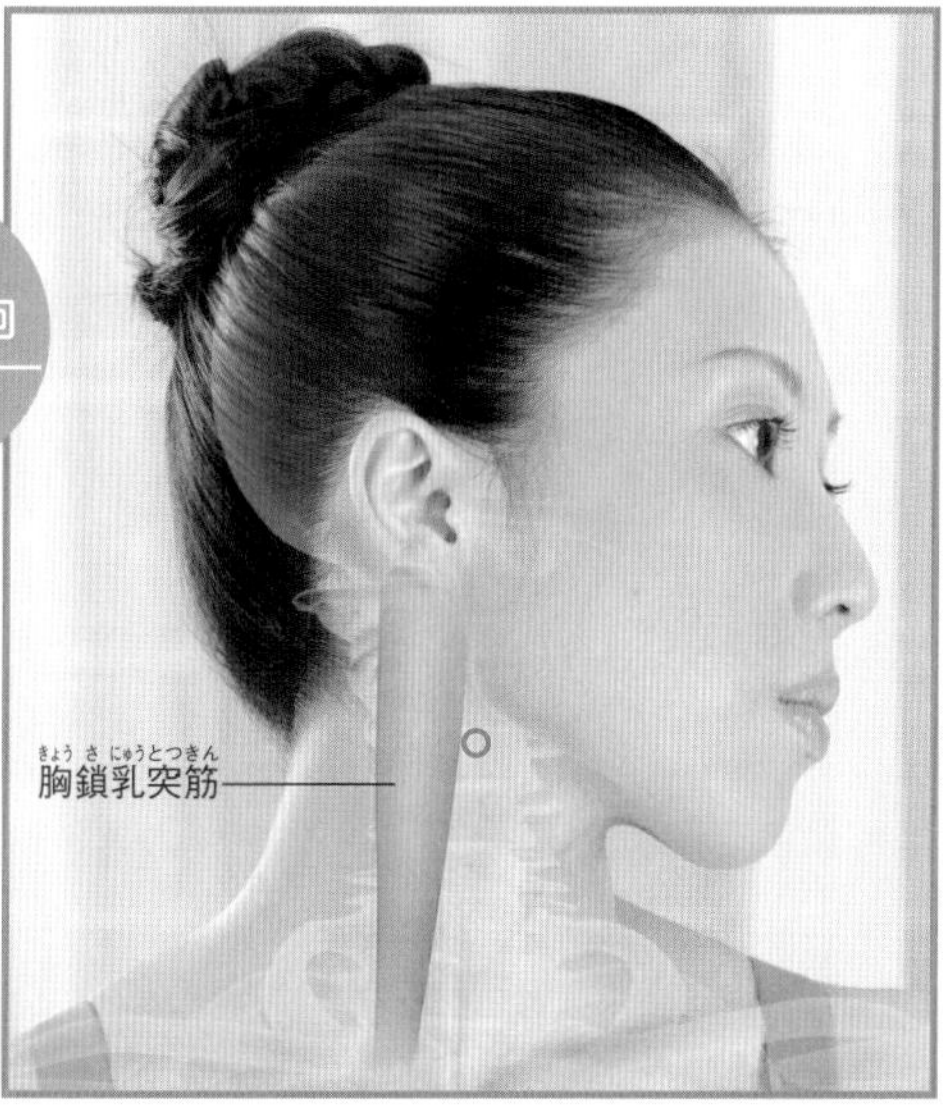

真横に向けない時は、このツボのまわりがこっているという証拠。寝違えなどで痛みが激しい時は、ツボ周辺をさするだけでもいい。

ツボの見つけ方

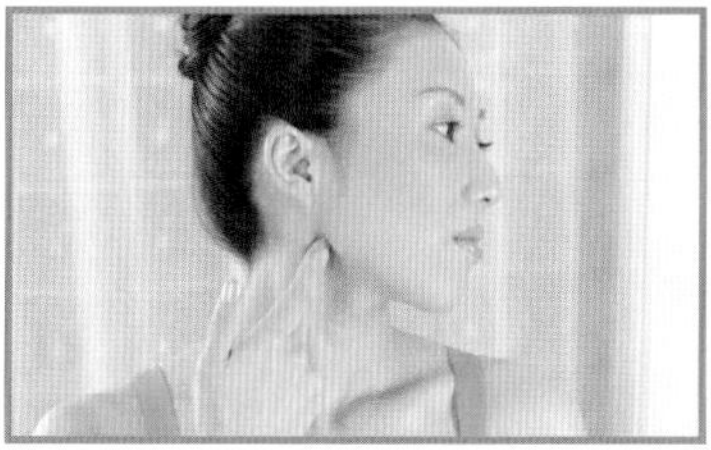

両耳の下、下あごの骨の角の後ろにある。耳の下から首筋に走る太い筋肉（胸鎖乳突筋）の前側のキワ、首を横に向けると筋肉が浮き出てきて、見つけやすい。

ツボ押しのコツ

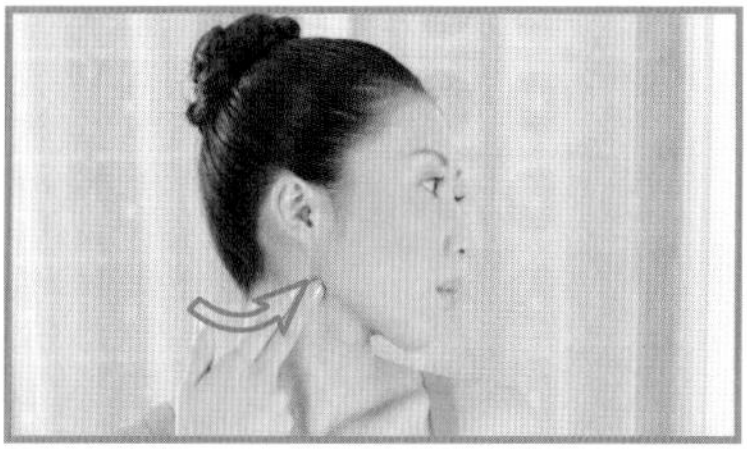

中指をくぼみに引っかけ、後ろから前へ押し出す。左右同様に。

紹介している「鎖骨のリンパ」のマッサージ（53ページ）といっしょに行なえば、リンパの流れは、より活発になります。天容《てんよう》は、自律神経に働きかけるツボです。また、精神を安定させる効果もあります。日常生活をリラックスして過ごせるよう、特にこりを感じなくても、習慣的にツボを押していると、肩や首のこりの予防にもつながります。

リンパのツボ話

体温調節できない「首」

「首」には、体温の調節をする機能がない。だから、寒さなどの厳しい冬など、マフラーを巻くだけで暖かく感じる。それを利用し、夏なら首を冷やすようにしよう。汗が引いて、快適に過ごすことができる他、熱中症対策にもなるだろう。

足のむくみ

女性に多い、ふくらはぎなどの足のむくみ。水分代謝や血行が悪くなると起こります。

ツボ

湧泉《ゆうせん》

エネルギーが湧き出ることから名づけられた、全身の疲労を回復させるツボ。新陳代謝を促し、血行をよくする。

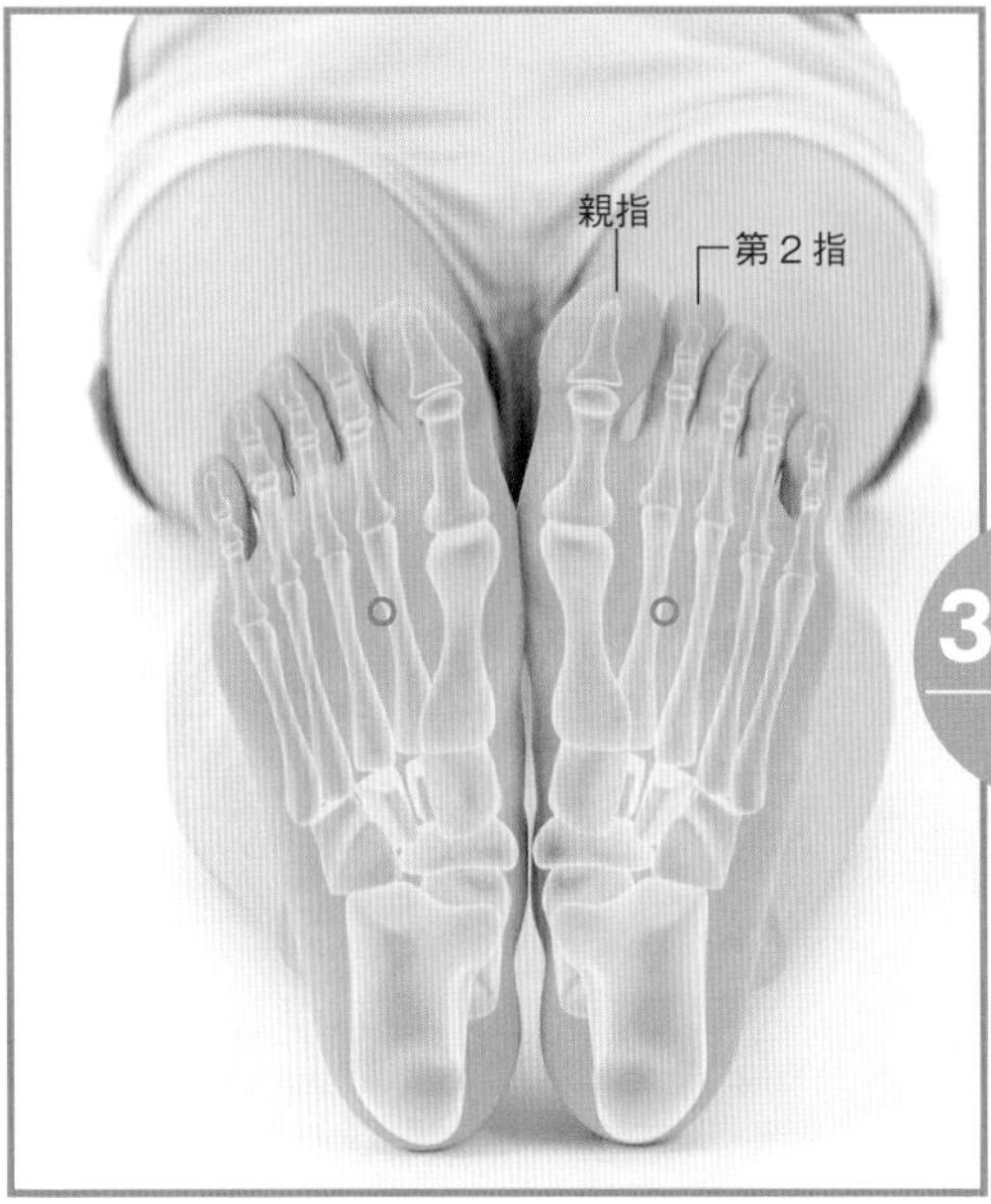

3〜5回
押す

体調を整え、精神を安定させる効果もある。ツボ周辺をマッサージしても効果がある。

ツボの見つけ方

足の第２指の骨をかかと側にたどり、少しくぼんだところ。

ツボ押しのコツ

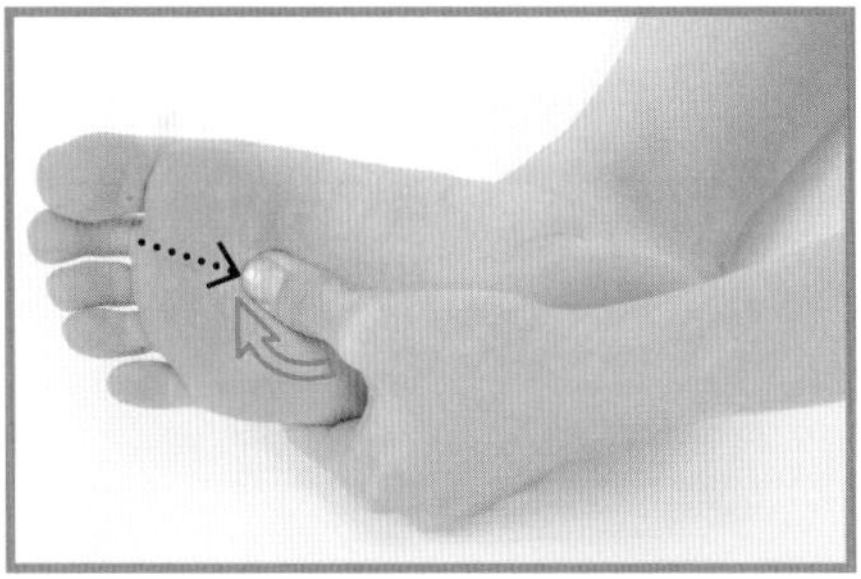

親指の腹をツボに当て、くぼみの縁を足先に向かって押し上げる。両手の親指を重ねて、押し上げてもいい。左右同様に。

皮下にたまった余分な水分をすっきり

体内の古い水分は、静脈やリンパ管に吸収され、汗や尿となって体外に排出されます。むくみとは、血液やリンパの流れが滞り、余分な水分が回収されず、皮下にたまった状態のこと。最もむくみが出やすいのが、心臓から遠いふくらはぎです。

長時間立っていたりして、足がむくんでいる時には、**湧泉**《ゆうせん》を押してみましょう。これは、足裏にある「万能ツボ」で、水分

アロマのヒント

［オイルマッサージ］
シダーウッド12適
キャリアオイル20ml

成分のセドレンやセドロールがリンパ管や静脈に働きかけ、むくみをすっきりさせる。

リンパマッサージ 足首からふくらはぎをマッサージ

マッサージのコツ

ひざの裏側に、「膝窩《しっか》リンパ節」がある。足首からふくらはぎを、下から上へ、このリンパ節に流していく。外出先などで、足のむくみを感じたら着衣の上からさするだけでもOK。すっきりする。

1

左右各 10回

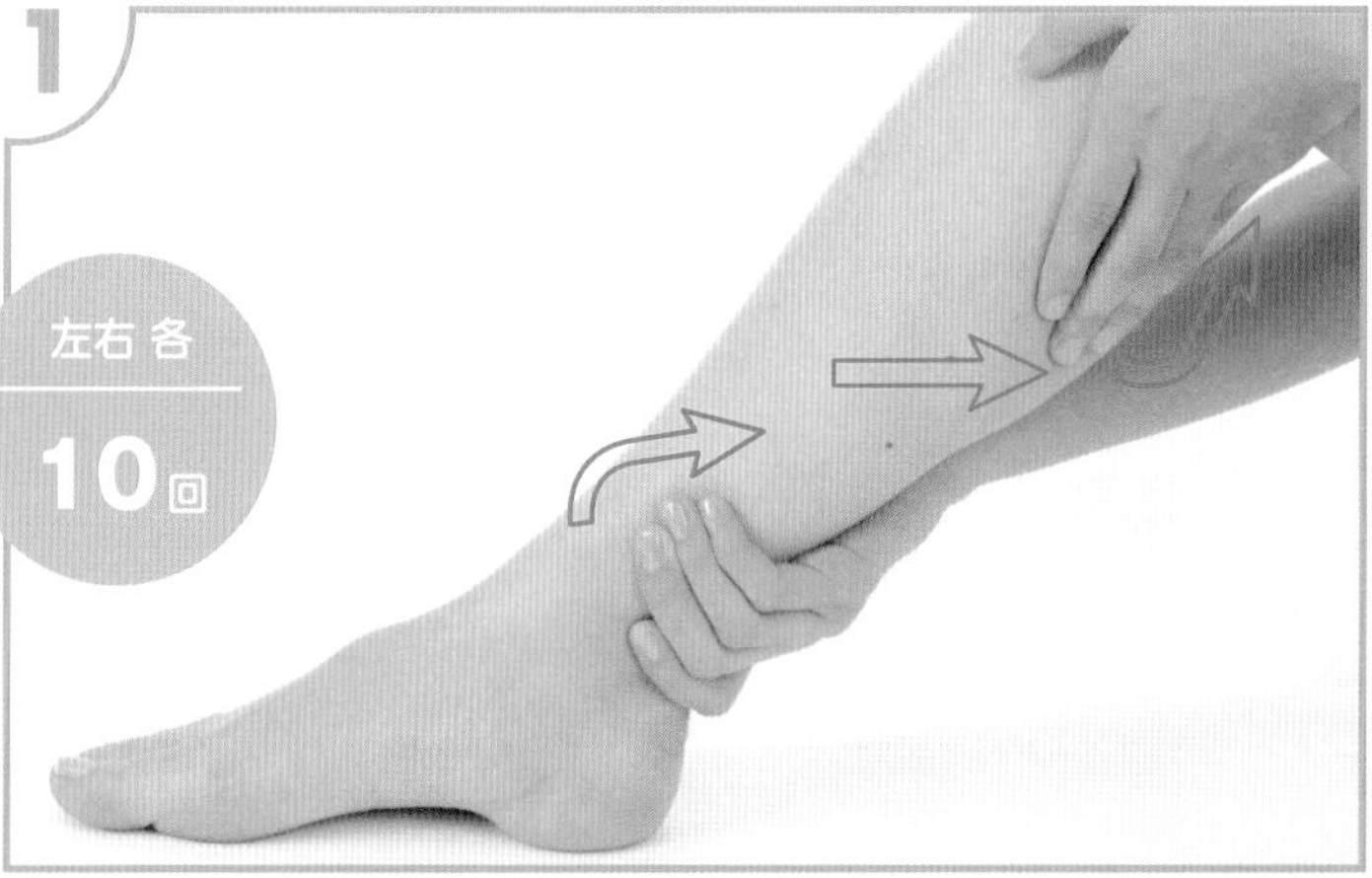

足首からふくらはぎにかけてマッサージ。あまり強く圧をかけず、やさしく流すイメージで。

ひざ裏のリンパ

ひざの裏側には、「膝窩《しっか》リンパ節」がある。ここに流していくイメージでマッサージしよう。

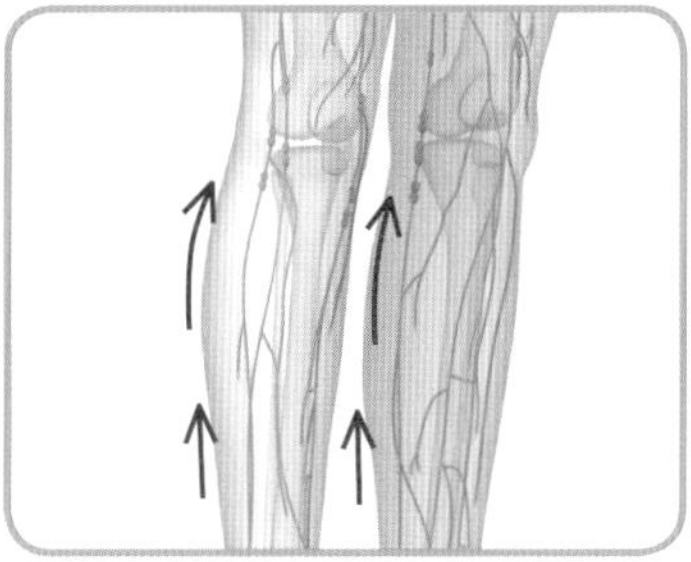

の代謝や血行をよくし、疲れやだるさを解消してくれます。ほかに、「水分《すいぶん》」「三陰交《さんいんこう》」「足《あし》の三里《さんり》」などのツボも足のむくみに有効です。

むくみの解消には、「足のリンパマッサージ」も効果的です。足首からふくらはぎ、ふくらはぎから太ももへとマッサージし、リンパの流れをよくすれば、足首やふくらはぎは見違えるほどすっきりしてきます。

リンパのツボ話

靴の選び方

足がむくむ原因は靴にもある。「足は第二の心臓」というが、足首を動かすことでリンパのポンプ機能を果たしている。靴を選ぶ時は、足首がよく動く、やわらかい靴底の靴を選ぶとよい。ハイヒールは会社のロッカーに入れ、通勤はスニーカーにしてみては?

腰のだるさ

体がだるく、とくに腰のあたりが重く、すっきりしない時に。

腰の筋肉をほぐす

リンパストレッチ

マッサージのコツ

腰をいっぱいにまで縮める、伸ばすを交互に行なう、腰のリンパストレッチ。腰・おなかまわりのリンパの流れがよくなり、だるさを軽減。

1

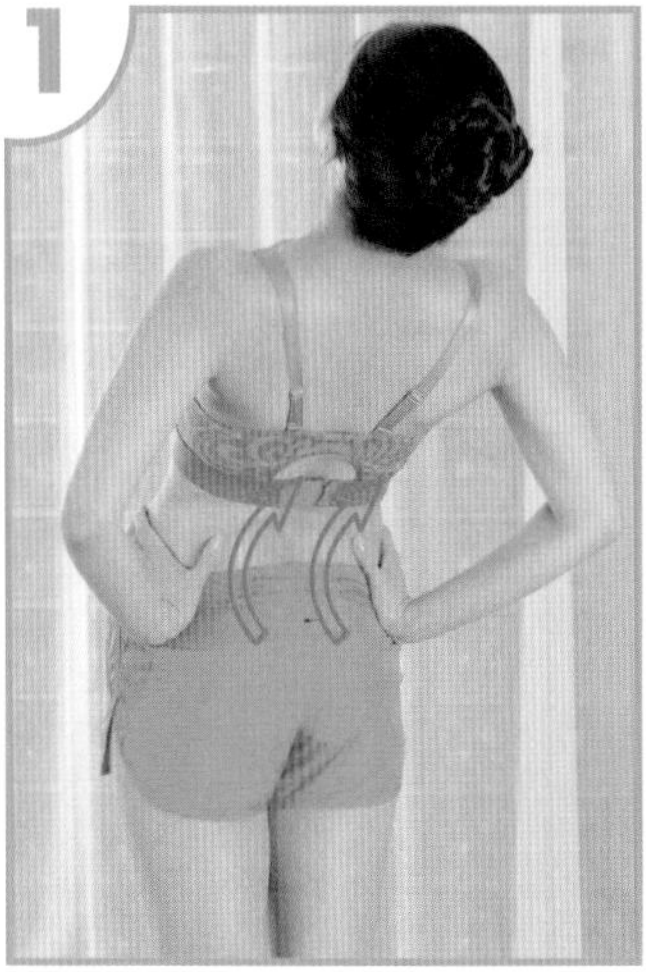

腰に手を当て、おへそを前に突き出すように、ぐーっと後ろに反らしていきます。腰の筋肉を意識しながら。

2

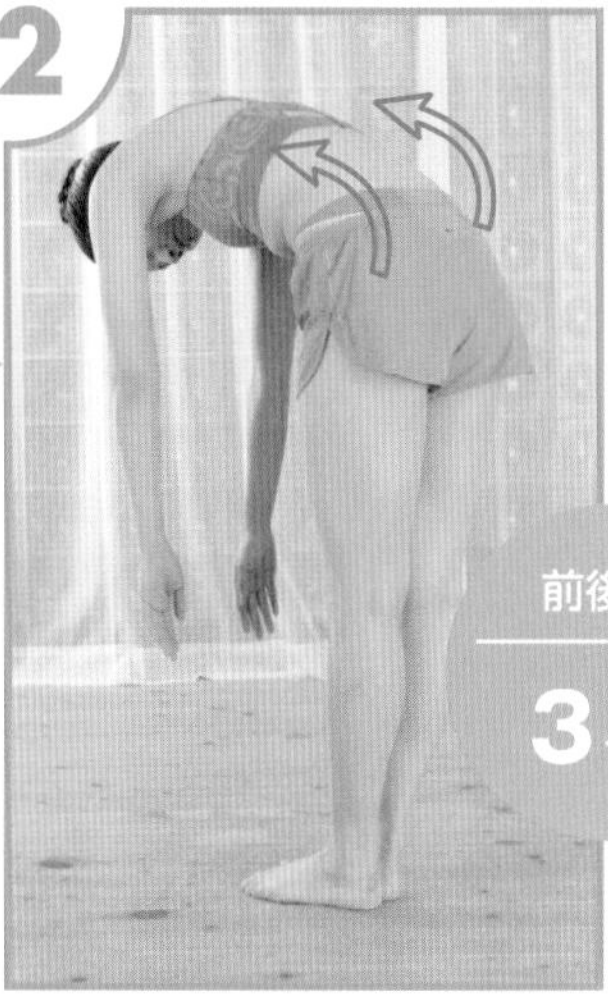

前後 各 3セット

両手を下げて、腰の筋肉を伸ばしきる感じで深くおじぎをする。その後、手を前に下ろし、ブランブランと動かそう。

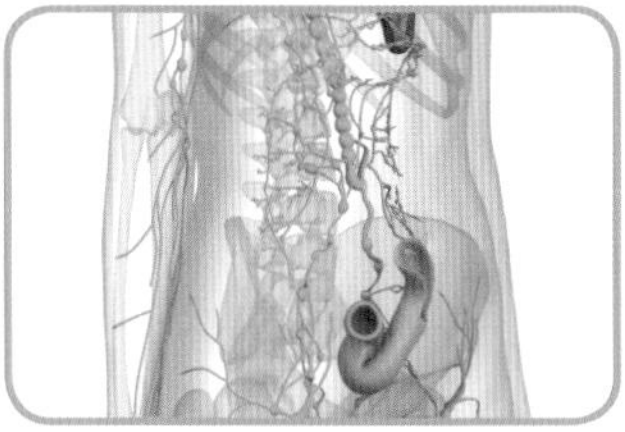

腰のリンパ

腰リンパ節があり、腹腔内蔵器からのリンパ液が集まってくる。

背中や腰にもリンパはあります

腰がだる重く感じるなど、腰のトラブルは不快なものです。これは、背中やお尻、太ももの裏、ふくらはぎなどの筋肉が固くなっていることも原因のひとつ。

腰が重だるいと感じたら、ツボ押しの前に、「腰のリンパストレッチ」を。腰から背中を縮めたり伸ばしたりすることで、リンパの流れや血行がよくなり、だるさが軽減されます。映画を見た後や、電車の移動など

アロマのヒント

［オイルマッサージ］

ラベンダー 10滴

キャリアオイル 20ml

成分の酢酸リナリルに、筋肉の炎症や痛みなどを抑える効果がある。

ツボ

志《し》室《しつ》

「志室」とは志の室（＝部屋）という意味で、精気を蓄える場所を表わしている。腎臓の働きをよくし、慢性的な疲労を軽減する。

3~5回 押す

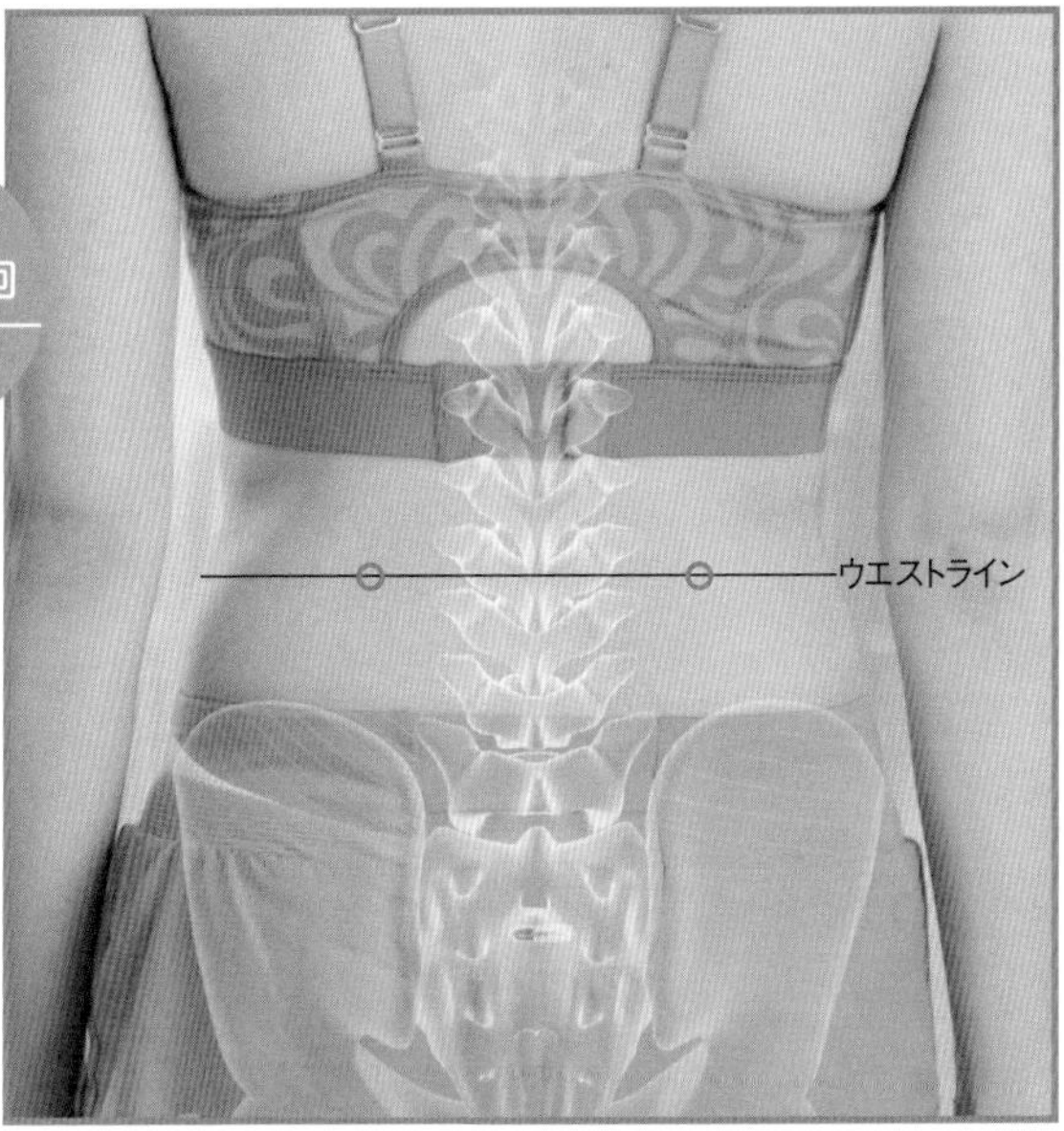

腰痛にも効く、腰の特効ツボ。ツボ周辺をマッサージしておくと、腰痛の予防にもなる。

ツボの見つけ方

ウエストライン上で、背骨から指幅４本分離れたところ。

ツボ押しのコツ

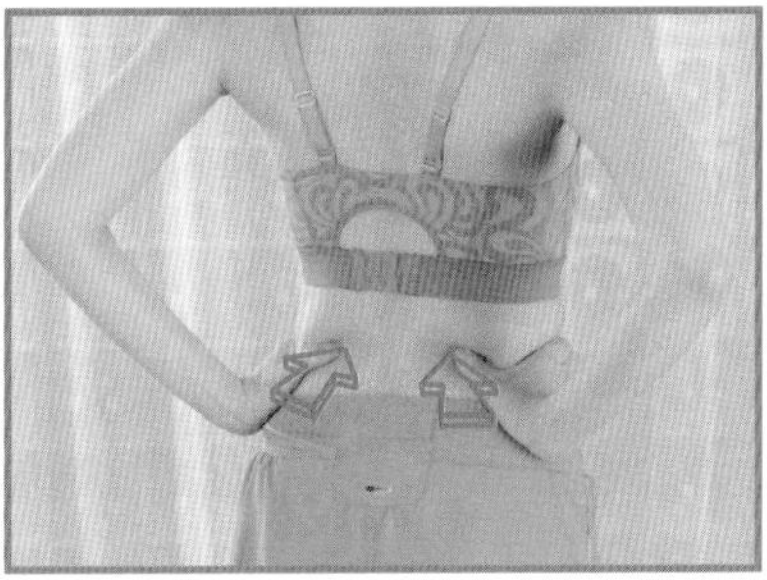

親指の腹をツボに当て、体の中心に向かって押す。腰を反らせると力が入りやすい。

で長時間座っていた時にも効果的。同時に、骨盤のゆがみも修正します。

　腰・背中がやわらかくなったら、志室《しつ》を押しましょう。腎臓の働きを活発にするツボで、肩の張り、生理痛などにも効果的です。シャワーやドライヤーを当てたり、周辺をカイロなどで温めるだけでも、効果が得られます。

リンパのツボ話

腰痛の時短回復法

長時間、同じ姿勢で座っていると、腰が痛くなってくる。そんな時におすすめする方法がある。椅子の背もたれとの間にペットボトルをはさみ、腰から背中をぐっと反らしてみよう。位置はおへその裏側あたり。だるさが取れ、痛みがサッと引いてゆく。

頭の疲れ

脳の疲れやストレスから起こる、頭の疲れ。神経系の疲れはツボ押しでリフレッシュ。

ツボ

太陽《たいよう》

3~5回 押す

「太陽」とは、元気にあふれている場所を表わす。眼精疲労や目の充血、側頭部のトラブルに効き目がある。

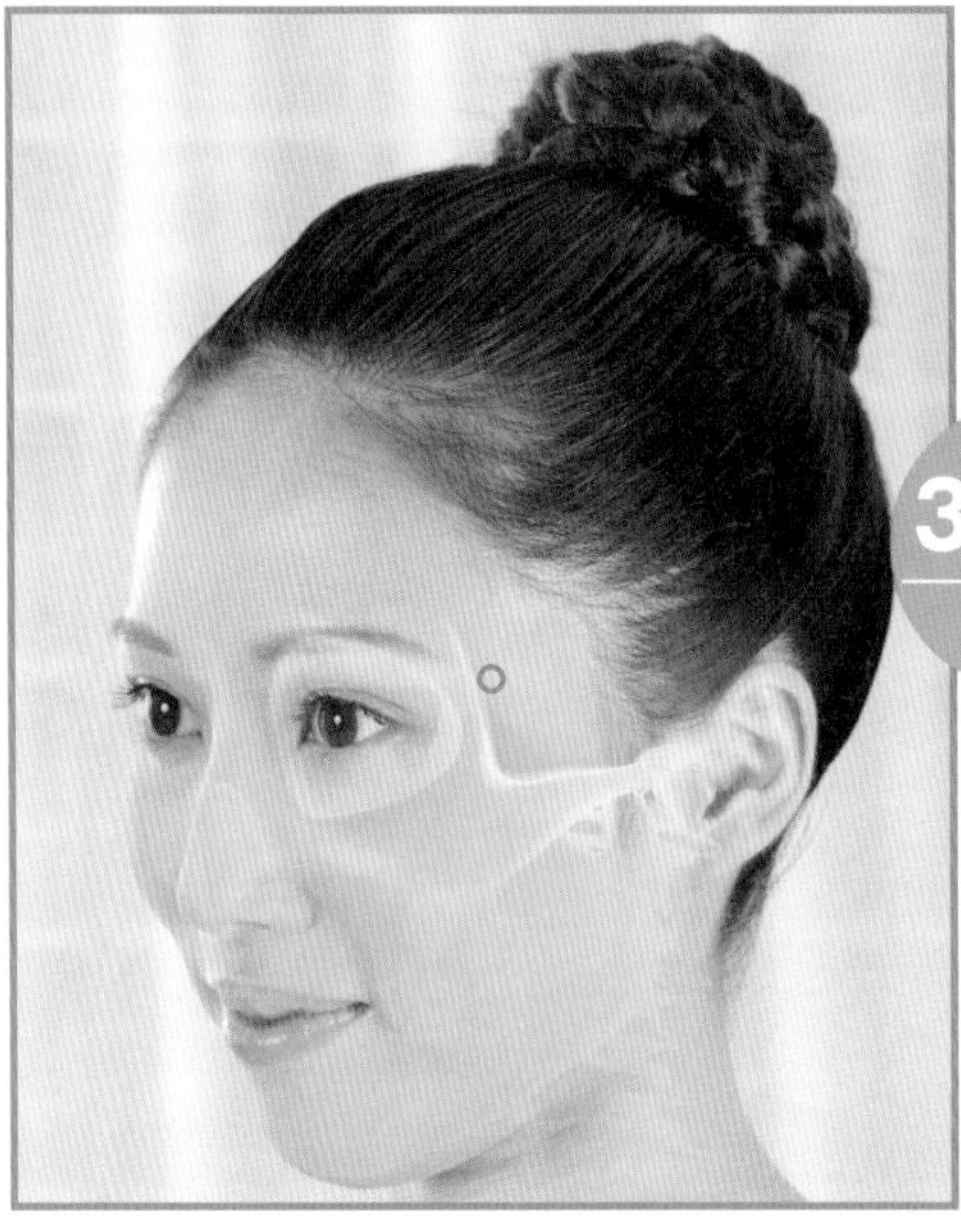

「太陽」のツボは押し方と角度を覚えると、ツーンとくる感覚が得られる。曇り空に晴れた太陽が出てきたように、すっきり晴れやかな気分に。

ツボの見つけ方

こめかみのやや目尻寄りのくぼみ。こめかみから、目尻まで骨に沿って指を滑らせていくと見つかる。

ツボ押しのコツ

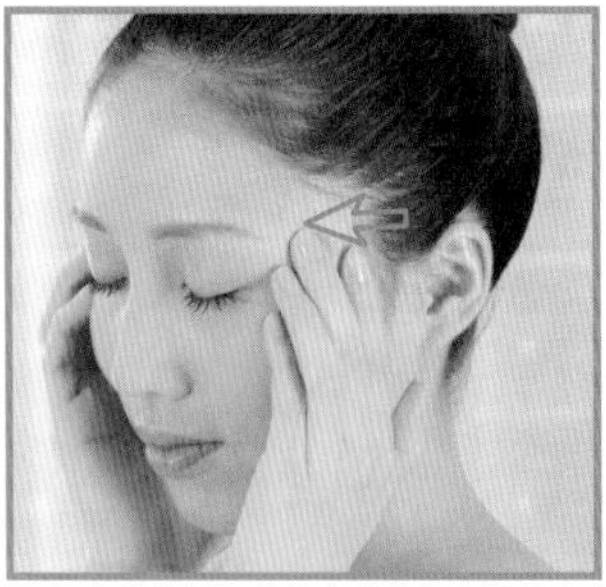

中指の腹をツボに当て、なかにじんわり響かせるように、眉間に向けて押すイメージ。左右同時に。

頭と首の血行をよくし、脳の疲れを残さない

疲れるのは、体ばかりではありません。脳もまた、疲れを感じています。「頭の疲れ」とは、脳を使いすぎたり、ストレスなどによって感じる、精神の疲れをいいます。自律神経に働きかけることができるツボ押しは、この神経系の疲れに効果的です。

太陽《たいよう》は、眼精疲労や頭全体のトラブルに有効なツボ。脳が疲れた時に起こる目の疲れや、頭のだるさなどをやわらげます。

アロマのヒント

［ツボ押し］

ペパーミント　原液使用

精油の原液を指に1滴たらし、その指でツボ押しを。成分のメントンに鎮痛作用がある。

リンパマッサージ 首の筋肉をほぐす

1

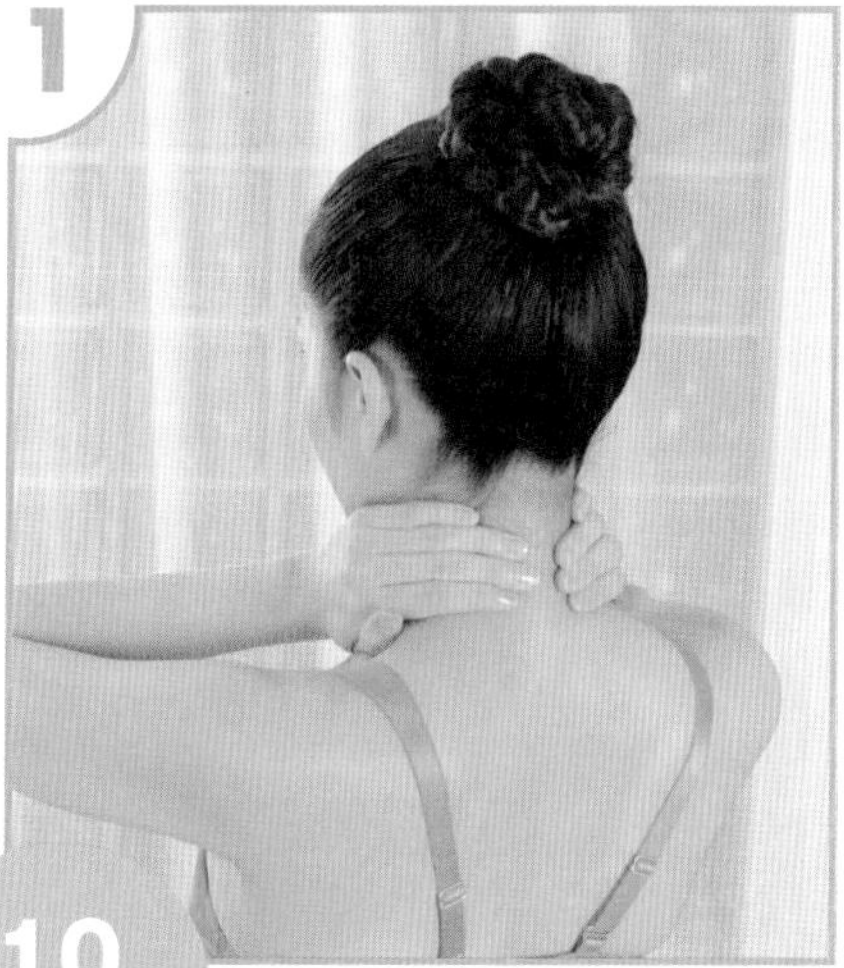

10回

首の後ろに両手を当て、後ろから前へこするように、マッサージしよう。

マッサージのコツ

頭部に通っているリンパ管が集まる「首のリンパ」をマッサージ。後頭部に集中するリンパの流れがよくなり、神経の疲れを緩和する。

2

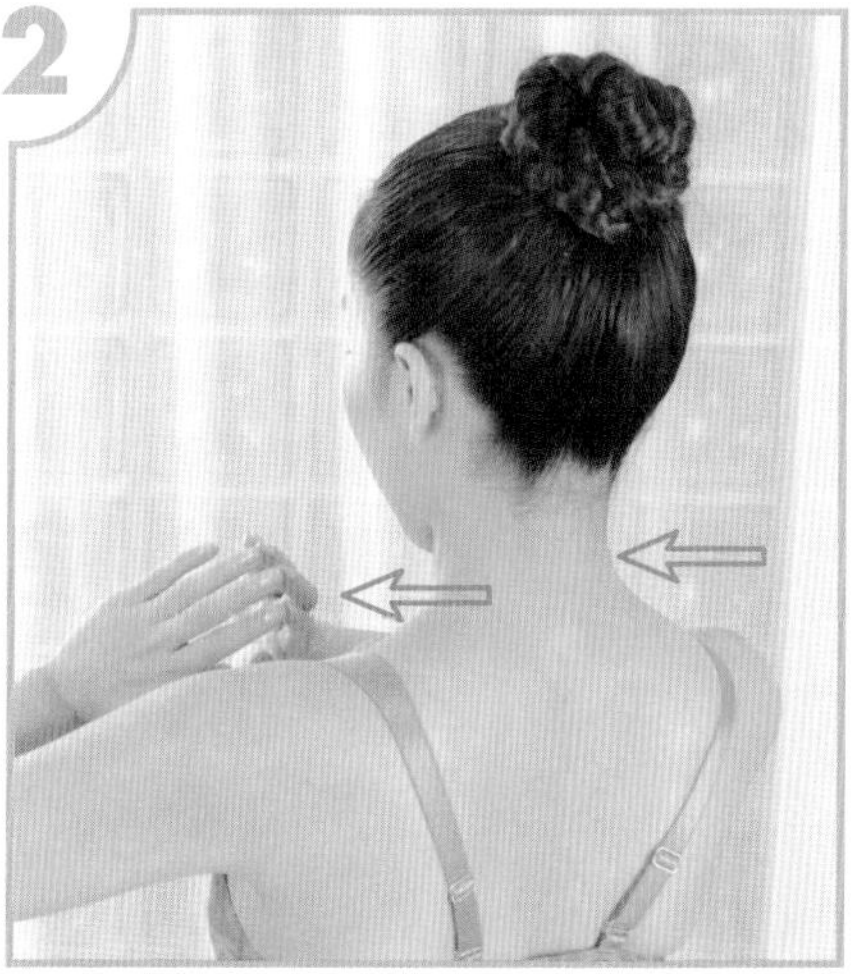

首のあたりまできたら、手を前に向けて離そう。

首のうしろのリンパ

後頭部には、頸椎領域の頸リンパ節、耳下腺リンパ節などがある。頸部深層には、咽頭、喉頭、気管などから排出されるリンパ管がある。

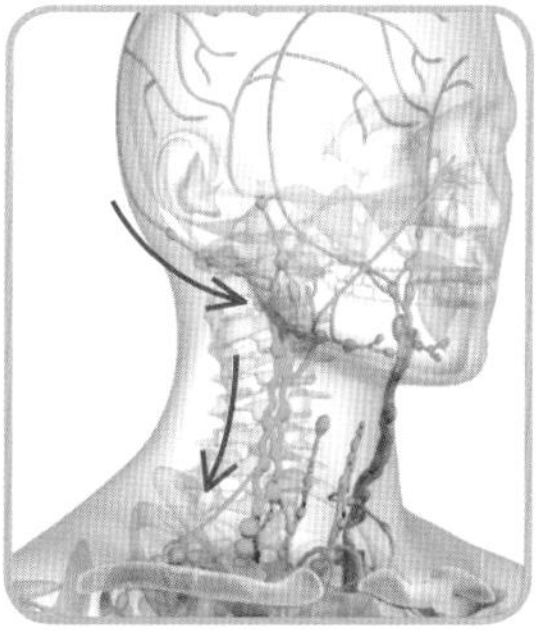

また、頭にもリンパ管が通っています。「首のリンパマッサージ」で頭と首にあるリンパの流れをよくすることで、頭の血行がよくなり、気分がすっきりしてきます。

しかし、脳を休ませるには、自律神経に直接働きかけるアロマテラピーがいちばん。このアロマテラピーを上手に活用して、頭の疲れを残さないように心がけましょう。

リンパのツボ話

タンコブの中身は?

頭をぶつけた時などにできるタンコブ。その中身、実は、血液のなかの血しょう成分。いわば、栄養素のようなもので、組織を修復するために集まり、治癒すると、また解散していく。はれあがった中では、治そうとして組織が一所懸命に活動しているのだ。

目の疲れ

眼精疲労。パソコンやゲーム、携帯電話のメールなどで、目が疲れた時にも。

ツボ 睛《せい》明《めい》

「睛明」の「睛」は目を表わし、物事がパッと明るく見えるという意味のツボ。目の疲れのほか、かすみ、充血、けいれんなど、あらゆる目の症状に使われる。

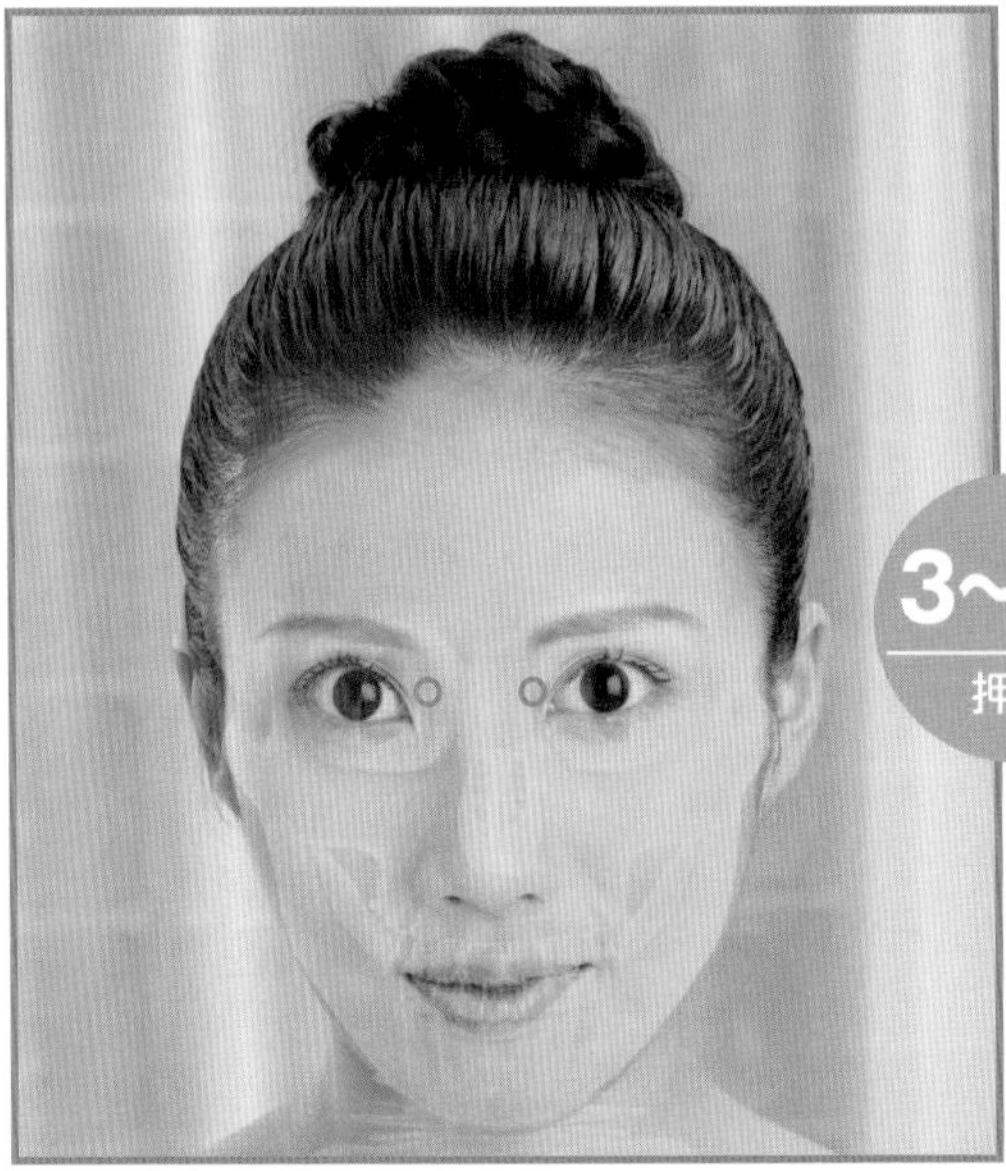

3〜5回 押す

脳の中心に向けて押すようなイメージで押す。目のまわりの筋肉がほぐれ、視界がクリアになる。

ツボの見つけ方

目頭のやや上、鼻寄りにあるくぼみ。

ツボ押しのコツ

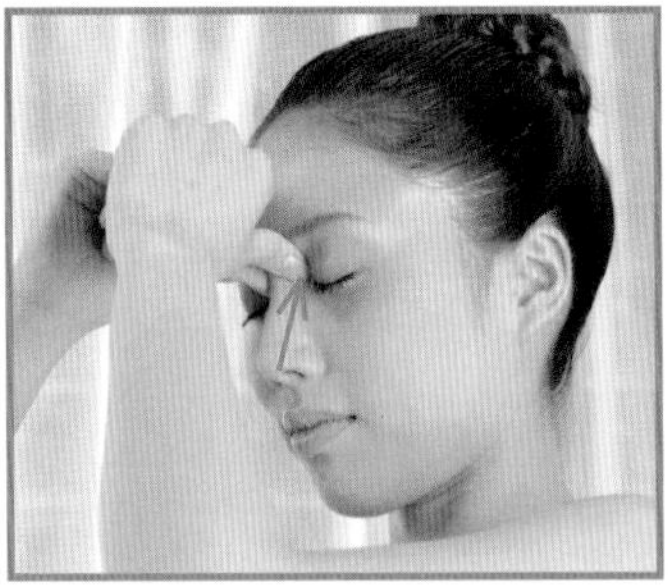

親指をツボに当て、左右同時に押す。くぼみの奥の骨を指で押し上げるようなイメージで。

頭と首の血行をよくし、脳の疲れを残さない

パソコンや携帯電話などの電子ツールが普及してから、目の疲れ（眼精疲労）を訴える人が増えています。まぶしい、チカチカする、かすむなど、目の疲れのおもな原因は、脳や神経の疲れです。目の疲れは、首や肩のこり、頭痛などを伴うこともあるので、調子が悪いと気づいたら、すぐにケアしておきましょう。

目によいツボは、睛明《せいめい》です。目頭近くにあるので、無意識に

アロマのヒント

［ハーブティーパック］

カモミールティー

カモミールティーにコットンを浸しておき、軽く絞ったあとで、両まぶたの上に3分ほどパック。

リンパマッサージ 手のひらを当て眼球をぐるぐる動かす

マッサージのコツ

眼球をぐるぐる動かして目のまわりの筋肉をほぐしていこう。頭部の毛細リンパ管が耳の後ろから首にかけては、リンパ節が密集している。筋肉をほぐすことで、頭部のリンパの流れをよくしていこう。

1

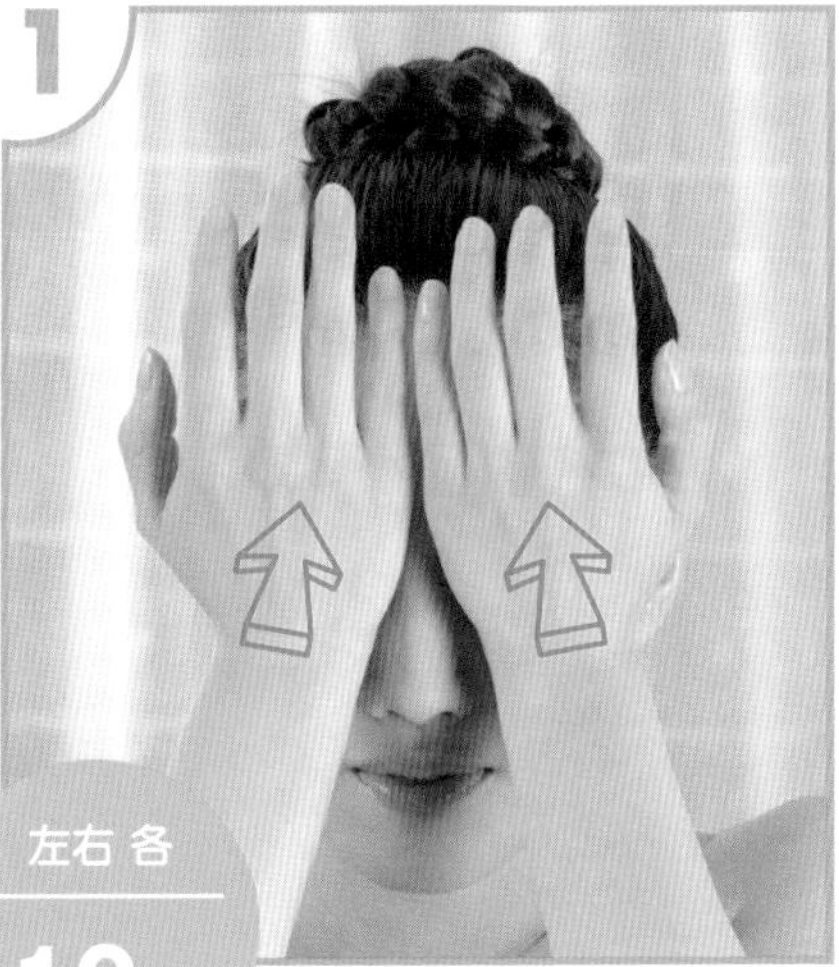

左右 各 10回

眼球に手のひら部分を当て、10秒くらい強めに押す。

2

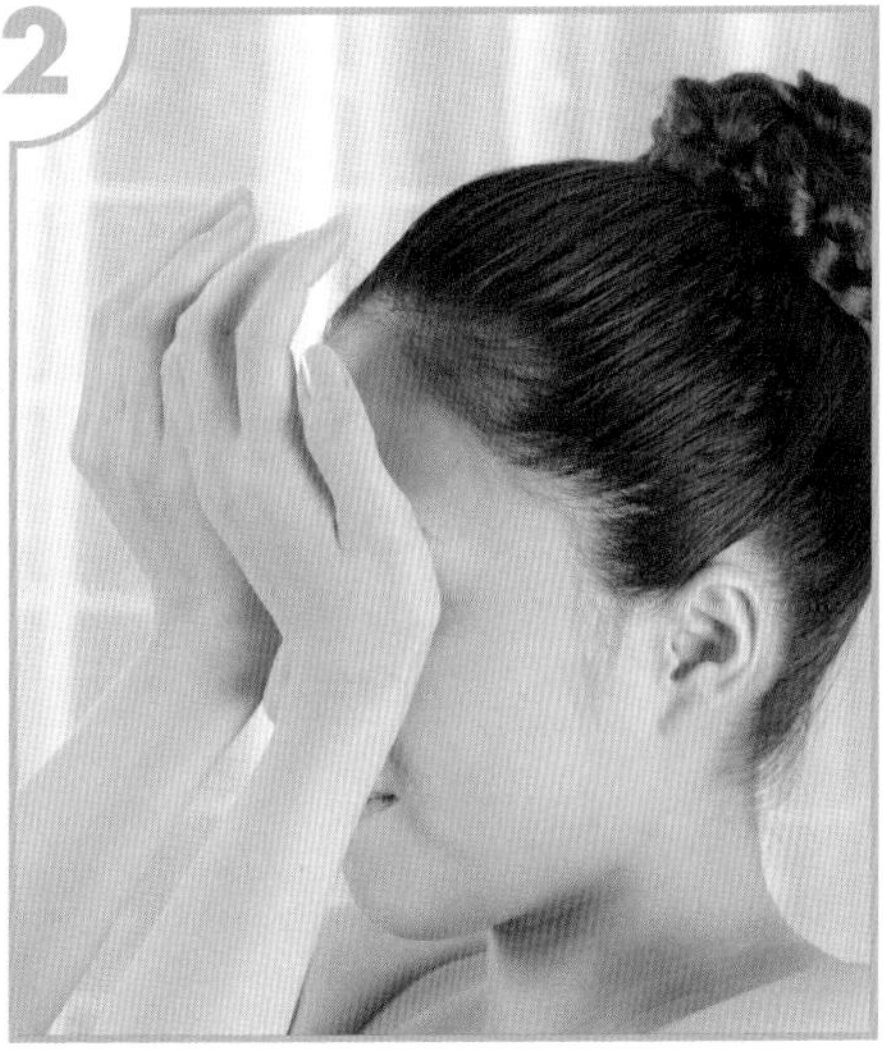

手のひらを押しつけたままで、眼球だけをぐるぐる回す。手は動かさず、眼球だけを回すように注意して行なおう。

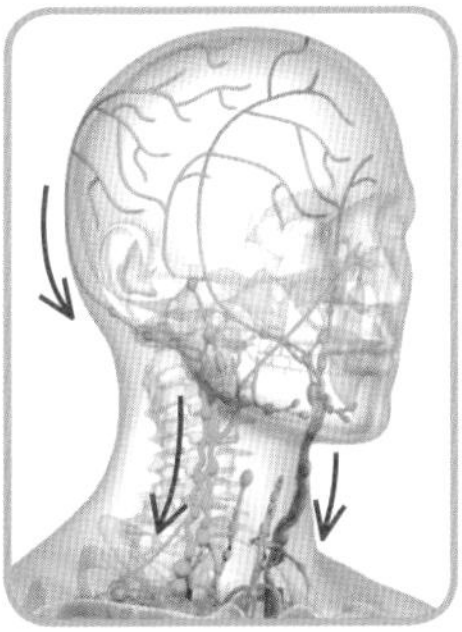

顔のリンパ

眼球の上下に毛細リンパ管がある。頭部のリンパはすべて、耳の後ろから首のリンパ管に集まり、鎖骨下静脈に集まる。

リンパのツボ話

太陽を浴びないと「うつ」になる?

「うつ」の原因の1つと言われているのが、セロトニンという脳内ホルモンの減少。そのセロトニンをつくる時に重要な役割を果たしているのが、実は「太陽の光」。セロトニンが分泌されるように、朝起きたら、カーテンを開けて、しっかり太陽の光を浴びよう。

押していたことがあるかもしれません。くぼみの奥に指を押し込むようにすると、効果は倍増します。ほかに、目尻近くにあるツボとしては、「瞳子髎《どうしりょう》」があります。

目のまわりには、小さな筋肉が集まっています。「眼球リンパマッサージ」で目のまわりの筋肉をほぐすと、目のトラブルが緩和され、頭部リンパの流れもよくなります。

便秘と下痢

慢性の便秘や下痢などのトラブルには、腸の機能を活性化させるケアを。

ツボ

大巨《だいこ》

ツボ名の「大巨」は、大いなる場所にある重要なツボという意味。下痢や便秘、腹痛などに効くツボで、胃腸を活性化し、健康な状態に戻す。

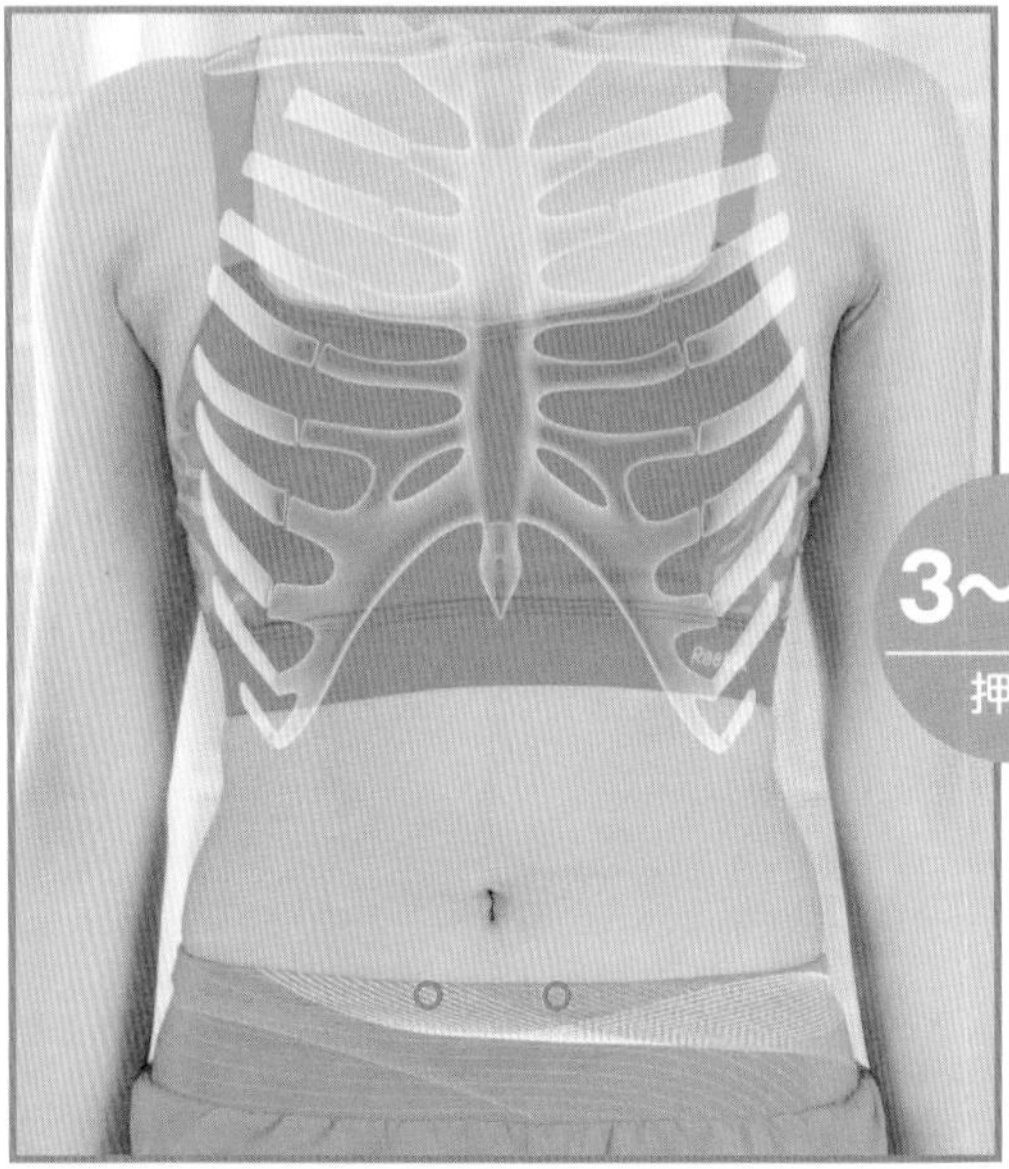

3～5回 押す

直接おなかに刺激を与えるツボ。消化器系全般に働きかけ、特に慢性の便秘に有効。

ツボの見つけ方

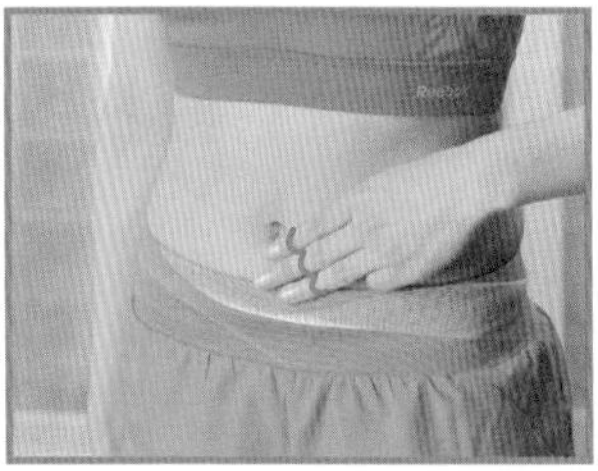

おへその下に人差し指を当て、斜め下に指３本分下がったところにある。

ツボ押しのコツ

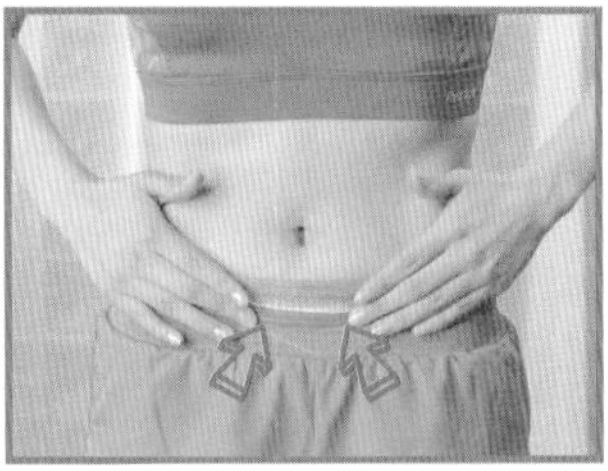

中指の腹をツボに当て、体の中心に向かってやさしく押す。左右同時に。

腸の機能を高め、すっきりとしたお通じを

便が出なくなったり、便通が悪くなる「便秘」。大腸の活動が不完全で、水分が吸収されないまま排便されてしまう「下痢」。どちらもおもな原因は、大腸の働きが弱っていること。どうしてもという時以外は薬の力に頼らず、ツボ押しやリンパマッサージを取り入れて腸機能を高め、便秘や下痢とは無縁な状態に近づけていきましょう。

大腸のトラブルには、大巨《だいこ》を

アロマのヒント

［芳香療法］

バジル

成分のカビコールメチルエーテルに自律神経調整作用がある。特に整腸作用は効果大。

リンパマッサージ おなかのまわりをマッサージ

1

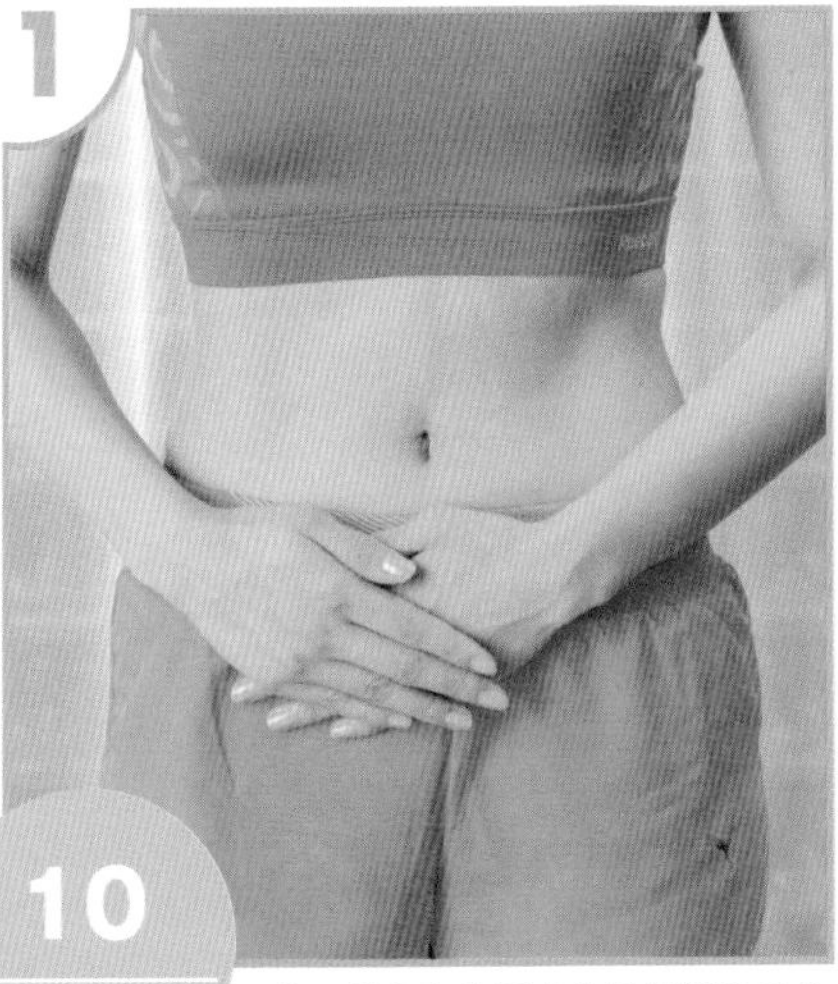

10 回

おへそのやや下あたりに手のひらを重ねて当て、少し圧がかかる程度に押そう。

マッサージのコツ

おなかのまわりには、たくさんのツボ、リンパが集まっている。時計回りでマッサージしていくことで、ツボ、リンパ、そして腸そのものにも働きかけていく一石三鳥マッサージ。ツボを刺激し、リンパや血行が活性化する。

2

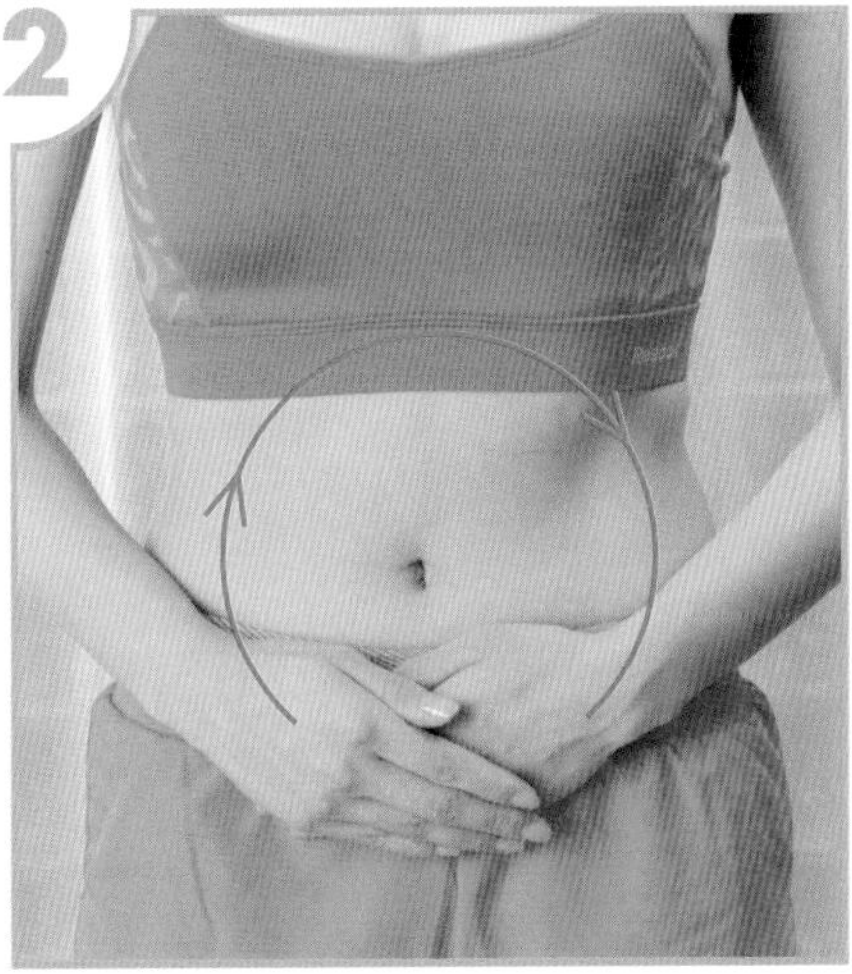

手のひらで押したままで、おなか全体を時計回りにマッサージしよう。

腸のリンパ

腸内にあるリンパ管は、老廃物を吸収するだけではなく、小腸から食物の脂肪を吸収する重要な働きもある。

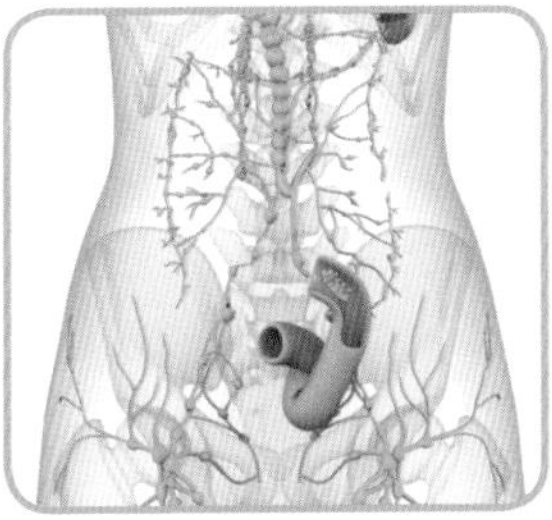

押すのが効果的です。おなかにあるツボで、腸の働きを活性化していきます。

　おなかは、たくさんのリンパが集まるところ。ツボ押しと同時に「おなかのリンパマッサージ」を取り入れると、効果が高まります。特に慢性の便秘に悩まされている方は、就寝前がおすすめです。睡眠中に腸の機能が高まり、翌朝のすっきりとしたお通じが期待できます。

リンパのツボ話

宿便は迷信

よく目にする「宿便」という言葉。実際は腸内に便が宿ることはない。体が毎日、アカを出すように、腸粘膜も数日で新しく生まれ変わる。そのため、腸内に便がこびり付くということはあり得ない。「宿便」商法には、くれぐれも気をつけよう。

胃の不快感

胃が重くムカムカする、ストレスや二日酔いなどが原因の胃のトラブルに。

ツボ

中《ちゅう》脘《かん》

「中脘」は、胃袋の中心という意味。自律神経を整えながら、胃腸の働きを正常に戻す。だるさ、髪のトラブルにも。

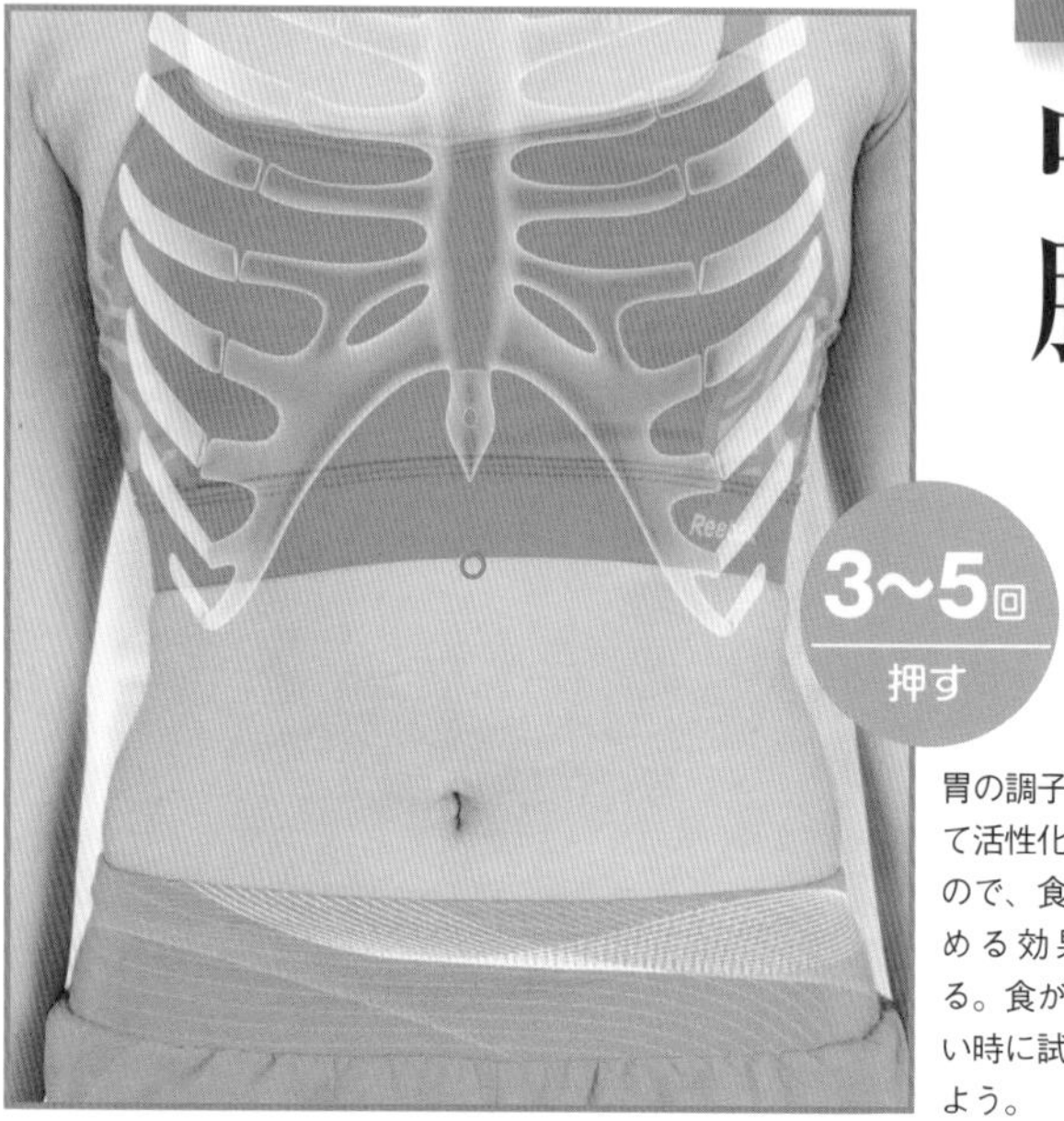

胃の調子を整えて活性化させるので、食欲を高める効果もある。食が進まない時に試してみよう。

ツボの見つけ方

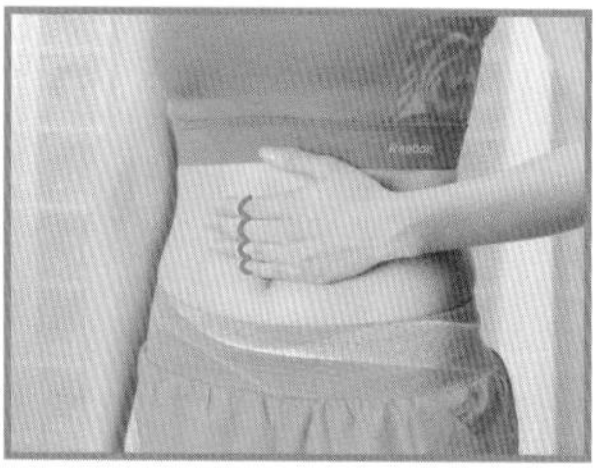

おへその中央上に小指を当て、真上に指幅４本分上がったところにある。

ツボ押しのコツ

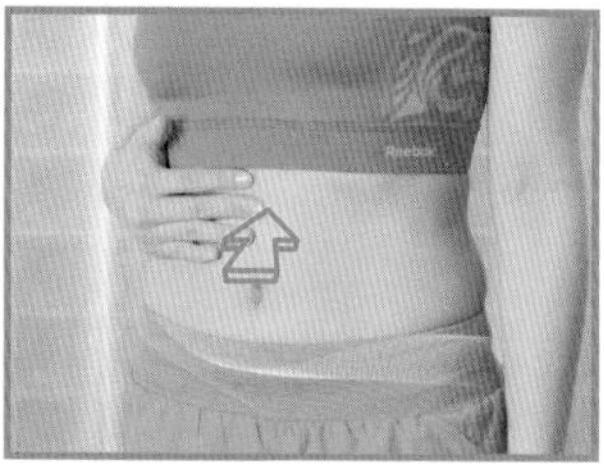

中指の腹をツボに当て、体の中心に向かってやさしく押す。

心の影響を受けやすい胃の機能を整える

胃は、とてもデリケートで外的な影響を受けやすい臓器です。食べ過ぎや飲み過ぎで、胃酸量が不安定になったり、強いストレスを受けたりすると、胃液が胃の粘膜を傷つけ、不快感から、やがて痛みに変わります。

慢性的な胃のトラブルには、消化機能を整える中脘《ちゅうかん》のツボを押すといいでしょう。胃のトラブルにダイレクトに効く特効ツボです。同時に自律神経にも作

アロマのヒント

［芳香療法］

レモン

成分のリモネンが消化器系の機能を整えてくれ、食欲を促進させる効果がある。

リンパマッサージ

胃のまわりをマッサージ

マッサージのコツ

内臓機能が高まると、代謝がよくなり、広い意味でのダイエットにもつながる。マッサージをする時は、内臓をイメージしながら、手当していこう。

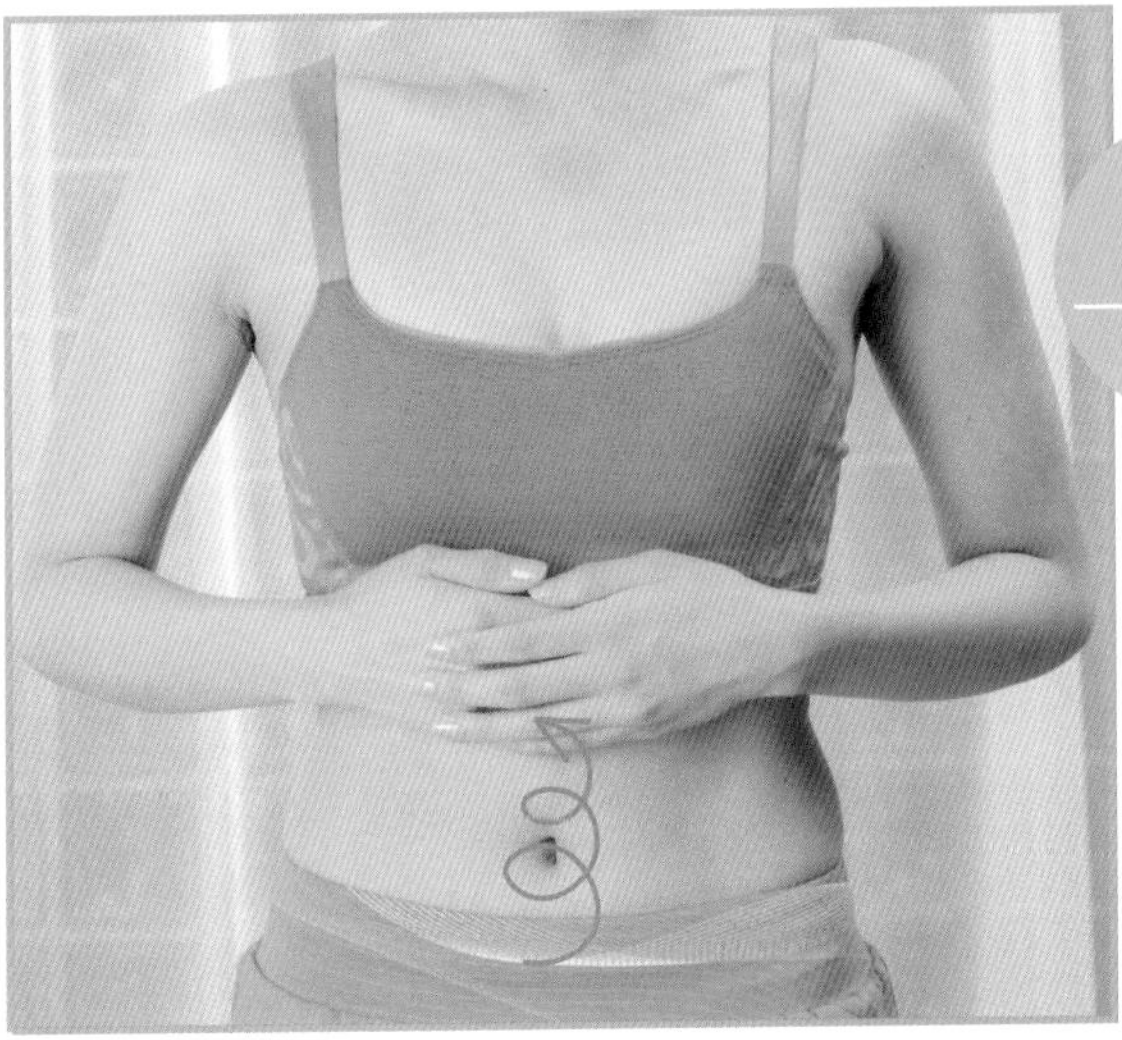

30秒

おへそのあたりに手のひらを重ねる。

少し圧をかけながら、みぞおちのあたりまでらせん状にマッサージしていこう。

胃のリンパ

胃壁の周囲にあるリンパは、動脈に沿うようにして張りめぐらされている。圧力をかけることで、リンパ管やリンパ節が刺激される。

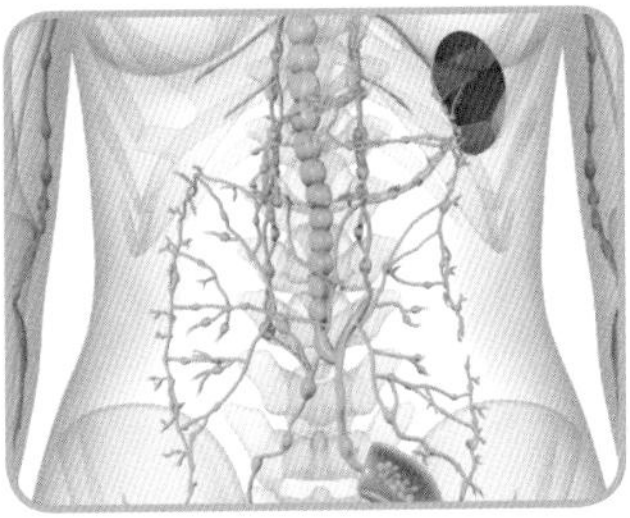

用するので、精神的ストレスもやわらげてくれます。

ツボの治療が「点」なら、リンパは「面」。胃の周辺をマッサージすることで、「点」と「面」から同時にケアすることができます。「おなかのリンパマッサージ」をすることで、リンパ全体の流れがよくなり、体の代謝機能も向上。脂肪が燃焼しやすくなり、広い意味でダイエットにもつながります。

リンパのツボ話

冷たい食べ物は体を冷やす

冷たい飲み物で食事を摂っている人を見かけるが、これでは、エネルギー代謝を低くしてしまう。即ち、太りやすい体質になる。代謝を良くして太りにくくするためには、食事中に体を冷やさないように、温かい飲み物を摂ると良いだろう。

高血圧・低血圧

のぼせ、だるさを感じる「高血圧」と、冷え、不眠などの「低血圧」の悩みに。

ツボ 太白《たいはく》

血圧を正常にコントロールするツボで、胃のトラブル、糖尿病、動悸、息ぎれなどにも効果がある。

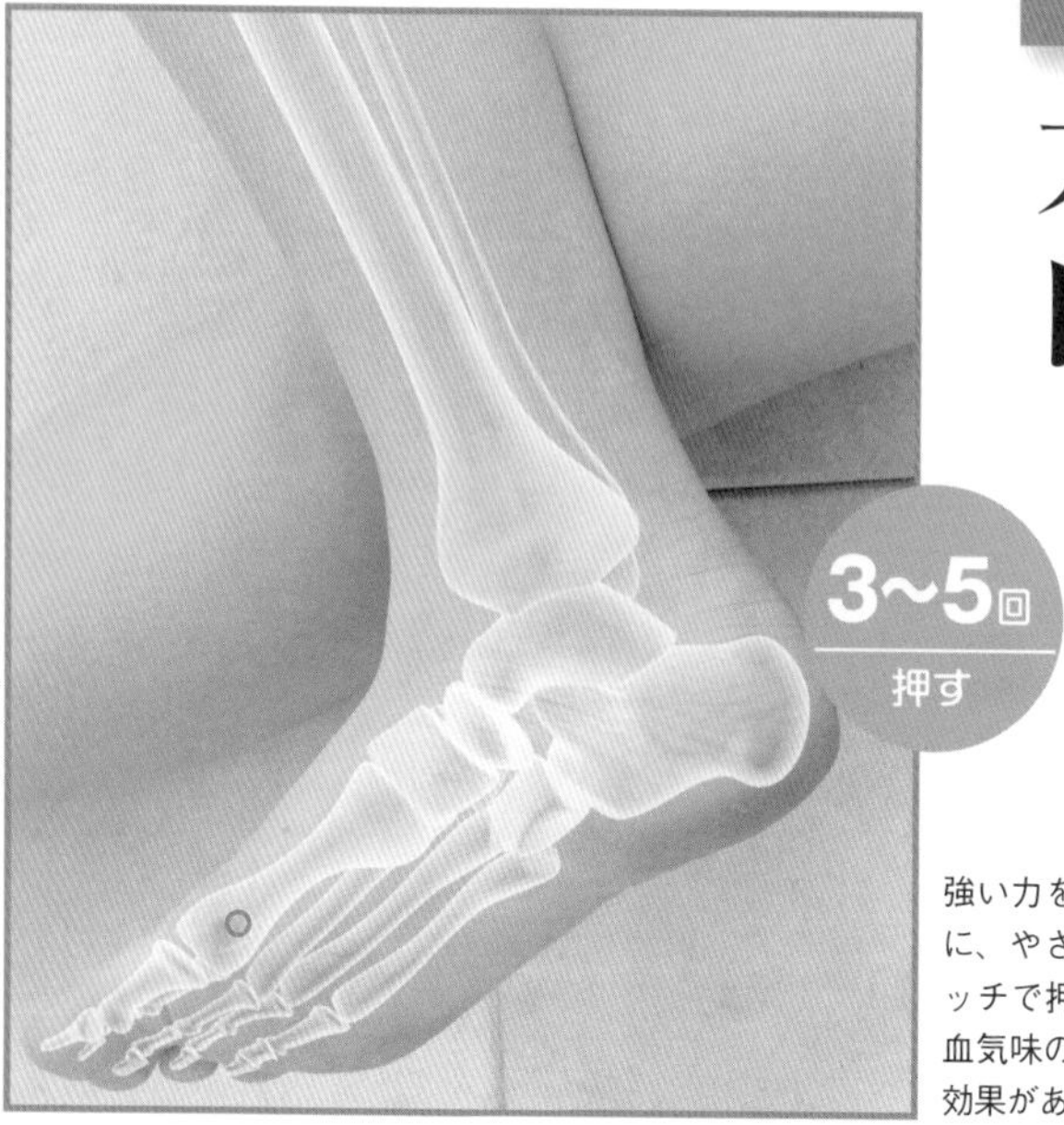

強い力をかけずに、やさしいタッチで押す。貧血気味の時にも効果がある。

ツボの見つけ方

足の親指の側面、親指の付け根の下にある。親指側面をたどっていくとぶつかる骨の出っ張りのすぐ下のくぼみ。

ツボ押しのコツ

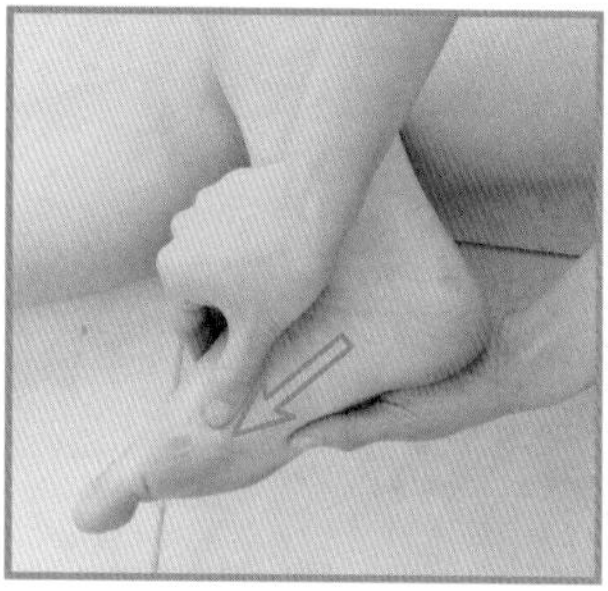

足の甲をつかむようにして手の親指をツボに当て、骨のキワに少し押し込むように、指先に向かって押す。

ツボとリンパで血圧をコントロール

血圧は高くても低くても、体に負担がかかります。高血圧の時には、のぼせ、だるさ、肩こり、頭痛など、低血圧だと、疲れ、冷え、不眠などの症状がみられます。

体質や自律神経が大きく作用する血圧のトラブルは、ツボが得意とするところ。足先のツボ**太白**《たいはく》は、血圧を正常にコントロールします。のどぼとけの横にある「人迎《じんげい》」は、血圧を下げる

アロマのヒント

[芳香療法]

ラベンダー

エステルの成分が自律神経に働きかけ、血圧を安定させる。また、心身を落ち着かせる。

リンパマッサージ 首のまわりをマッサージ

マッサージのコツ

首まわりは、頭のリンパと顔のリンパの合流地点。首から鎖骨に向けて、流れを導くようにマッサージしていこう。右側は左手で、左側は右手でマッサージするようにし、マッサージする時は、両側にある「人迎《じんげい》」のツボを通るように。

1

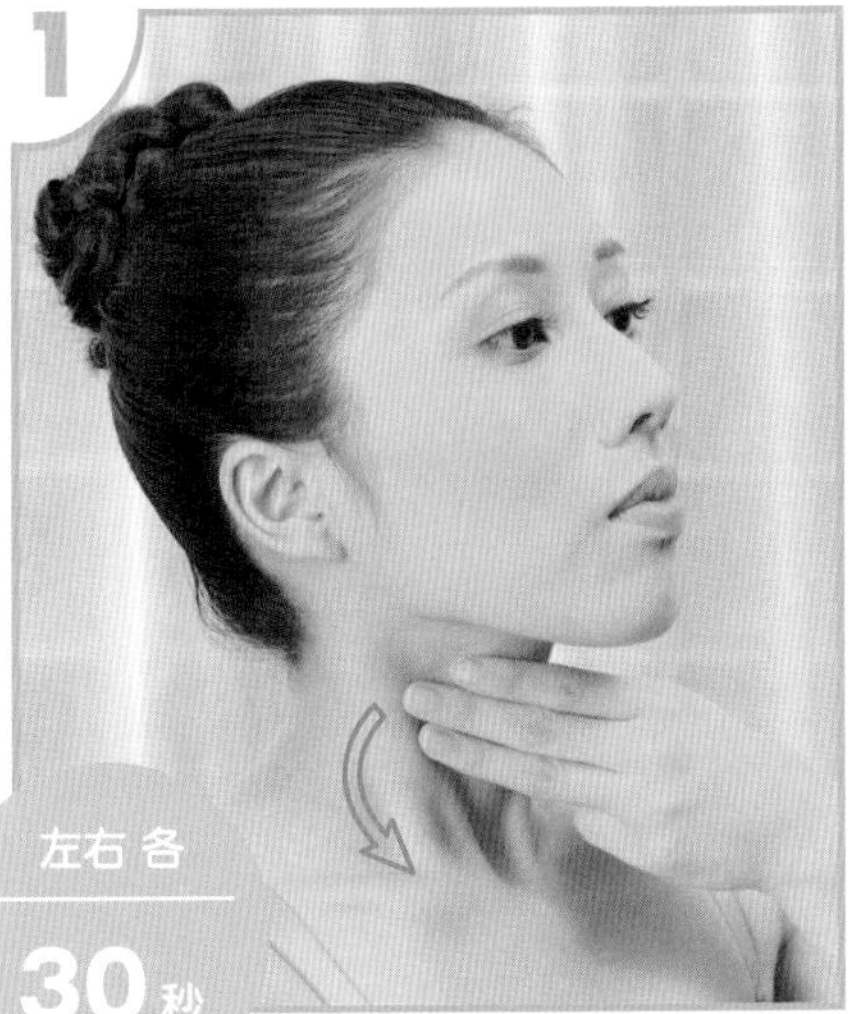

左右 各 30秒

顔を少し横に向け、胸鎖乳突筋を出すようにし、あご下から鎖骨のあたりまでマッサージしていく。首の右側は左手で。

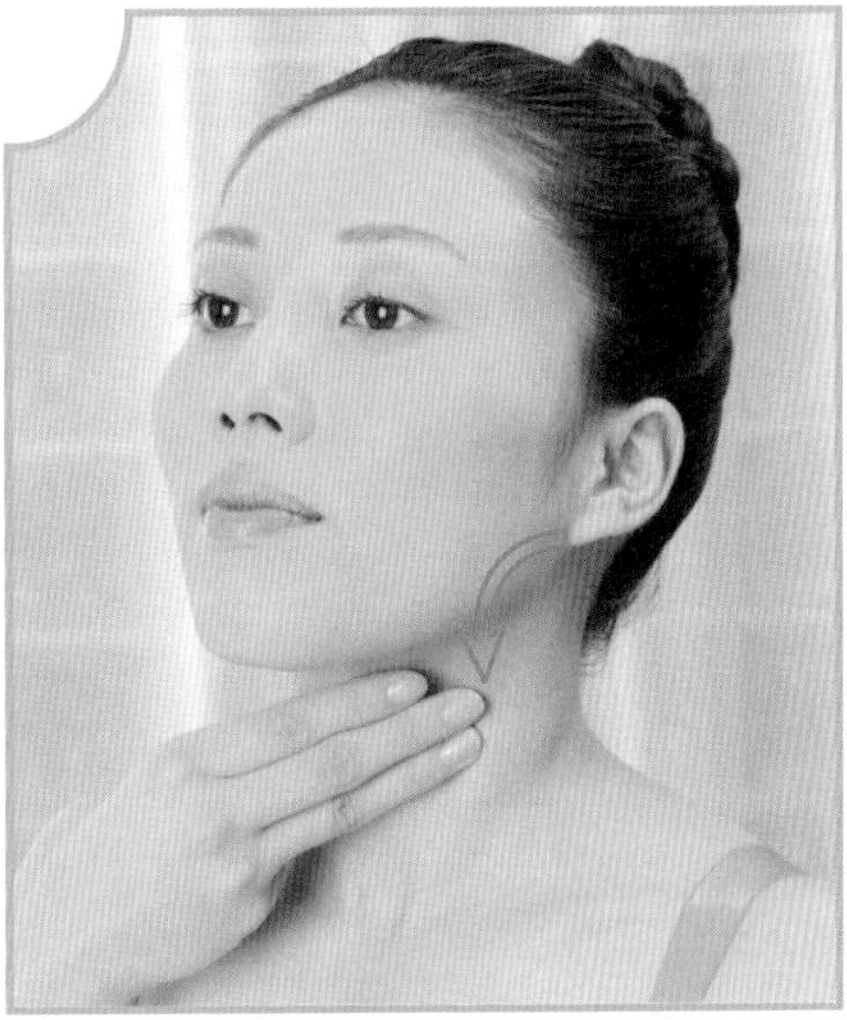

左も同様に、右手であご下から鎖骨へ向かってマッサージしよう。

首のリンパ

耳の裏側、あごの下にはリンパ節がある。これら、頭と顔のリンパが、首の頸リンパ本幹へ集約される。

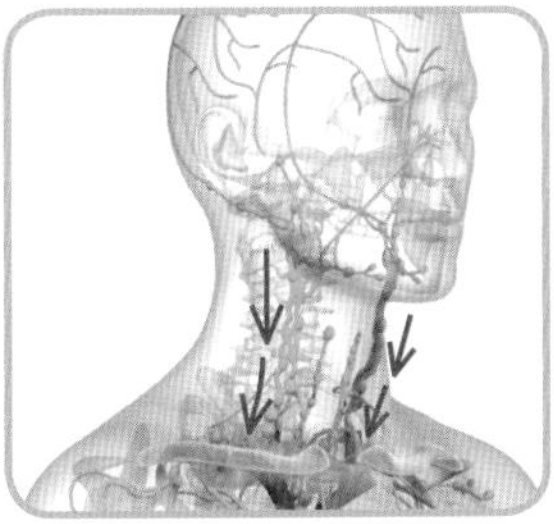

効果があります。

リンパと血液の流れをよくすることも、血圧コントロールには欠かせません。「首のリンパ」から「胸のリンパ」の流れを強化する「首のリンパマッサージ」で、血圧を安定させましょう。

血圧の不調には心臓や呼吸器などの病気が原因の場合もあるので、手足のしびれや胸の痛みなどがある場合は、必ず医師の診察を受けましょう。

リンパのツボ話

恥ずかしい時に顔が赤くなるのは?

「恥ずかしい」という感情の時は、人の顔は急に赤くなるが、実はコレ、まだ科学的に解明されていないのだ。通常なら、緊張すると交感神経が働いて毛細血管は縮まるので、顔は逆に青白くなるのだが、実に不思議な現象となっているのだ。

膀胱炎・頻尿

トイレが近い、残尿感がある、膀胱炎になったことがあるなど、排尿のトラブルに。

ツボ

曲骨《きょっこつ》

ツボ名の「曲骨」は、ツボの位置、恥骨の曲がり角を示す。泌尿器系や生殖器系のトラブルに作用するツボで、膀胱炎や夜尿症にも効果がある。

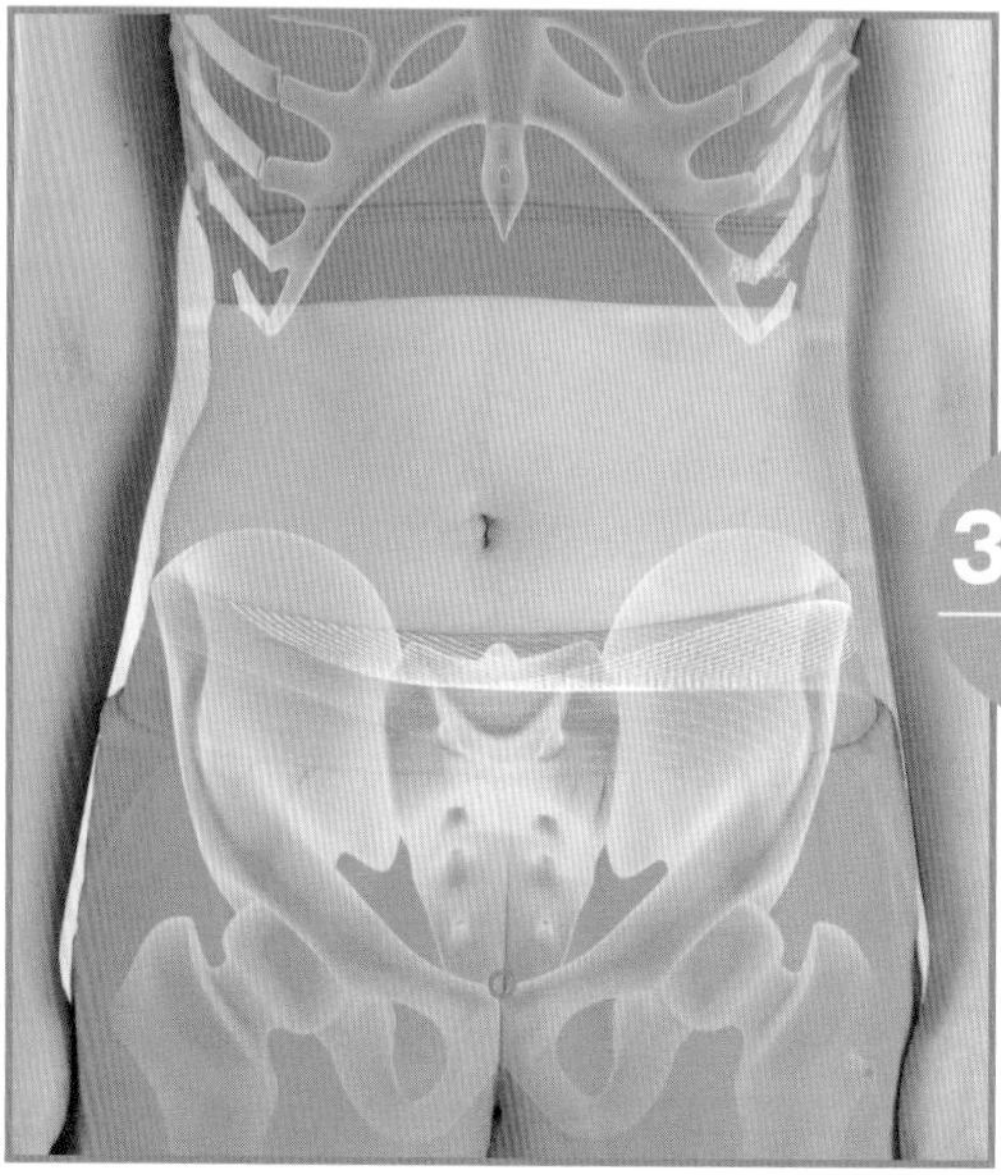

3~5回 押す

インポテンツや生理不順にも効果があるツボ。

ツボの見つけ方

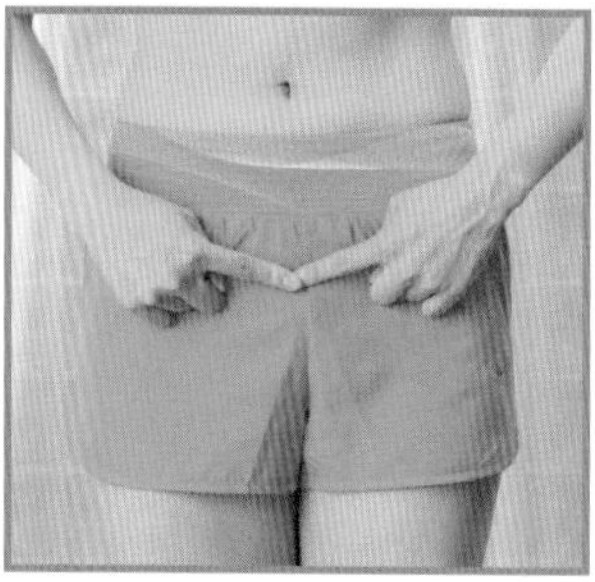

恥骨の中央の、やや上。おへそから親指の幅５本分下がったところ。

ツボ押しのコツ

両手の親指を重ね合わせ、膀胱に働きかけるように、ゆっくりとやさしく押していきます。

尿のトラブルによく効くツボ&リンパケア

「頻尿」や「膀胱炎」は、尿道から膀胱までの距離が短い女性に多いトラブルです。

尿意がひんぱんにある「頻尿」は、加齢などで膀胱周辺の筋力が弱まったり、体に合わない下着をつけた時にも起こります。細菌が原因の「膀胱炎」には、リンパ節が関係します。リンパ節の菌などを体内に通さないフィルター機能が弱まると、菌を膀胱にまで通し、炎症を起こし

アロマのヒント

［マッサージオイル］

パルマローザ４滴
シダーウッド４滴
キャリアオイル 20ml

成分のゲラニオールに殺菌効果。また、セドロールがリンパ管を丈夫にする。

リンパマッサージ

そけい部のマッサージ

1

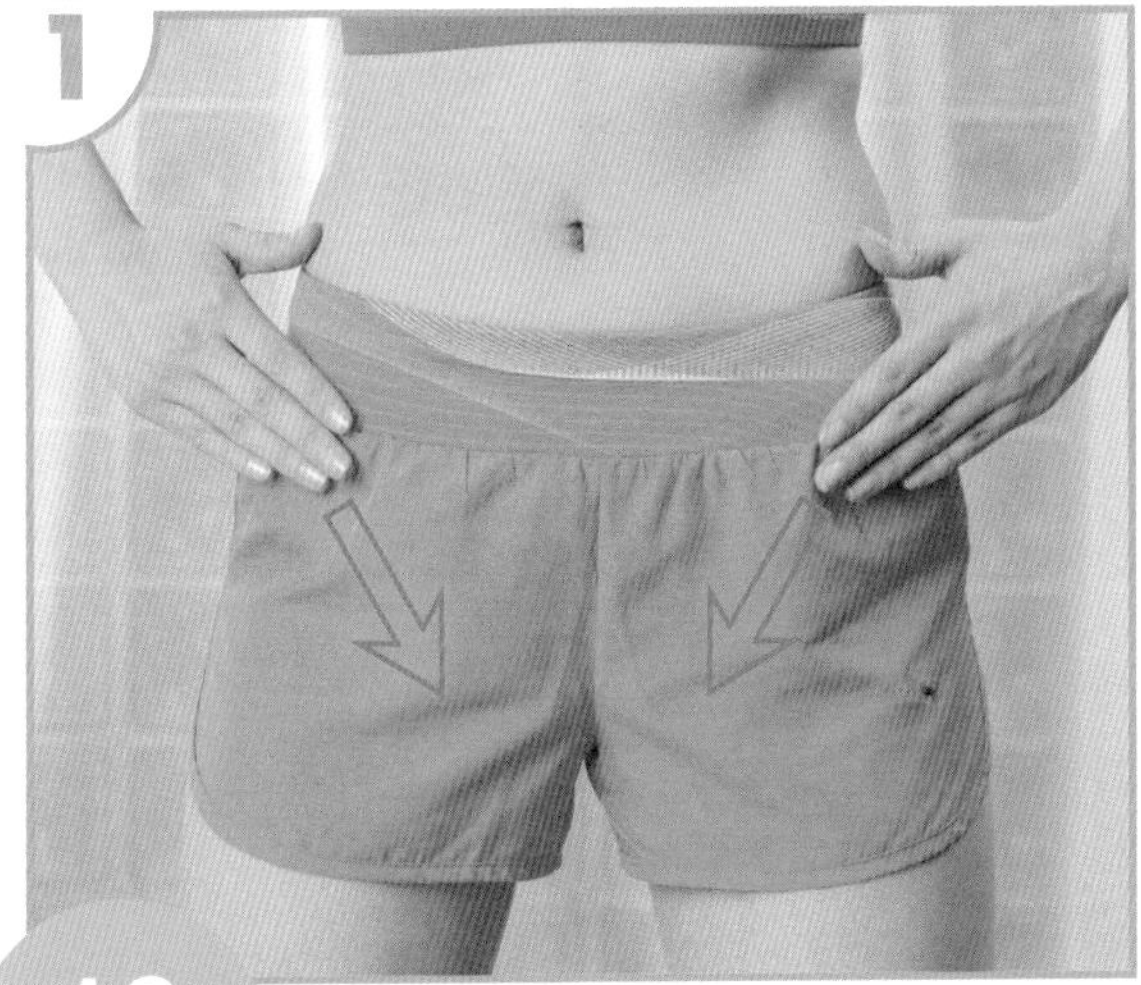

マッサージのコツ

体内の不要な物質は尿などになって、排出されます。膀胱に近いそけい部リンパの流れをよくすることは、尿のトラブルには有効。腰骨のやや下あたりから、そけい靭帯に沿い、恥骨に向けてマッサージしていこう。その際、「曲骨」のツボを通るように。

肩幅くらいに足を開いて立ち、腰骨のやや下あたりに手をおく。左右同時に、恥骨に向けてやさしい圧でマッサージしていこう。「曲骨」の周辺もマッサージを。

10 回

そけい部のリンパ

そけい靭帯の股関節近くに「そけいリンパ節」がある。周辺をマッサージすることで免疫力を上げ、膀胱炎などの排尿障害の予防ができる。

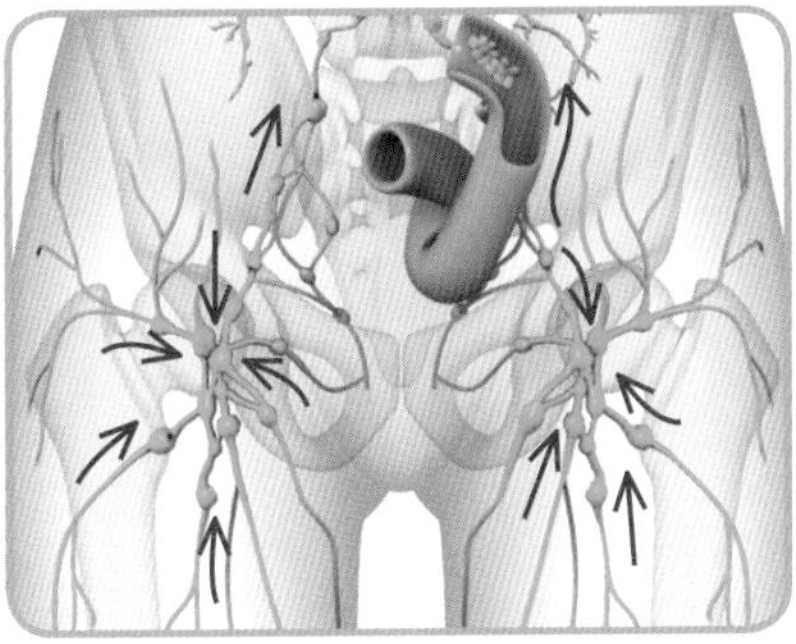

てしまうのです。膀胱炎になった場合は医師の診察が必要ですが、膀胱炎の予防や頻尿には、「そけい部のリンパマッサージ」が効果的です。

また、これら排尿のトラブルには、膀胱の近くにあるツボ曲《きょっ》骨《こつ》がよく効きます。泌尿器系や生殖器系のトラブル全般に作用するので、排尿に不安をもつ人は、ツボ押しとマッサージを習慣にするとよいでしょう。

リンパのツボ話

下着の調整は正しく

少しでもスマートに見せたいのは全女性の願い。でも、下着の選び方にはご注意を。バストアップのためにろっ骨のあたりを締めすぎると、内臓が下がり膀胱を圧迫する。また、下腹ポッコリの原因は、ブラの締めつけ過ぎかもしれない。

痔

肛門の血行不良から起こる痔の悩みに。

ツボ

百《ひゃく》会《え》

ツボ名「百会」の「百」は、たくさんの効果があることを示す。頭頂部の中央にあり、めまい、立ちくらみ、頭痛、寝違えなどにも効く。

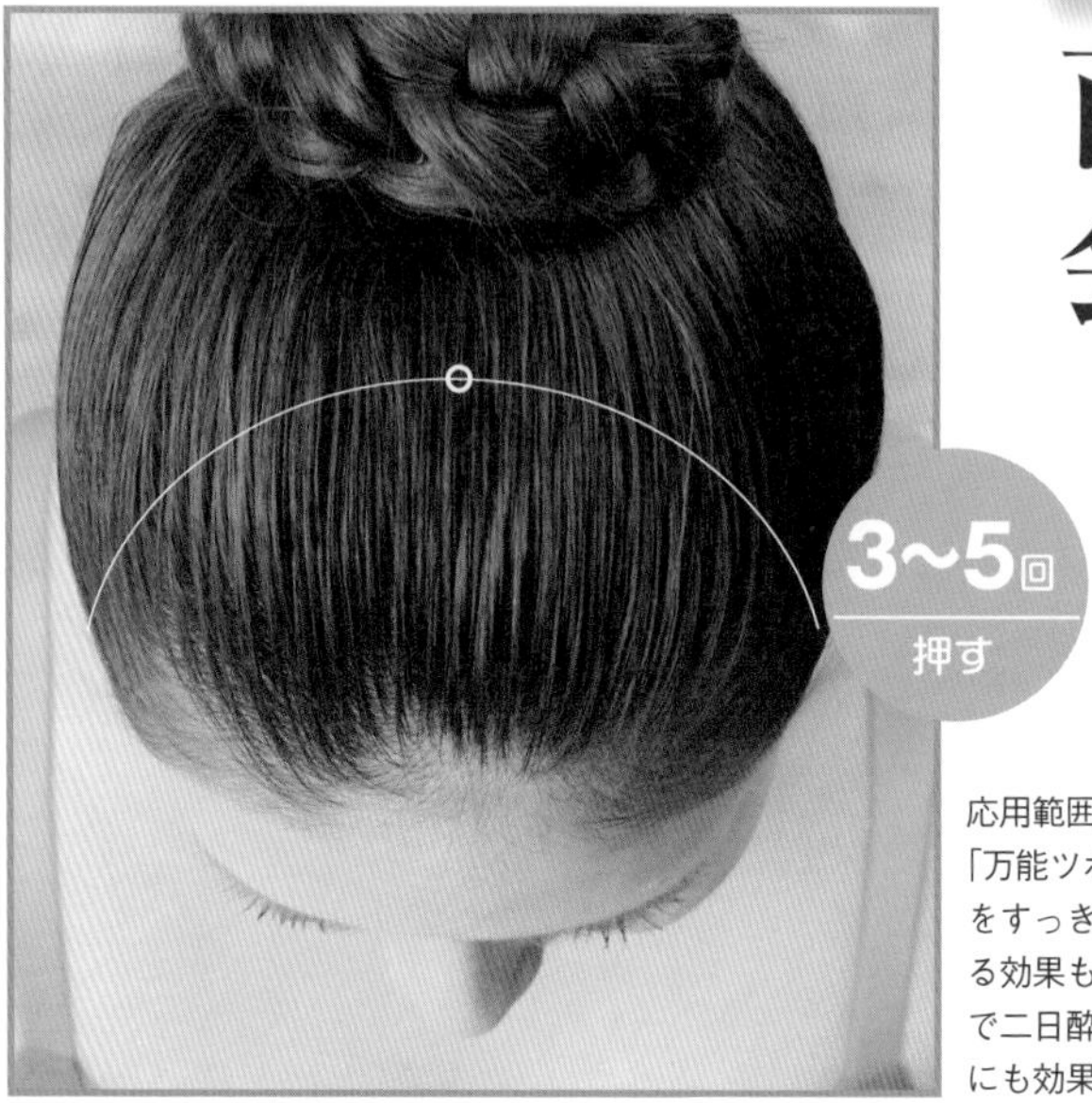

応用範囲が広い「万能ツボ」。頭をすっきりさせる効果もあるので二日酔いの時にも効果的。

ツボの見つけ方

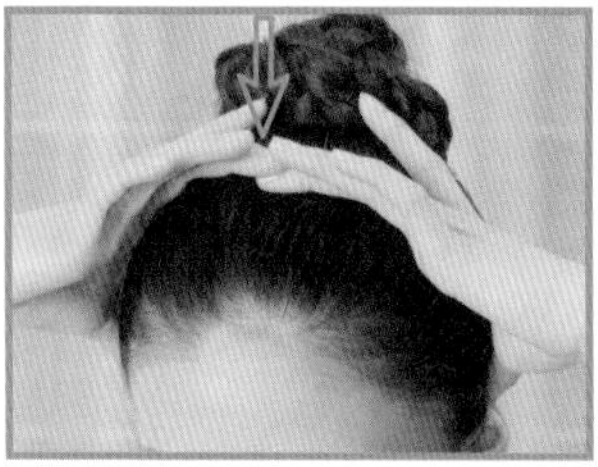

左右の耳の上端を結んだ線の真ん中にあるツボ。眉の間の線上。

ツボ押しのコツ

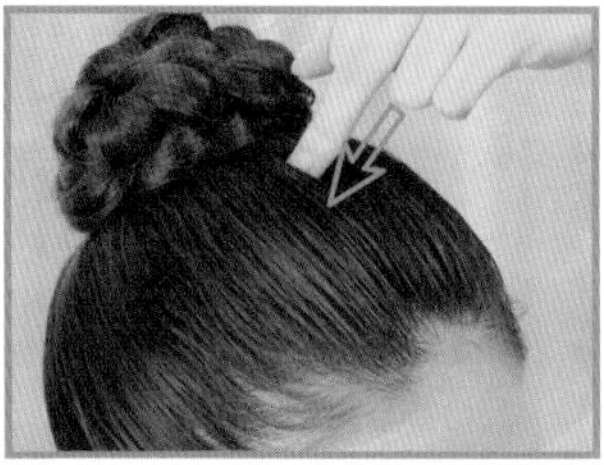

中指を立ててツボに当て、真下にゆっくりと押していく感じで。

痔のトラブルには自律神経に働きかける

二足歩行の動物である人間特有の病気「痔」は、便秘や排便時の力みすぎ、あるいは、長時間同じ姿勢でいることなどによって、肛門周辺の血行が悪くなることから起こります。

症状がひどい場合は外科治療が必要ですが、ツボ押しも効果的。特に百会《ひゃくえ》のツボが効果があります。でも、肛門のトラブルに、なぜ頭のツボが効くのでしょう。それは、排便や排尿は

アロマのヒント

［マッサージオイル］
ティートリー 4滴
キャリアオイル 20ml

成分のテルピネオール-4が、殺菌と自律神経調整の両面の作用をもつ。

リンパマッサージ

頭部のマッサージ

1

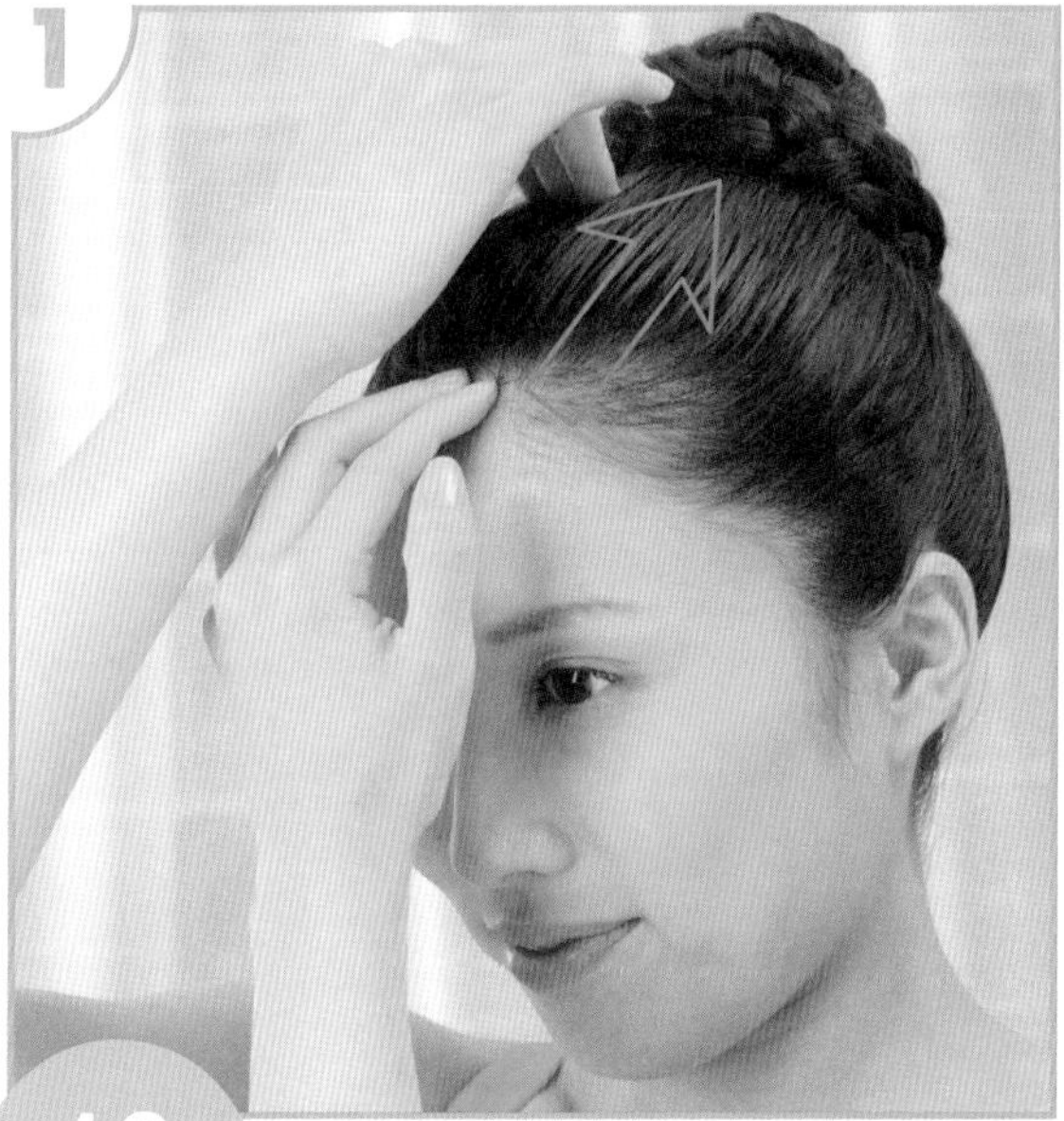

10 回

マッサージのコツ

自律神経に働きかける頭のツボ「上星《じょうせい》」「百会」「四神聡《ししんそう》」を通過するように、マッサージしよう。リンパと血液の流れがよくなると、頭がすっきりとし、混乱していた脳から肛門への指示もうまくいくようになる。

頭の中心にまっすぐ向かうようにマッサージしよう。３本指の指先をおでこに置き、まず「上星」を通り、頭頂部にあるツボ「百会」や周辺にあるツボ「四神聡」を意識しながら、かき上げるようにマッサージする。

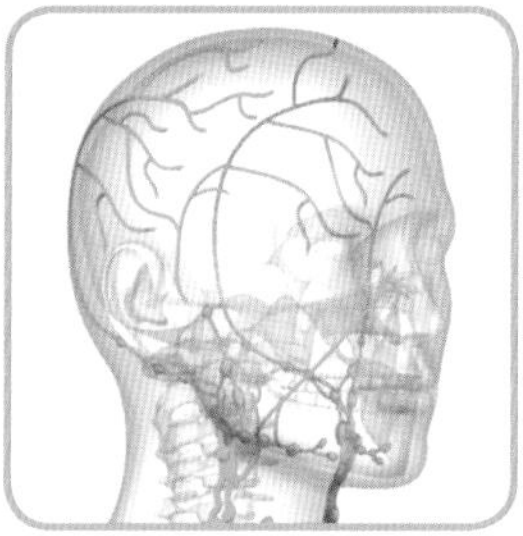

頭のリンパ

耳から頭頂部にかけて、毛細リンパ管がたくさんある。

自律神経によって自動運転されているから。私たち人間は、脳から肛門の筋肉に指令を送って排便をコントロールしているのです。

頭のツボ「上星《じょうせい》」「百会」「四神聡《ししんそう》」を通過するように、「頭のリンパマッサージ」をするのも効果的。頭の血液とリンパの流れをよくし、脳からの指令がすっきり通るようにしてくれます。

リンパのツボ話

夏目漱石も痔だった

あの偉人たちが、実は痔に悩まされていたと聞くと、彼らも同じ人間だったのだと親近感を覚える。文豪・夏目漱石が痔だったのは有名で、手術も受けている。ヒポクラテスが痔だった記録もある。古代ギリシャ時代から、人間は痔に悩まされていたのだ。

めまい

頭がぼうっとする、ふわっとする、そんな「めまい」の症状に。

ツボ

頭の竅《きょう》陰《いん》

ツボ名「竅陰」は、耳の後ろにある穴という意味。頭と目の痛みに効果があり、耳のトラブルやこむら返りなどにも効く。

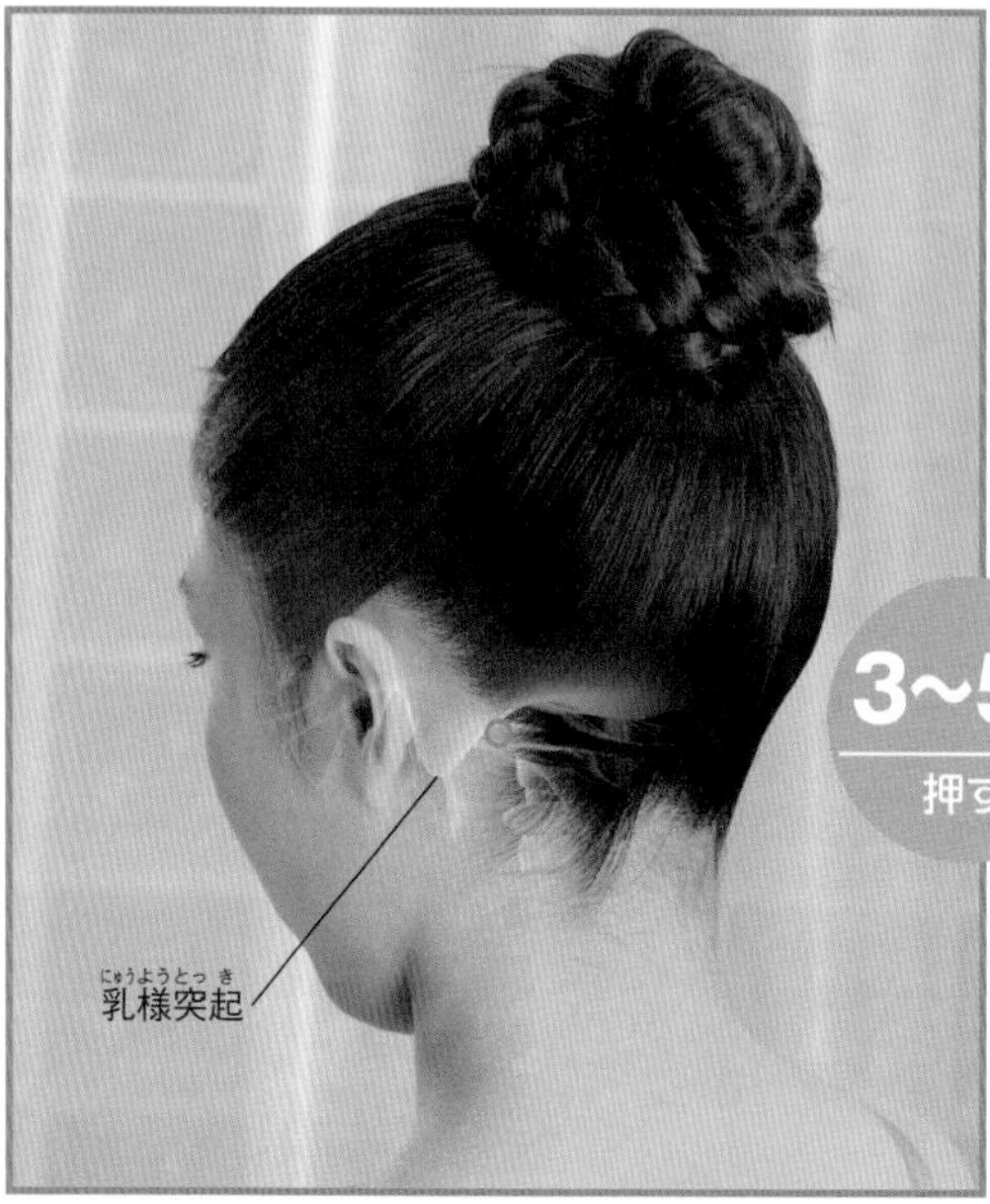

3〜5回 押す

三半規管によい刺激を与え、平衡感覚を調整していく。耳が聞こえにくい時にも効果がある。

ツボの見つけ方

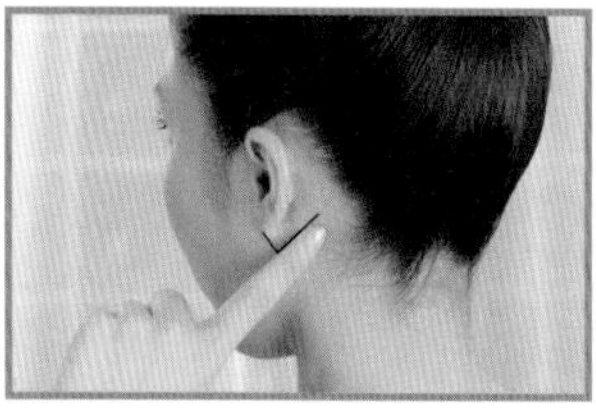

耳の後ろにある出っ張った骨、乳様突起の先端から、後ろ上方にあるくぼみ。

ツボ押しのコツ

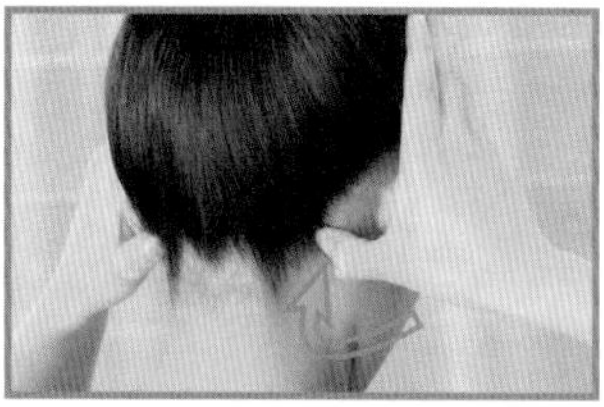

両手で頭をつかむようにして、親指をツボに当てる。後ろから前に、骨に指をひっかけるようにして押してみよう。左右同時に。

平衡感覚を調整し、正常に戻す

耳の奥にある三半規管の中にはリンパ液が入っています。体が傾くと中のリンパ液が傾くことで、脳が傾きを知覚する仕組み。「めまい」がし、頭がぐるぐるしている時は、この平衡感覚を調整する三半規管がうまく機能していないのです。

めまいの症状には、耳の後ろにあるツボ、**頭の竅陰《きょういん》**を押すと、症状がやわらぎます。耳が聞こえにくい時にも効果があります。

また、耳の後ろはリンパ節があるエリア。「頭の竅陰」から、あごの下のリンパに向けたリンパマッサージを併用すれば、さらに効果は高まります。

耳鳴り

病気ではないのにキーンとした「耳鳴り」が続くなど、耳の不調時に。

ツボ 耳門《じもん》

「耳門」は、文字どおり、耳の門戸という意味。耳のトラブル全般に効果があるほか、顔面の神経まひ、歯の痛みにも効く。

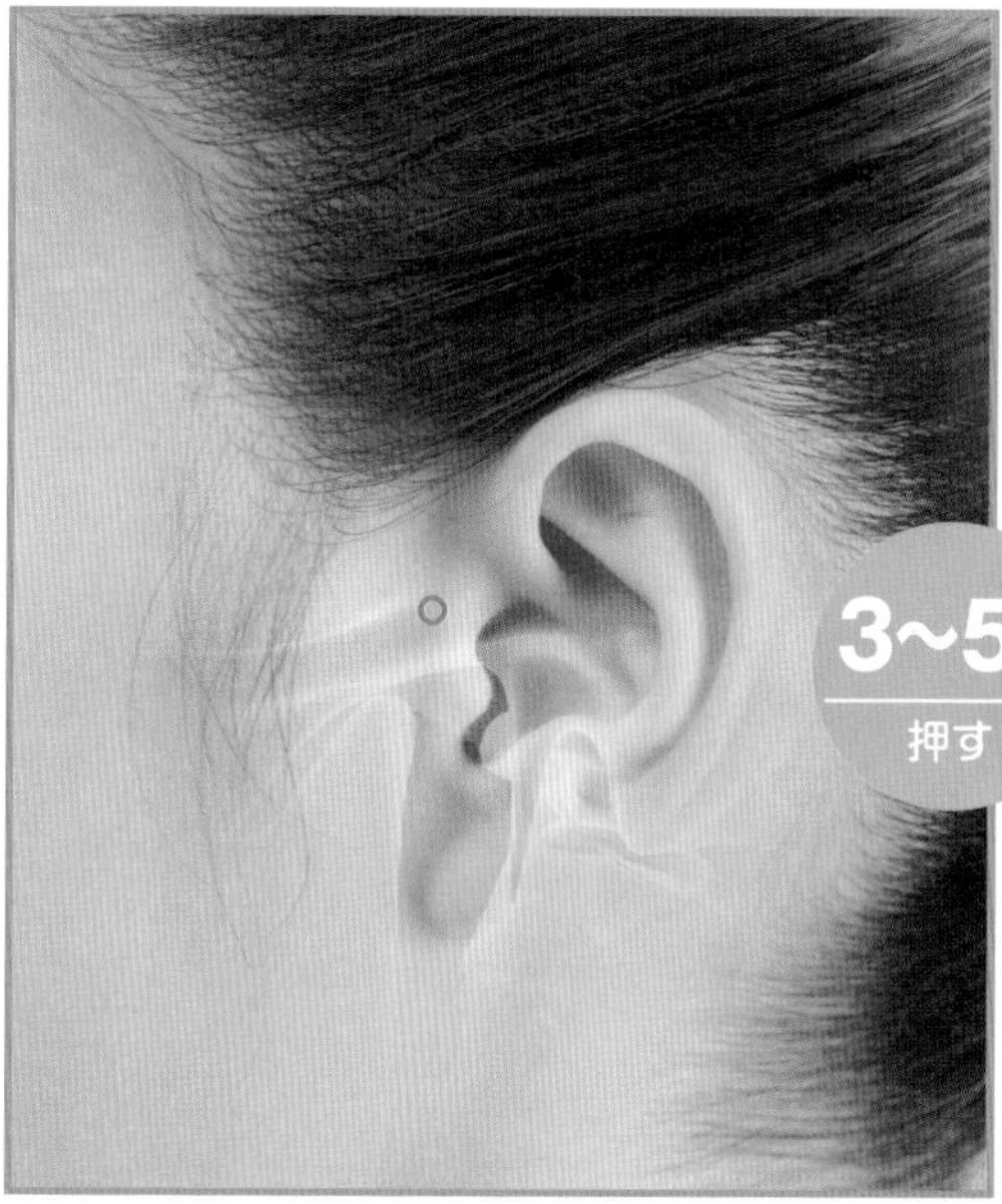

耳の血液循環をよくし、耳の中にある器官を正常にする。耳鳴りには最適のツボ。

ツボの見つけ方

耳の穴の前にある出っ張った軟骨の、やや上にあるくぼみ。

ツボ押しのコツ

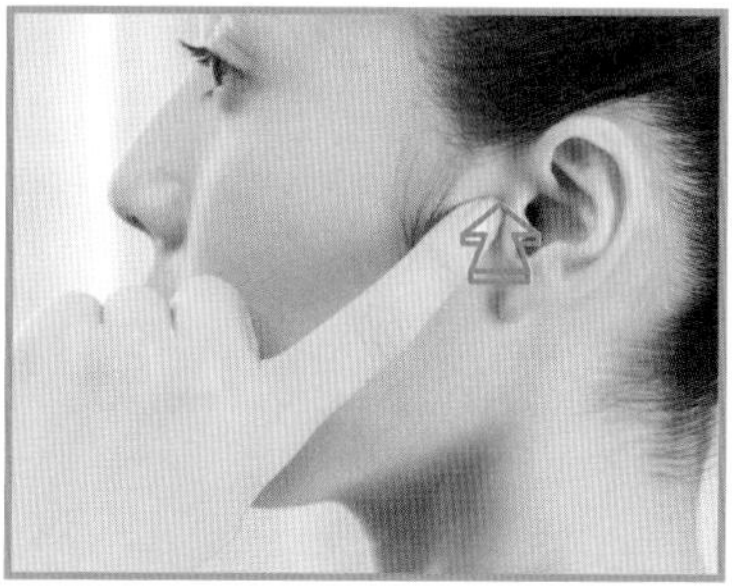

人差し指の腹をツボに当て、皮膚に対して垂直に押しながら突き上げる感じで。

耳の血液循環を良くし耳のトラブルに効果

不快な音が続く「耳鳴り」。中耳炎や内耳炎などの耳の病気や、血圧や気圧の異常、疲れやストレスによって引き起こされるなど、原因は人によってさまざまなので、その対処法も一概にはいえません。まずは耳鼻科の専門医による診断を受けてみましょう。

病気でないのに耳鳴りがする場合は、ストレスや疲労による精神的なものが原因となることが多いとされます。そのような時は、耳の穴の前にあるツボ耳《じ》門《もん》を押してみましょう。耳の血液循環を良好にし、中耳や内耳などにある器官の働きを正常にします。

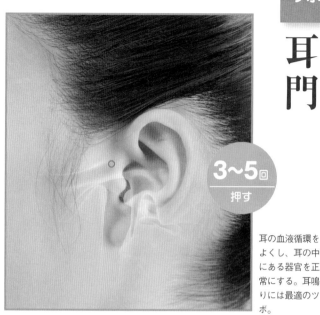

鼻づまり・花粉症

鼻づまり、花粉症、鼻血など、鼻の不調時に。

ツボ

迎香《げいこう》

ツボ名の「迎香」は、香りを迎え入れるという意味。鼻づまりや、においをかぎ取れない、鼻血など、鼻のトラブルに効く。

5秒間 押す

ツボ押しのコツ

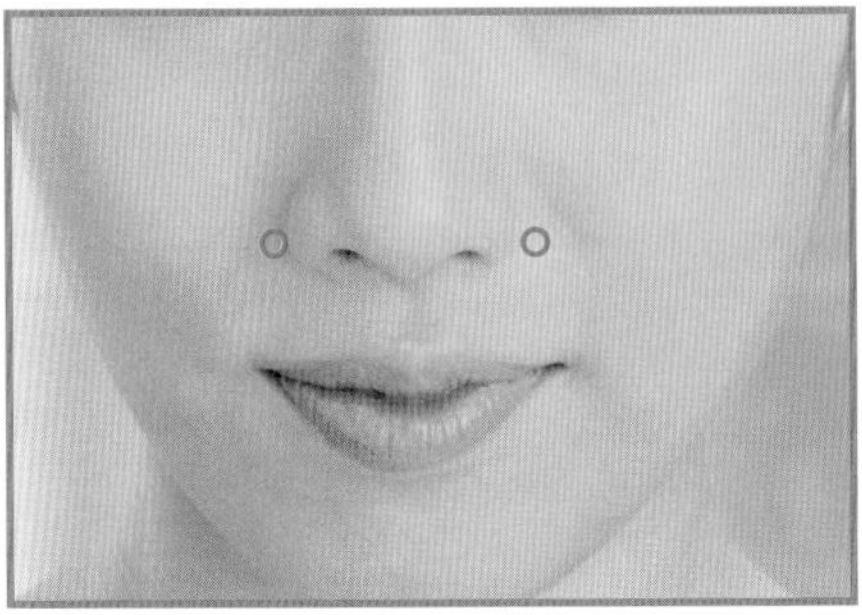

人差し指の腹をツボに当て鼻の中心に向かって押す。左右同時に。

ツボの見つけ方 小鼻が出っ張ったところの付け根にあるくぼみ。

リンパマッサージ

鼻のリンパを流す

「迎香」と「鼻通」を通り、目頭近くまでをマッサージしよう。鼻筋のラインを通すように。

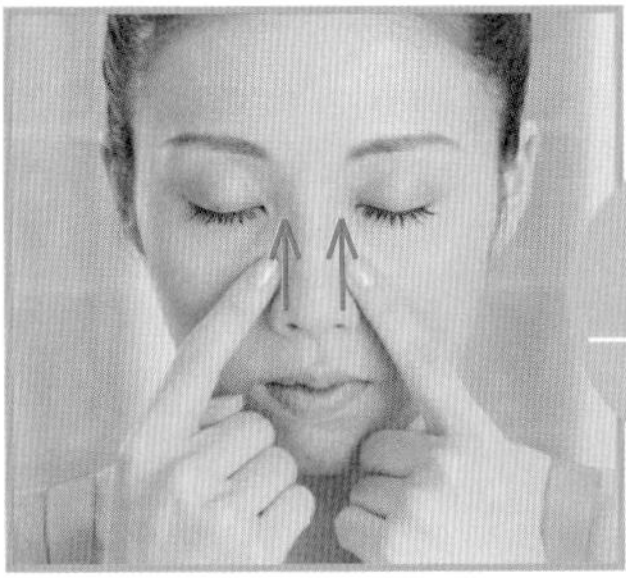

1 分

マッサージのコツ

鼻をこするくらいの圧で。ツボのところは少し強めにしよう。

不快な鼻のつまりを、すっきり通す特効ツボ

カゼをひいて匂いが分からなくなると、不安でイライラするもの。そのくらい嗅覚は、五感のなかで最も人間の本能と結びついている感覚器といえます。

鼻づまり、鼻水、花粉症といった鼻の不調には、鼻周辺の血行をよくするツボ、小鼻の両脇にある迎香《げいこう》を指圧しましょう。

血行をよくするには、リンパマッサージも効果的です。「迎香」のやや上に「鼻通」というツボがあります。下にある「迎香」から、上にある「鼻通」に向かってマッサージしましょう。このラインに温めたタオルを当てても鼻がすっきりします。

アレルギー

「アトピー」や「ぜんそく」など、アレルギー症状の改善に。

ツボ 大《だい》椎《つい》

「大椎」は、大いなる椎骨という意味で、頸椎の７番目にあたる骨を指します。アレルギー体質の人によく効くツボです。

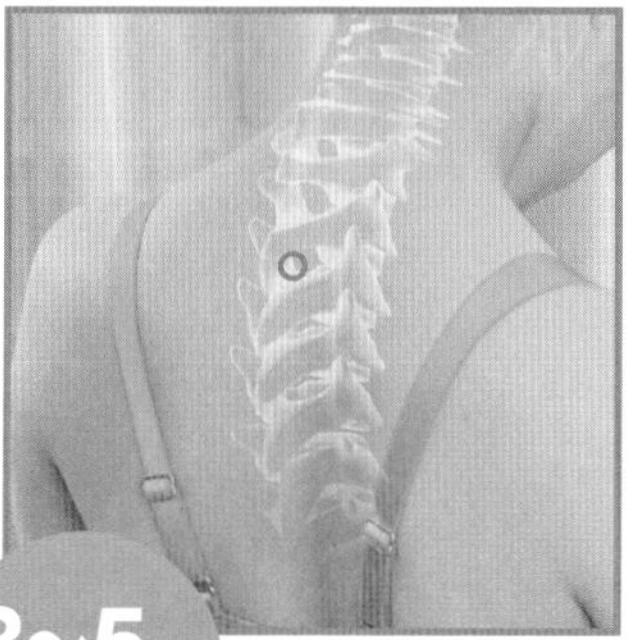

3〜5回 押す

ツボの見つけ方

うつむいた時、首の付け根に現れる骨の出っ張りの下にあるくぼみ。

ツボ押しのコツ

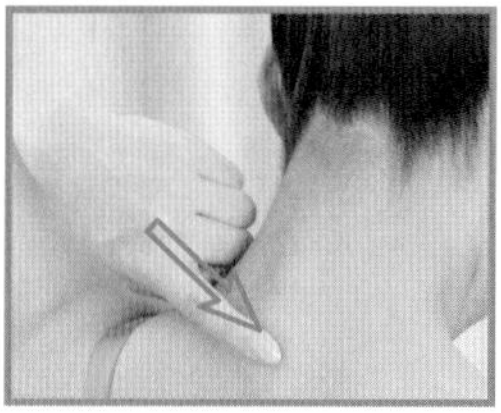

手を背中に回して中指をツボに当て、体の中心に向かって押す。

リンパマッサージ 背骨をこする

背中のラインを流すようにマッサージしよう。「大椎」を中心に軽くこする程度のマッサージでも効果的。

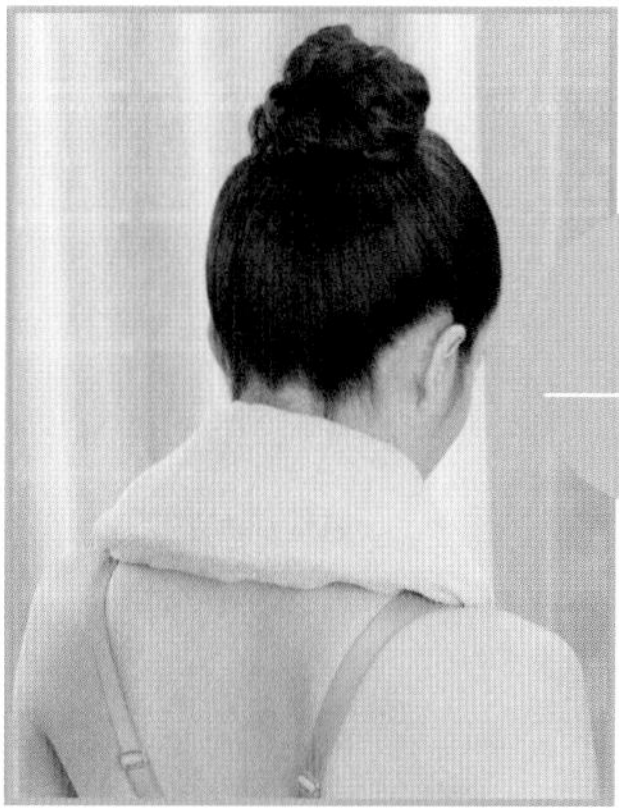

5分

マッサージのコツ

熱いタオルやドライヤーであたためたり、シャワーを30秒ほどかけるだけでも効果が得られる。

体の免疫機能を高め、アレルギーの出にくい体に

ぜんそくや皮膚のかゆみなど、「アレルギー」を緩和させるには、体の免疫機能を高めることが必要です。自律神経に働きかけるツボとリンパをケアし、アレルギーの出にくい体にしていきましょう。

頸椎にある**大椎《だいつい》**は、自律神経をつかさどるツボの総本山。多くの症状に効く「万能ツボ」で、皮膚を正常な状態に戻そうとする効果があります。

相手の調子が悪い時に、私たちが自然にしている「背中をさする」行為は、自律神経を整える、理にかなった行為です。「背中のリンパマッサージ」などのケアをしてみましょう。

二日酔い

頭痛、吐き気、食欲不振、脱力感など、「二日酔い」の症状に。

ツボ

太衝《たいしょう》

ツボ名の「太衝」は、動脈の拍動のあるところという意味。精神のトラブルに効く足のツボで、生殖器や泌尿器、めまい、視力の低下などにも効く。

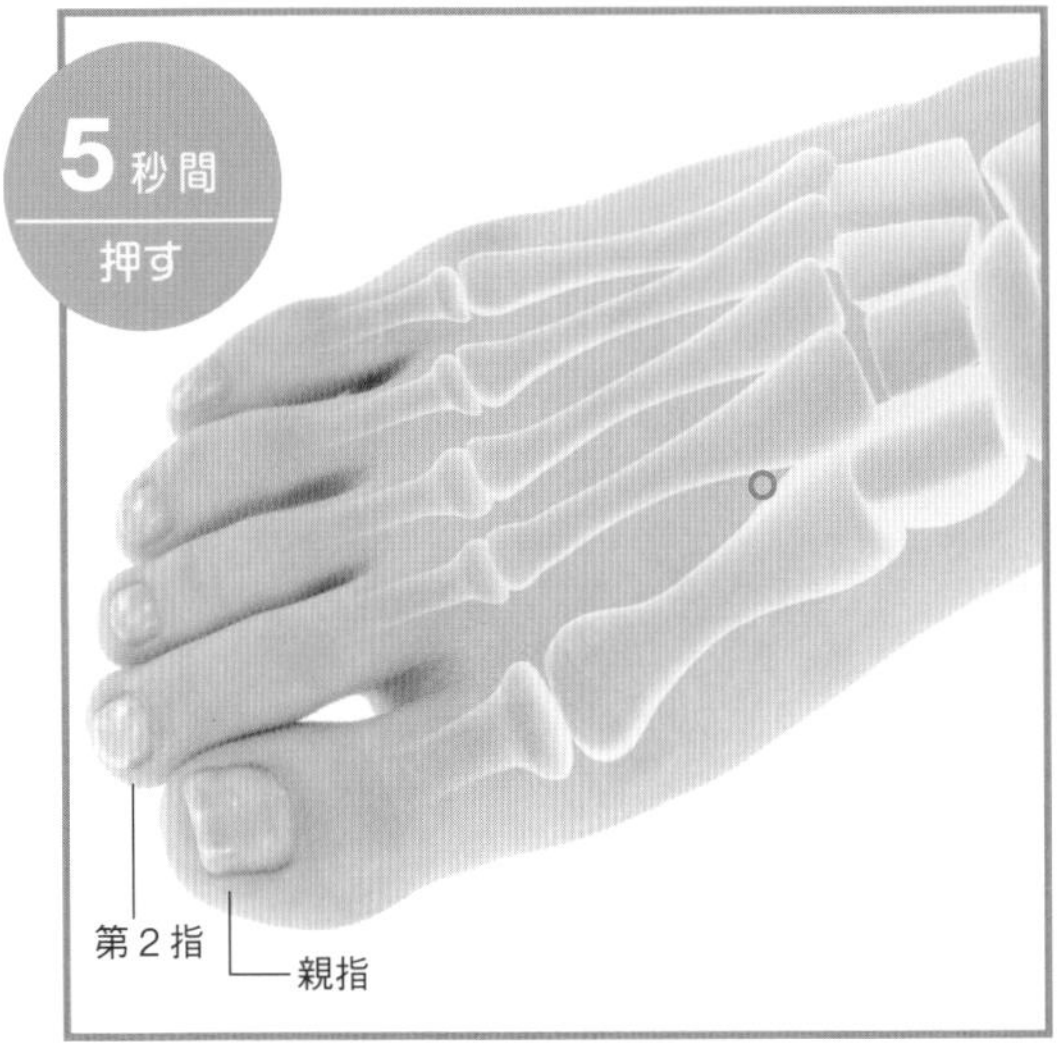

肝機能を高め、体内に残った毒素を分解する。押した時の痛みの度合いで症状の具合がわかる。

ツボの見つけ方

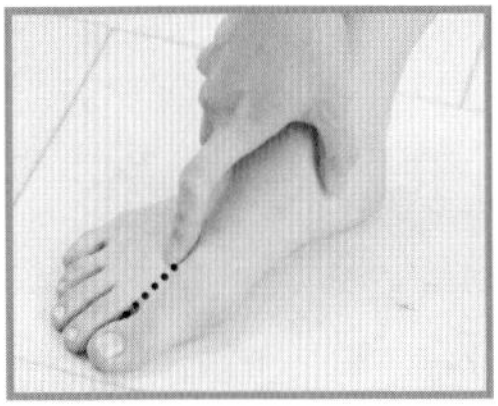

足首に向かって、親指と第２指の間をたどっていくと、２本の骨が接するＶ字のくぼみ。

ツボ押しのコツ

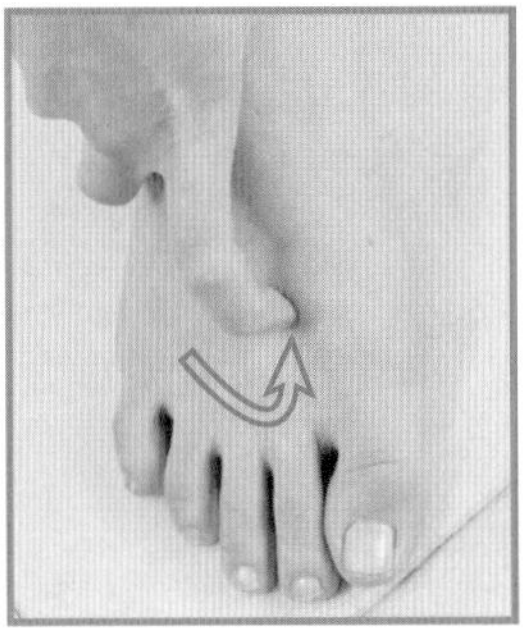

足の甲をつかむようにして人差し指をツボに当て、骨のキワを足首の方向に押す。指の第二関節を曲げて、手前に引くような感じで。左右同時に。

肝機能を高め 二日酔いに大きな効果

お酒を飲み過ぎた翌日の頭痛や頭の重さ、吐き気、脱力感など、いわゆる「二日酔い」の症状をやわらげてくれるツボが太衝《たいしょう》です。肝機能を高める効果もあります。

二日酔いの予防のためにも、「太衝」を指圧しておくのもよいでしょう。

二日酔いのほか、自律神経を一時的に失調して起こる「乗り物酔い」にも有効。二日酔いに効くツボとしてはほかに、頭のツボの「百会《ひゃくえ》」、首のツボの「天柱《てんちゅう》」「風池《ふうち》」があります。

しかし、二日酔いにもっとも効くのは、お酒を飲み過ぎないこと。気をつけましょう。

動悸・息ぎれ

ストレスや更年期障害から起こる「動悸」や「息ぎれ」、「情緒不安」などに。

ツボ 郄《げき》門《もん》

ツボ名「郄門」は、骨や筋肉のすきまにある、エネルギーの源を意味する。腕のしびれや痛みなどをやわらげ、循環器系のトラブルにも効果を発揮する。

3~5回 押す

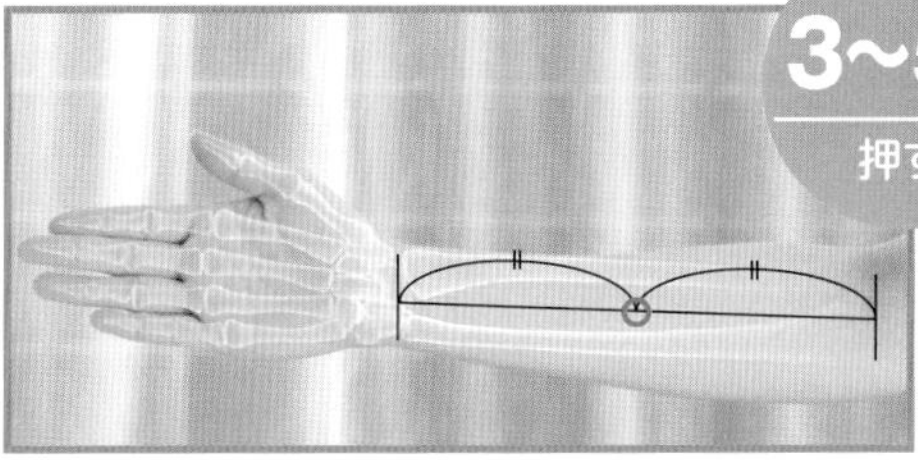

ツボの見つけ方

腕の内側で、手首の横ジワとひじの横ジワの真ん中にある。

ツボ押しのコツ

腕を横からつかむようにして親指の腹をツボに当て、腕の中心に向かって押す。左右同時に。

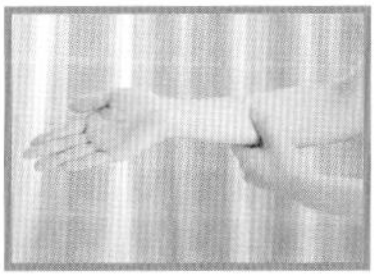

ツボ 中《ちゅう》脘《かん》

「中脘」とは、胃袋の中心という意味。自律神経を整え、胃腸の機能を正常にする働きがある。脂肪の燃焼を高める効果もある。

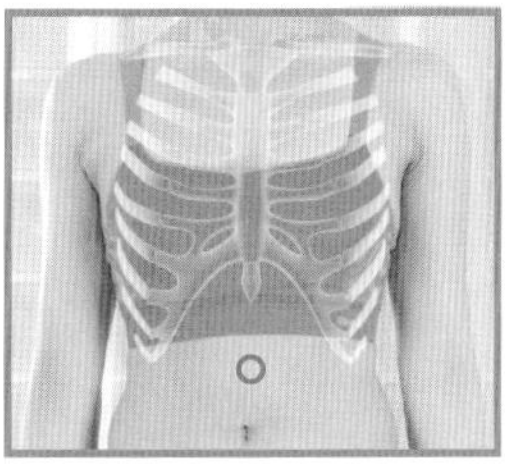

ツボの見つけ方

おへその中央上に小指を当て、真上に指幅4本分上がったところにある。

3~5回 押す

ツボ押しのコツ

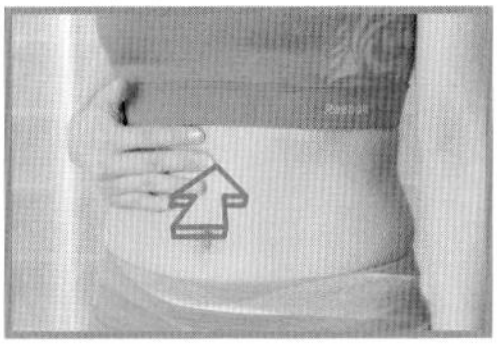

中指の腹をツボに当て、体の中心に向かってやさしく押す。

自律神経を安定させ、ストレスを受けにくい体に

激しい運動や、不安を感じた時に動悸や息切れが激しくなるのはごく普通の生理反応です。しかし、軽い運動でこのような症状が出る場合は、心臓や循環器系の医師の診察を受ける必要があるのですが、ストレスや更年期障害による動悸には、自律神経に働きかけるツボ押しが効果を発揮します。

郄門《げきもん》は、気分を落ち着かせてくれる、心に効くツボ。精神を安定させてくれるとともに、循環器系のトラブルにも効果を発揮します。

また、太陽神経叢の集まる中《ちゅう》脘《かん》も、自律神経を整え、体調を落ち着かせます。

かゆみ

かぶれ、しっしん、じんましん、皮膚そう痒《よう》症などのかゆみに。

皮膚の不快感を鎮め、正常な状態に戻すツボ

かぶれ、しっしん、じんましんなど、皮膚の疾患によるかゆみのほか、血行不良からくる肌あれや肌の乾燥でもかゆみは起こります。また、皮膚の疾患がないのにかゆみを感じる場合を皮膚そう痒《よう》症といいます。

かゆみをすぐに止めることはできませんが、かゆみを感じる皮膚の状態をツボ押しでやわらげることはできます。代表的なツボが、肩先にある肩髃《けんぐう》です。ゆっくりと押していくことで、皮膚の状態を鎮めていきます。かゆみに効くツボとしては、ほかに、「曲池《きょくち》」「合谷《ごうこく》」「足《あし》の三《さん》里《り》」などがあります。

ツボ

肩《けん》髃《ぐう》

「肩髃《けんぐう》」は、肩先にツボがあることを意味する。五十肩など、肩関節のトラブルによいツボ。

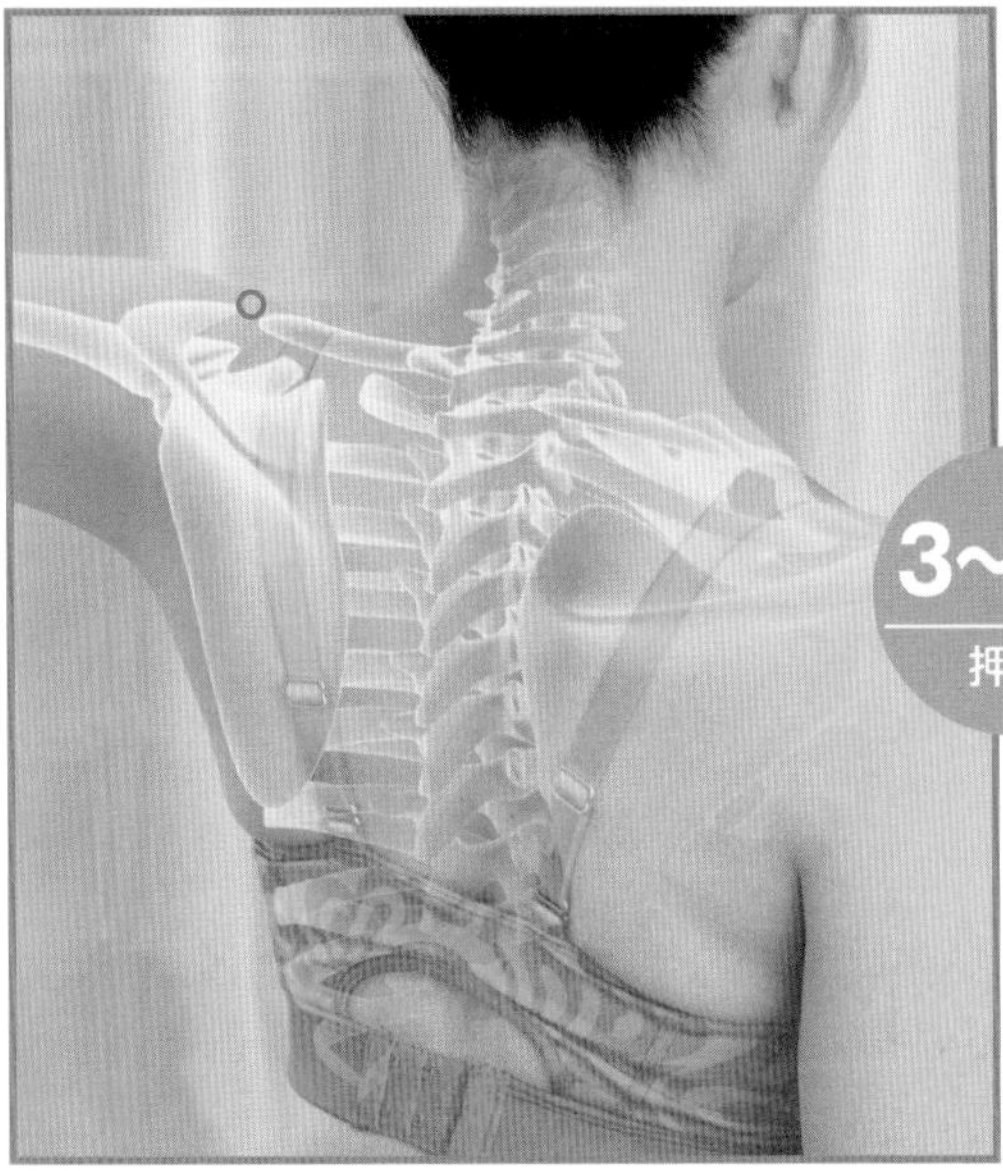

3~5回
押す

皮膚の状態を鎮めてくれるほか、四十肩や五十肩、肩こり、リウマチ、痛風などにも効果がある。

ツボの見つけ方

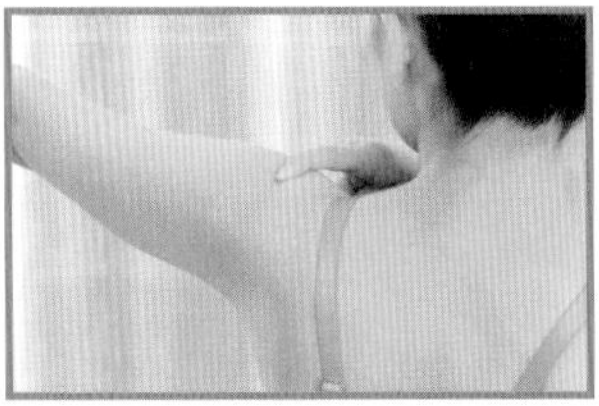

上腕を水平にした時に出る２つのくぼみのうち、前側にあるくぼみ。

ツボ押しのコツ

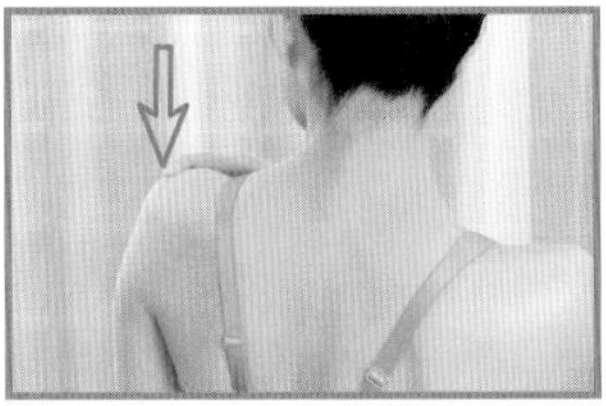

人差し指の腹をツボに当て、皮膚に対して垂直に、じんわりと押していく。左右交互に。

いびき

自己コントロールができない、睡眠中の「いびき」の悩みに。

ツボ 上星《じょうせい》

鼻の通りをよくし、呼吸をラクにするツボ。
ちくのう症によく効く。

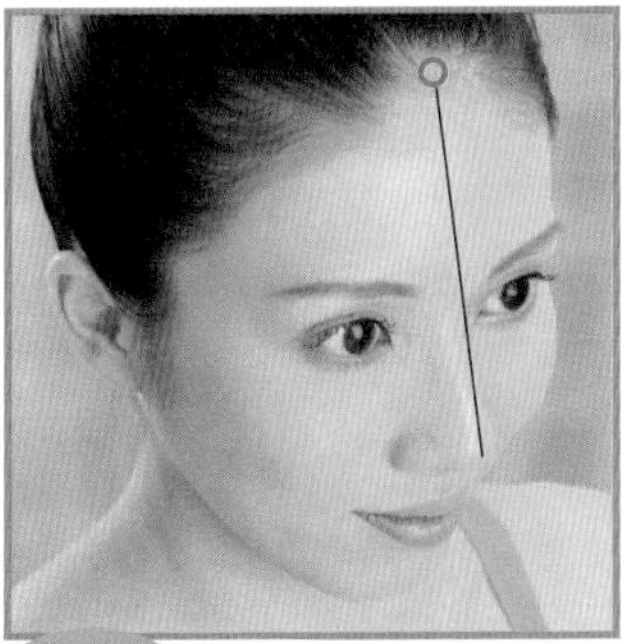

ツボの見つけ方
額の生え際から、指幅1本分上にあるツボ。顔の中心線上に位置する。

3～5回
押す

ツボ押しのコツ

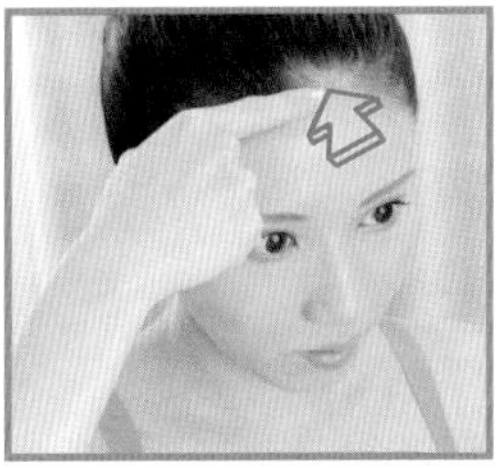

人差し指の腹をツボに当て、頭の中心に向かって押す感じで。

リンパマッサージ 首のまわりをマッサージ

10
回

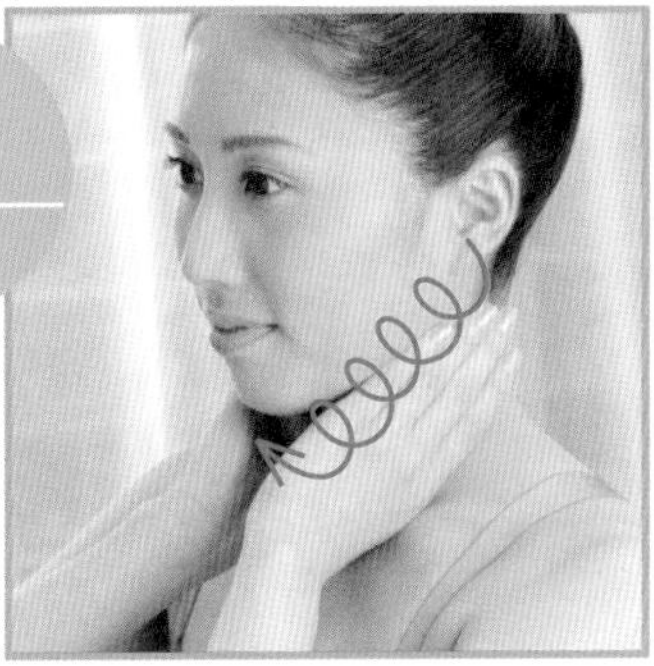

マッサージのコツ
耳の下からあごのあたりに向けて、小さな円をらせん状にくるくる描きながらマッサージしよう。両手で円を描きながら、後ろから前へ動かす。

鼻の通りをよくし、あごの機能を高めよう

自分でコントロールできないだけに気になるのが、いびき。睡眠中は、舌やのどの筋肉がゆるんで、舌がのどに落ち込み、気道が狭くなるので、いびきという雑音を出してしまいます。のどや鼻に不調から発生することも多いので、ツボでのどと鼻の機能を高めてあげましょう。

頭頂部の前部分にある上星《じょうせい》は、鼻腔部の血行をよくし、すっきりさせるツボです。

また、のどの筋肉が弱っていることも、原因のひとつ。「あご下のリンパ」をマッサージし、気道の通りをよくしてあげましょう。

手当をするということ

お腹が痛いときは、お腹をさすったり、具合が悪い人が近くにいると、自然に背中をさすってあげたりしています。病気やけがに対し、処置することを「手当」といいますが、「手を当てる」、つまり人の手が「触れる」こと自体に、癒しの効果があるのです。

私のサロンでは、カウンセリング、ツボ、リンパマッサージの３つを融合させています。それは、「人の手」による施術で、心と体を同時にケアしたいと考えたからです。

そこでは、“手”が重要な役割を果たします。五感（触覚、視覚、嗅覚、味覚、聴覚）を刺激することは、人の本能を刺激すること。なかでも触覚は、皮膚の表面に存在する感覚器なので、刺激や癒しを与えやすいのです。

この本で紹介しているリンパマッサージとツボ押しは、すべて「自分の手」で行なえるもの。特に皮膚のすぐ下にあるリンパに刺激を与えるリンパマッサージは、癒しの効果も得られる、最強のタッチングケアなのです。

高価なマッサージ機や美容器具は必要ありません。リラックスできる環境と“手”だけあれば、あなたは自分で最高のセルフケアをすることができるのです。

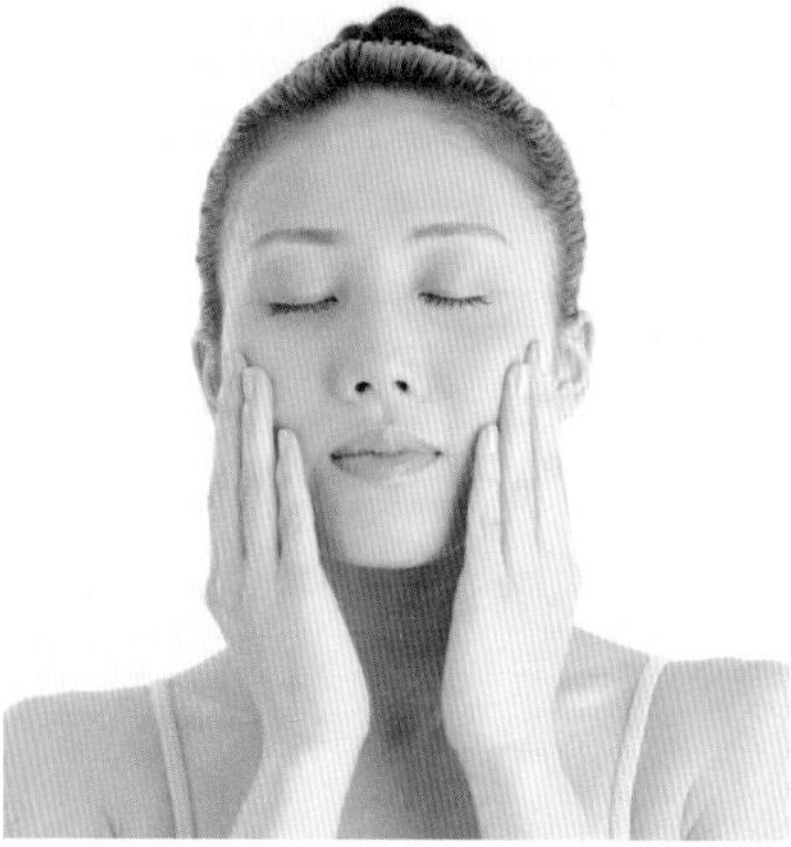

chapter **4**

痛みをやわらげる

突然の痛みや慢性的な痛みには、
ツボ押しが効果を発揮します。
私たちの体にはたくさんのツボがありますが、
効果が大きく、押しやすく見つけやすいツボを
症例別に集めました。

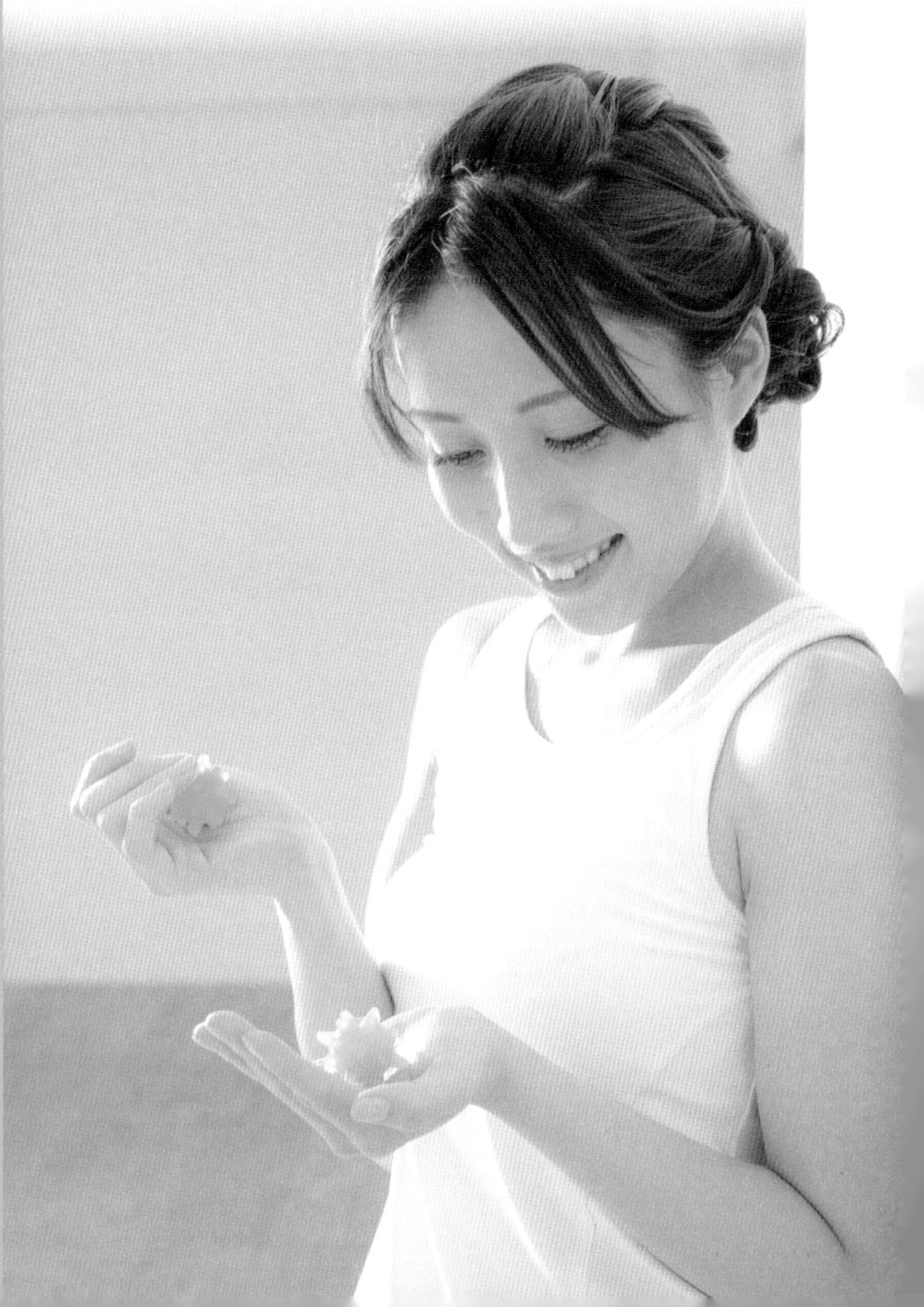

頭痛

「緊張性頭痛」など、締めつけられるような頭の痛みに効く特効ツボ。

ツボ 天《てん》柱《ちゅう》

「天」は鎖骨から上を示し、「柱」は大切な部分を支えるという意味。頭部の疾患のほか、めまい、頭痛、目の疲れにも効く。

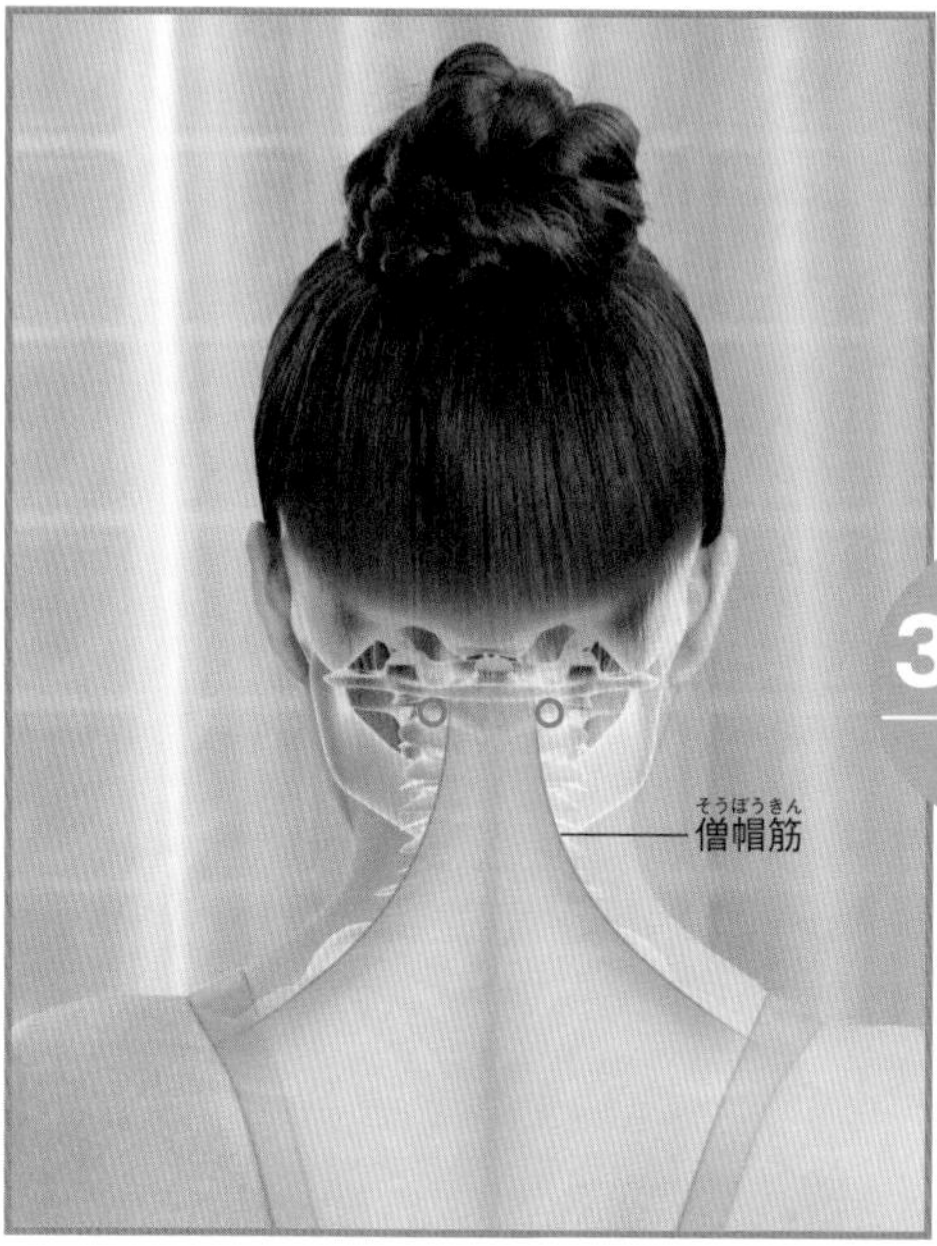

3~5回 押す

肩こりなどの筋肉のこわばりからくる緊張性頭痛に効くツボ。締めつける痛みを緩和する。

ツボの見つけ方

後頭部の髪の生え際で、首の中心にある僧帽筋のすぐ外側。

ツボ押しのコツ

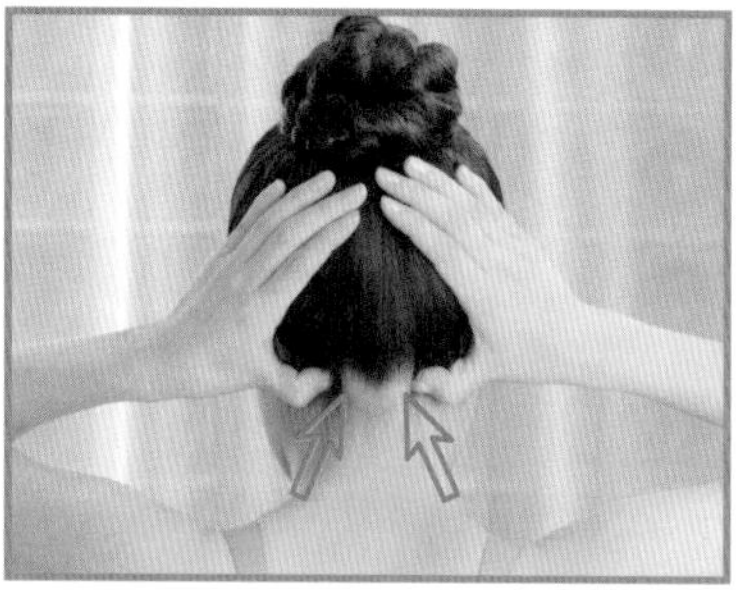

後ろから両手で頭を包み込み、親指で頭の中心に向かって押し上げる。左右同時に。

頭の痛みは、すべて脳からのSOS

突然、痛みが走ったり、鈍い痛みが続くなど、不快な頭痛。頭痛のなかでもっとも多いのが、頭・首・肩のこり、筋肉のこわばりから起こる「緊張性頭痛」。脳内の血管が拡張し、頭の片側がズキズキ痛む「偏頭痛」もつらいものです。

また、理性や感情を使いすぎると神経が高ぶり、神経伝達物質・セロトニンの大量放出で血管が広がり、それが知覚神経に

アロマのヒント

［ツボ押し］

ペパーミント1滴

鎮痛効果のあるメントンと麻酔効果のあるメントールが最強の頭痛薬。原液のまま「天柱」に1滴ずつ塗る。

ツボ

内《ない》関《かん》

ツボ名「内」は内側、「関」は、体内のエネルギーが出入りする場所を意味する。自律神経を安定させて、脳の緊張を取り去る。

3〜5回 押す

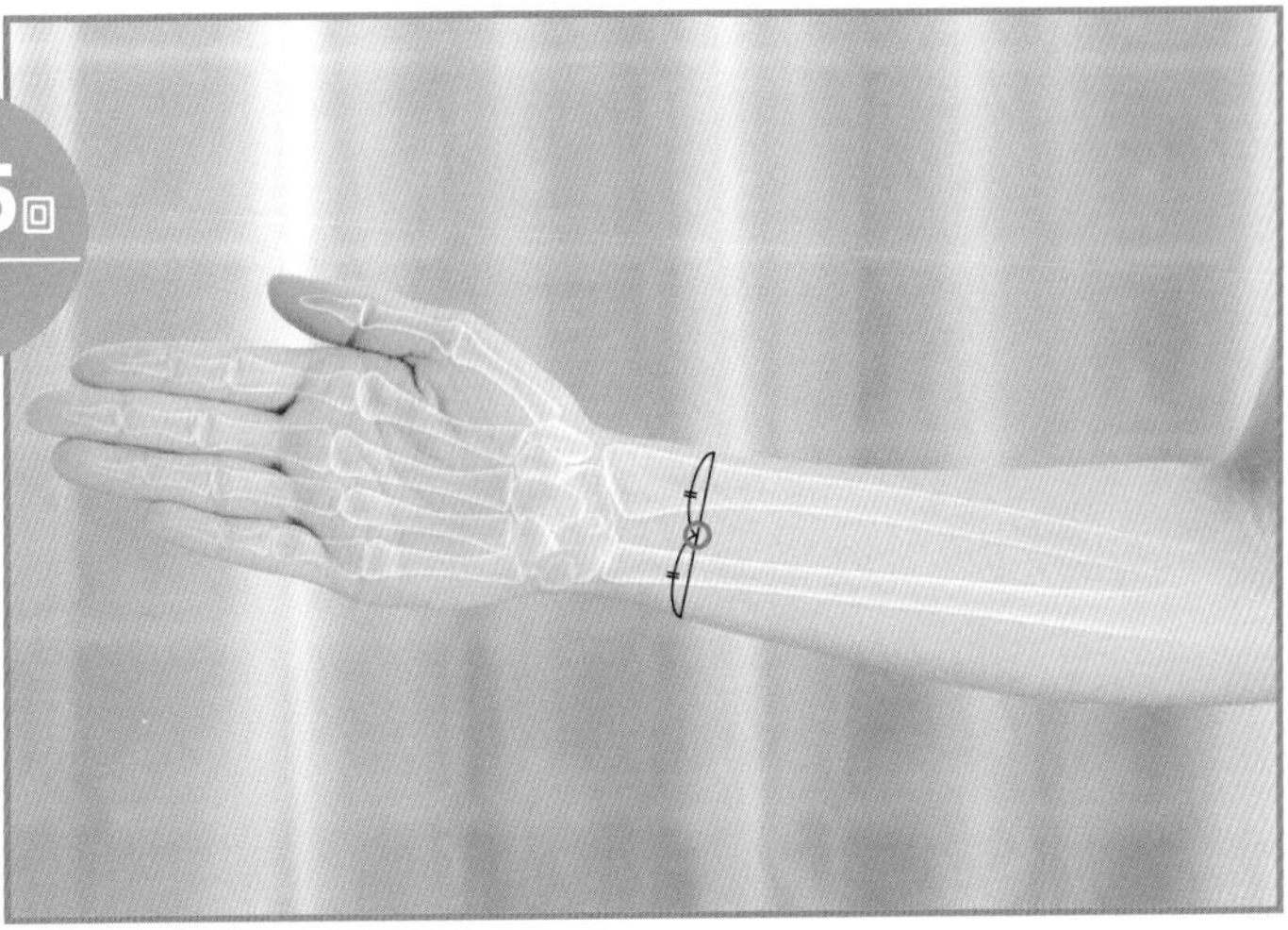

ストレスや精神的な疲れからくる頭痛によく効くツボ。仕事中でも簡単に行なえる。

ツボの見つけ方

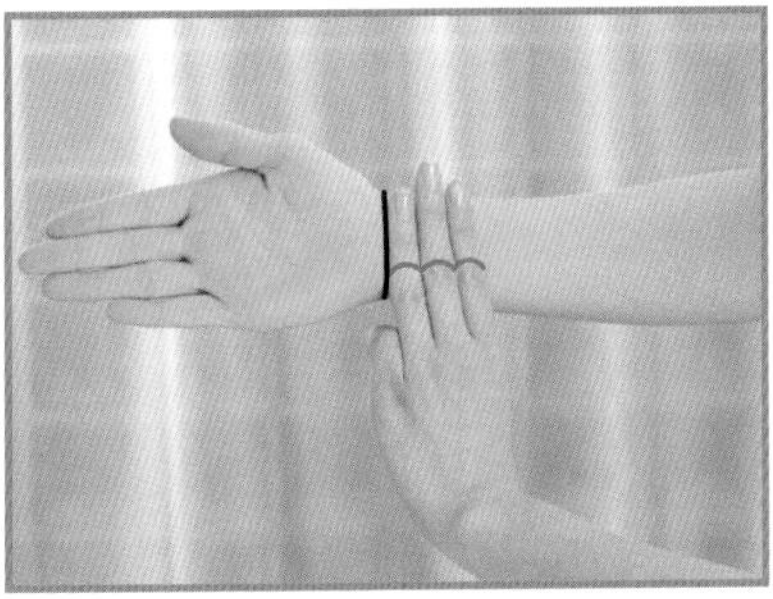

手首の内側の横ジワの中心に薬指を当て、ひじに向けて指幅３本分を置いたあたり。

ツボ押しのコツ

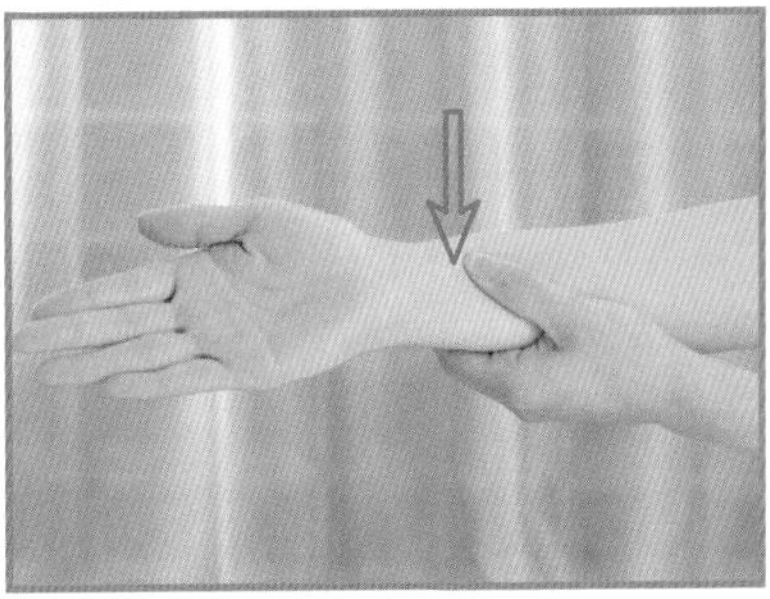

ツボに親指の腹を当て、皮膚に対して垂直に押す。

触れて痛みが発生することも。

頭の痛みは、すべて脳からのSOSのサイン。風邪や首、肩のコリ、ストレスなど、原因はさまざまですが、頭痛薬を飲むほど悪化させる前に、ツボ押しで痛みを解消しましょう。

首の後ろにある天柱《てんちゅう》は、緊張性頭痛の特効ツボ。また、ストレスなどが原因の頭痛には、腕にある内関《ないかん》がよく効きます。

リンパのツボ話

危険な頭痛ってあるの？

危険な頭痛とは、脳内出血やクモ膜下出血、あるいは脳梗塞などのような、生命の危険に直接関わる頭痛のこと。ある日、何かでドーンと殴られたような激しい痛みを感じたら、放っておかずに、すぐに病院に行って検査を受けよう。

腰痛

重い物を持った後や、運動した後の、軽度の「腰痛」に。

ツボ

腎《じん》兪《ゆ》

「腎」は腎臓を、「兪」は穴、いわゆるツボを意味する。腰のトラブルのほか、むくみや倦怠感など、腎機能や生殖器のトラブルにも効く。

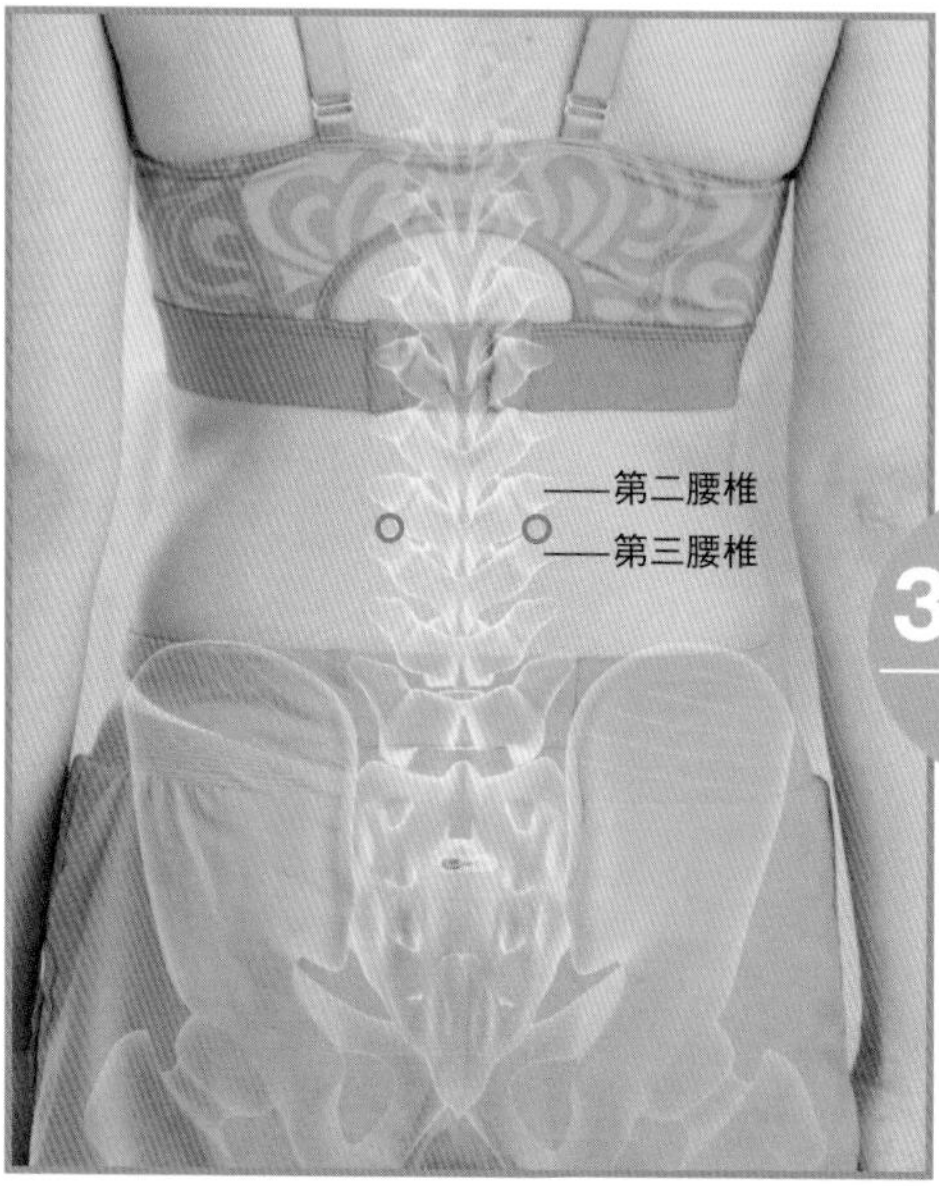

3~5回
押す

腰痛などの他にも、生理機能の調整にも効果があり、婦人科系疾患にも有効。

ツボの見つけ方

ウエストのいちばん細いところにある背骨（第二腰椎と第三腰椎の間）の中心から、左右に指幅２本分離れたところ。

ツボ押しのコツ

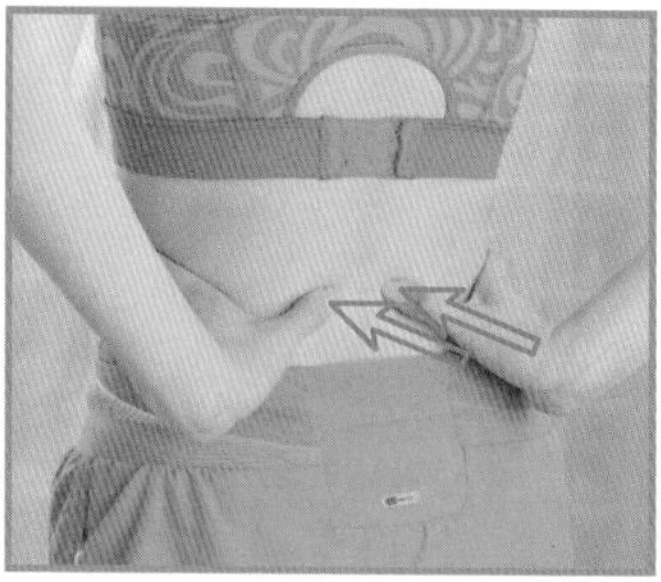

指の腹をツボに当て、体の中心に向かって押す。左右同時に。

腰の痛みには、おなかと腰のツボ押しを

重苦しく感じたり、突然ズキンと痛みが走るなどの腰痛。筋肉の疲れ、加齢による生理痛、姿勢の悪さなどが原因ですが、意外に知られていないのが、腹筋と背筋のバランスの悪さ。体を支える二つの重要な筋肉のうち、どちらかが弱いと片方に負担がかかってしまうのです。

これらの痛みには、腰にダイレクトに効くツボを押してみましょう。

アロマのヒント

［マッサージオイル］
ユーカリ・レモン 12滴
キャリアオイル 20ml

成分のシトロネラールが、鎮痛や炎症をやわらげる。血行改善と腰痛にはコレ。

ツボ

大腸兪《だいちょうゆ》

「大腸」に効く「兪＝ツボ」という意味。おなかのトラブルのほか、腰痛・痔・背中のこりにも効く。

3〜5回
押す

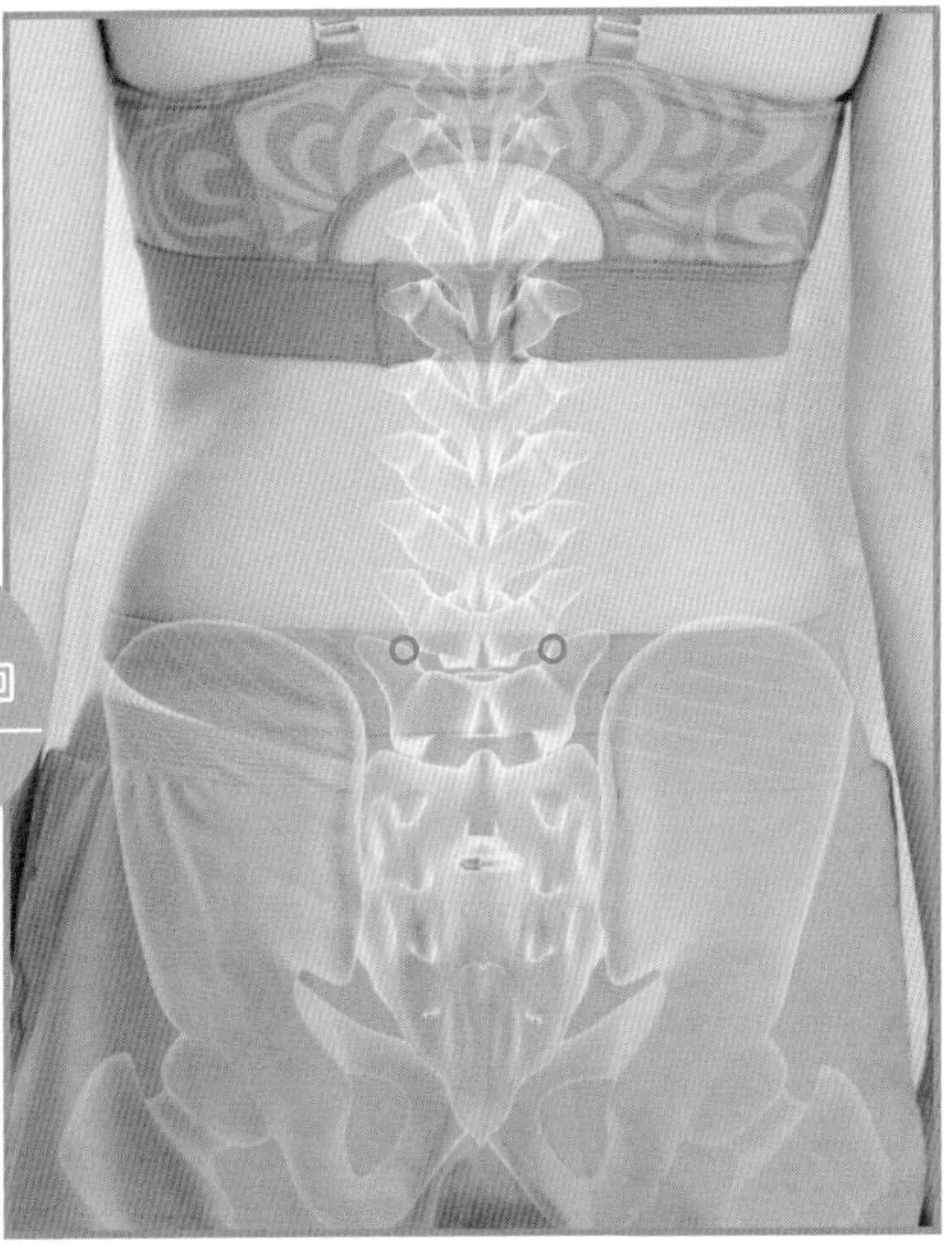

腰痛はもちろん、腸の働きを促進し、便秘や下痢など腸の不調にも効く特効ツボ。

ツボの見つけ方

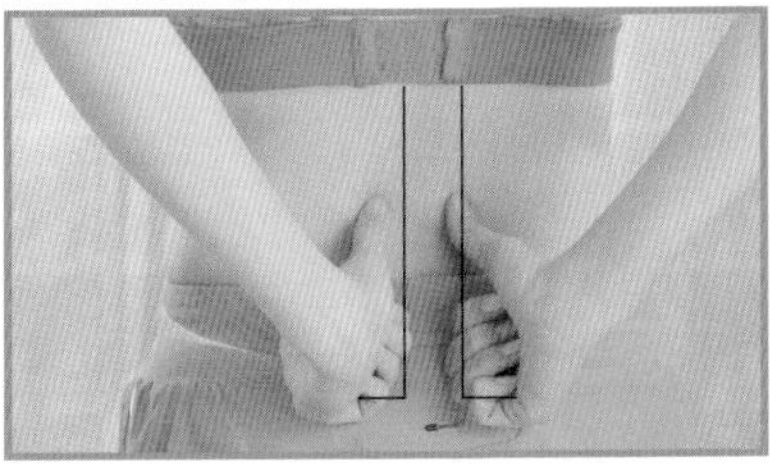

背骨をたどり、骨盤のラインとぶつかったところの左右のキワにある。

ツボ押しのコツ

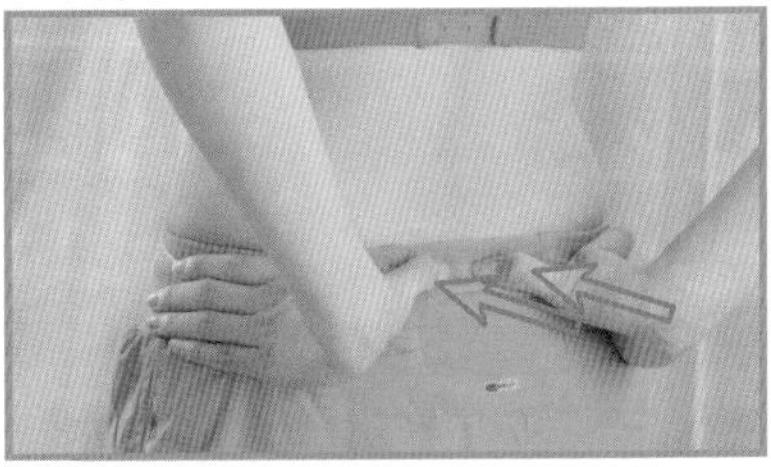

ツボに親指の腹を当て、体の中心に向かって押す。左右同様に。

ウエストライン上にある腎兪《じんゆ》は、腰のトラブルに効くツボ。そこからお尻に近いところにある大腸兪《だいちょうゆ》は、おなかに効くツボで、腰の血行もよくします。これらのツボを押すことで、おなかと腰のバランスを取っていきましょう。

腰の疲れを放っておくと、ぎっくり腰になりやすくなります。軽度のうちにきちんとケアしておきましょう。

リンパのツボ話

意外な腰痛の原因

腰痛の原因が「腹筋と背筋のバランスの悪さ」にあることは、あまり知られていない。腹筋と背筋は、1：1.4の割合でバランスを保っているのだ。腰痛にならないためにも、トレーニングをする時は、腹筋と背筋はセットでするように心がけよう。

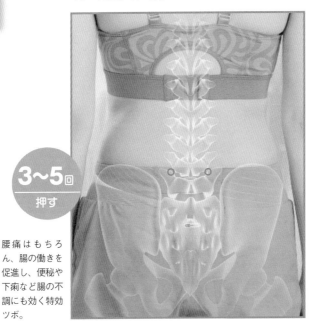

背中の痛み

背中の緊張をほぐし、血行、代謝を促進するツボ。

ツボ

兪《ゆ》穴《けつ》

病気の原因が侵入する入口で、トラブルを退けるツボ。肺兪、心兪、肝兪など、臓器それぞれに対応したツボがあり、兪穴はその総称。

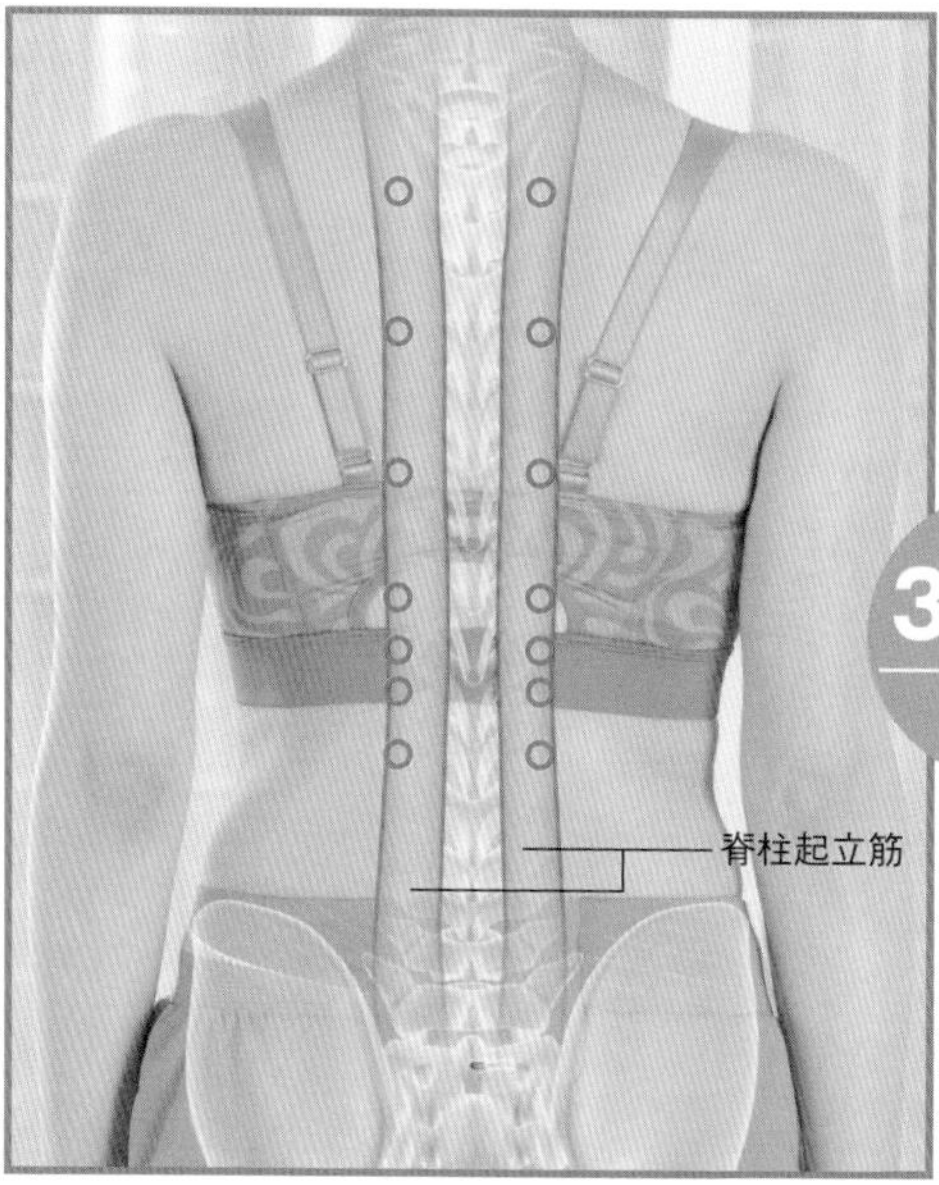

3~5回 押す

背中の筋肉の緊張やこわばりをやわらげたり、呼吸器や消化器の働きをよくする。

ツボの見つけ方

背骨に沿って走る「脊柱起立筋」という筋肉の両側に縦に並ぶ。

ツボ押しのコツ

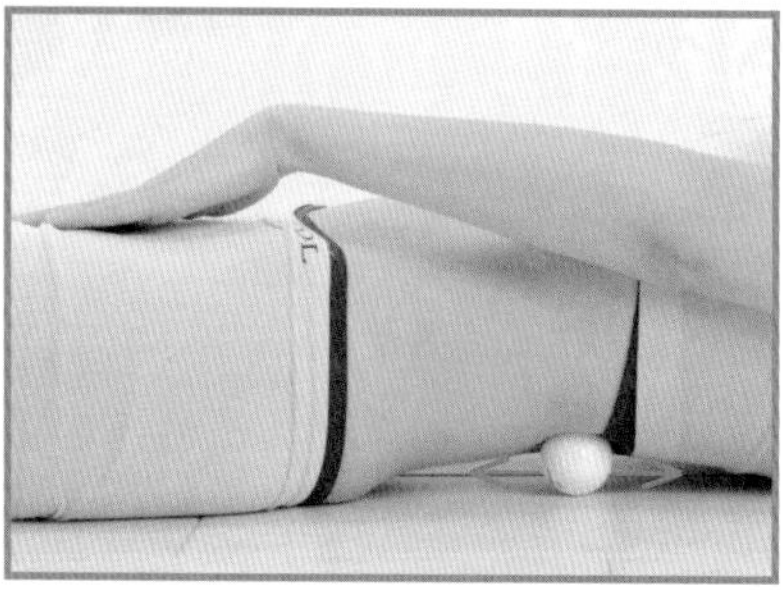

ゴルフボールを背中の下に入れ、脊柱起立筋の上下を刺激する。

ゴルフボールや器具を使ってセルフケア

肩こりや腰痛に並んで、痛めやすいのが背中。長時間同じ姿勢をしたり、不自然な姿勢、冷え、首のトラブル、ストレスなどが原因となって起こります。

慢性化しないよう、痛みが軽度なうちにこまめにケアしておきたいところですが、背中のツボは、自分の手が思うように届きません。そんなときには、ツボ押しグッズを使ったり、ツボを中心にした背中を蒸しタオルな

アロマのヒント

［マッサージオイル］

ユーカリ 8滴
キャリアオイル 20ml

成分中の1.8シネオールは、固くなった筋肉を、やわらげる作用がある。

ツボ

曲池《きょくち》

「曲」は曲がったところ、「池」は病気の元が池のようにたまる場所を示す。腕のトラブルのほか、五十肩・肩こりなどにも効く。

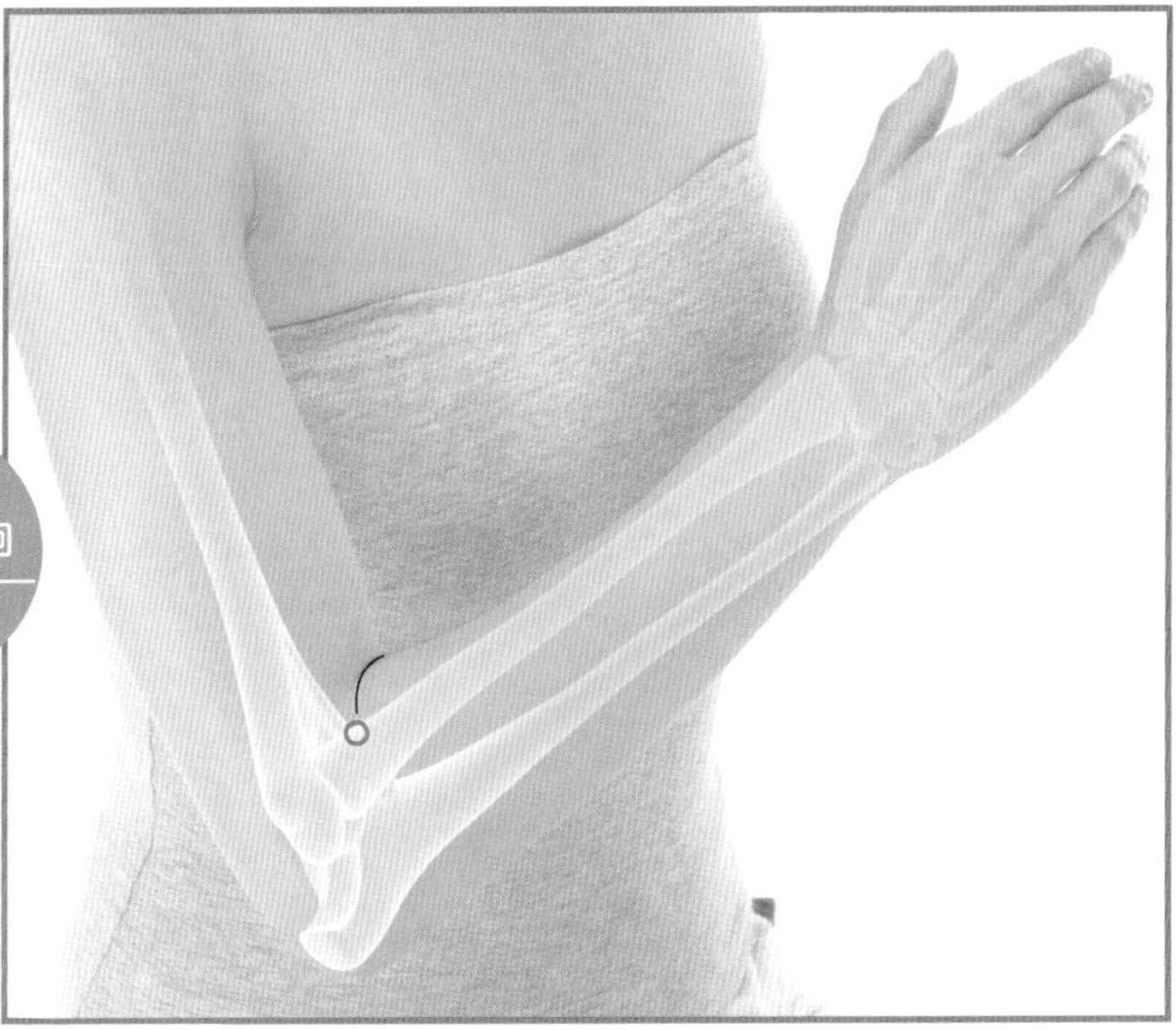

3~5回
押す

腕の血行をよくして代謝を促進させる。二の腕のシェイプにも効果がある。

ツボの見つけ方

ひじの関節のキワにあるツボ。ひじを曲げてできる横ジワ外側の端にあるくぼみ。

ツボ押しのコツ

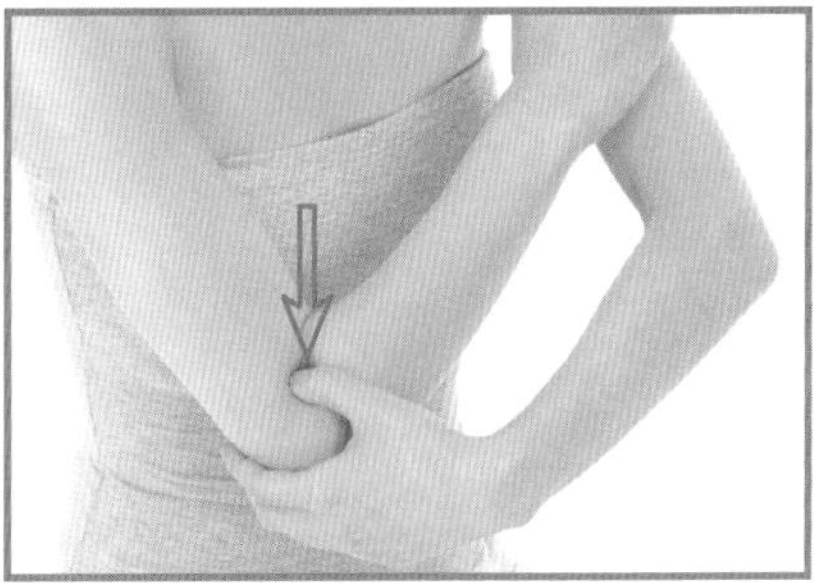

ひじを曲げ、反対側の手でひじをつかむように親指をツボに当て、骨のキワを押す。左右同様に。

どで温めるのが効果的です。

背中の痛みには、肺兪《はいゆ》、心兪《しんゆ》、隔兪《かくゆ》、肝兪《かんゆ》、胆兪《たんゆ》、脾兪《ひゆ》、胃兪《いゆ》などからなる複数のツボの総称である兪穴《ゆけつ》を、ゴルフボールなどを使ってマッサージするとよいでしょう。呼吸器や消化器の働きをよくして自然治癒力を高め、背中の痛みやこわばりをほぐします。ひじにある**曲池**《きょくち》も、肩や背中の痛みをやわらげ、心地よくしてくれます。

リンパのツボ話

朝と夜とでは身長が違う?

体は一日生活しているだけで、背骨の脊椎版が圧迫され、1センチ以上も縮んでしまうのだ。縮んだ身長は、睡眠中に元どおりに伸びるが、体は一日の間に、「縮んで伸びて」を繰り返している。少しでも高く記録したいなら、身長の測定は朝が最適なのだ。

ひざの痛み

ひざの曲げ伸ばしがつらい、正座ができないなど、ひざの痛みに。

ツボ

曲泉《きょくせん》

ひざの曲がるくぼみにあって、エネルギーが湧くツボという意味。足のトラブルに効き、リンパや血液の循環をよくする。

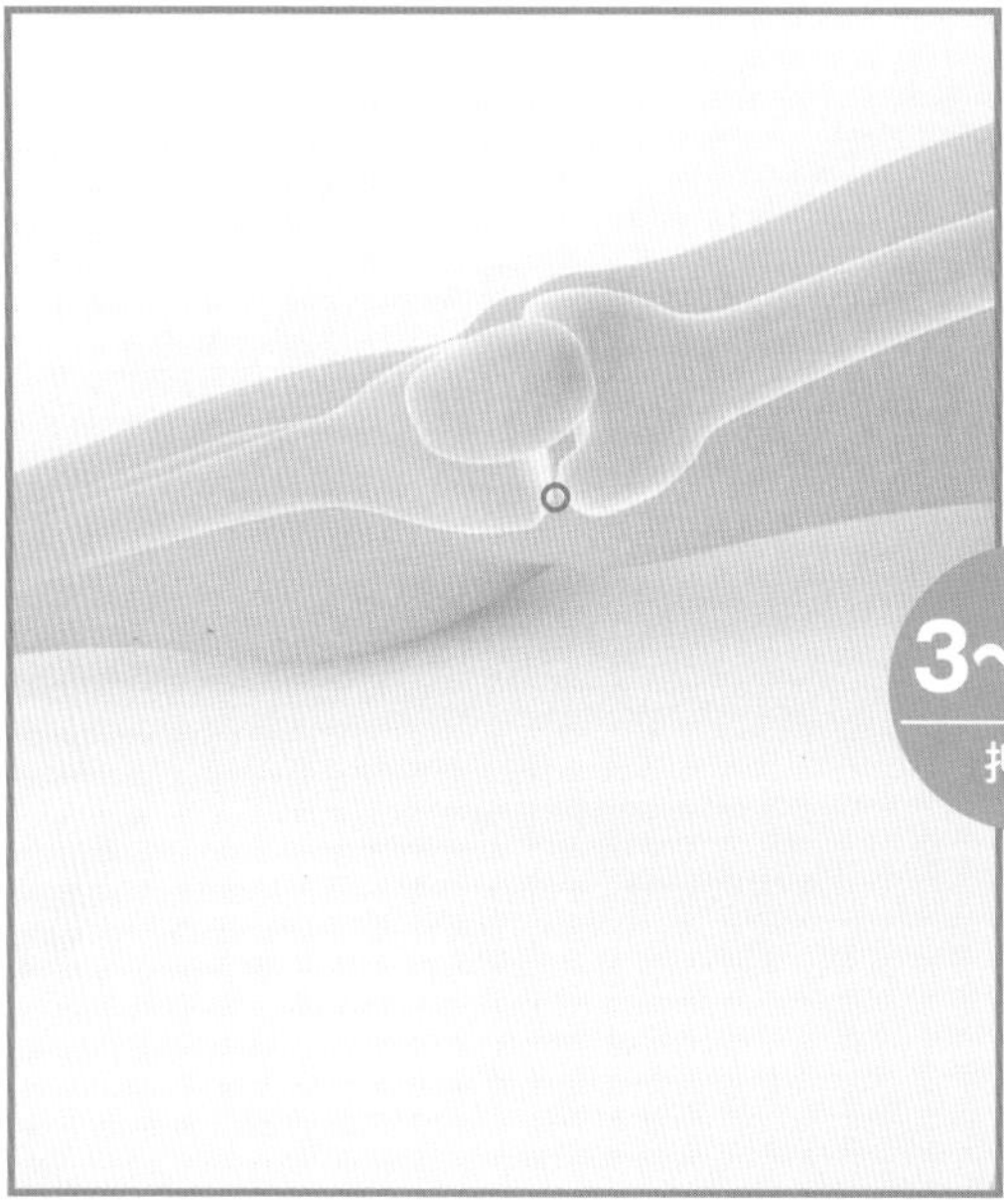

3~5回
押す

ひざ周辺の血液の流れを整えることで、痛みや違和感を緩和していく。

ツボの見つけ方

脚をしっかり伸ばし、力を入れた時にひざの内側にできるくぼみのややつま先側。

ツボ押しのコツ

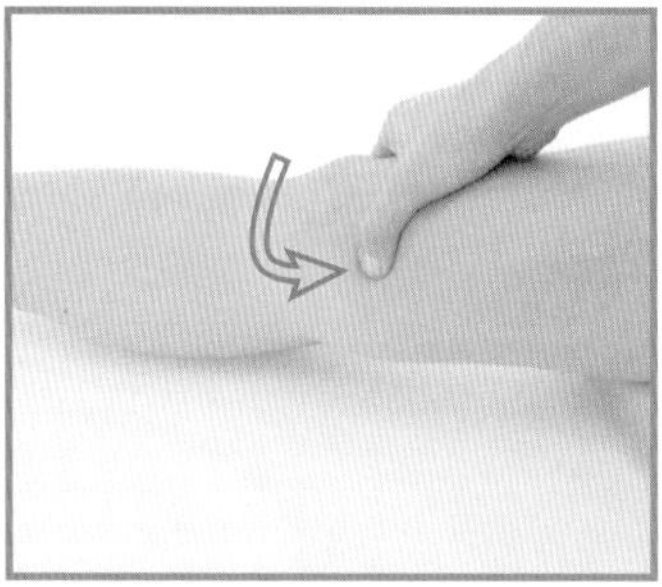

ひざをつかむようにして親指をツボに当て、内側に押し込むように押す。左右同様に。

血行をよくして痛みをやわらげる

ひざの痛みは、加齢によって、ひざの軟骨がすり減って関節が変形したり、太ももの筋肉の衰えなどによって起こります。ひざに違和感を覚えたら、ひざのまわりの血行をよくし、痛みをやわらげるツボを押します。

ひざの痛みに効くのは、ひざにあるツボ、**曲泉《きょくせん》**と**陰陵泉《いんりょうせん》**です。ツボ名にふくまれている「泉」は、リンパ、血液、神経などが集まるところという意味。これ

アロマのヒント

［マッサージオイル］
ローズマリー 12滴
キャリアオイル 20ml

成分中のカンファーがもつ痛みを鎮める作用は、ひざの痛みに効果大。

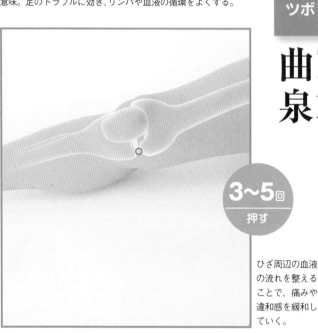

ツボ

陰《いん》陵《りょう》泉《せん》

ひざ下にある、エネルギーが湧き出る場所を示す。足・ひざ・腰のトラブルのほか、胃腸、泌尿器などにも効く。

3〜5回 押す

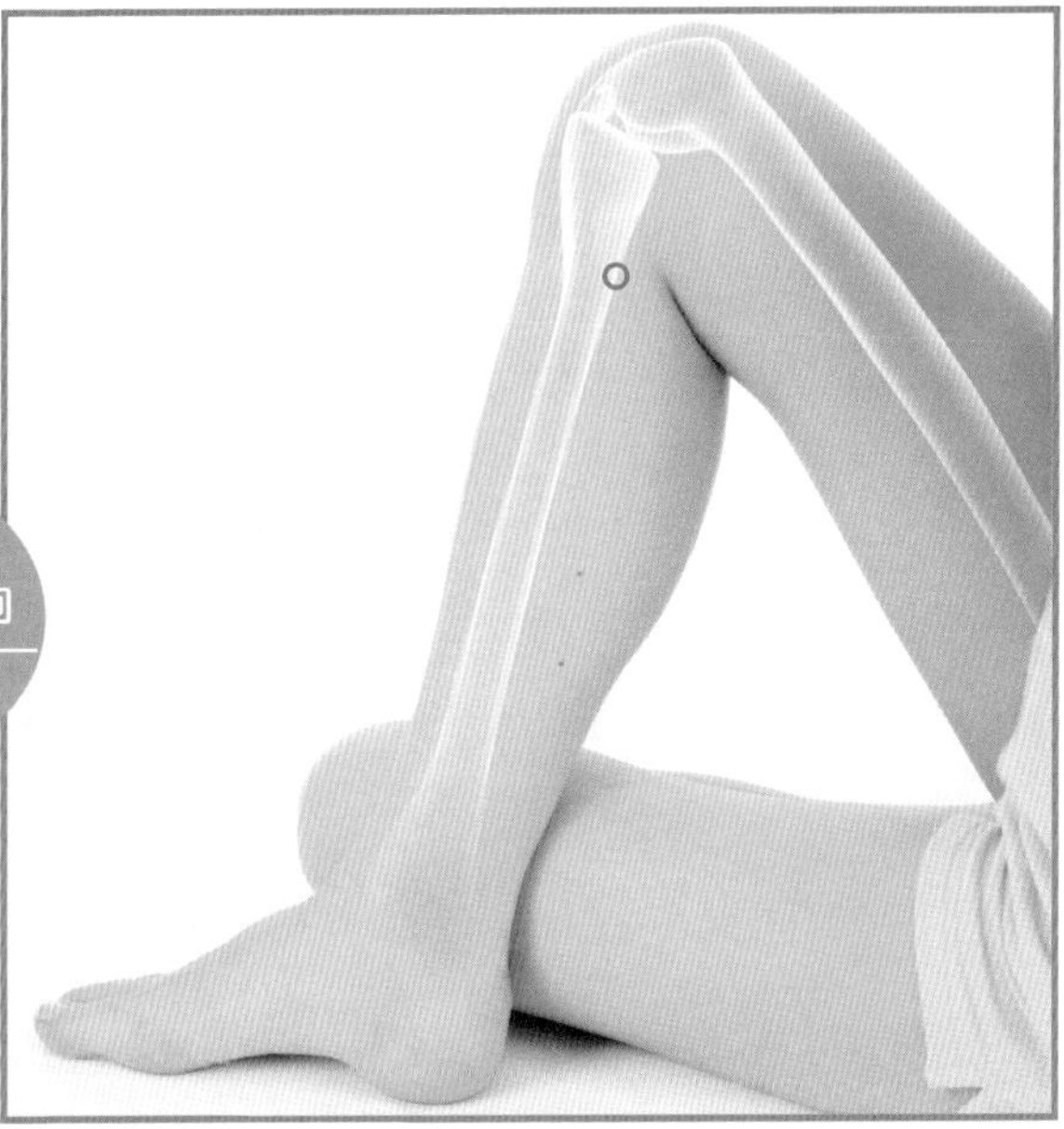

ひざから下の痛みやむくみ、だるさや、ふくらはぎのこわばりにも効果がある。

ツボの見つけ方

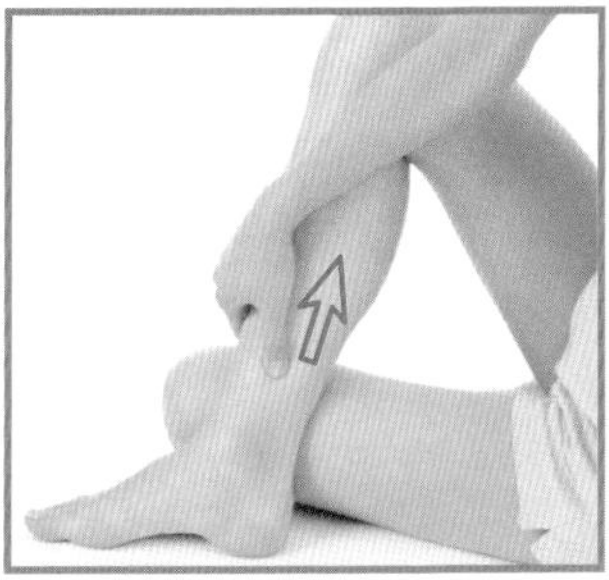

脚の内側、ひざ下の太い骨の内側沿いを指でたどり、太い骨にぶつかったキワにある。ぶつかるとツーンという感覚が得られる。そこがツボ。

ツボ押しのコツ

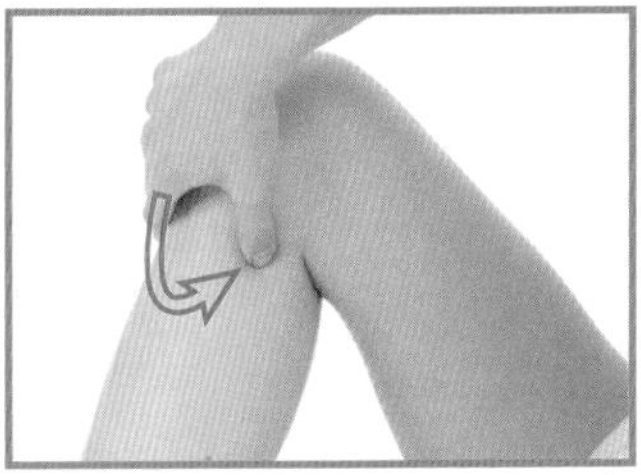

親指の関節を曲げ、指先を立てて骨の裏側に沿って押し込むように。左右同様に。

らのツボを押すと、痛みはやわらぎ、だるさやむくみも解消。ツボの周辺を軽く押すだけで、リンパマッサージの効果も得られ、ひざや足がすっきりしてきます。

しかし、骨や筋肉の損傷をツボで治すことはできません。関節リウマチや痛風から起きることもあるので、激しい痛みがある時は必ず医師の診断を仰ぎましょう。

リンパのツボ話

コラーゲンは食材から

ひざの痛みに関係する栄養素は、コラーゲン、エラスチン、ヒアルロン酸、コンドロイチン硫酸など。しかし、これを単独のサプリメントで摂っても効果は得られない。これらがすべて入っている、豚の角煮や手羽先などを食べよう。肌のハリも変わってくる。

坐骨神経痛

坐骨神経が圧迫されることで起こる、腰から足首にかけての神経痛。

ツボ 風《ふう》市《し》

3~5回 押す

「市」とは集まるということで、エネルギーを集めるツボという意味。痛みやしびれが引き、脚全体を軽くする。

ツボの見つけ方

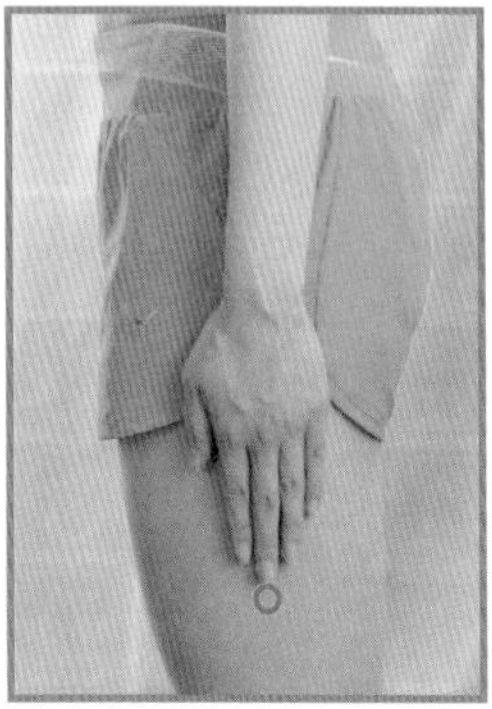

太ももの外側中央にある。「気をつけ」の姿勢で両腕を自然におろした時、中指の先が当たるところ。

ツボ押しのコツ

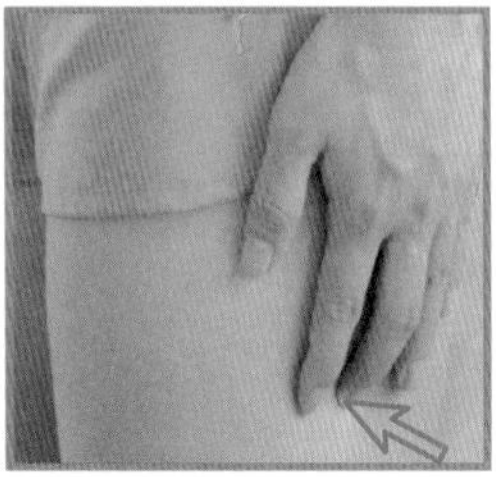

さぐりあてた中指で、そのまま体の中心に向かって押す。左右同様に。

ツボ 承《しょう》扶《ふ》

3~5回 押す

ツボ名は、座った時に体重を支え、足腰の機能を助けるという意味。背中、腰の痛み、坐骨神経痛や膀胱炎にも効く。

ツボの見つけ方

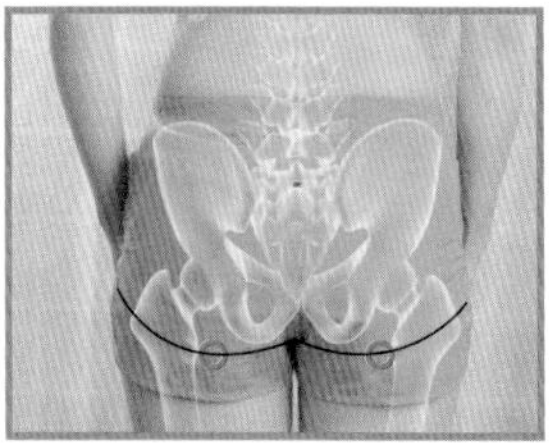

お尻の下にできる横ジワの中間にあるツボ。左右のお尻の山の中心から下ろした線と、お尻の下の横ジワが交わる部分。脚の骨とお尻の骨のくぼみにある。

ツボ押しのコツ

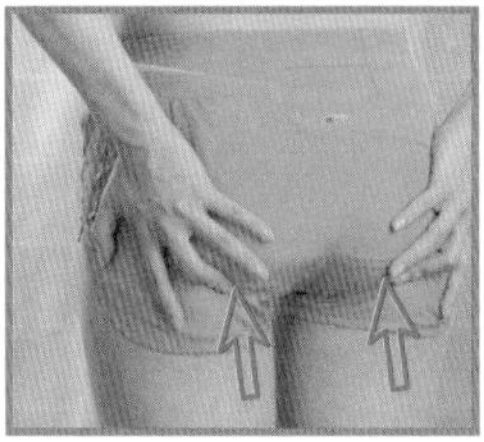

中指の腹をツボに当て、お尻を持ち上げるように押す。左右同時に。

下半身のしびれや痛みに効く特効ツボ

坐骨神経痛は、腰椎から足先まで走っている坐骨神経が圧迫されることで生じる神経痛です。運動などをしていないのに、腰の下、太ももの裏、すね、ふくらはぎがしびれたり、痛みが走ったりします。「腰痛」との違いは、お尻をたたくと分かります。ビンビンと響くなら「坐骨神経痛」の疑いがあります。

症状が深刻になると、歩行が困難になることも。軽症のうちに

アロマのヒント

［マッサージオイル］

ペパーミント 10滴
キャリアオイル 20ml

成分中のメントンに鎮痛作用、メントールに麻酔作用があり、神経痛を緩和してくれる。

リンパマッサージ

太ももの裏側から腰をマッサージ

1

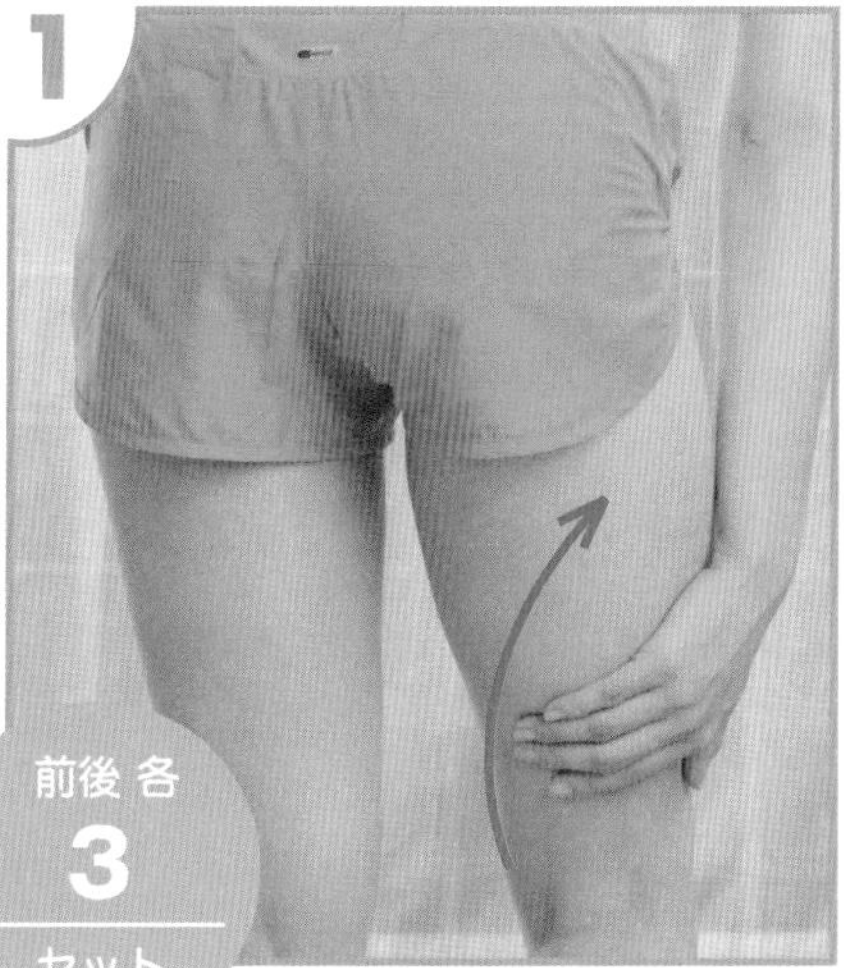

前後 各 3 セット

ひざ裏の内側に手を置き、少し圧力をかけながら、内側から外側へねじるように、お尻の下あたりまでマッサージする。

マッサージのコツ

太ももからお尻、お尻から腰にかけてのリンパマッサージ。腰とお尻の筋肉をほぐしながら、リンパと血液の流れをよくしていこう。ヒップアップの効果もある。まとわりつくようなねっとりとしたタッチで。

2

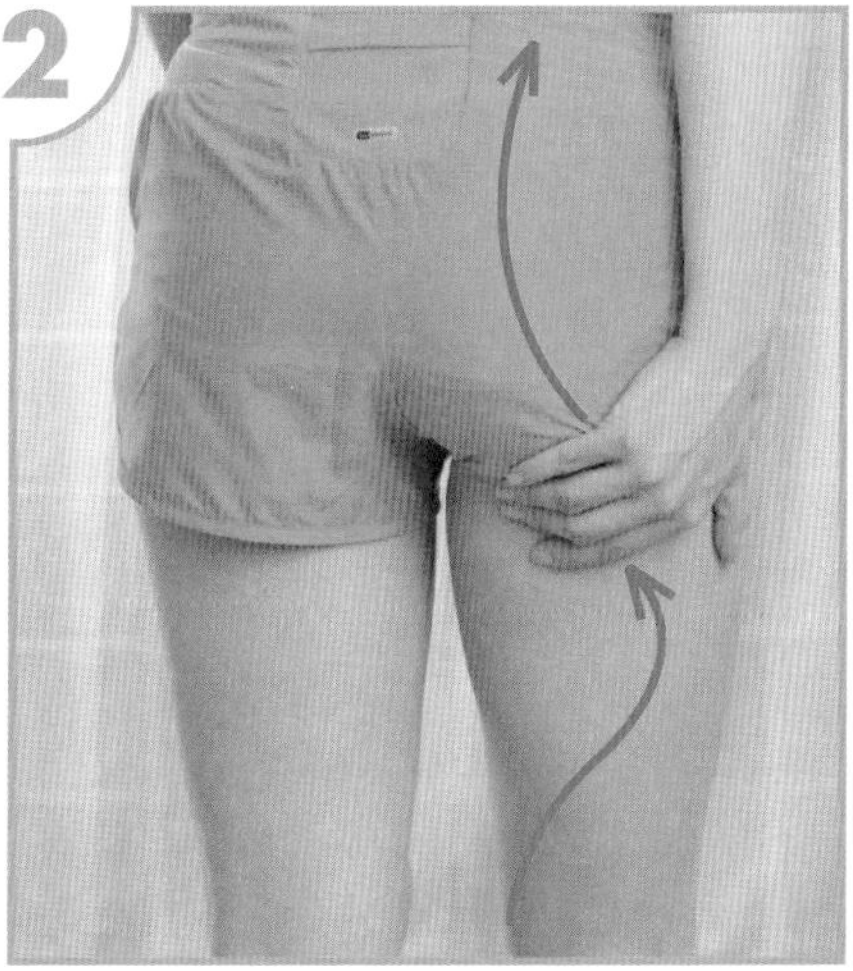

お尻の下あたりまできたら、そのままお尻を持ち上げるようにして、腰のあたりまでマッサージしていこう。

太もものリンパ

足先からひざのリンパ節を通過し集まったリンパ液を、そけい部のリンパ節に流すようにイメージしよう。

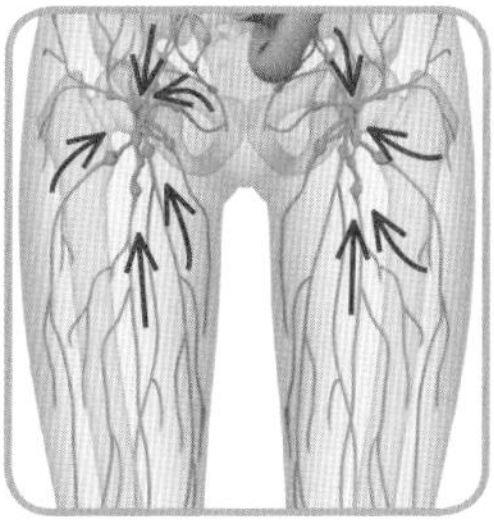

根気よくケアしましょう。

坐骨神経の痛みやしびれをやわらげるツボが風市《ふうし》。坐骨神経の通り道にあるツボ承扶《しょうふ》は、お尻や太ももの筋肉の収縮・伸長を助ける働きがあります。

坐骨神経痛で特に効果を発揮するのがリンパのケアですが、注意しなければならないのが、軽くさする程度のマッサージにすること。過敏な状態の神経を刺激しすぎないようにします。

リンパのツボ話

お尻の筋肉は必要

モデル体型は女性の憧れだが、お尻にはある程度の筋肉が必要だ。お尻に筋肉がないと、体を支えきれず、腰まわりにトラブルをおこしやすくなる。若くして腰痛や坐骨神経痛にならないよう、お尻の筋肉が重要なポイントとなるのだ。

ひじの痛み

重いものを持った時などに起こるひじの痛みやテニスひじなどに。

ツボ 曲池《きょくち》

3~5回 押す

「曲」は曲がったところ、「池」は病気の元が池のようにたまる場所を示す。腕のトラブルのほか、五十肩・肩こりなどにも効く。

ツボの見つけ方

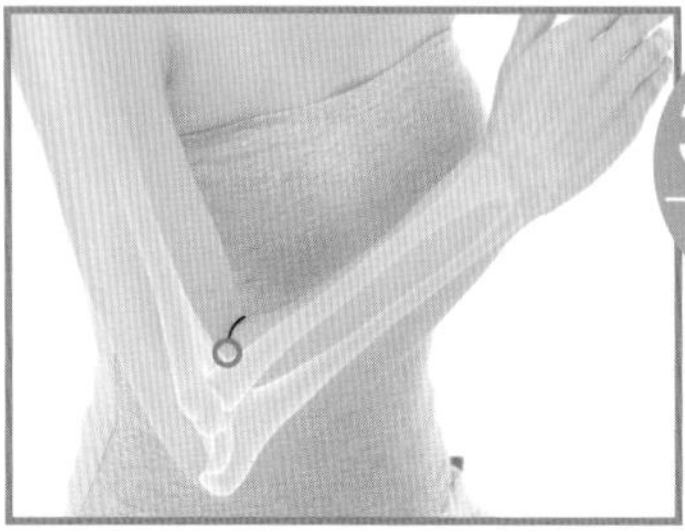

ひじの関節のキワにあるツボ。ひじを曲げてできる横ジワ外側の端にあるくぼみ。

ツボ押しのコツ

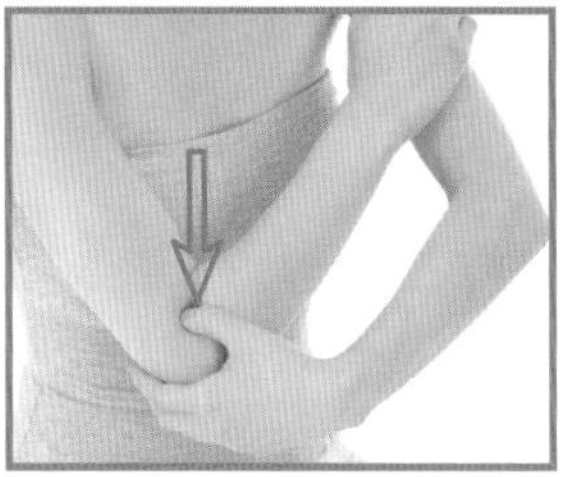

ひじを曲げ、反対側の手でひじをつかむように親指をツボに当て、骨のキワを押す。左右同様に。

ツボ 肘髎《ちゅうりょう》

3~5回 押す

ひじの内側にあるツボ。腕やひじのリウマチ、神経痛、しびれなどをやわらげる。

ツボの見つけ方

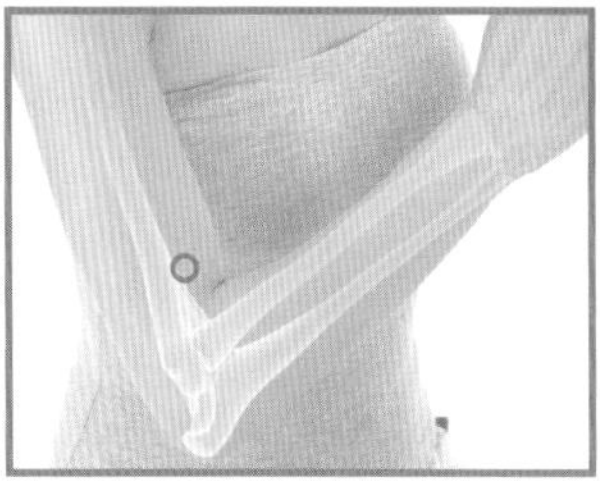

「曲池」から親指1本分上にある。

ツボ押しのコツ

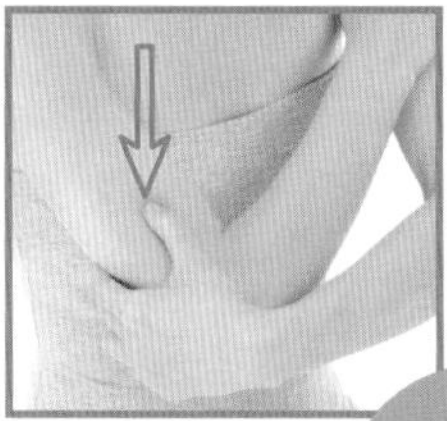

テニスひじにはリンパマッサージを

ひじの痛みは、ひじの関節を包む筋肉に炎症が起こり、発生します。テニスでスマッシュした時や、手をひねったり重い荷物を持った時など、極端にひじに負担がかかった際に起こるテニスひじといわれる痛みもあります。

患部に熱がある場合は冷たい湿布で冷やし、それ以外の場合は蒸しタオルやカイロなどで温めるとよいでしょう。

アロマのヒント

[マッサージオイル]

ユーカリ・レモン6滴
ペパーミント6滴
キャリアオイル20ml

メントン、シトロネラールの鎮痛、メントールの麻酔作用でひじの痛みを緩和する。

リンパマッサージ

ひじのマッサージ

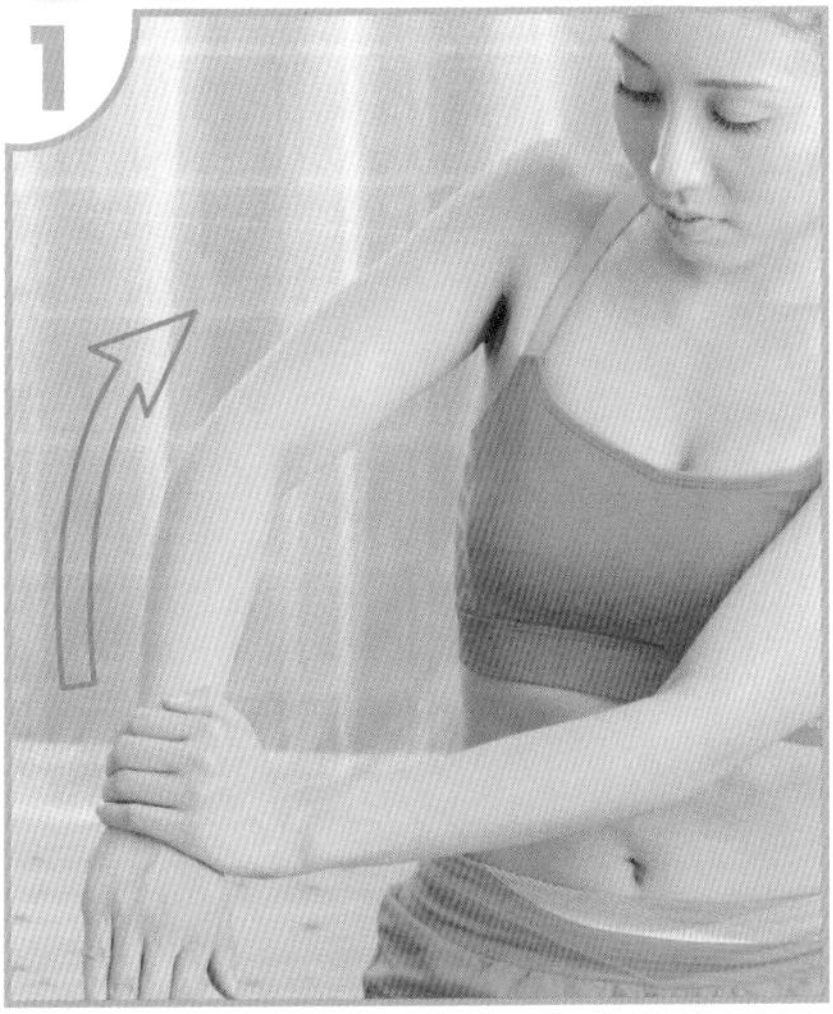

腕を軽く曲げ、手の甲からひじに向かって軽くマッサージする。

マッサージのコツ

手首からひじ、ひじから肩へ、リンパの流れに沿って、マッサージしていく。途中､腕の特効ツボ「曲池」「肘髎」を通過するように。痛みのあるひじの部分は包み込むようにやさしくマッサージしよう。マッサージの圧は、小鳥をなでるような軽いタッチでゆっくり行なう。

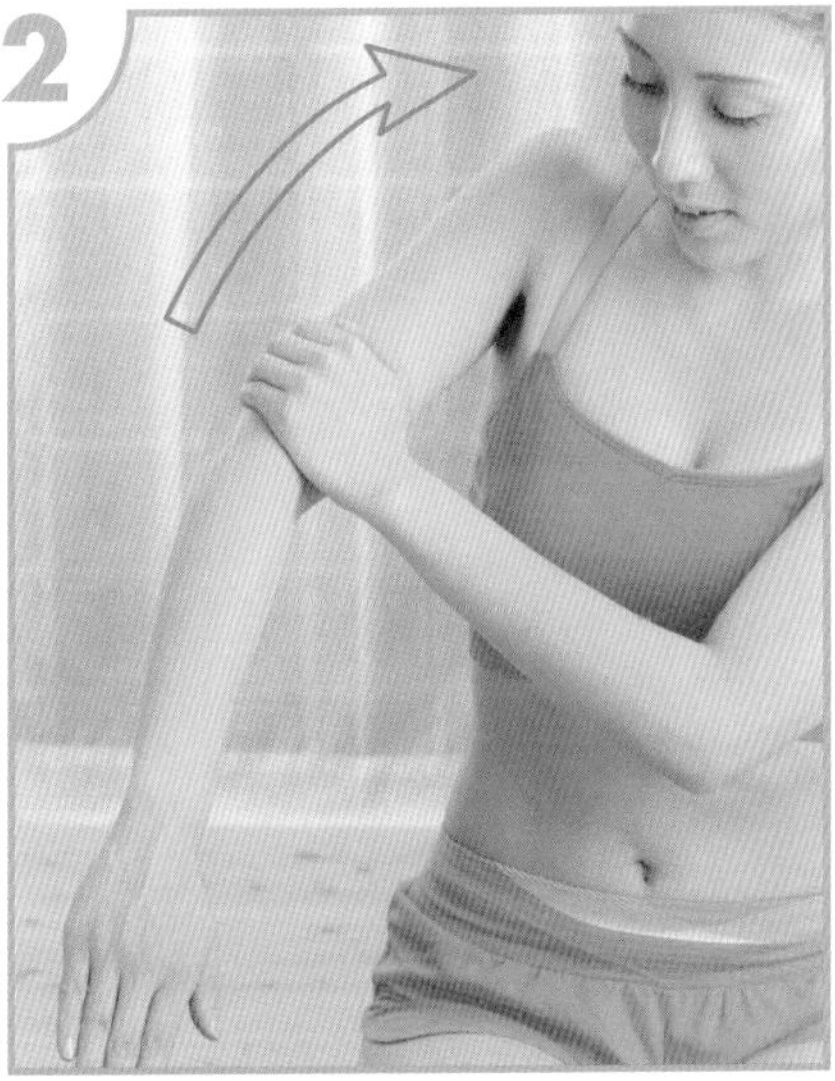

ひじのあたりは包み込むようにし、二の腕から肩にかけても同様にマッサージしていく。

左右 各 10回

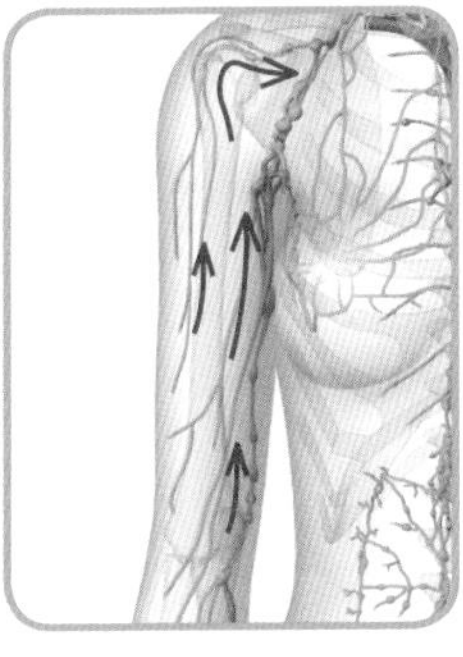

腕のリンパ

ひじとわきにはリンパ節が集まっている。手首からひじ、ひじから肩へとリンパを流すようにマッサージしよう。

ひじやひざなどの関節はリンパ節がある、リンパのターミナルです。関節周辺の「ひじのリンパマッサージ」をよくすることで、痛みをやわらげることができます。ただし、炎症を起こしている状態なので、あくまでもやさしい、さするようなタッチでマッサージしましょう。

ツボは、腕のトラブルに効く特効ツボ、曲池《きょくち》、肘髎《ちゅうりょう》を押すとよいでしょう。

リンパのツボ話

ひじの皮には痛みがない？

ひじの皮の部分が痛みを感じにくいのは、痛みを感じるセンサー（痛点）が少ないから。他にも「痛点」が少なく、痛みを感じにくいのが､耳たぶ。逆に、手のひらやわきなど、ツボが比較的多くある重要な部分ほど、痛点は多くなるのだ。

歯の痛み

ガマンできない、突然の歯の痛みに。

ツボ

合谷《ごうこく》

3~5回 押す

谷のようなくぼみであることからつけられた名前。鎮痛効果が高い特効ツボで、首から上の痛みにはよく効く。

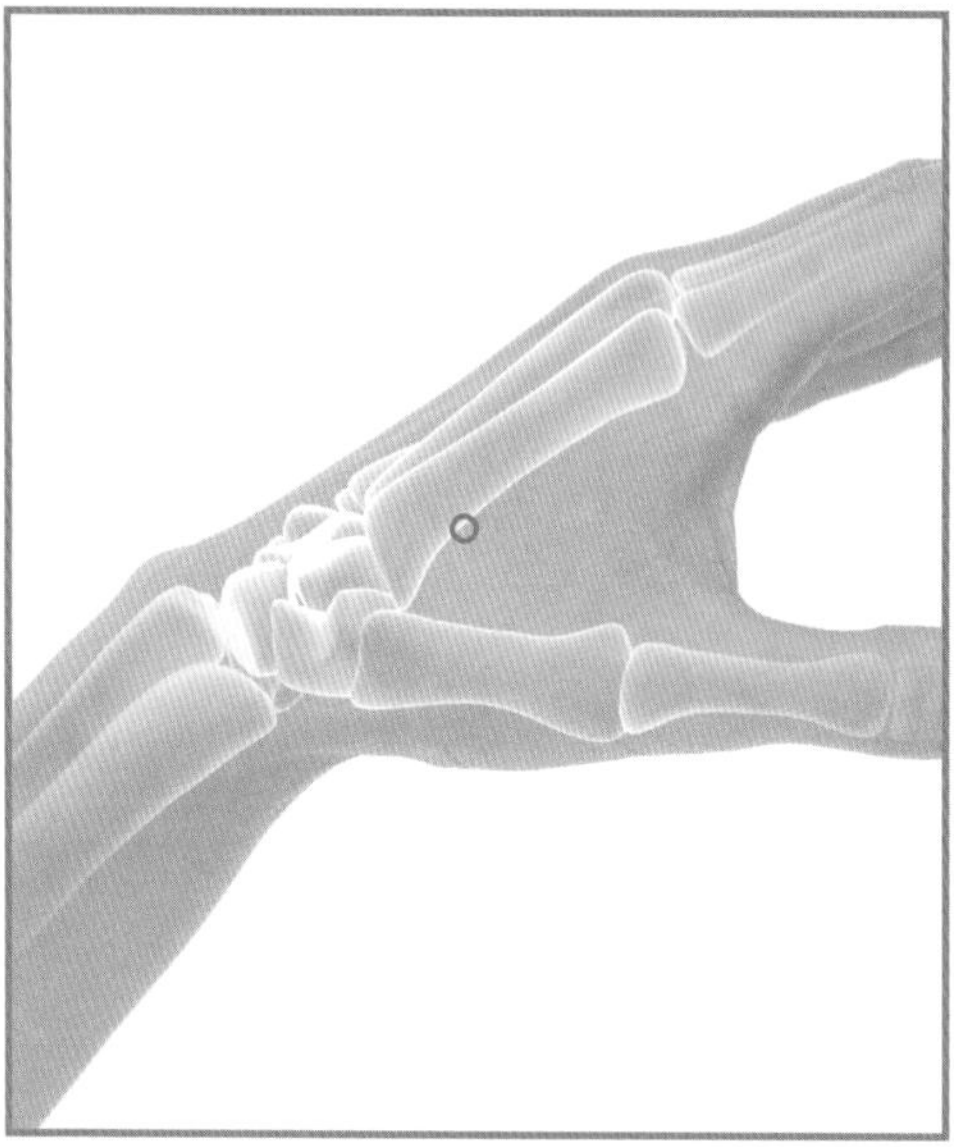

自律神経系の乱れを調整して落ち着かせる。手にあるので手軽にツボ押しできる。

ツボの見つけ方

手の甲側の人差し指の骨のキワ。手の甲を上にして指を広げ、親指と人差し指の骨が接する部分を探っていくと見つけやすい。

ツボ押しのコツ

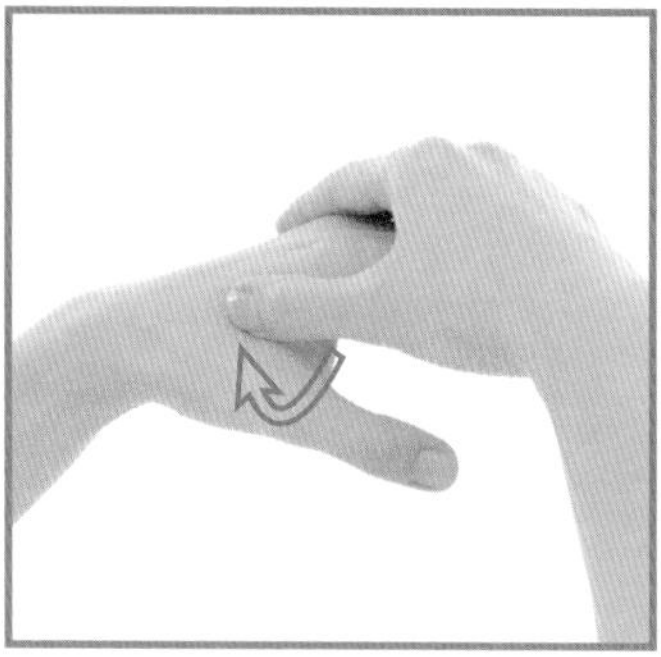

親指をツボに当て、人差し指の骨のキワに引っ掛けるようにして押し上げる。左右同様に。

突然の歯の痛みに効く特効ツボ

ズキズキしたり、冷たい飲み物がしみたりする歯の痛み。その多くは、虫歯菌が原因です。ツボで虫歯や歯周病を治療することはできませんが、痛みを抑えることはできます。

合谷《ごうこく》と**温溜《おんる》**は鎮痛効果の高いツボで、どちらも歯痛によく効きます。とくに「合谷」は痛みの万能ツボ。即効性があるので、歯の痛みだけでなく、頭痛や胃痛、のどの痛みなど、覚えてお

アロマのヒント

［コットンパック］

クローブ2滴
2cm角のコットン

成分中のオイゲノールに麻酔効果。コットンに原液を付け、患部に10分間押し当てる。

ツボ

温溜《おんる》

「温」は温かさ、「溜」はエネルギーを流すことを意味する。
歯痛のほか、腕から肩にかけてのトラブルにも効く。

3～5回
押す

鎮痛効果が高いツボで、応急処置用として即効性も高い。上手に活用しよう。

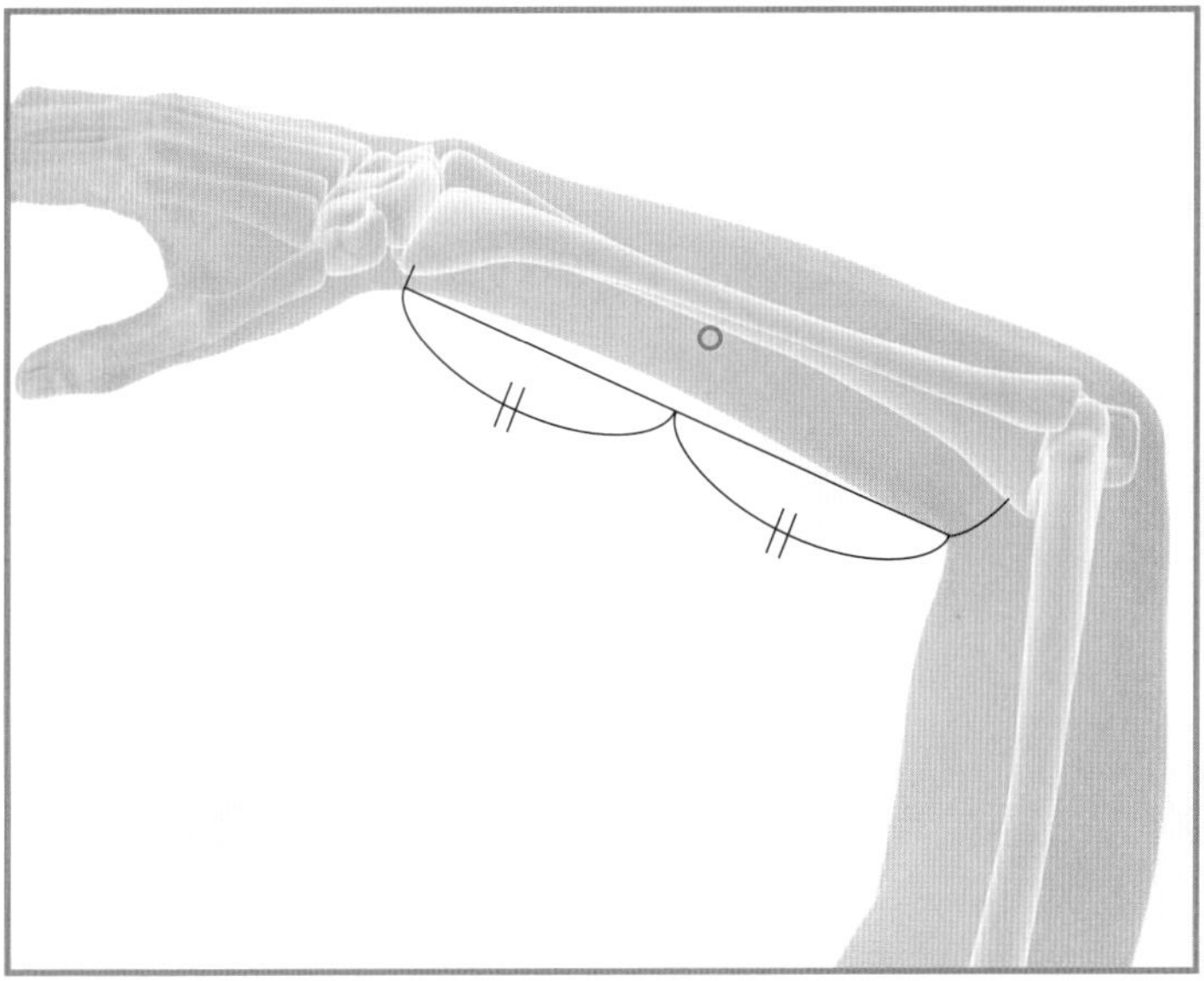

ツボの見つけ方

手首を曲げた時にできる手首の横ジワとひじの横ジワの真ん中。手前側の骨のキワ。

ツボ押しのコツ

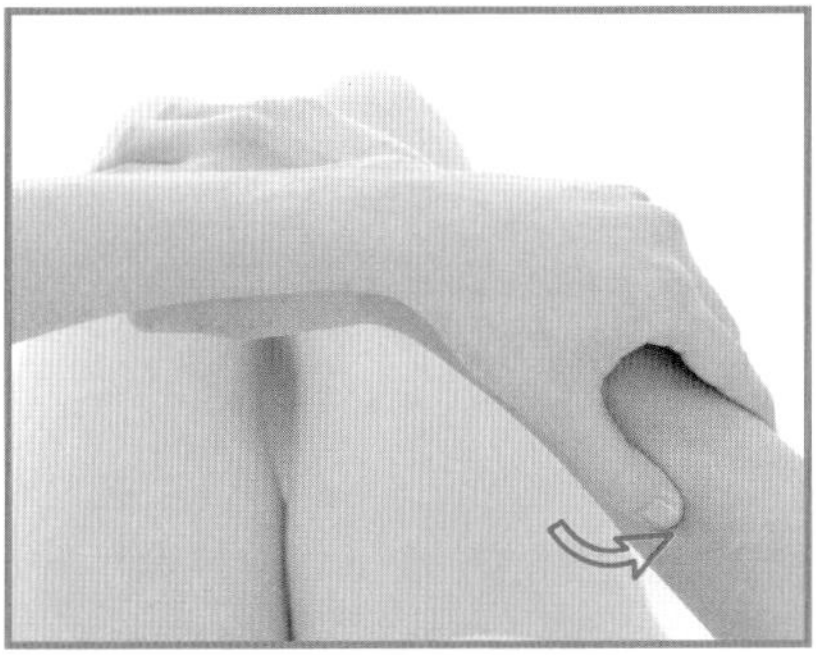

腕を上からつかむように親指をツボに当て、骨のキワからゆっくりと押し上げるように押す。左右同様に。

くと急な痛みの応急処置に使えます。

激しい痛みがある時は、ツボを押すのも強めにしましょう。少し痛いくらいに強く5秒間押します。それを3セット繰り返してください。痛みは静かに引いていきます。

どちらのツボも、右の歯が痛ければ右、左の歯が痛むのなら左のツボを押すとよいでしょう。

リンパのツボ話

奥歯がないと力が入らない？

力を入れる時に無意識に噛みしめている奥歯。実はこれ、奥歯を噛みしめることで交感神経が刺激されて戦闘モードになり、筋肉にエネルギーが集まるから。一度口を開けて重い物を持てるか試してみよう。奥歯がいかに重要かが分かるはずだ。

キレイになる生活習慣のヒント

リンパマッサージ＆ツボ押しは、とても簡単に、美しさと健康をもたらしてくれるセルフケアです。でも、お酒の飲み過ぎや喫煙、睡眠不足などで生活リズムが乱れていては、せっかくのセルフケアも台なしです。バランスのよい食事や、適度な運動を心がけ、規則正しい生活を習慣にしましょう。ほかにも、より美しく健康になるための、こんなヒントがあります。

- 体を冷やさない
- ストレスをためない
- 水分を摂る
- 睡眠をしっかり取る
- よく笑う

なかでも、「よく笑う」ことは、キレイになるためにはとても重要。脳内ホルモンのセロトニンが不足すると、気分が沈みがちになり、ストレスを感じやすくなるといわれています。そのセロトニンの分泌を促してくれるのが、笑うこと。それも、声を出して笑うことで、脳がセロトニンを分泌し、楽しい気分にさせてくれるのです。

沈んだ気持ちになっている時でも大丈夫。口角を上げてみてください。愛想笑いでもいいのです。笑顔をつくるだけでも、脳は笑っていると認識し、セロトニンを放出。だんだんと本当に楽しい気分になってくるのです。何より、浮かない顔をしているより、笑顔でいるほうが表情を明るくイキイキと見せてくれますよね。

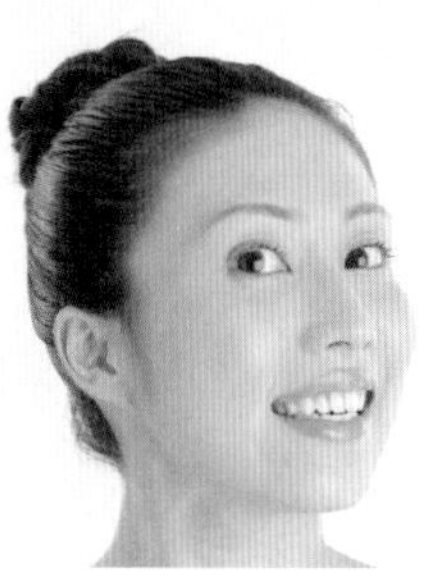

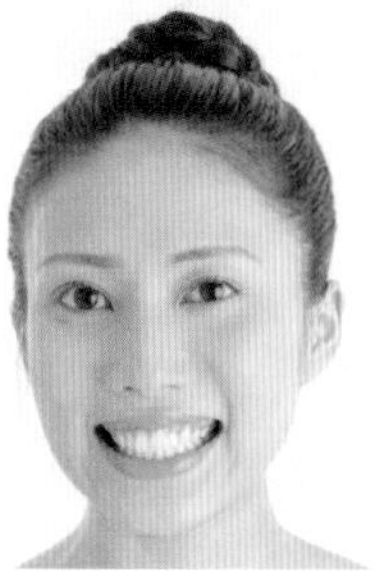

目や口、頬を動かして、笑顔の訓練をしてみよう。

chapter 5

心を整える

リンパ＆ツボは、心の悩みにも有効です。
体と脳、神経に働きかけることで、
心と体の疲れもリフレッシュ。
心のトラブルに特化した
ヒーリング系のケアメニューを紹介します。

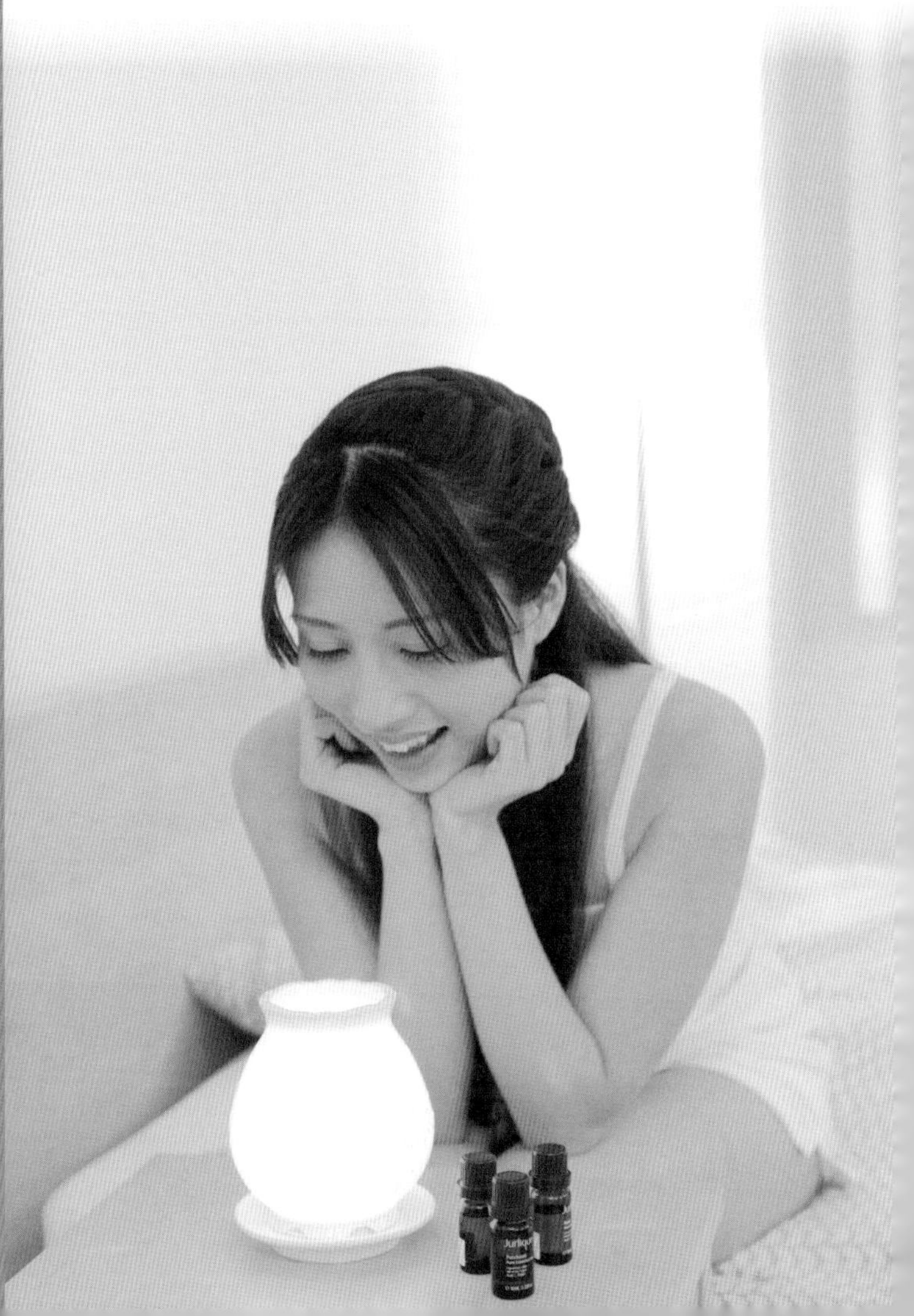

憂うつなとき

小さなことが気になったり、気分がすぐれず、無気力。そういった「うつ」の傾向がある時に。

ツボ

百《ひゃく》会《え》

3~5回 押す

ツボ名「百会」の「百」は、たくさんの効果があることを示す。頭頂部の中央にあり、めまい、立ちくらみ、頭痛、寝違えなどにも効く。

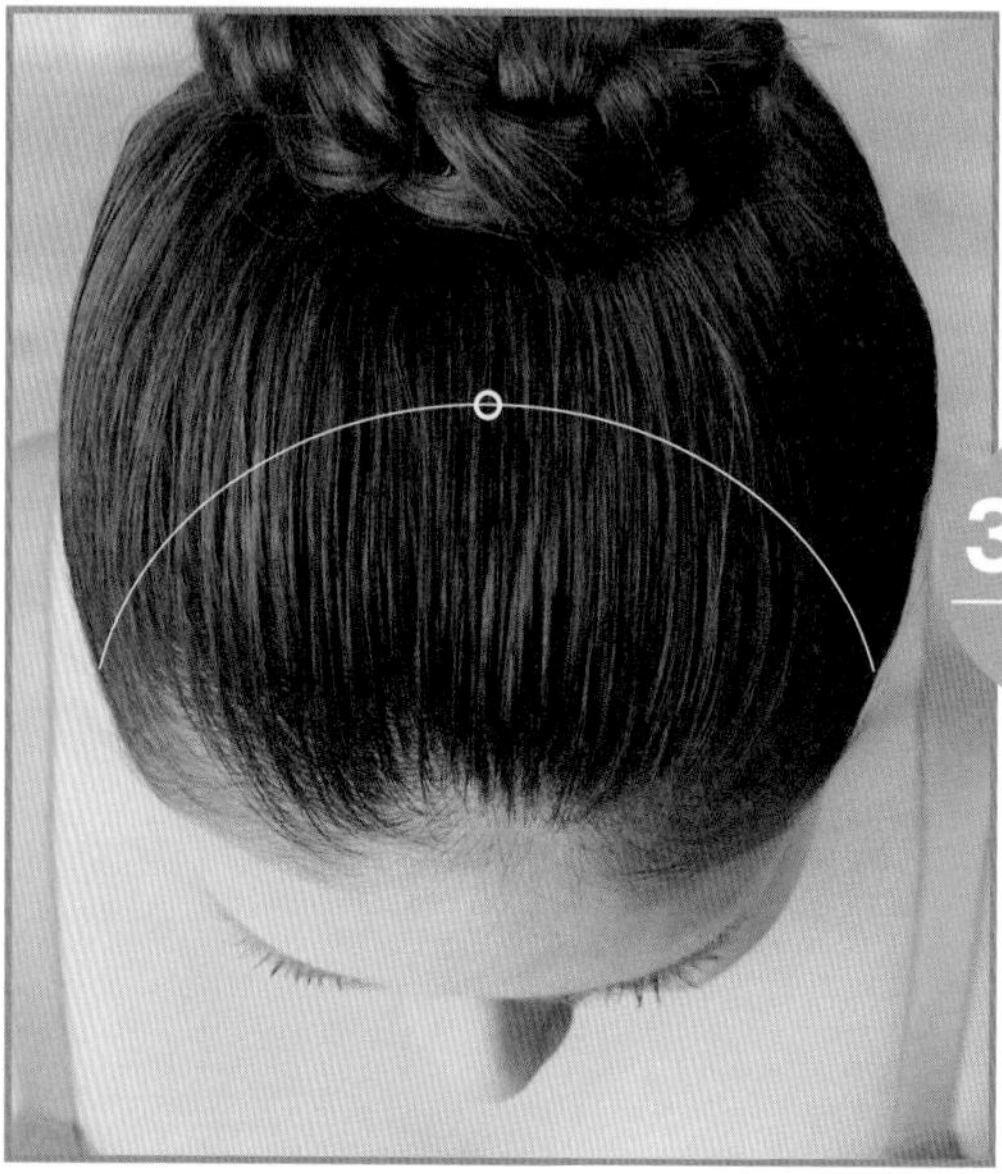

応用範囲が広い「万能ツボ」。頭をすっきりさせる効果もあるので二日酔いの時にも効果的。

ツボの見つけ方

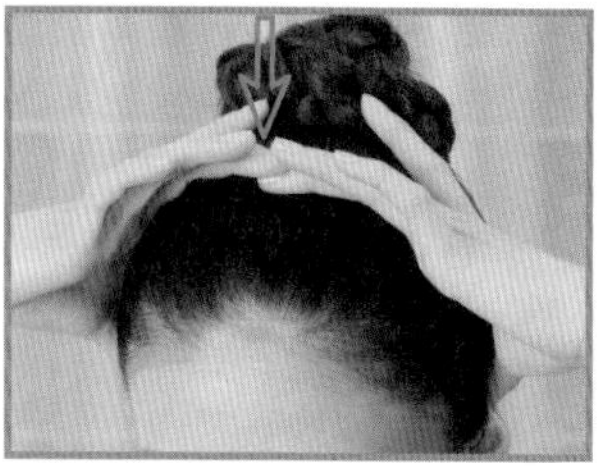

左右の耳の上端を結んだ線の真ん中にあるツボ。眉の間の線上。

ツボ押しのコツ

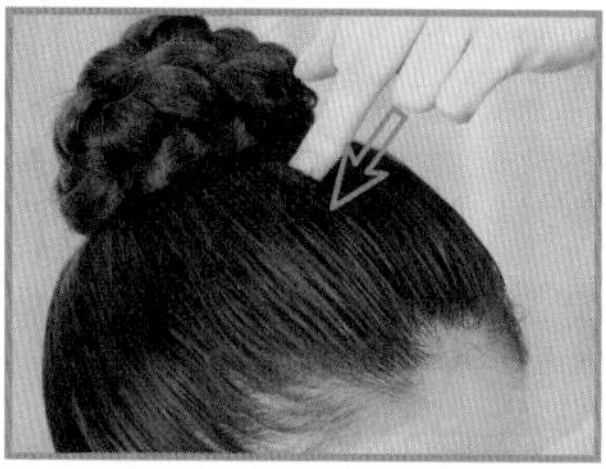

中指を立ててツボに当て、真下にゆっくりと押していく感じで。

感情を安定させるセロトニン

うつ症状にある時は、脳内のセロトニンが減っている状態です。セロトニンは感情を安定させる神経伝達物質です。興奮した時に放出されるドーパミンや、恐怖を感じた時に放出されるノルアドレナリンなどを抑える役割があるので、不足すると、うつの症状に陥りやすくなるのです。

セロトニンは、リズムホルモンとも呼ばれ、一定のリズムを

アロマのヒント

［芳香療法］

プチグレン

芳香成分の酢酸リナリルは精神を安定させ、セロトニンの分泌を促す。

chapter 5 心を整える

ツボ

完骨《かんこつ》

ツボ名は、耳の後ろの垣根のような骨（乳様突起）の下にあるツボを示したもの。片頭痛、めまい。不眠症などにも効果がある。

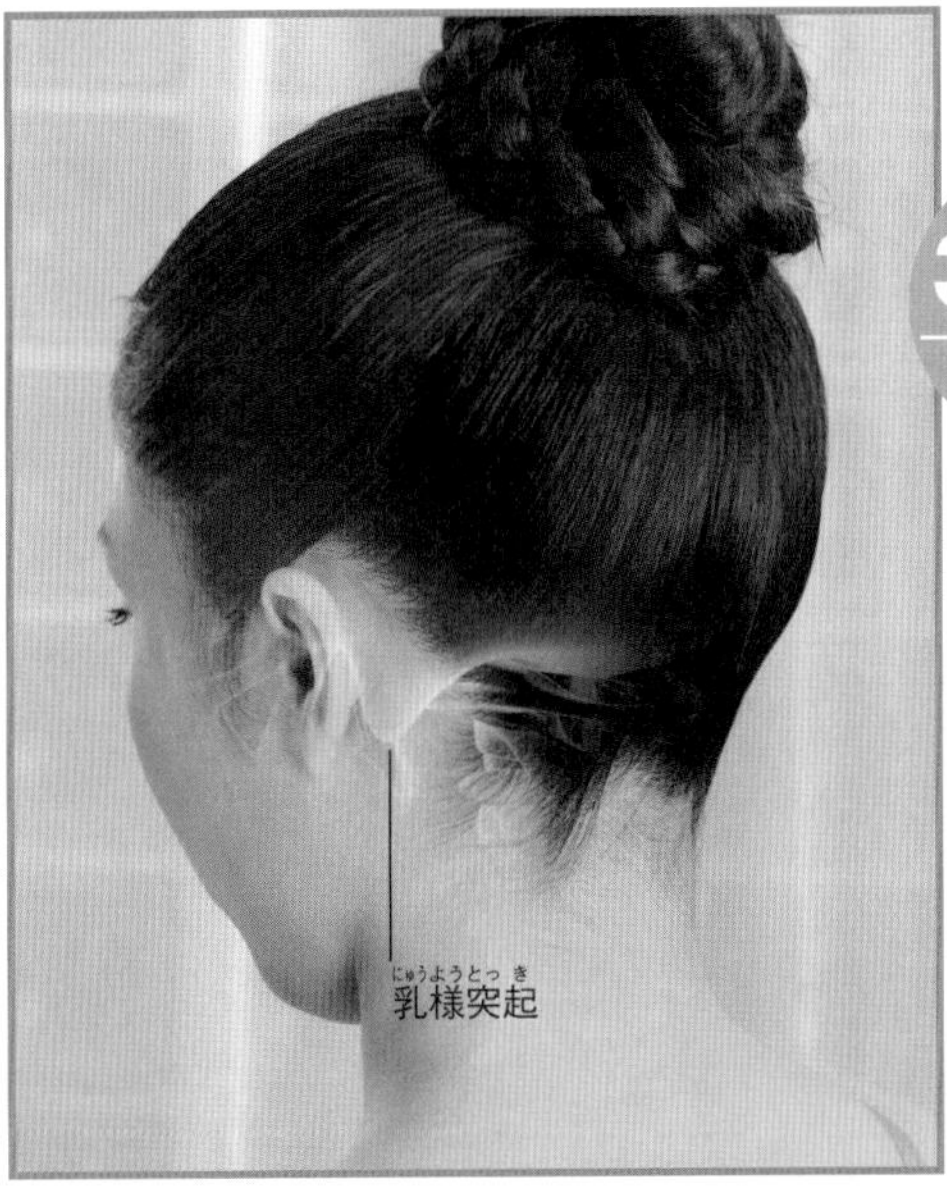

頭部の血流をよくするツボ。血行を改善し、セロトニンの分泌を安定させる。

ツボの見つけ方

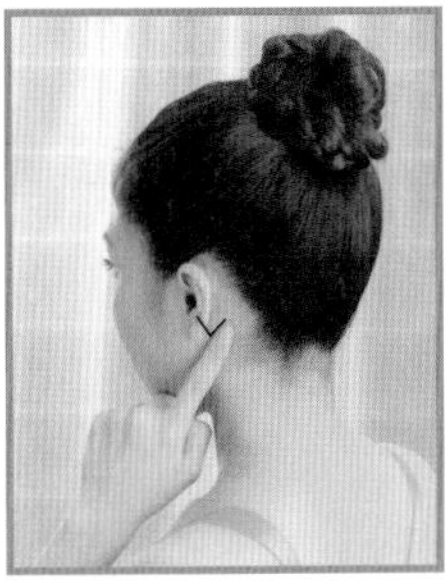

耳の後ろの出っ張った骨（乳様突起）の先端を指でたどり、その後ろにあるくぼみ。

ツボ押しのコツ

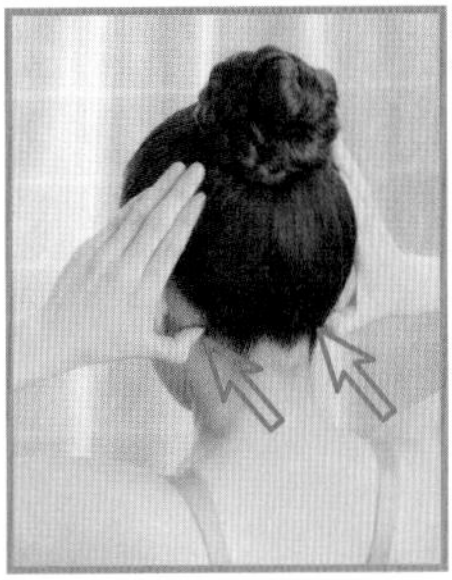

親指をツボに当て、骨のキワを押し上げるように押す。左右同様に。

感じていると放出されるといわれています。電車の音やお経を聞いていると気持が落ち着くのはそのため。この特性を利用し、ツボ押しや頭部のマッサージをリズミカルに行なうのも効果的です。**百会《ひゃくえ》**は、自律神経を整えるツボ。そして**完骨《かんこつ》**は、頭部の血流をよくするツボ。いずれも精神に安らぎをもたらし、衰えた活力を回復させてくれます。

リンパのツボ話

肉を食べないとうつになる？

感情を安定させる神経伝達物質・セロトニンを脳内でつくるには、トリプトファンとビタミン B_6 が必要。どちらも人間の体内ではつくられないため、食物から摂るしかないのだ。その両方の栄養素が含まれているのが「豚肉」。心が疲れたら豚肉を食べよう。

集中力を高める

ストレスを解消し、仕事などで、気力をさらに上げたい、元気になりたい時に。

ツボ

手《て》の三里《さんり》

「三里」とは、距離ではなく、東洋医学でいう体を整えるという意味。消化器系のトラブルによく用いられ、歯痛・口内炎などにも効果がある。

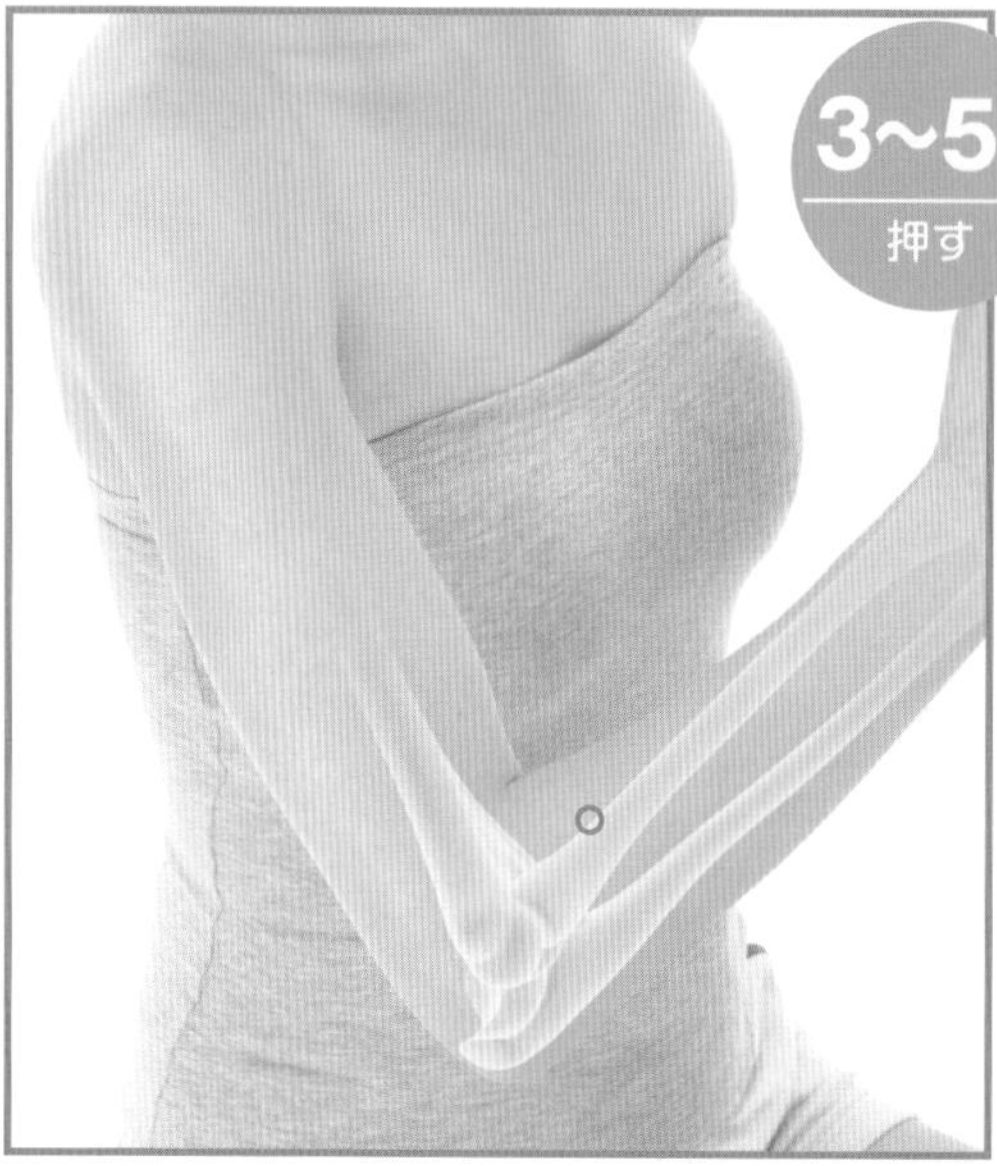

胃腸の不調と全身の痛みをやわらげる、腕にあるツボ。肩や首、ひじなどの痛みやこり、だるさなどにも効果がある。

ツボの見つけ方

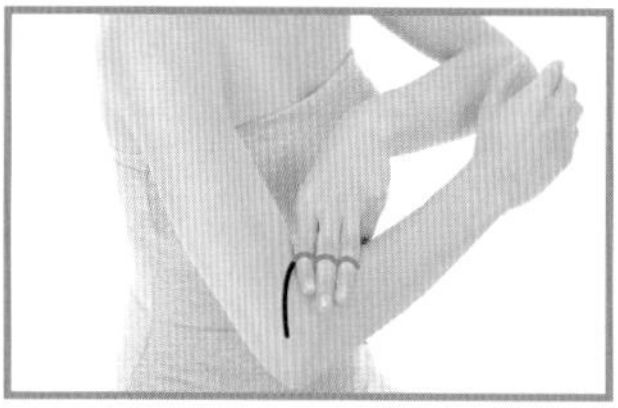

ひじの横ジワに人差し指の端を当て、手首方向に横幅３本分にあるツボ。

ツボ押しのコツ

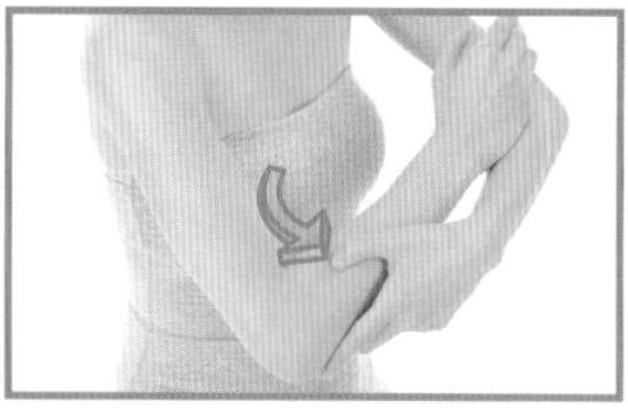

骨の内側にもぐらせるようにして押す。左右同様に。

気分転換に効果的な手と腕にあるツボ

他人には見えにくい心の疲れ。過労やストレス、睡眠不足が続くと、自律神経が乱れ、心が疲れてきます。

おしゃれをしたり、会話を楽しんだり、新しいことを始めたりといった、本来楽しいはずのことが、とにかく何をするにもおっくうになる時があります。そんな時は、気力を高めてくれる、腕と手にあるツボを押してみましょう。

アロマのヒント

［芳香療法］

ローズマリー

成分のカンファーが神経を刺激し、気力を充実させ、集中力を高めてくれる。

ツボ

合谷《ごうこく》

谷のようなくぼみであることからつけられた名前。鎮痛効果が高い特効ツボで、首から上の痛みにはよく効く。

3~5回
押す

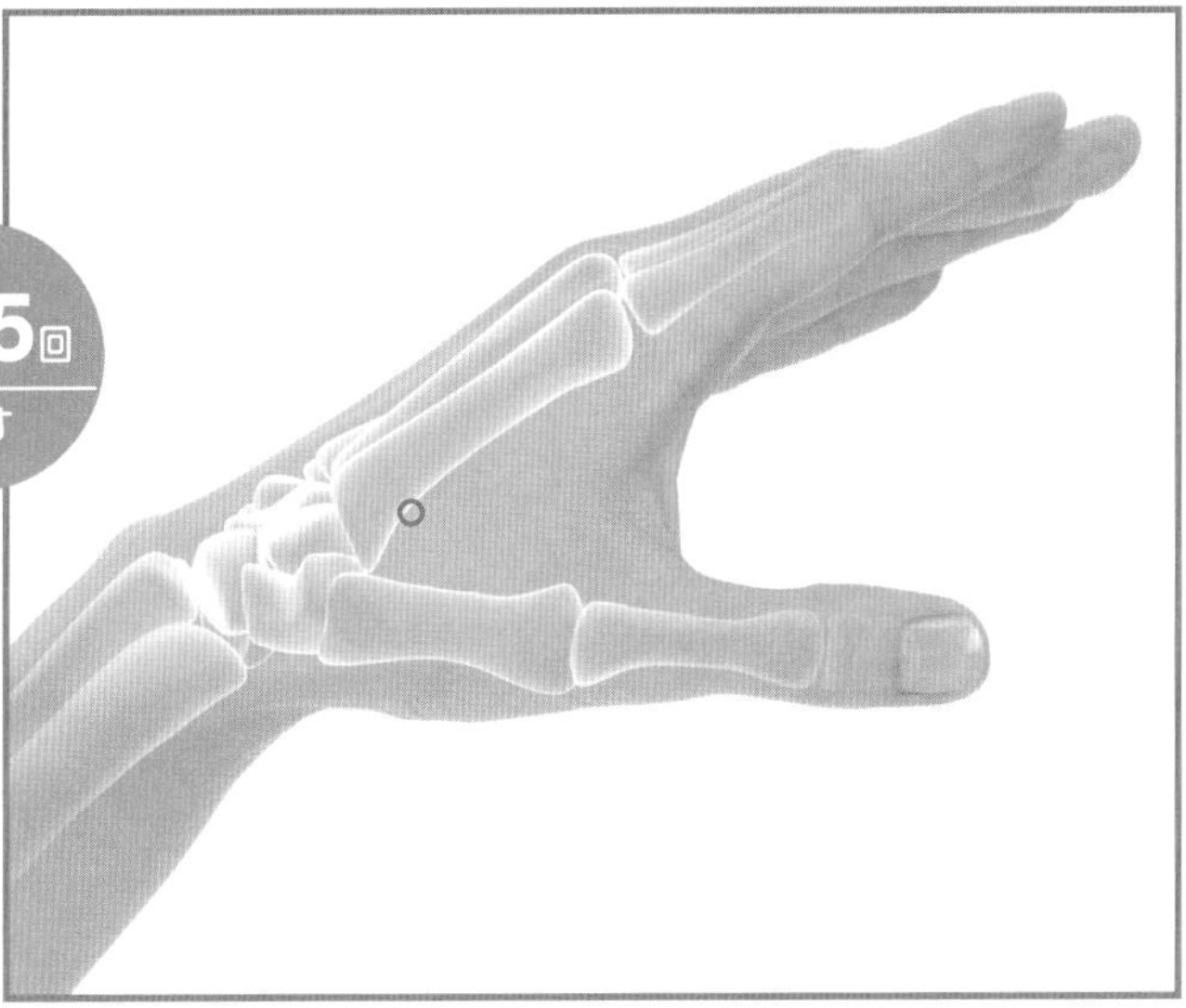

自律神経に作用し、心身をリラックスさせる。首から上のトラブルにより効果がある。

ツボの見つけ方

手の甲側の人差し指の骨のキワ。手の甲を上にして指を広げ、親指と人差し指の骨が接する部分を探っていくと見つけやすい。

ツボ押しのコツ

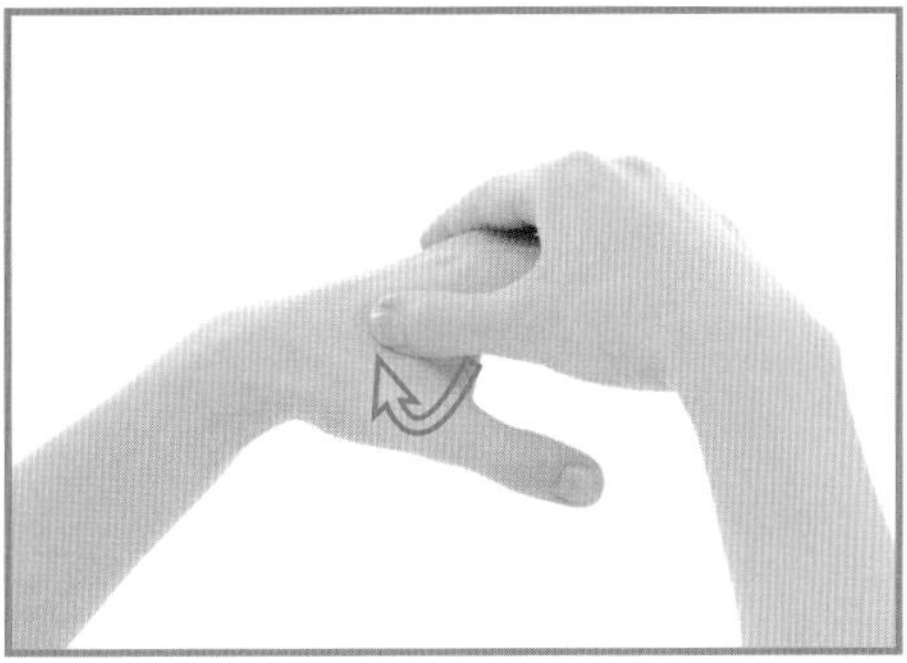

親指をツボに当て、人差し指の骨のキワに引っ掛けるようにして押し上げる。左右同様に。

手《て》の三里《さんり》は、落ち込んだ時に不安をやわらげ、精神を安定させて元気にしてくれる万能ツボです。また、このツボはエネルギーの源である胃腸を元気にするので、体の内側からやる気が出てきます。

手の甲にある**合谷《ごうこく》**も、ストレス解消や頭痛をやわらげたり、内臓の不調を回復させるなど、活動エネルギーを回復させてくれます。

リンパのツボ話

集中力UPには「あくび」を

面白くない講義などで、「あくび」が出ることがある。この現象、退屈だから起こるのではない。実は、脳が酸素不足の時に起こる生理現象だったのだ。集中力を高めたい時は、意図的にあくびをして、脳に酸素をいっぱい送り込もう。

不安なとき

ストレスを解消し、仕事などで、気力をさらに上げたい、元気になりたい時に。

ツボ

膻《だん》中《ちゅう》

「膻中」は、邪気をさえぎり、胸の中（心や心臓）を守ることを意味する。ストレスをやわらげ、不安を取り除く。

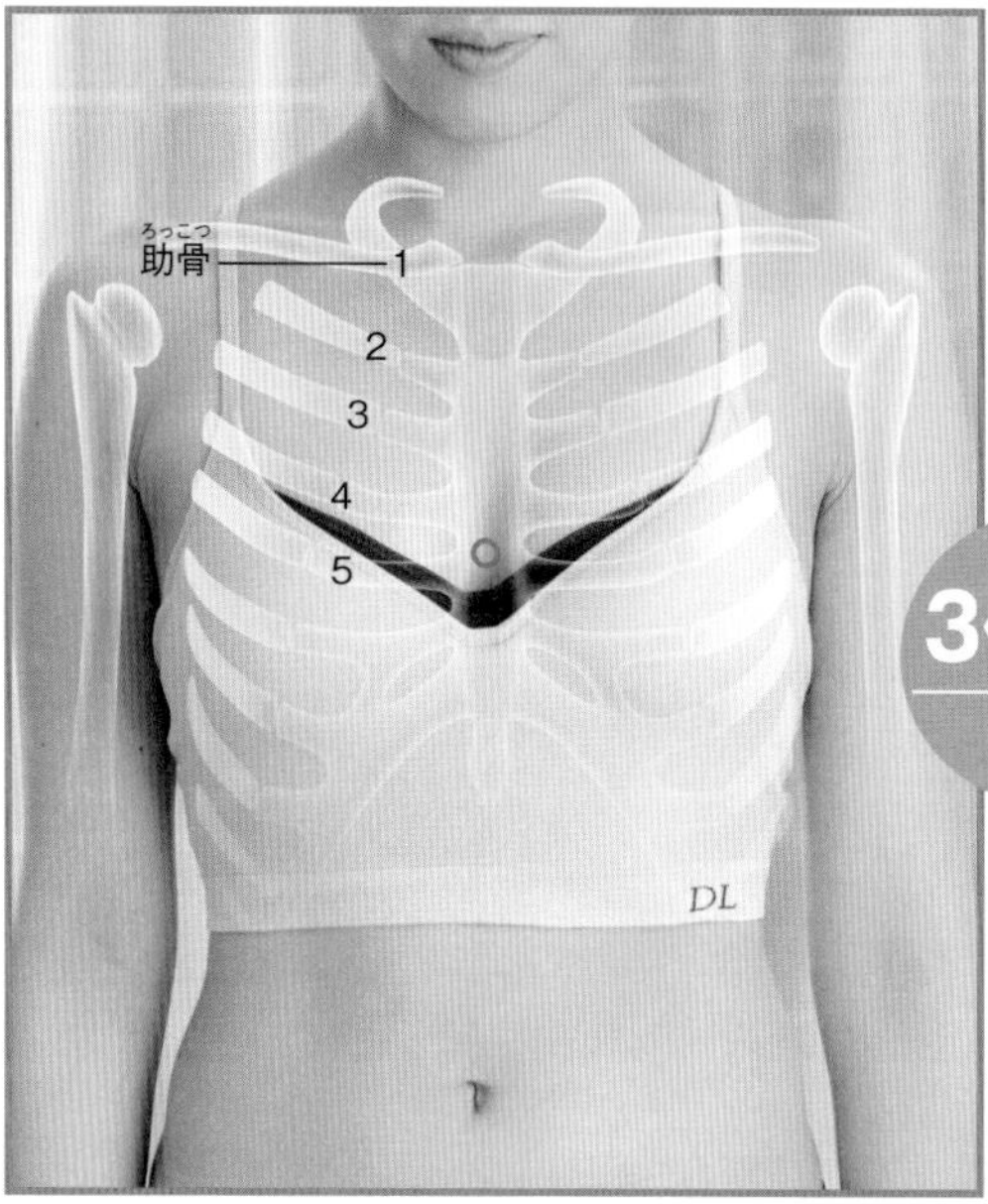

3~5回
押す

急なストレスを感じた時は、このツボを押してみよう。

ツボの見つけ方

第四肋骨と第五肋骨の間の高さ。

ツボ押しのコツ

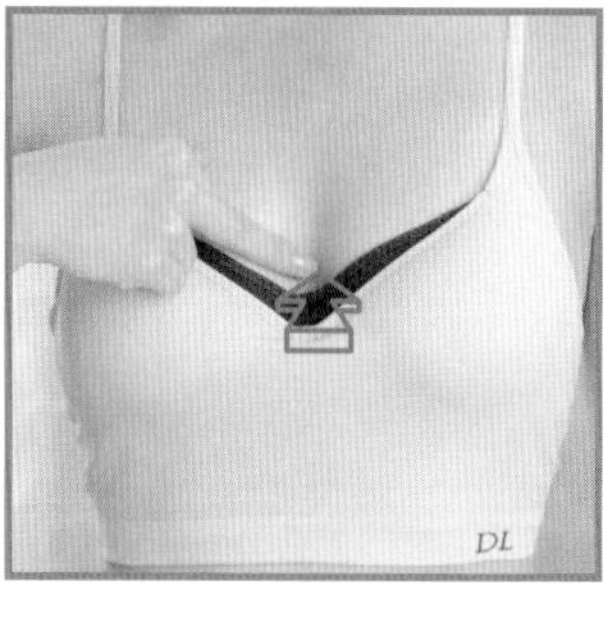

中指をツボに当て、体の中心に向かって押す。

リラックスできる心と体をつくる

「不安」は誰もがもつものです。試験、就職活動など、特別な出来事に対する不安なら、心配することはありません。ただし、特別な理由がないのに、不安でたまらない時は、心がストレスに負けそうになっているサイン。そんな時には、ツボ押しで精神を安定させましょう。

膻中《だんちゅう》は、心とつながりのあるツボ。ストレスがたまると、胸に圧迫感を覚えることがありま

アロマのヒント

［芳香療法］

レモングラス

成分のネラール、ゲラニアールが、不安物質を取り除いて、心を落ち着かせる。

ツボ

天容《てんよう》

自律神経の乱れを安定させ、気持ちをリラックスさせてくれるツボ。ストレス解消にも効果がある。

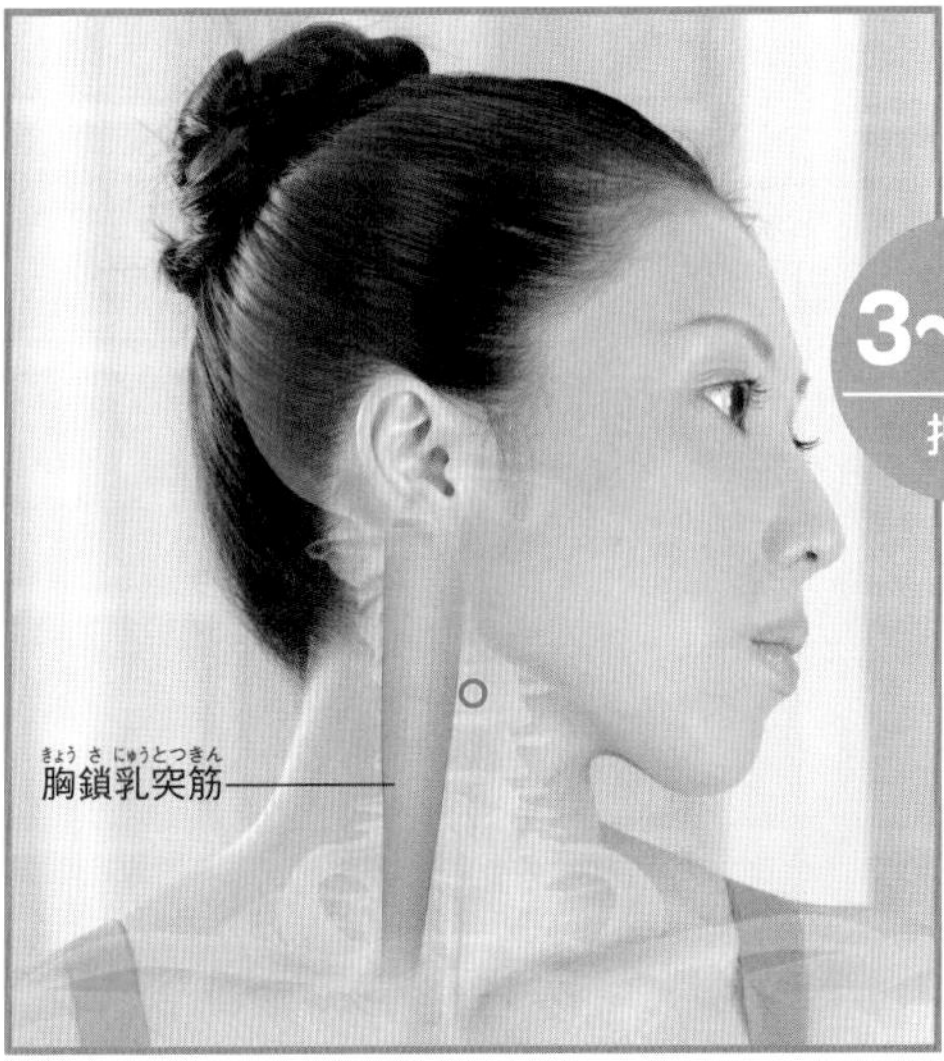

3~5回
押す

耳やのど、頭など、鎖骨より上の部分のトラブルに効くツボ。

ツボの見つけ方

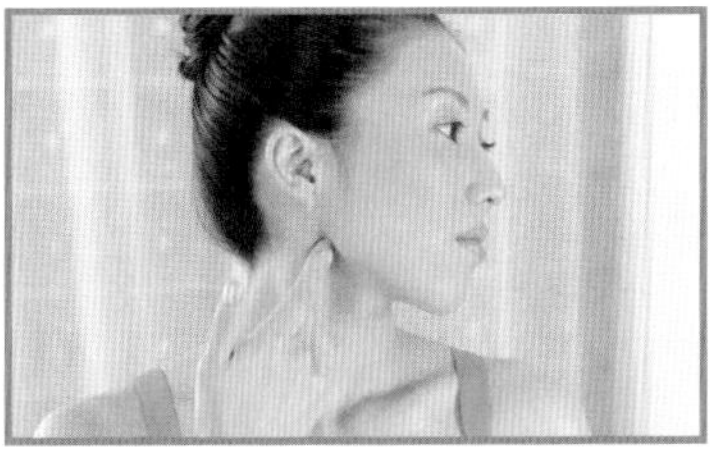

両耳の下、下あごの骨の角の後ろにある。耳の下から首筋に走る太い筋肉（胸鎖乳突筋）の前側のキワ。首を横に向けると筋肉が浮き出てくるので、見つけやすい。

ツボ押しのコツ

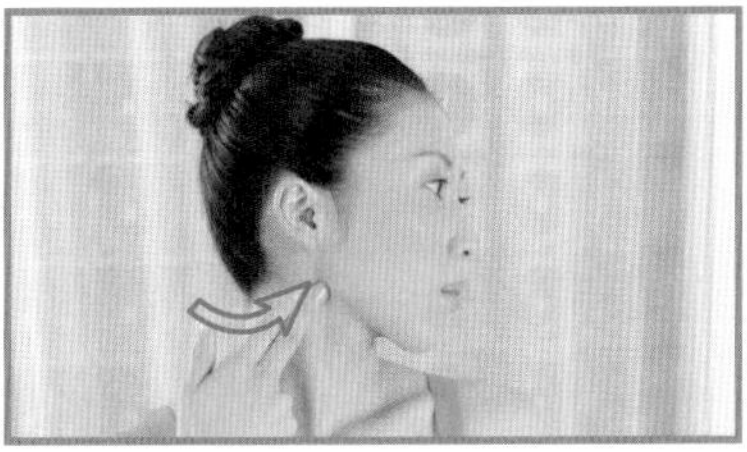

中指をくぼみに引っかけ、内側に押し込むように。左右同様に。

すが、そんな時に、このツボを刺激すると、心のこわばりがとれてすっきりしてきます。

また、天容《てんよう》は、自律神経のバランスを取り、心をリラックスさせます。

不安を感じる時には、リラックスするのがいちばんです。ツボ押しのほかに、首から肩、鎖骨のリンパをマッサージすると、体のこわばりがとれ、気持ちも落ち着いてきます。

リンパのツボ話

不安になるのは健康な証拠

不安になるのは、心が健康なしるし。不安物質「ノルアドレナリン」が出なくなると、恐怖心も感じず、死ぬことさえも怖くなくなる。「うつ」も、このノルアドレナリンの低下が原因のひとつなのだ。不安とうまくつき合って、心のバランスを取ろう。

眠れないとき

疲れているのに眠れない、寝つきがよくない、熟睡できない時に。

ツボ

三陰交《さんいんこう》

3つの陰の経路が交わるツボという意味。めまい、むくみに効くほか、手足の血行をよくし、リラックスさせる効果も。

3~5回
押す

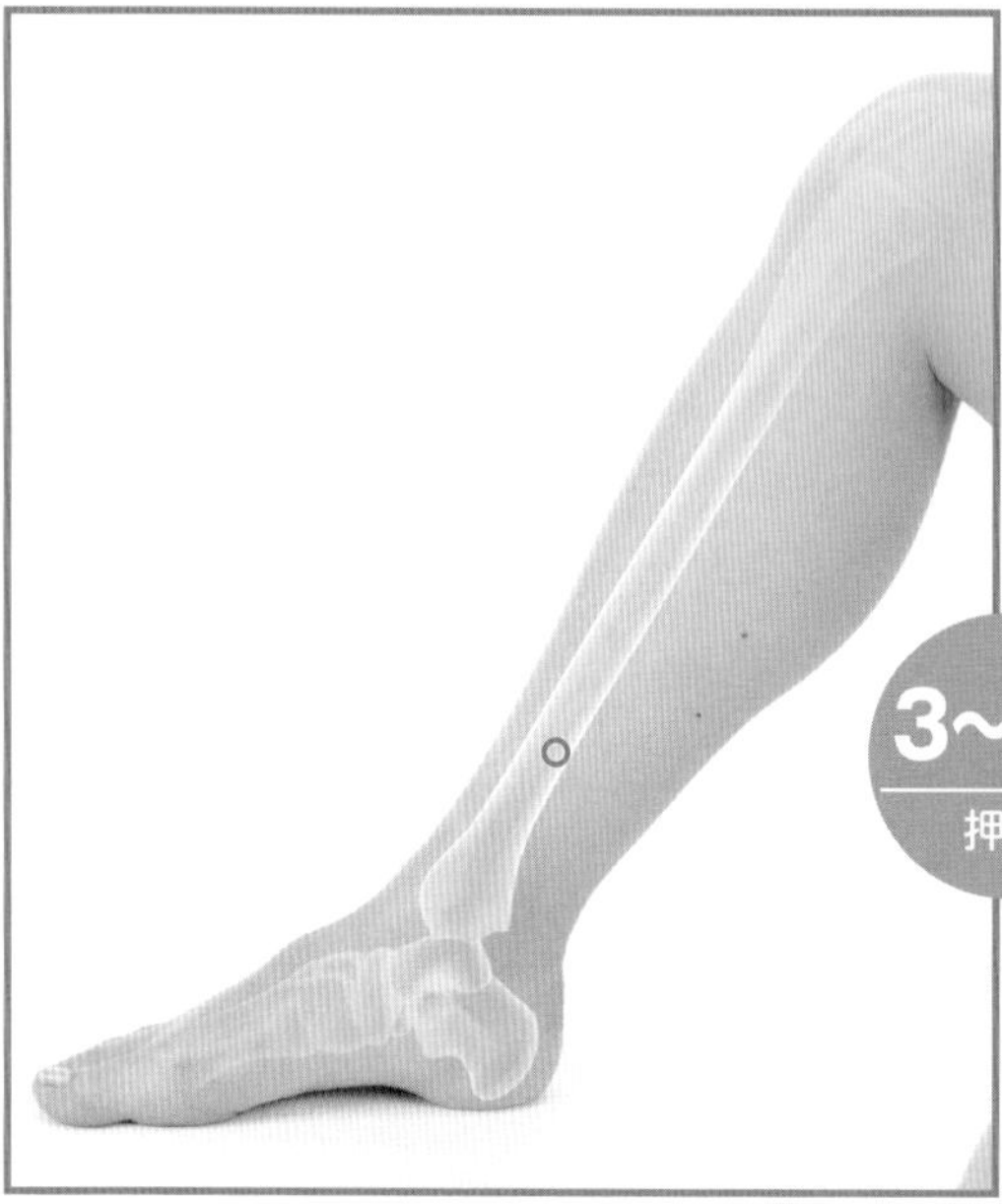

むくみや冷えを解消し、安眠へと誘うツボ。

ツボの見つけ方

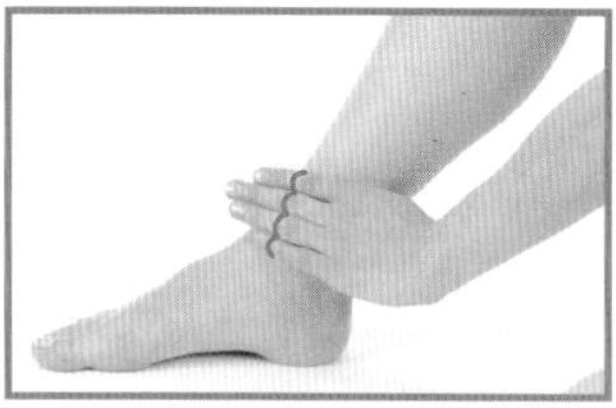

内くるぶしの中心に小指の端を当て、ひざ方向に指幅4本分のところにある。

ツボ押しのコツ

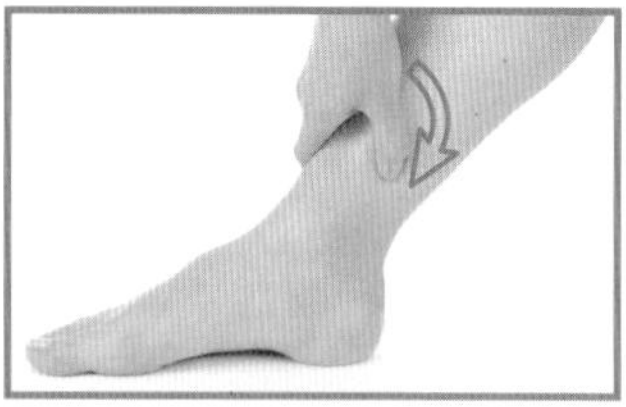

脚をつかむようにして骨のキワに親指を当て、骨の内側に指を入れ込むようにして押す。左右同様に。

リラックスできる心と体をつくる

睡眠は、心の健康のバロメーターです。脳が疲れていると眠れず、眠れないと脳が疲れ、またさらに脳が疲れてしまう……。そんな「不眠」のスパイラルに陥らないよう、眠る前にはリラックスを心がけたいもの。

ツボ押しは、自律神経に働きかけ、副交感神経を活発にしてリラックス効果を高めます。安眠の特効ツボは、ふくらはぎ内側にある三陰交《さんいんこう》と、かかとにあ

アロマのヒント

[芳香療法]

サイプレス

成分中のα-ピネンが副交感神経をアップしてくれるので、安眠には最適の精油。

ツボ

失眠《しつみん》

ツボ名は、「眠りを失った時」によいツボであることを示す。
不眠、足底の痛み、足のだるさ、足のむくみなどに効果がある。

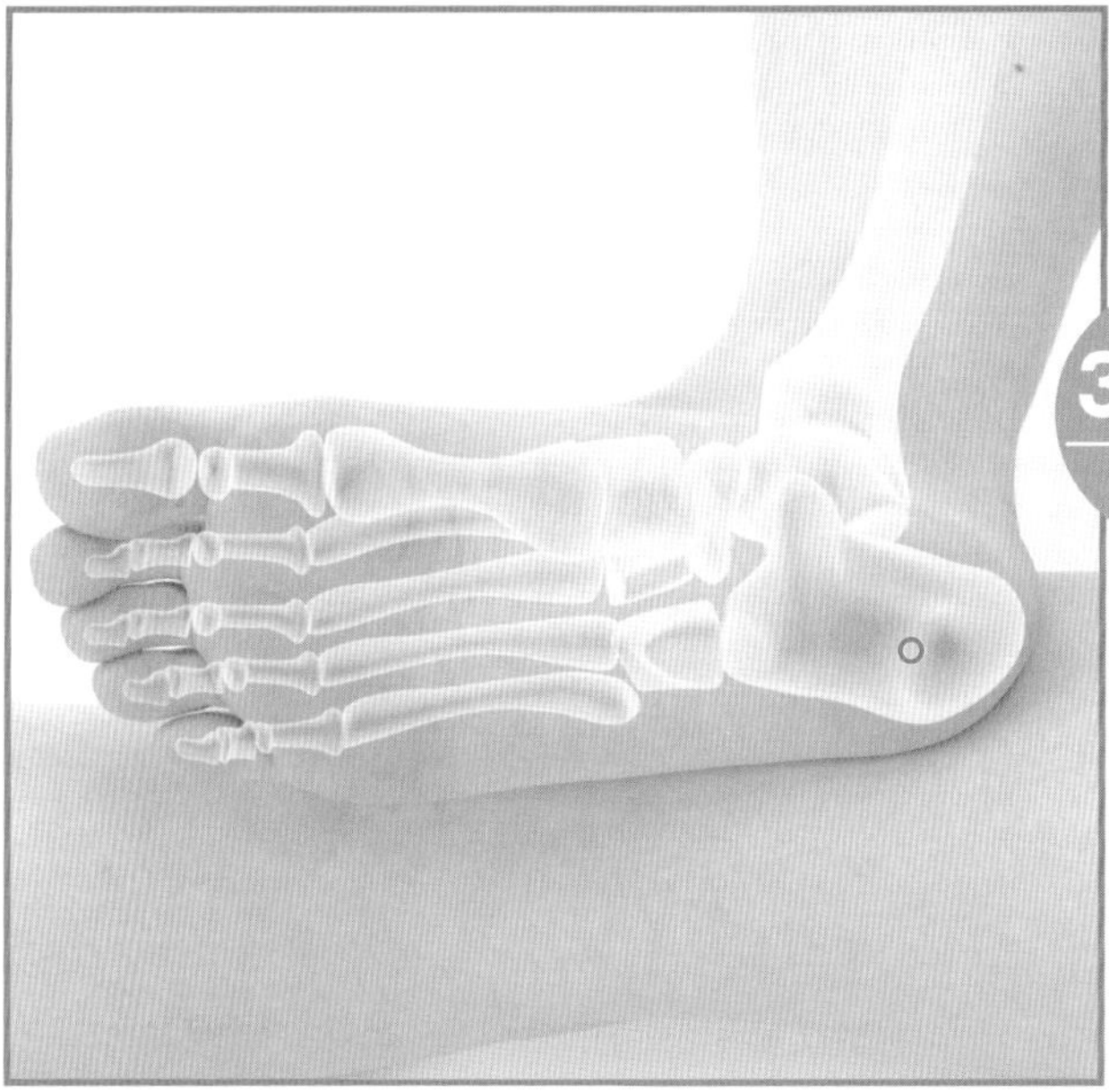

3～5回
押す

かかとの真ん中にあるツボ。不眠に効く。

ツボの見つけ方

かかとの中心で、肉づきが丸く膨らんでいる部分。足がむくんでいる時に押すと、鈍い痛みが伝わる。

ツボ押しのコツ

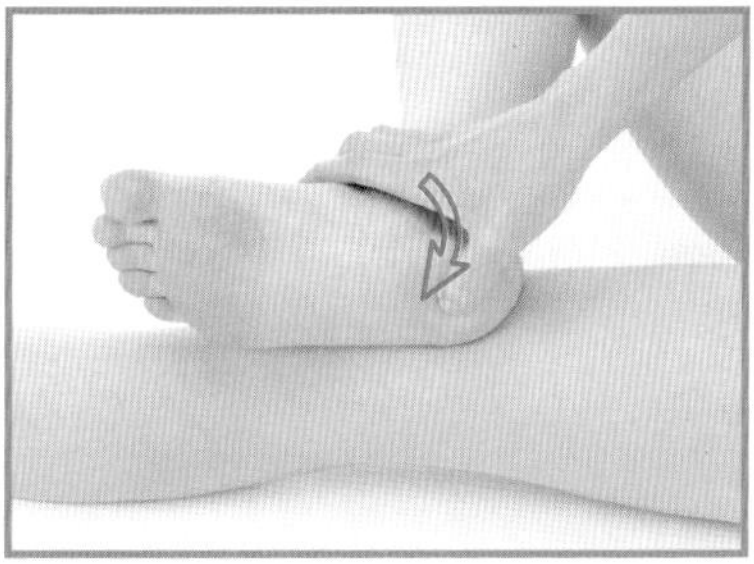

親指をかかとの中心に置いたら、体全体でかかとにのる感じで押してみよう。

る失眠《しつみん》。どちらも、全身の血行をよくし、リラックスさせてくれます。

　体のリラックスには、お風呂やリンパマッサージも効果大。眠る前にぬるめのお風呂に入ったり、ベッドのなかでゆっくりとおなかをマッサージすることで、全身の血行がよくなり、リラックスできます。ツボ押しやリンパマッサージで、不眠のサイクルから抜け出しましょう。

リンパのツボ話

夢を見るのは？

眠りには、「深い眠り（ノンレム睡眠）」と、「浅い眠り（レム睡眠）」があり、交互に繰り返されている。夢を見るのは、浅い眠りの時だけ。8時間睡眠をとる人は、大体4回夢を見ているといわれていて、1日に見る夢の時間は、およそ20～30分なのだ。

緊張をほぐしたいとき

緊張感やイライラを鎮め、落ち着いた気持ちを取り戻したい時に。

ツボ

労《ろう》宮《きゅう》

自律神経のバランスを安定に導いてくれるツボ。落ち込みやイライラなど、心の疲れからくるさまざまな症状に効く。

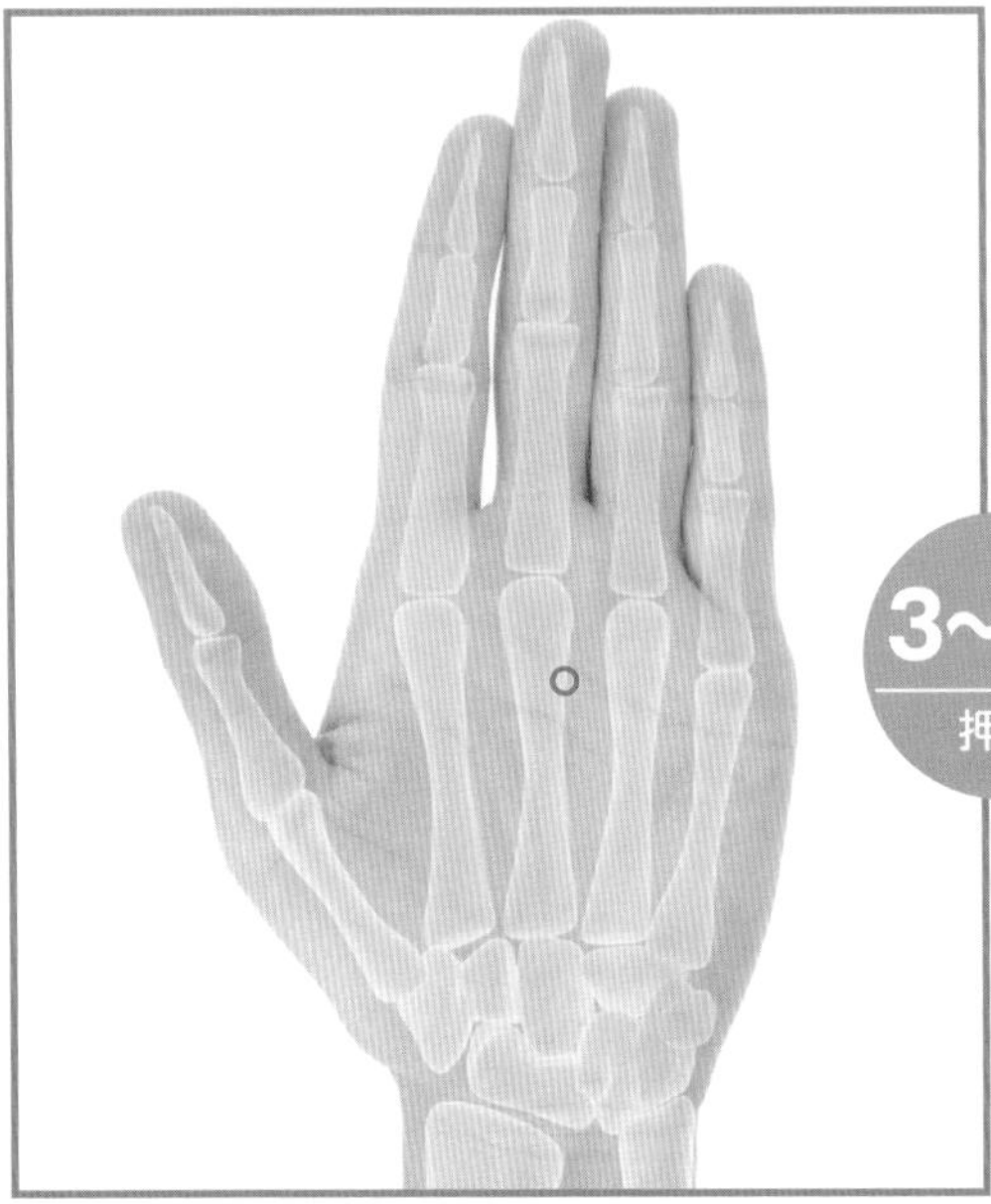

3~5回 押す

手のひら中央にあるツボ。ここを中心に手のひらをマッサージしているとリラックスできる。

ツボの見つけ方

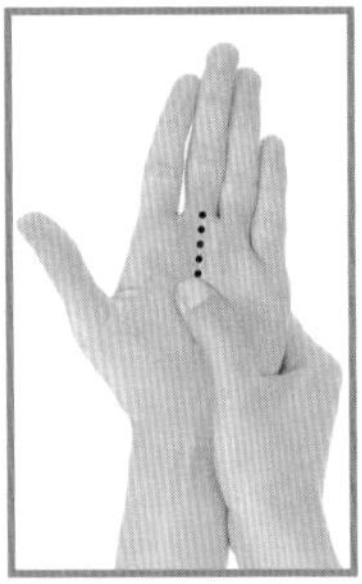

中指の骨を下にたどっていくとくぼみに当たる。その少し薬指側にある。

ツボ押しのコツ

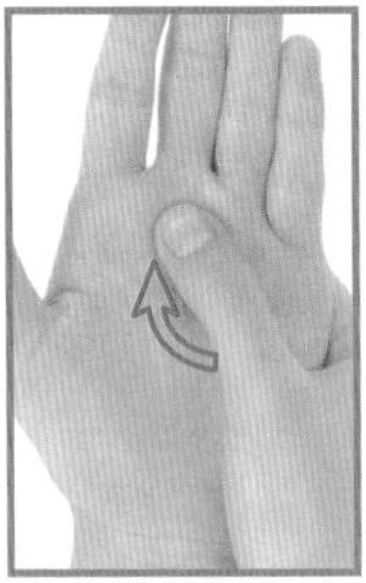

親指をツボに当てたら、いったん押してから、指に向かって突き上げる感じで。

イライラの素をコントロールしよう

物事がうまくいかない時は、イラついたり、変な緊張感にとらわれてしまうもの。気にしないようにしても、なかなかコントロールできないものです。

緊張感の原因のひとつには、体の疲れがあります。一見関係のないように感じますが、体が疲労していると脳は体へエネルギーを送るために、交感神経をアップさせます。そのため、緊張状態が続いてしまうのです。

アロマのヒント

[芳香療法]

ローズウッド

成分中のリナロールが、神経の興奮を抑え、気分を落ち着かせてくれる。

ツボ

巨《こ》闕《けつ》

ツボ名は、「大いなる心臓」という意味。動悸、息ぎれなどの心臓のトラブル、胃腸病、ストレスによる心の疲れに効く。

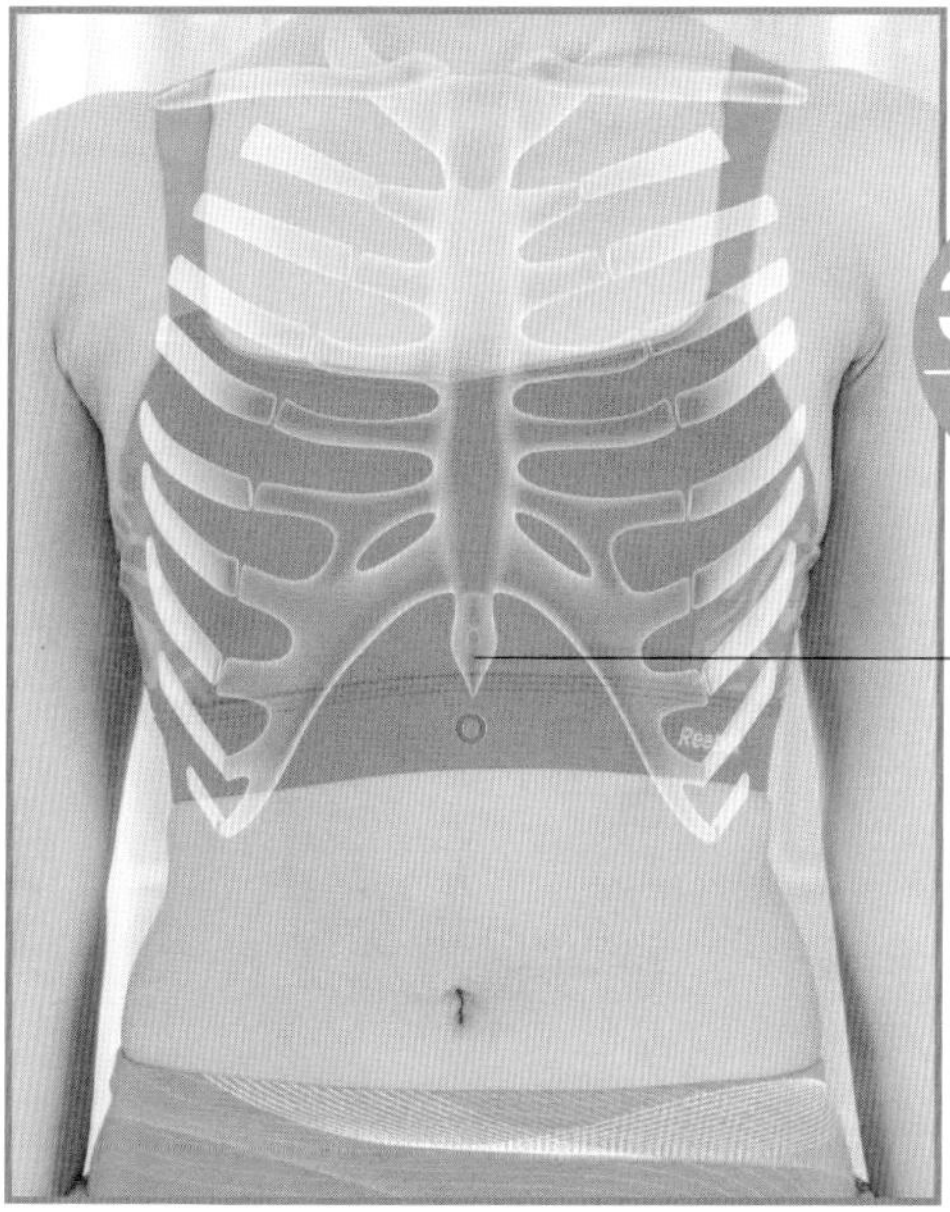

大きく深呼吸しながら押そう。

ツボの見つけ方

みぞおちの真ん中にある。胸骨のいちばん下の剣状突起から指幅3本分下にある。

ツボ押しのコツ

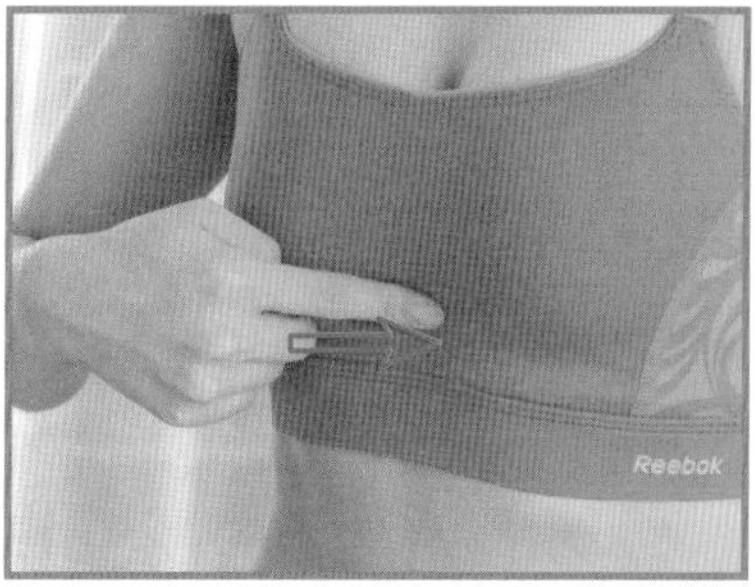

人差し指の腹をツボに当て、体の中心に向かってやさしく押す。

緊張を解消するには、労宮《ろうきゅう》、巨闕《こけつ》のツボを押すとよいでしょう。「労宮」はもっとも押しやすい手のひらにあるツボ。ほぐしたい時は、すぐに押し上げてみましょう。

「巨闕」は、おなかのツボ。長く息を吐きながらゆっくりと押すのがポイント。息を吸っている間は交感神経に、息を吐いている時は副交感神経に働きかけています。

リンパのツボ話

犬は汗をかかない？

人は暑いと汗をかくことで体温を下げようとして、体温調節をしている。では、犬はどうなのか？　人と違って、犬には汗を出す「汗腺」があまりない。そのため、犬は暑さに弱いので、口を開けてハアハアしながら、体温を下げているのだ。

豊かな食生活で体の中からキレイになる

美しく健康な毎日を送るためには、食事できちんと栄養を摂ることが大切です。

体内に栄養が送り込まれないのでは、せっかくマッサージやツボ押しをしても、細胞の新陳代謝はよくならず、肌にハリやツヤを取り戻すのは難しくなってしまいます。

バランスのとれた食事を摂るのはもちろんですが、食事と一緒に薬効成分を摂るのも大事なことです。料理やお茶にして、取り入れやすいのがハーブです。市販のスパイスを調理に加えたり、生のままのフレッシュハーブティや乾燥ハーブをブレンドするなど、体をキレイにしてくれるハーブを取り入れるようにしましょう。

また、中国の長い歴史と経験から生み出された漢方は、さしずめ“食べる薬”。一人ひとりの体質に合わせた生薬をブレンドできるのが大きな魅力です。生薬の匂いや味が苦手な人は、市販のカプセルに詰めて飲むとよいでしょう。

料理でおなじみのショウガ、サンショウ、ゴマなども、漢方だということはご存じですか？　わたしたちは日々の食事で、知らず知らずに体によい物を取り込んでいるのですね。漢方やハーブ、野菜などにどんな栄養素が含まれているかを知ることで、栄養に対する興味も湧いてきます。豊かな食事は、気持ちも豊かにし、自分自身を美しくしてくれるのです。

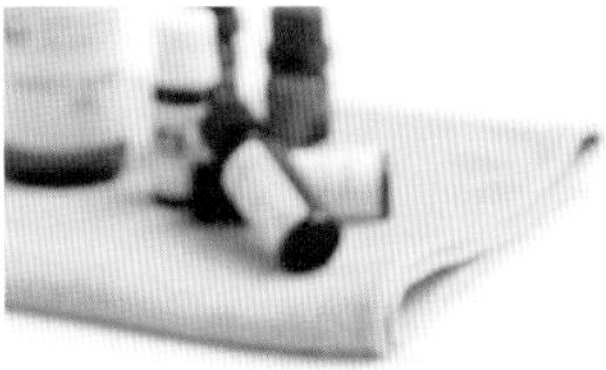

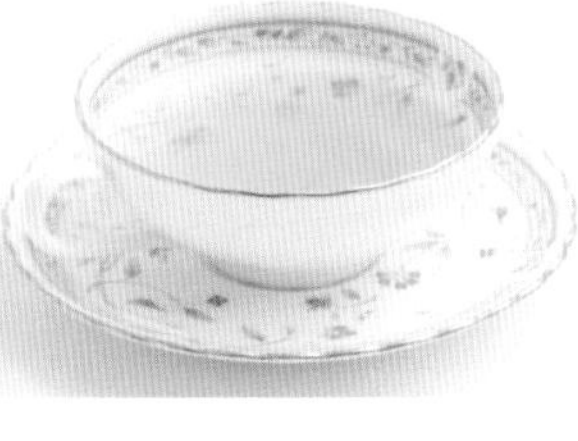

chapter 6

女性の悩みを解決!

生理やホルモンなどに由来する
女性特有の悩みやトラブルに効くメニューです。
リンパとツボの両方からアプローチすることで
血行をよくし、ホルモンバランスを調整します。
習慣にして、悩み知らずの
体質に変えていきましょう。

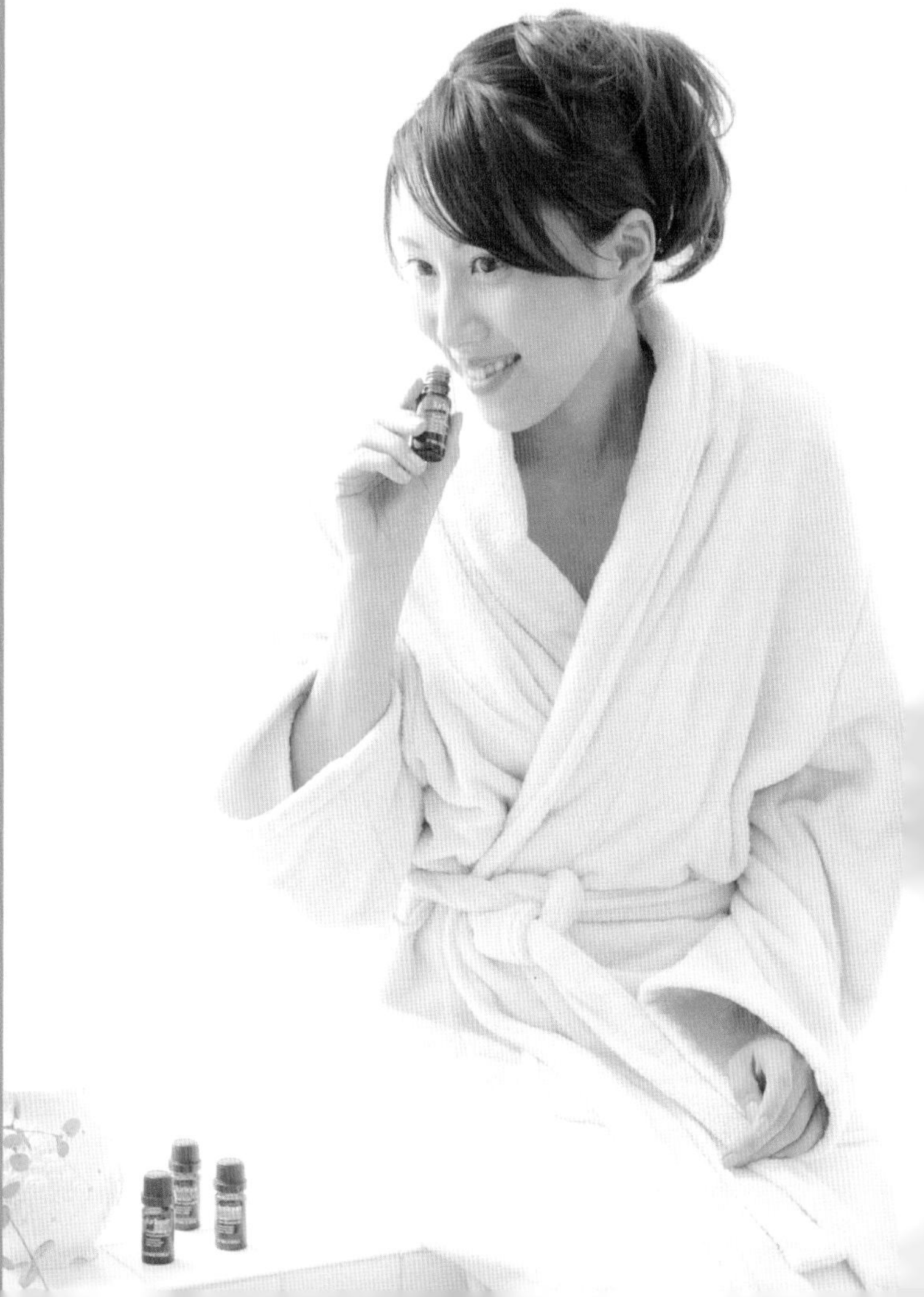

冷え性

女性に多い、足や腰の冷え、血行不良に…。

ツボ 足《あし》の井《せい》穴《けつ》

3~5回 押す

左右の足指にある、全20か所のツボの総称。体のエネルギーを調整し、血行不良を解消する。

ツボの見つけ方

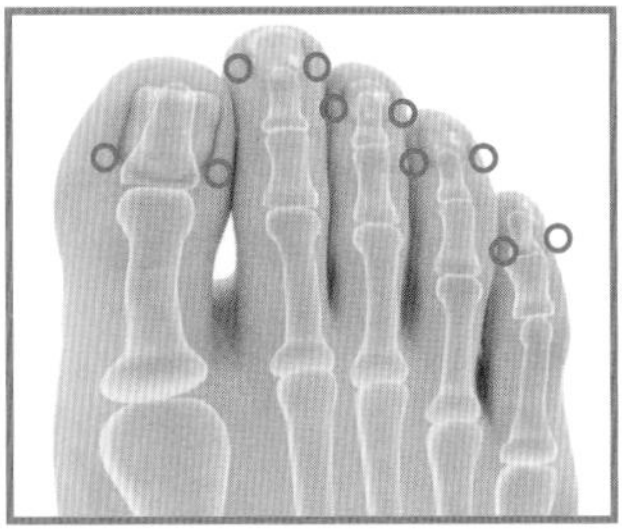

左右の足指の爪の付け根の両側にある。

ツボ押しのコツ

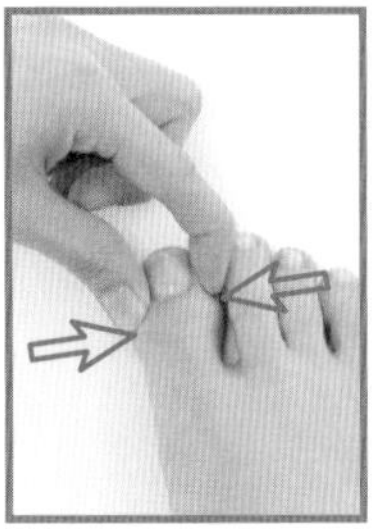

親指から順に、爪のキワをつまむようにして押す。左右同様に。

ツボ 三《さん》陰《いん》交《こう》

3~5回 押す

女性特有の病気に効く万能ツボ。めまい、むくみに効くほか、手足の血行をよくし、リラックスさせる効果も。

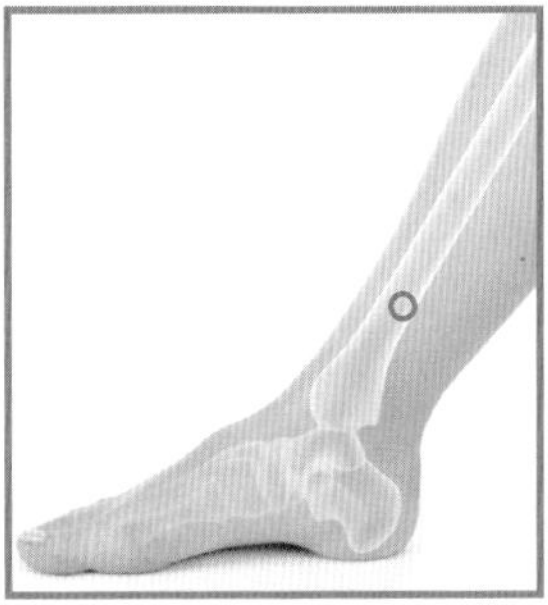

ツボの見つけ方

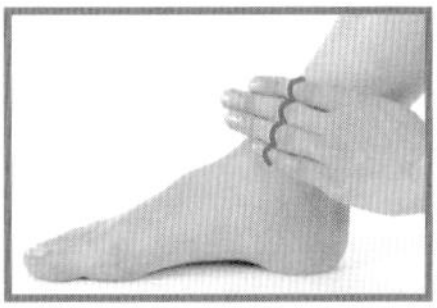

内くるぶしの中心に小指の端を当て、ひざ方向に指幅4本分上にある。

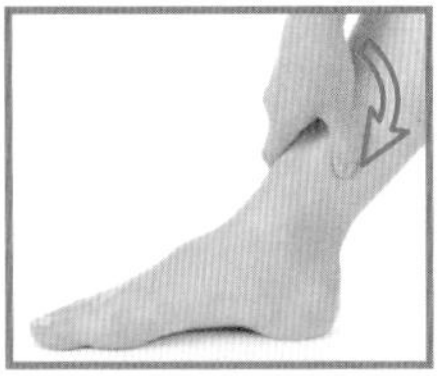

ツボ押しのコツ

脚をつかむようにして骨のキワに親指を当て、骨の内側に指を入れ込むようにして押す。左右同様に。

ツボで血管を広げ ストレッチで血行アップ

女性に多い、手足の「冷え」は、血液やリンパの循環が悪くなっていることが原因です。手足の冷えは、内臓の冷えに及ぶと、さまざまな不調や病気の引き金になるので、症状が軽いうちにケアしておきましょう。

血行をよくするには、ツボ押しが効果的。副交感神経に刺激が伝わり、血管が拡張されて、血液の流れを促す神経伝達物質が放出。その働きで、血行がよ

アロマのヒント

［マッサージオイル］
レモングラス6滴
シダー6滴　シナモン1滴
キャリアオイル20ml

レモングラスとシナモンが血管を広げ、シダーでリンパ管を強壮。ひざ下に塗ろう。

リンパストレッチ

足首のリンパを伸縮させる

1

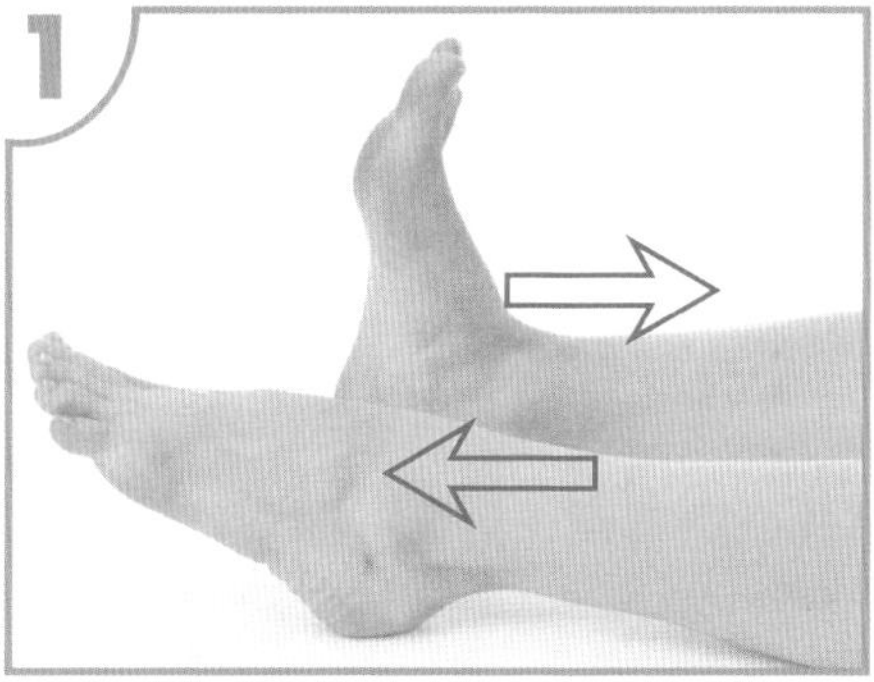

両脚をそろえて伸ばし、右足首をぐっと縮め、反対側の足首をぐっと伸ばす。

マッサージのコツ

リンパ管は、それ自体がポンプ機能を備え、周囲の骨格筋が運動している時に活発になる。足先は、リンパの流れの始点なので、足首をストレッチして、リンパのポンプ機能の働きを活性化させよう。

20回

2

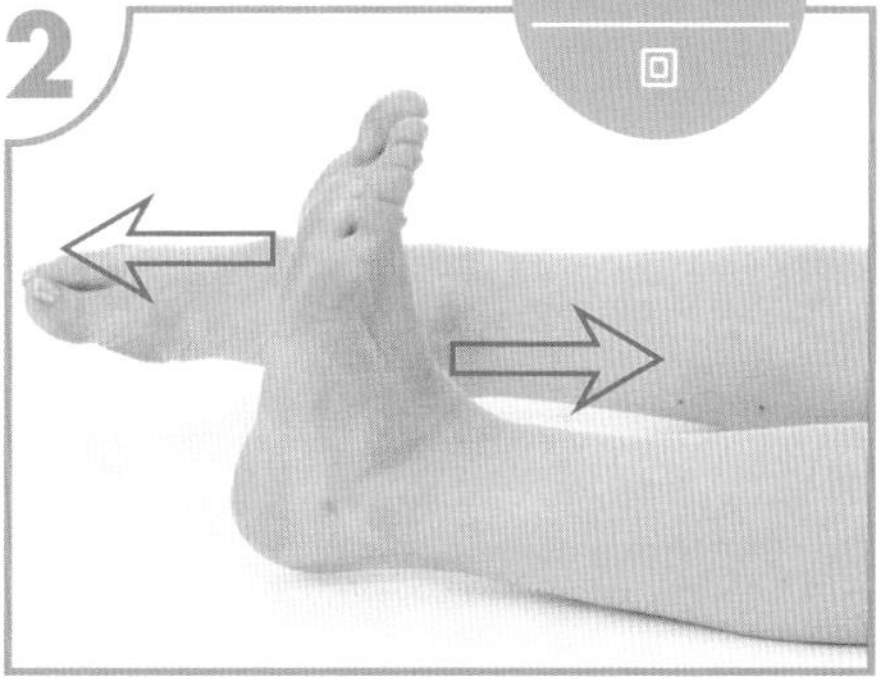

縮めた足は同じようにぐっと伸ばし、伸ばしていた足は縮める。左右で1セットを20回ほど繰り返そう。

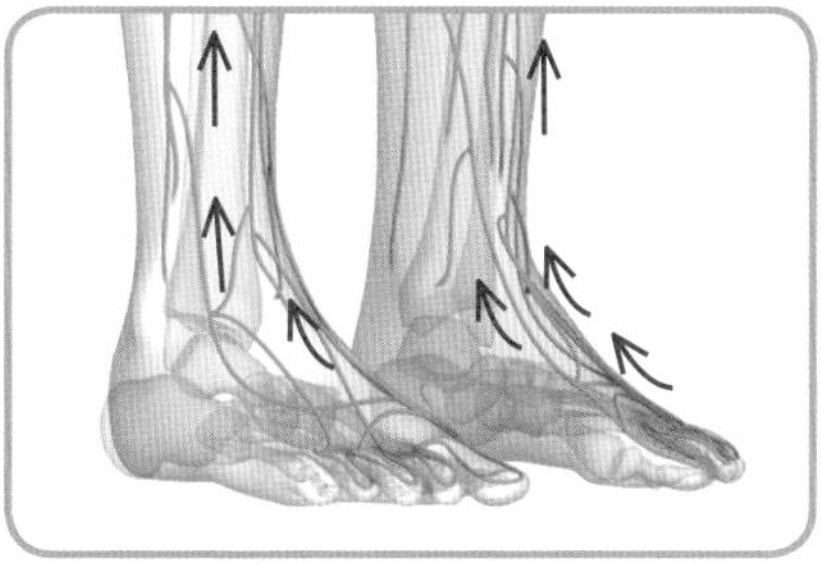

足首のリンパ

リンパの流れの末端。静脈と同じように、管のなかに弁の機能があり、上へ流れていく。

くなるのです。足の井穴《せいけつ》はとくに末端の冷えに、三陰交《さんいんこう》は下半身の冷えに効き目があります。

　血液やリンパ管に働きかける「足首のリンパストレッチ」も、血行をよくするのに効果的です。リンパの流れの始点となっている足首をストレッチすることで、リンパや血液の流れがよくなり、冷えが改善するだけでなく、足首をすっきりさせる効果もあります。

リンパのツボ話

第二の心臓は「足の裏」ではない!?

心臓から足先に流れてきた血液を、再び心臓へ戻す「第二の心臓」。その役目を果たしているのは、「足の裏」ではなく「ふくらはぎ」。ふくらはぎの筋肉を動かすことで、血液を心臓へ送り返す働きがより強くなり、血流がよくなるのだ。

生理痛・生理不順

生理時のおなかや腰の痛み、生理不順など、女性のデリケートなトラブルに…。

ツボ 血《けっ》海《かい》

3〜5回 押す

ツボ名は、血がたくさん集まる場所であることを示す。女性特有の生理にかかわるトラブルのほか、むくみ、ひざの痛みによい。

ツボの見つけ方

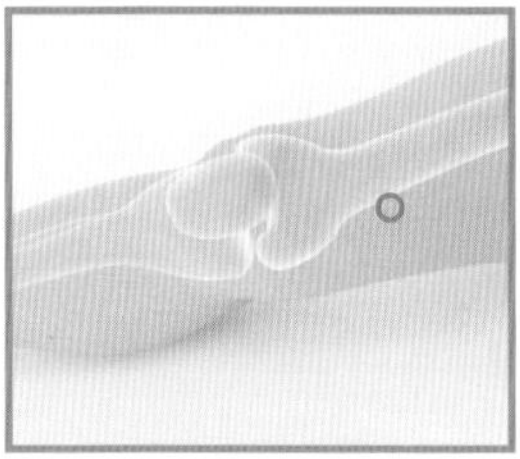

ひざのお皿の内側上端から、指幅４本分上がったところ。

ツボ押しのコツ

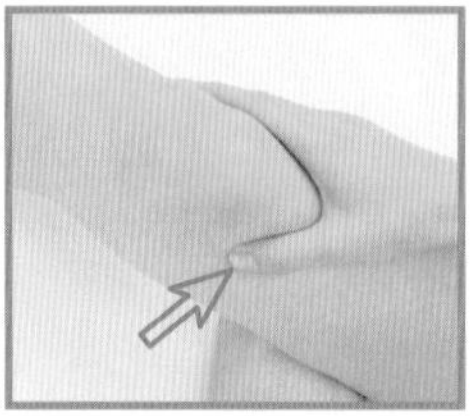

ひざをつかむように、親指の腹をツボに当て、骨のキワを意識して押す。左右同様に。

ツボ 腎《じん》兪《ゆ》

3〜5回 押す

腰のトラブルのほか、むくみや倦怠感など、腎機能や生殖器のトラブル、生理機能を整える効果も。

ツボの見つけ方

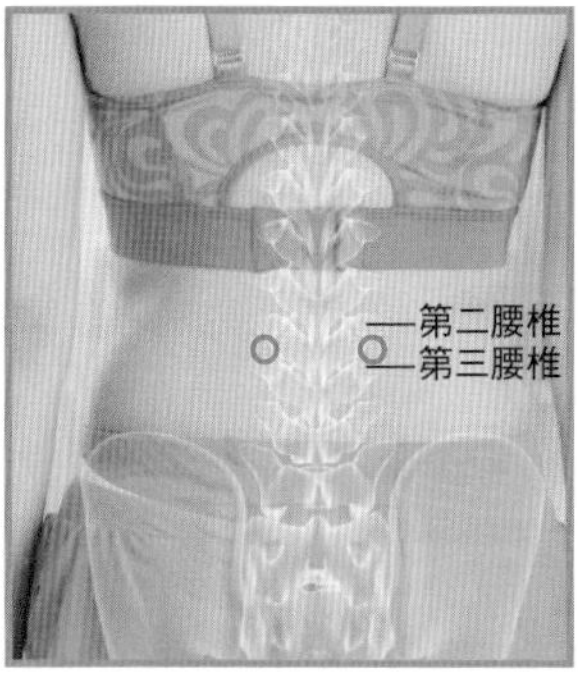

ウエストのいちばん細いところにある背骨（第二腰椎と第三腰椎の間）の中心から、左右に指幅２本分離れたところ。

ツボ押しのコツ

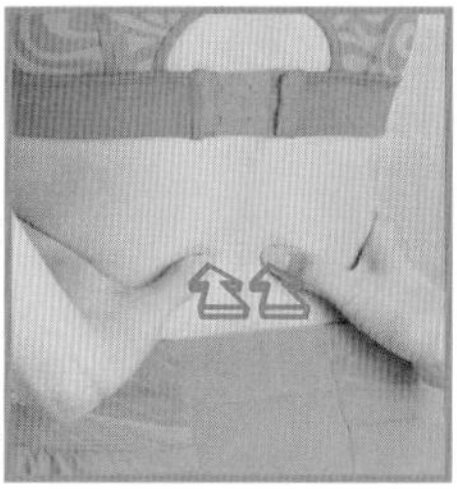

親指の腹をツボに当て、体の中心に向かって押す。左右同時に。

子宮、卵巣の血行を促し機能を安定させる

「生理痛」は、経血を体外に出す時に子宮が収縮して起こるおなか、腰、頭などの痛みです。腹部や腰をあたため、ツボ押しや、「そけい部周辺のリンパマッサージ」で、子宮、卵巣の血行をよくしてあげましょう。血《けっ》海《かい》は、婦人科系疾患の名穴といわれるツボで、子宮や卵巣の血液循環をよくし、経血量を安定させてくれます。

「生理不順」は、生理周期が不

アロマのヒント

［マッサージオイル］
クラリセージ８滴
キャリアオイル 20ml

成分のスクラレオールが生理の不調に効果がある。下腹部にマッサージする。

リンパマッサージ

へそ下からそけい部にかけマッサージ

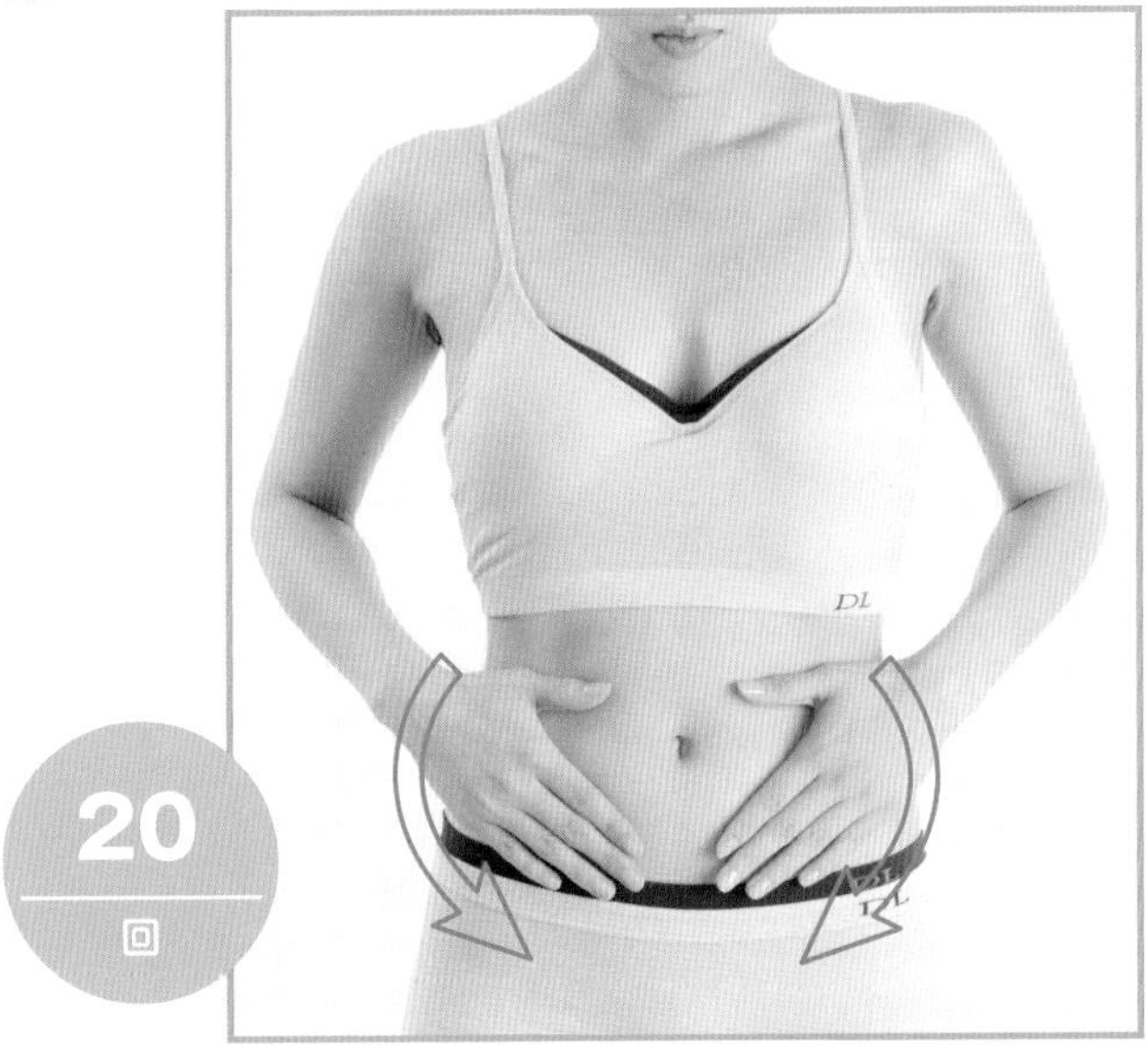

マッサージのコツ

そけい部周辺には、泌尿器や生殖器などが、おなかには、腹部内臓のリンパが集まっている。婦人系疾患には、おなかからそけい部のリンパをマッサージして子宮や卵巣などの婦人科系の器官の血行をよくし、機能を安定させよう。

おへその斜め下あたりに手を置き、そけい部に向ってゆっくりとマッサージ。おなかからそけい部にかけてのリンパを流すようなイメージで。

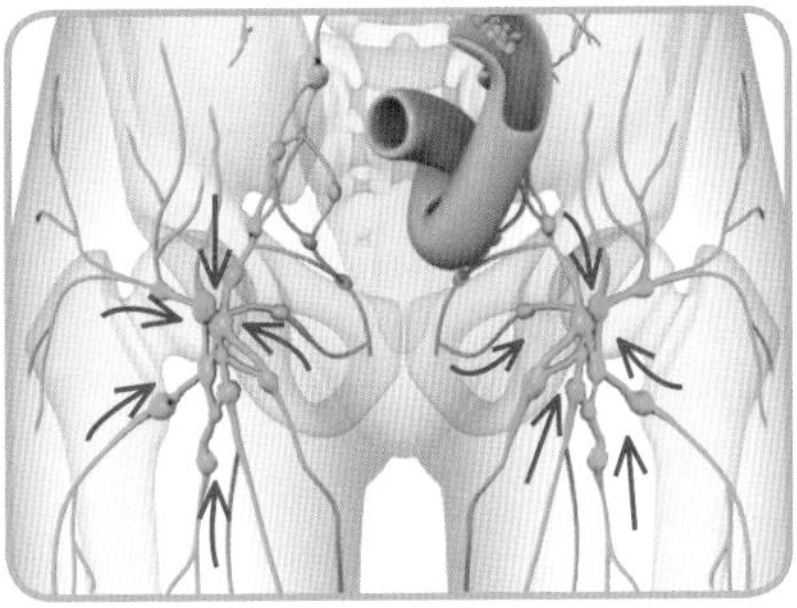

そけい部のリンパ

そけい部のリンパ節には、脚や外陰部組織からのリンパ液が集まってくる。

安定になることをいいます。おもな原因は、過労やストレスで、ダイエットの影響で生理が来なくなってしまうこともあります。放っておくと、ホルモンバランスが崩れ、無月経や不妊症になったりすることも。不調を感じたら、すぐにケアするように習慣づけましょう。腎臓のツボとして知られる腎兪《じんゆ》は、婦人科系の疾患にも効果を発揮します。

リンパのツボ話

ピルは元々生理不順の薬だった

避妊薬の代名詞となっている「ピル(低用量経口避妊薬)」だが、元々は、生理不順や経血量を減らす目的の薬だった。そのため、ピルを上手に活用すれば、つらい生理痛を軽くすることができるのだ。生理痛に悩んでいる人は、有効活用を考えてみよう。

PMS（月経前症候群）

生理が近づくとイライラしたり、落ち込んだりする。そんな生理前のトラブルに…。

ホルモン分泌を促し生理前のイライラを解消

生理が近づくとイライラしたり気分が落ち込んだりする精神的な不快症状と、乳房の張りや頭痛、むくみなどの体の不快症状を、「PMS（月経前症候群）」といいます。女性の宿命だとあきらめず、ホルモン分泌をうながすツボや、精神を安定させるツボを押して、つらい症状を緩和させましょう。

頭のてっぺんにある百会《ひゃくえ》と四《し》神聡《しんそう》は、ともに自律神経を安定

ツボ 百会《ひゃくえ》

3〜5回 押す

自律神経に働きかけ、精神を安定させるツボ。頭頂部の中央にあり、めまい、たちくらみ、頭痛、寝違えなどにも効く。

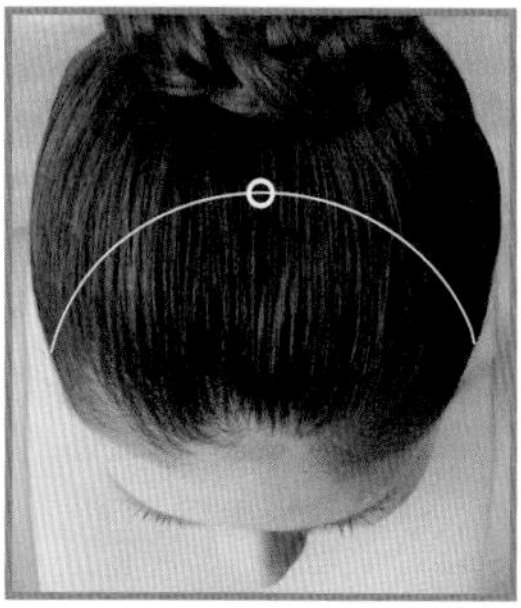

ツボの見つけ方

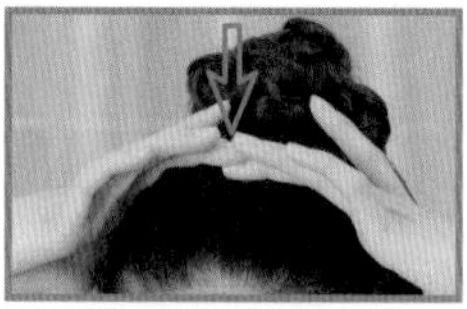

左右の耳の上端を結んだ線の真ん中にあるツボ。眉の間の線上。頭の中心にある。

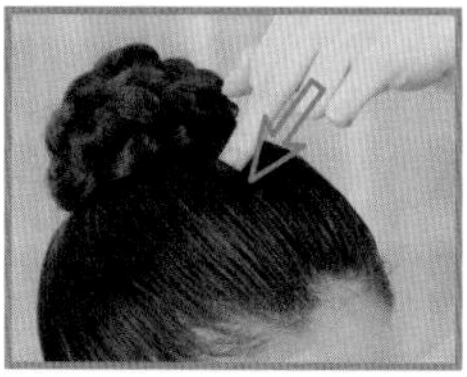

ツボ押しのコツ

中指を立ててツボに当て、頭の中心に向かって、体の芯に抜けるようなイメージで押す。

ツボ 四《し》神《しん》聡《そう》

3〜5回 押す

情緒やホルモンを安定させるツボ。心身症など、精神のトラブルに効き目がある。

ツボの見つけ方

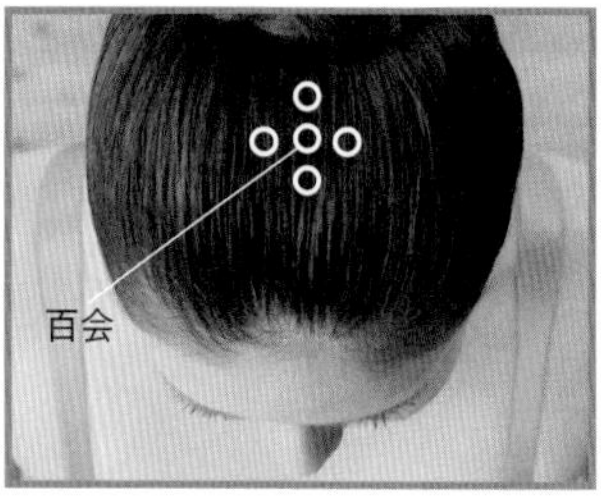

「百会」を中心に、前後左右に指幅1本分離れたところにある4つのツボ。

ツボ押しのコツ

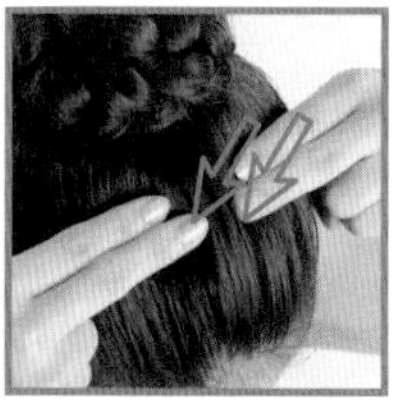

中指の腹をツボに当て、頭の中心に向かって押す。前後左右を同時に。

アロマのヒント

［芳香浴］

ラベンダー5滴

成分の酢酸リナリルが神経伝達物質のセロトニンを誘発させ、PMSをやわらげてくれる。

リンパマッサージ おでこから後頭部をマッサージ

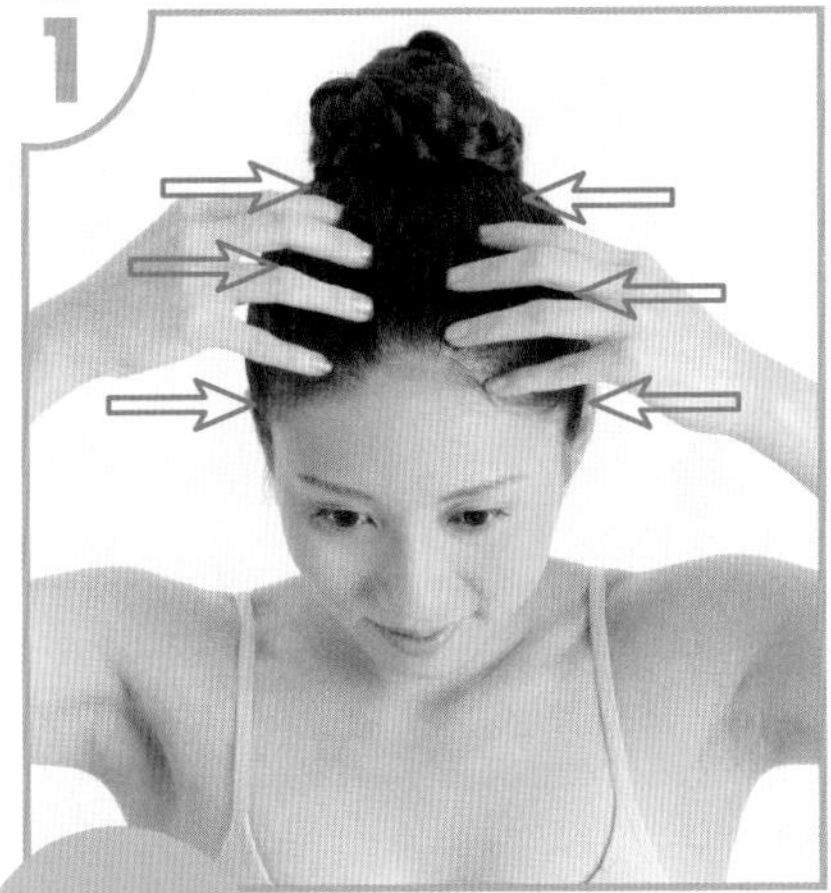

指をぎゅっと立てて押す。

20 回

マッサージのコツ

生理前にイライラするのは、セロトニンが低下するから。おでこから後頭部にかけてのモヒカンラインを、指をぎゅっと立てて押し、ぱっと離しながらリズミカルにマッサージしよう。

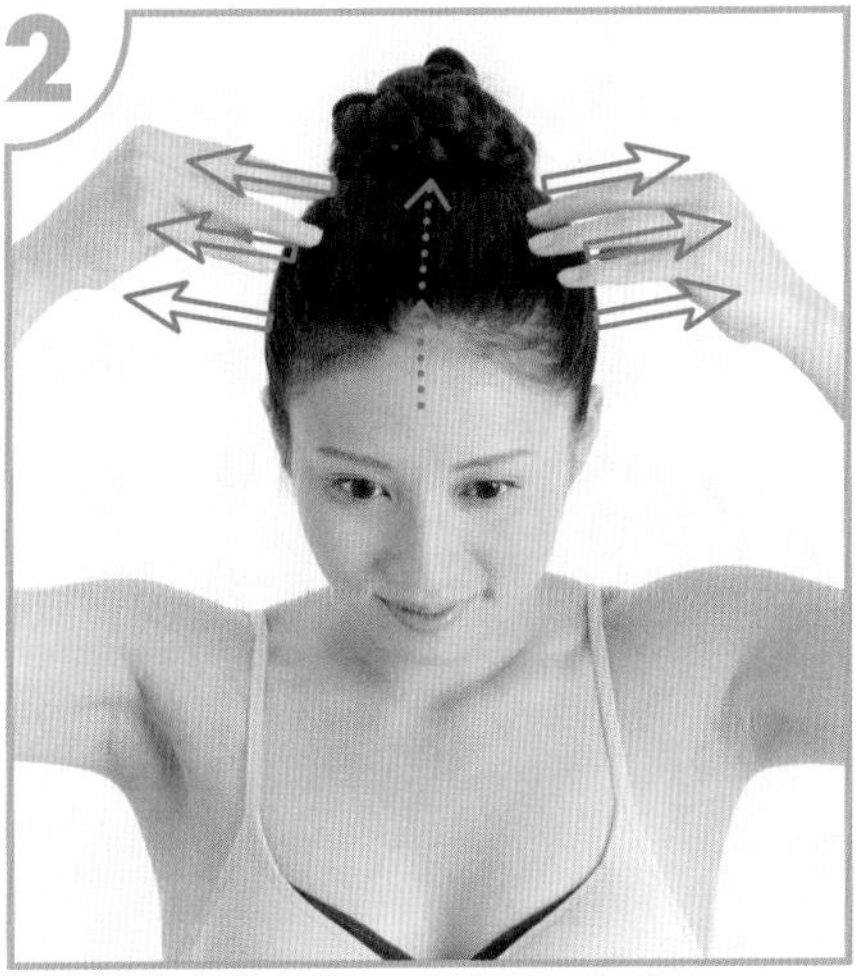

ギュッと押した指をそのままパッと離す。この動作を、おでこから後頭部に沿ってリズミカルにマッサージしていく。ヘッドスパ効果による心地よさとリズムが、セロトニンを誘発していく。リラックスしてイライラする感情を抑えよう。

頭のリンパ

頭部にあるリンパ管は、首のリンパ節に集まる。マッサージで頭の血行とリンパの流れをよくしよう。

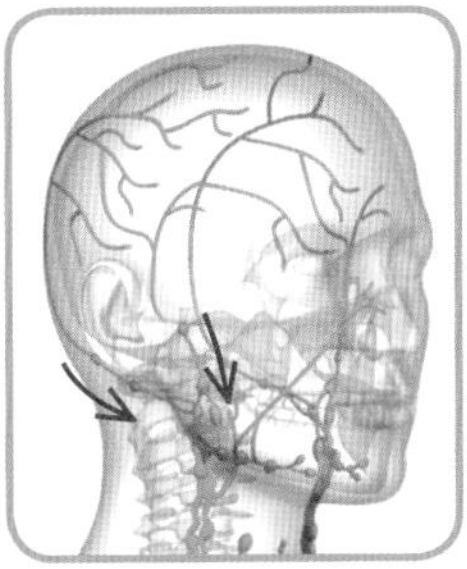

させるツボ。自律神経に働きかけ、心に安定を与えてくれます。この2つのツボを押した後で、ツボを通過するように「頭部のリンパマッサージ」をすると、頭の血行がよくなり、気分がすっきりとしてきます。

生理が始まる1週間ほど前からこれらの施術をすることで、症状はやわらぎます。ホルモンバランスが崩れる時こそ、リラックスすることを忘れずに。

リンパのツボ話

生理前は豚肉料理?

生理前にイライラするのは、神経伝達物質であるセロトニンの分泌量の低下だと考えられる。なので、生理前の1週間はセロトニンの原料がすべて入っている「豚肉」を食べよう。セロトニンの分泌量が安定し、生理前のイライラも緩和されるだろう。

更年期障害

閉経期前後に、女性ホルモンのバランスが変わることから起こる、体と心のトラブルに…。

ツボ 足《あし》の三《さん》里《り》

3~5回 押す

胃腸などの消化器系を整え、全身のさまざまなトラブルを解消してくれる万能ツボ。

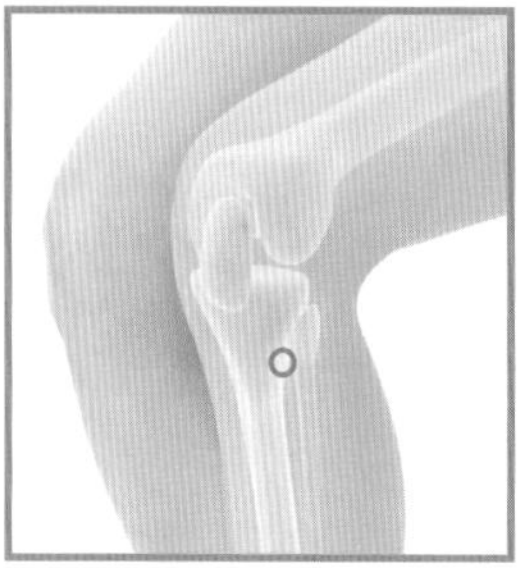

ツボの見つけ方

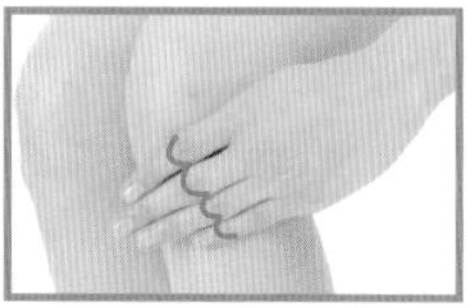

ひざのお皿の下に人差し指の端を当て、指幅４本分下がったところ。

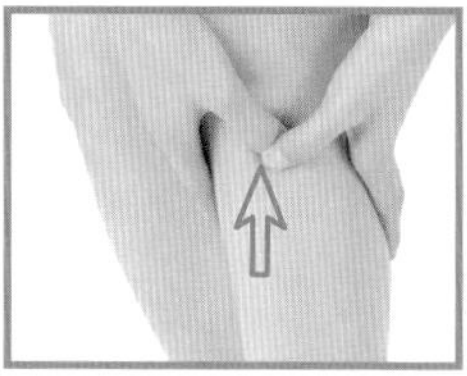

ツボ押しのコツ

ツボに両手の親指を重ねて置き、Ｖ字のくぼみにあるツボを、押して引き寄せるように力を入れる。左右同様に。

ツボ 三《さん》陰《いん》交《こう》

3~5回 押す

婦人科のトラブルにはこのツボ。下半身の冷えやむくみ、不眠にも効果がある。

ツボの見つけ方

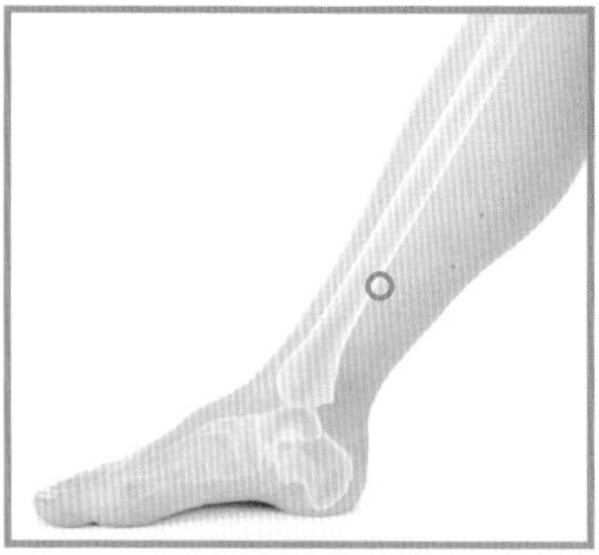

内くるぶしの中心から、ひざ方向に指幅４本分上にある。

ツボ押しのコツ

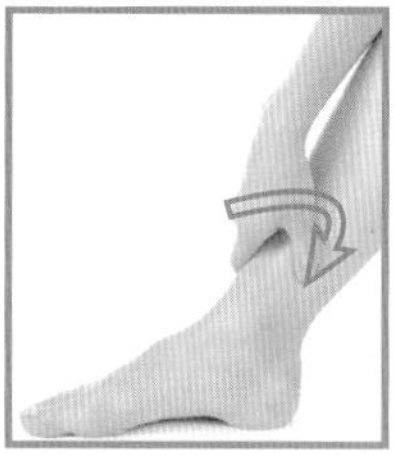

左右とも、脚をつかむようにして骨のキワに親指を当て、骨の裏側に指を入れ込むような感じで。

ホルモンのバランスを調整して血行をよくする

閉経期前後に、ホルモンの分泌バランスが変わるために起こる体のトラブルを「更年期障害」といいます。突然の発汗、ほてり、のぼせ、手足のしびれなど、体に表れる症状の他、イライラしたり不安になったり、精神面で症状が出る人もいます。

東洋医学ではこのようなトラブルを、体のエネルギーの流れ（循環）が悪いことから起こる「血の道症」といいます。こ

アロマのヒント

［芳香浴］

ローズオットー２滴

シトロネロール、ゲラニオールが、ホルモンバランスを整えてくれる作用がある。

リンパマッサージ

リンパに沿って脚をマッサージ

1

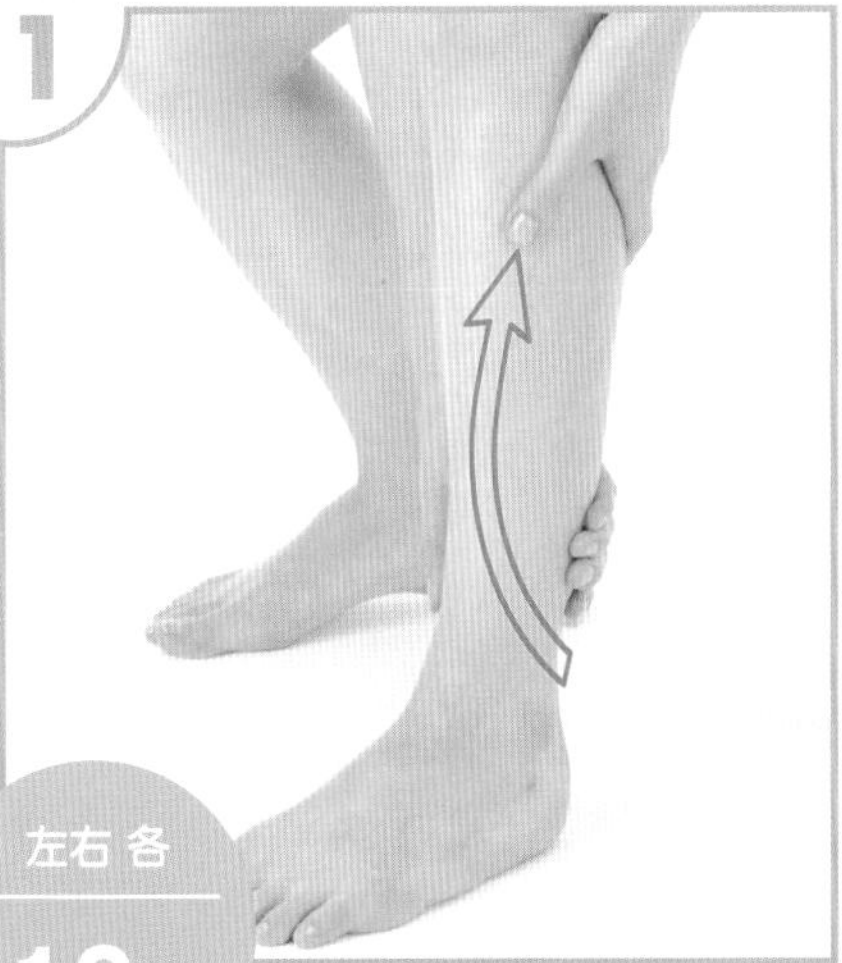

左右各 10回

内手でつかみ、内側から外側へ引き上げるように、「足の三里」へ向けてマッサージする。

マッサージのコツ

更年期障害のトラブルが出る頃には体力が落ちるもの。過度な圧力をかけず、「足の三里」と「三陰交」の２つのツボを通過するように、マッサージをしていこう。

2

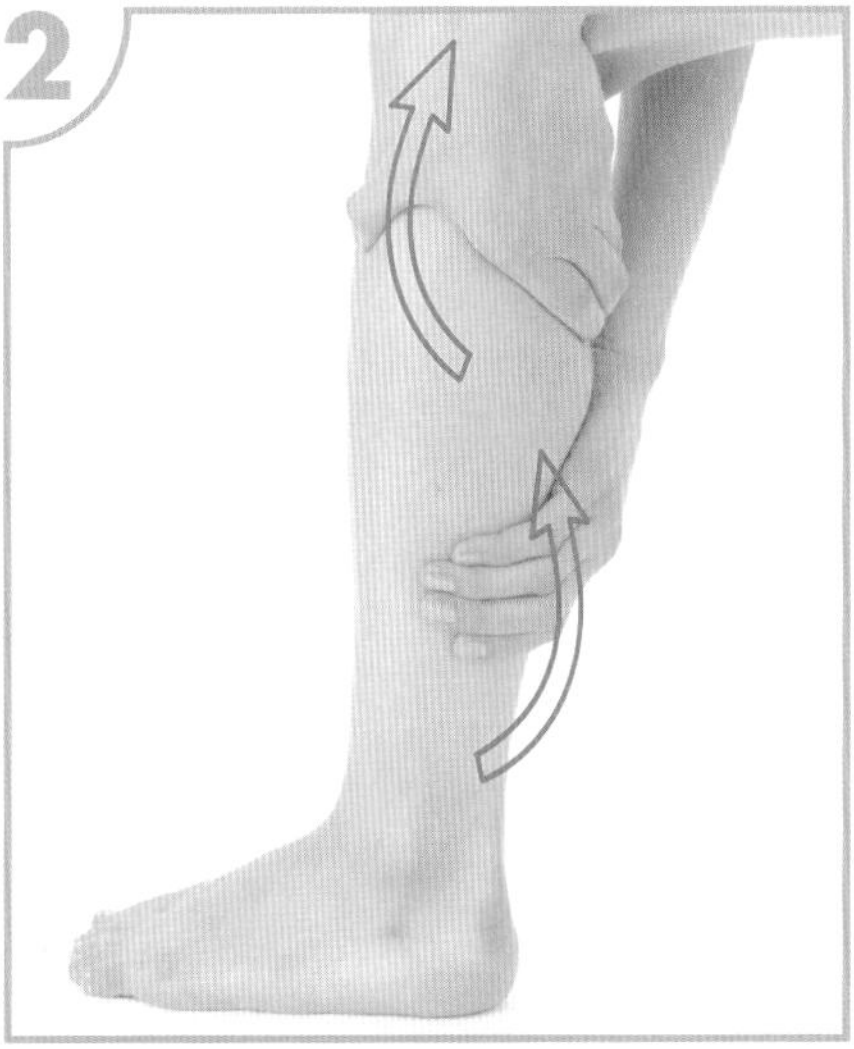

「足の三里」のあるふくらはぎから、ひざ上にある「血海」のあたりまで、同様にマッサージをしていく。

ふくらはぎのリンパ

ひざ裏にあるリンパ節には、足先からふくらはぎのリンパが集まる。ここからそけい部に向けて流れていく。

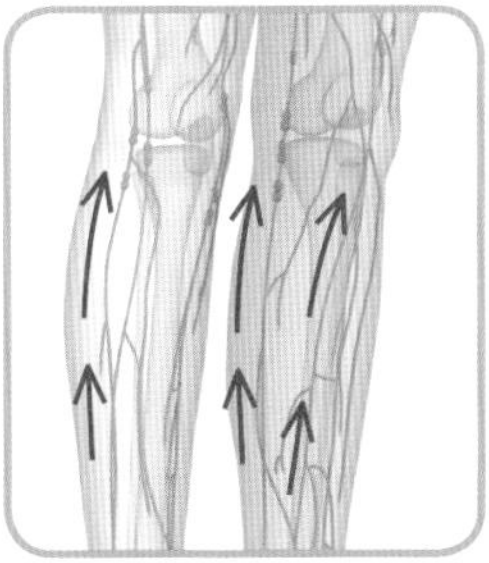

れらには、ツボ押し、「足のリンパマッサージ」が有効です。使う言葉は違いますが、血行やリンパの流れをよくすることは、体のエネルギーの流れ（循環）をよくすることと同じなのです。

更年期障害には、特効ツボがあります。血行を促す足の三里《さんり》と婦人科系トラブルに効く三陰《さんいん》交《こう》がそれ。女性ホルモンの働きや、自然治癒力も高めてくれます。

リンパのツボ話

更年期障害の若年化

一般的に更年期障害は、卵巣の機能が衰える45～50歳が多かったが、最近は若年化しているという。それは、子どもを産まない女性が増え、卵巣の機能が低下しているから。若くして更年期障害にならないよう、ツボとリンパでホルモンのバランスを整えよう。

不妊

卵巣や子宮の機能を高めて、体の血行をよくし、妊娠しにくい体質を改善する。

ツボ 石門《せきもん》

不妊によいとされる婦人科系に効くツボ。骨盤まわりの血行を促す。

3〜5回 押す

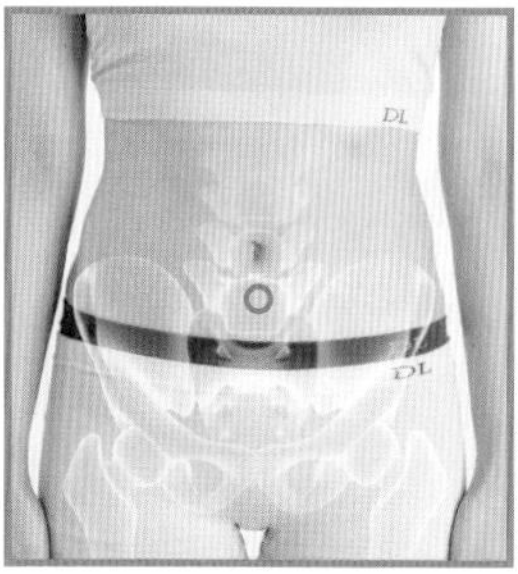

ツボ押しのコツ
人指し指の腹をツボに当て、体の中心に向かって押す。

ツボの見つけ方

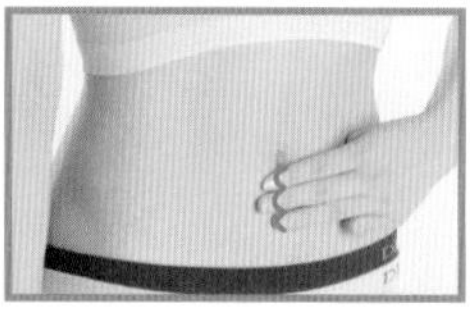

おへその中央下に人差し指を当て、指幅３本分下がったところ。

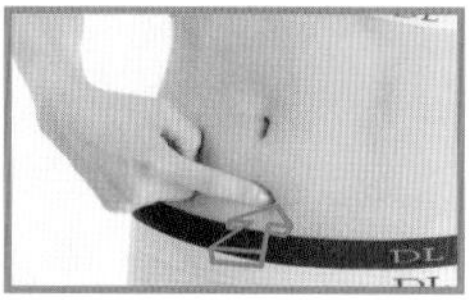

ツボ 関元《かんげん》

「関」は要所、「元」は元気の意味で、元気の源を表わす。卵巣の機能をアップし、不妊などの婦人科系トラブルに効く。

3〜5回 押す

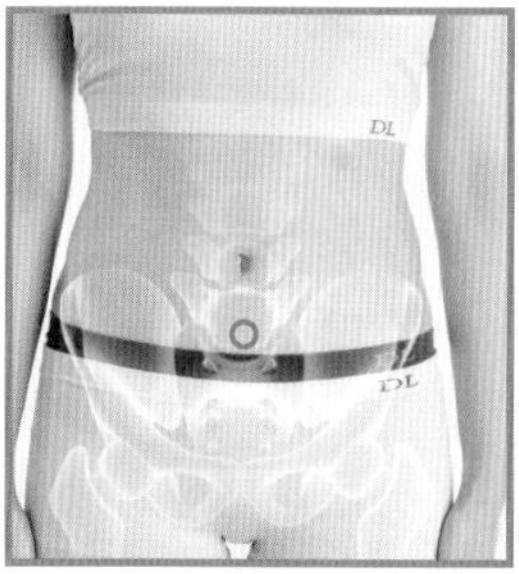

ツボ押しのコツ
人指し指の腹をツボに当て、体の中心に向かってやさしく押す。

ツボの見つけ方

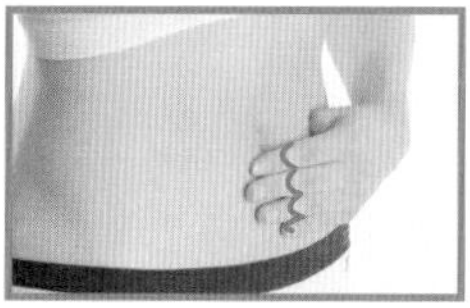

おへその中央から指幅４本分下がったところ。

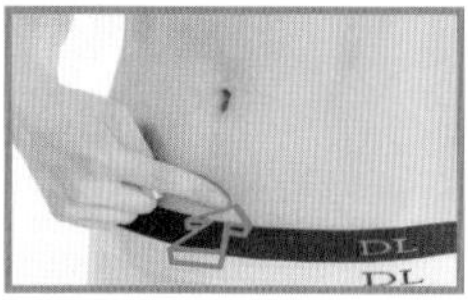

アロマのヒント

［マッサージオイル］
ローズ４滴
パルマローザ４滴
キャリアオイル 20ml
成分のゲラニオールがエストロゲン作用として働きかける。下腹部にリンパマッサージ。

卵巣や子宮の機能を高め妊娠しやすい体質へ

数年以上も妊娠しない場合は、不妊症の疑いがあります。原因の特定は困難ですが、虚弱、冷え性、血行不良などで内臓機能が低下すると、子宮や卵巣にも影響が出やすくなってきます。卵巣や子宮、女性ホルモンの分泌に異常があることも考えられます。

押せばすぐに妊娠するという即効ツボはありませんが、卵巣や子宮の機能を高めることで、

リンパマッサージ

おへそからみぞおちをマッサージ

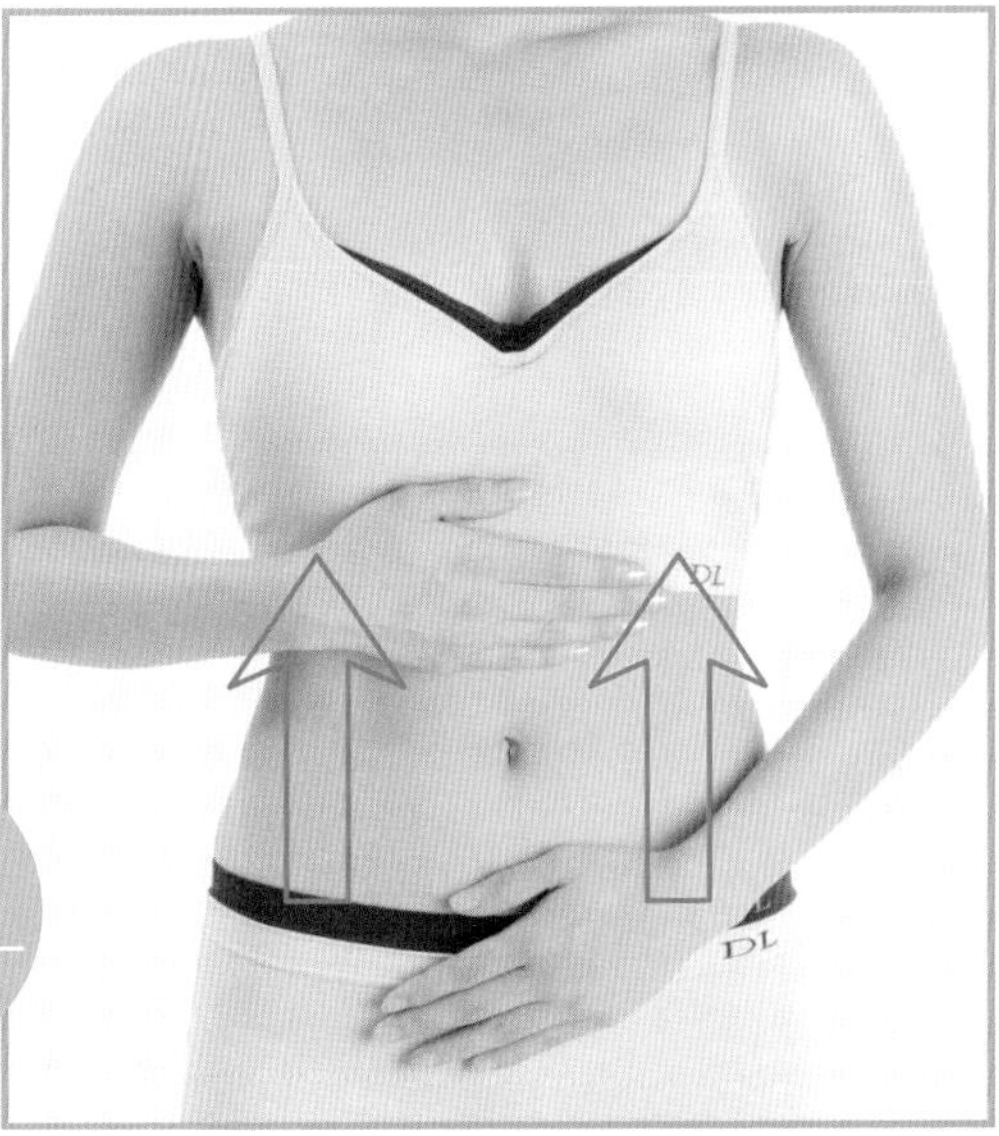

マッサージのコツ

妊娠には、まず卵巣の働きを高めることが大切。卵巣や子宮などのあるおへそからみぞおちまでを、２つのツボを通過するように、上下にマッサージしていこう。

卵巣や子宮の位置をイメージしながらマッサージを。おへそからみぞおちに向けて、手を左右交互に、下から上へリンパの流れをよくしていく。

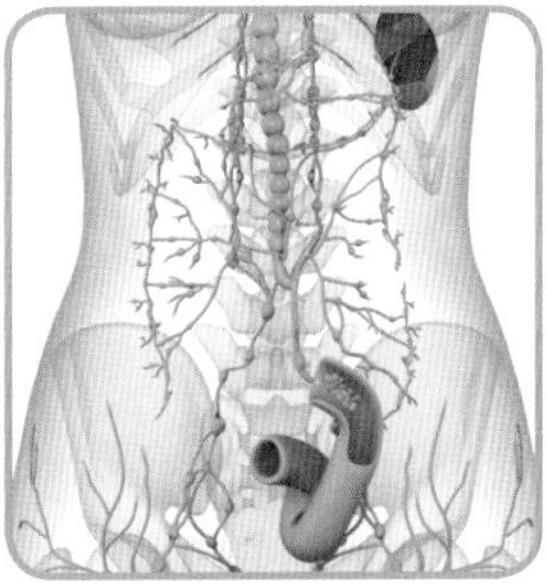

おなかのリンパ

卵巣や子宮のあるおなかは、女性にとって大切なところ。内臓のまわりもすべてリンパが張り巡らされている。

妊娠しやすい体質へと改善していきましょう。骨盤まわりの血行を促す**石門**《せきもん》や、卵巣の機能をよくする**関元**《かんげん》がおすすめです。

おへそのまわりからみぞおちにかけての「おなかのリンパマッサージ」も効果的です。内臓の働きをよくし、妊娠へと導きます。不妊に効果が高いとされるローズの精油を使ったマッサージオイルで、ペアマッサージをするのもよいでしょう。

リンパのツボ話

初潮が来たら妊娠するの？

初潮は大人になったしるしといわれているが、実際には初潮を迎えても妊娠はしない。それは、子宮に子どもをつくる準備ができていても、卵巣の機能が未成熟だから。卵巣が成熟するには、初潮後、最低でも１年以上は必要なのだ。

バランスのよい顔と体をつくろう

鏡の前に立って、顔と全身をじっくり見てください。あなたの顔と体、バランスは整っていますか？　どこかが歪んでいませんか？

顔がむくみ、体が歪んでいると、見た目のバランスが悪いばかりではなく、リンパや血液が滞り、老廃物や毒素を体内に溜めることになります。

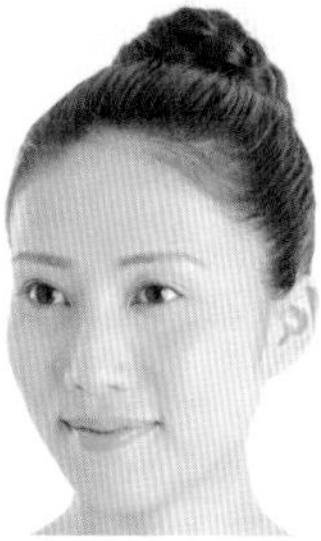

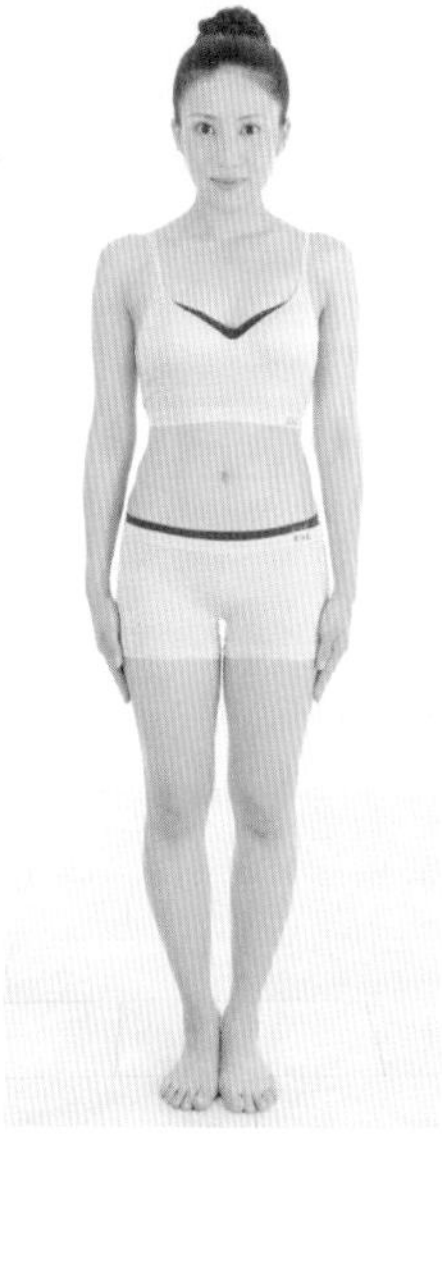

下の項目をチェックしてみましょう。それぞれ、自宅で簡単にできる、リンパとツボのセルフケアで、バランスのよい体型と、むくみのないスッキリとした小顔を手に入れましょう。

体のバランスをチェック

□両肩の高さが、左と右で違っていませんか？
□背中が硬くて、猫背になっていませんか？
□下腹がぽっこり出ていませんか？
□骨盤の位置や高さが、左と右で違っていませんか？
□いつも足がむくんでいませんか？
□手や足が冷えていませんか？

顔のバランスをチェック

□最近、シワやたるみが増えていませんか？
□クマやくすみが増えていませんか？
□朝、顔がむくんでいませんか？
□顔全体で笑っていますか？
□鼻の黒ずみが最近増えてきていませんか？
□肌のハリが弱くなっていませんか？

chapter 7

美容とダイエットに効く

すっきりとしたボディラインの
最大の敵はむくみと体の歪みです。
リンパ＆ツボにはたらきかける正しいセルフケアで
美しくハリのある肌や、すっきりとした
ボディラインを手に入れましょう。

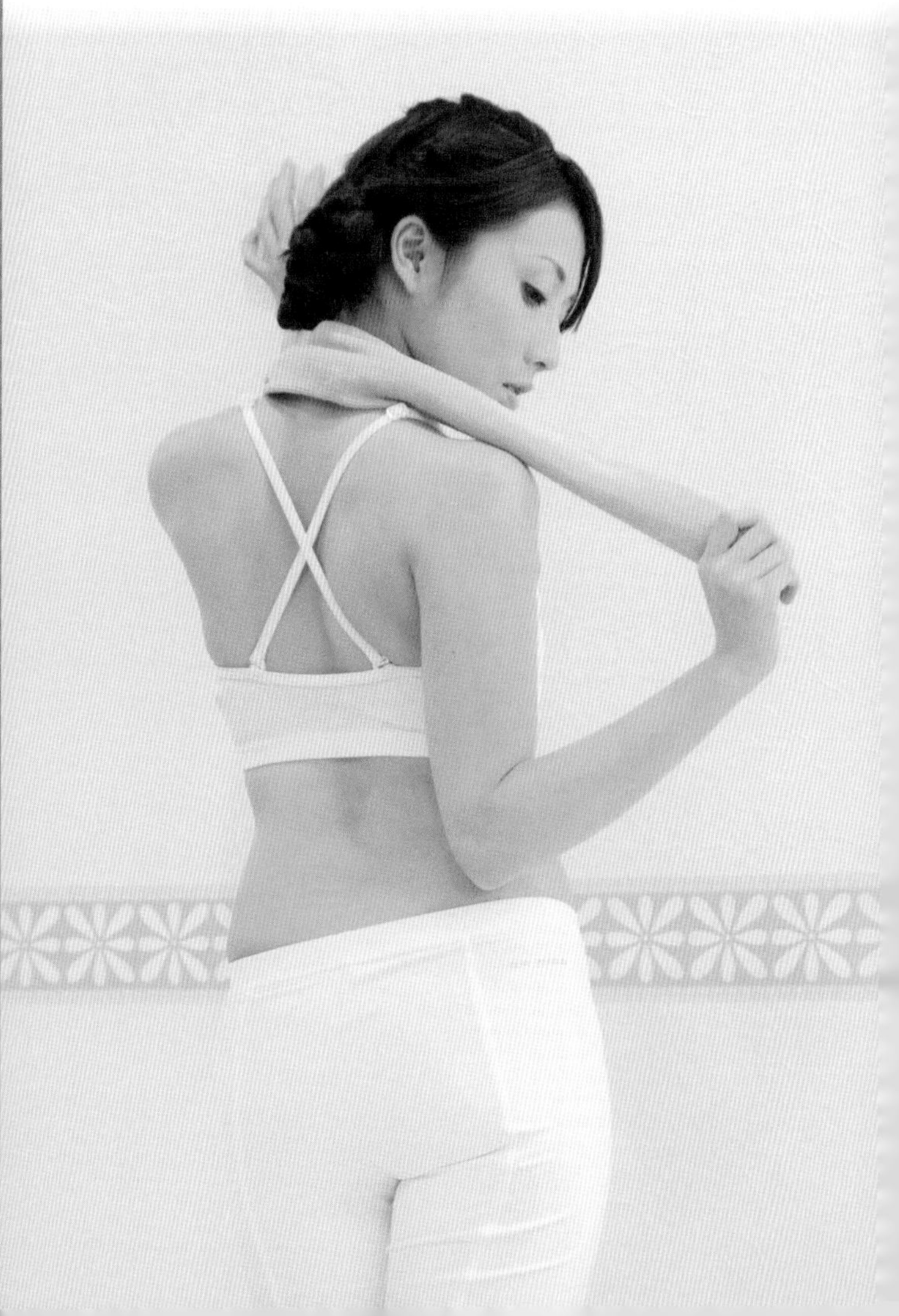

小顔をつくる①

「小顔」とは、むくみのないすっきりしたフェイスラインのこと。

ツボ

天《てん》窓《そう》

東洋医学では「天」は鎖骨より上の部分を示す。一方、「窓」は耳を表わす。耳のトラブルに効くツボ。顔や頭部の血行もよくする。

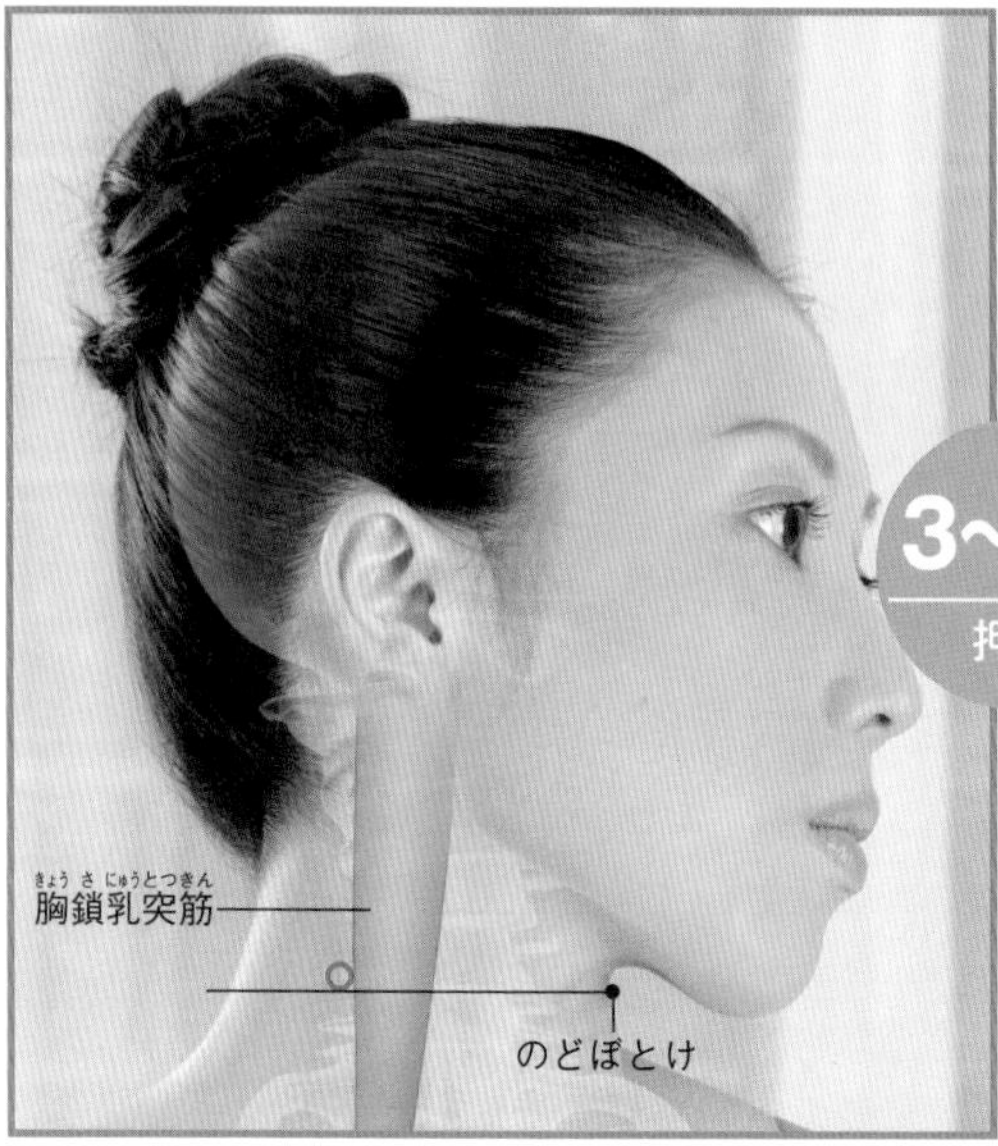

3~5回
押す

頬のむくみを改善するツボとして最適。あまり強く押さず、程良い刺激を与えるように押そう。

ツボの見つけ方

のどぼとけから左右に水平に引いた線上で、耳の下から首筋に走る太い筋肉「胸鎖乳突筋」の後ろにある。首を横に向けると、筋肉が浮き出てきて見つけやすい。

ツボ押しのコツ

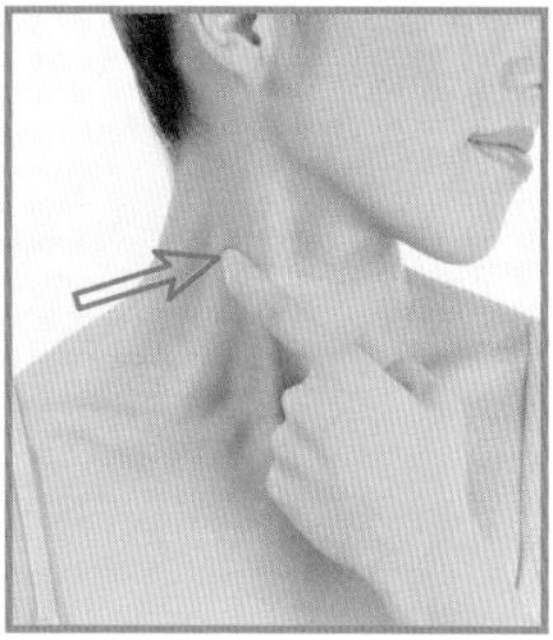

人差し指の腹をツボに当て、筋肉のキワから指をもぐらせるようにして押す。筋肉を持ち上げるようなイメージでもよい。左右同様に。

顔のむくみを取る小顔のツボ

小ぶりでキュッと引き締まった「小顔」は女性の憧れ。でも、本当は「小顔」なんて存在しないのです。私たちが「小顔」と呼ぶのは、ハリがあって、むくみのない顔のこと。あごから頬にかけてのフェイスラインが気になる方は、顔に出たむくみを取り除きましょう。このむくみこそが、すっきりとした「小顔」の敵なのです。

フェイスラインをすっきりと

アロマのヒント

[マッサージオイル]
サイプレス
ゼラニウム 2 滴
キャリアオイル 20ml

むくみ解消に効くレシピ。アゴから首にかけてのリンパをマッサージしよう。

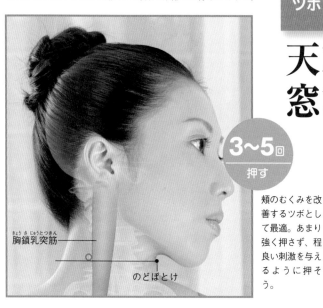

ツボ

天容《てんよう》

前ページの「天窓」同様、「天」は鎖骨より上の部分を示している。首の筋肉のこわばりを解消したり、のどのトラブルに効く。

3〜5回
押す

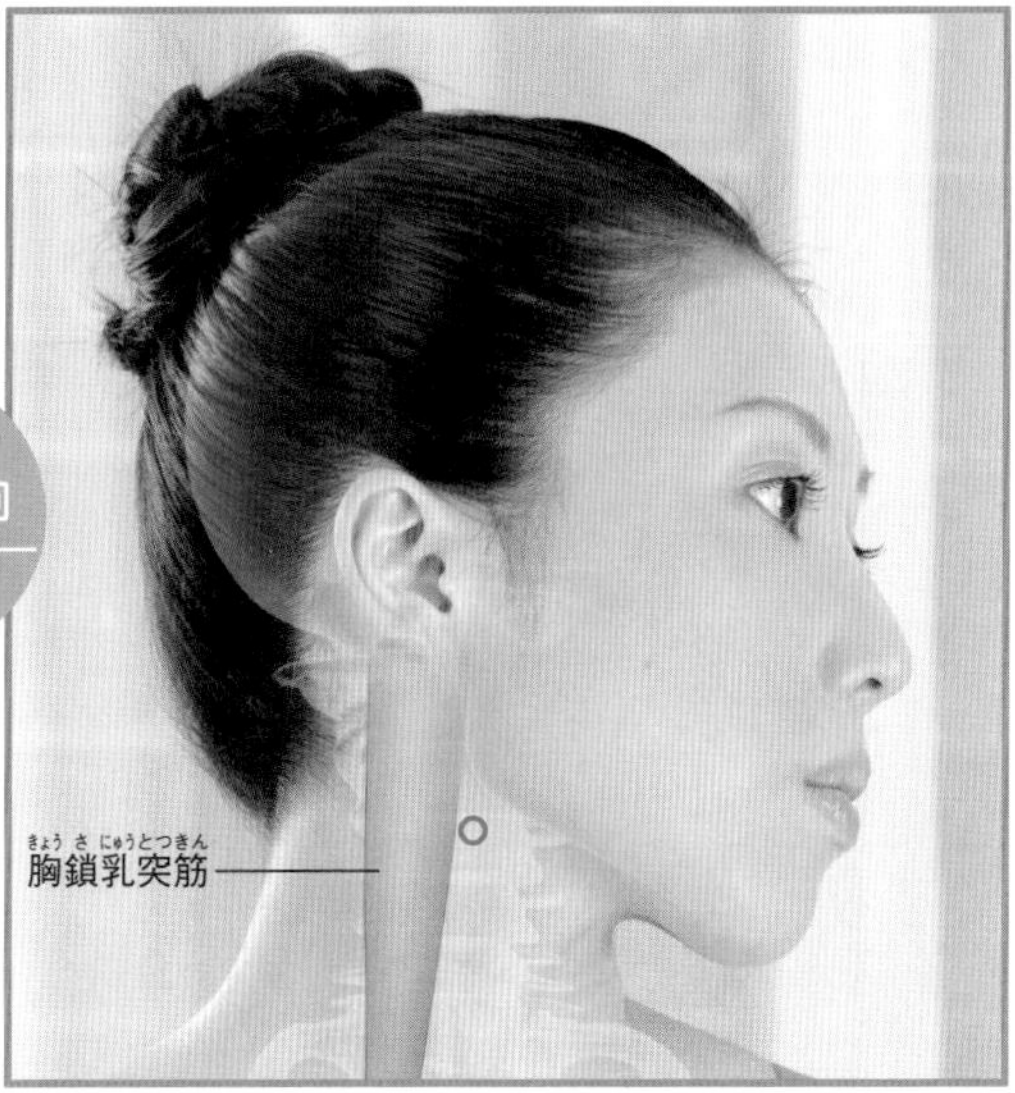

自律神経の乱れを安定させる効果もある。気持ちをリラックスさせたい時に押してみよう。

ツボの見つけ方

両耳の下、下あごの骨の角の後ろにある。耳の下から首筋に走る太い筋肉（胸鎖乳突筋）の前側のキワ、首を横に向けると筋肉が浮き出てきて、見つけやすい。

ツボ押しのコツ

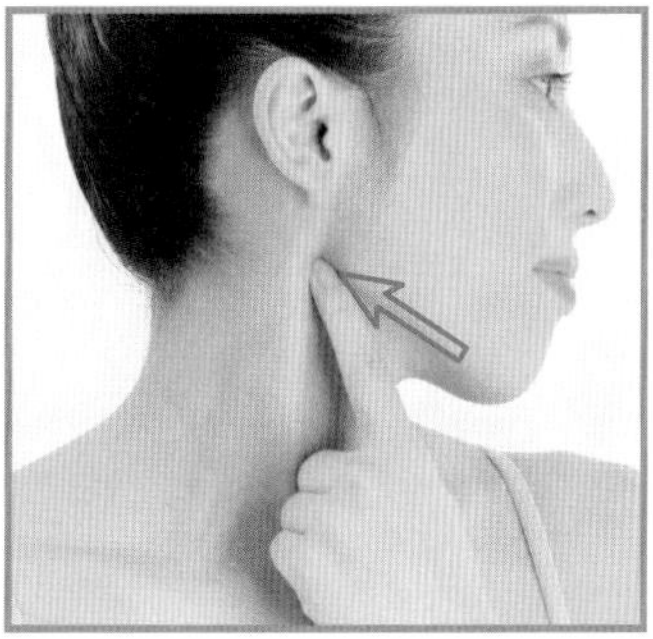

人差し指を使ってツボにあるくぼみに指を押し込むように。左右同様に。

させる、首にあるツボを2つ紹介します。天窓《てんそう》は、顔や頭の血行をよくし、むくみを解消してくれるツボ。耳の下から首筋へ走る胸鎖乳突筋の後ろ側にあります。

天容《てんよう》は、胸鎖乳突筋の前側にあるツボ。顔のむくみに効き、自律神経の乱れも調整してくれます。どちらも見つけやすく、手軽に押せるので、「小顔のツボ」と覚えましょう。

リンパのツボ話

人は無意識に左の顔を見ている！

人は鏡に映った自分の顔、他人の顔を見る時に、無意識に左の顔を見ることが多いといわれる。それは、右脳で「顔認識」をしているから。だから、自分の好きな顔の角度が“左斜め 45°”というのは、自分をキレイに見せる本能なのだ。

小顔をつくる②

すっきりとしたフェイスラインにするには、リンパマッサージとストレッチが効果的。

小顔即効エクササイズ

リンパ
マッサージ

マッサージのコツ

二日酔いの朝などに、効果てきめんのマッサージ。滞っている顔のリンパを、マッサージですっきり小顔にしてくれる。むくみだけでなく肌のたるみにも効果があり、顔からデコルテ周辺を美しくする。圧はこする程度でよい。

1
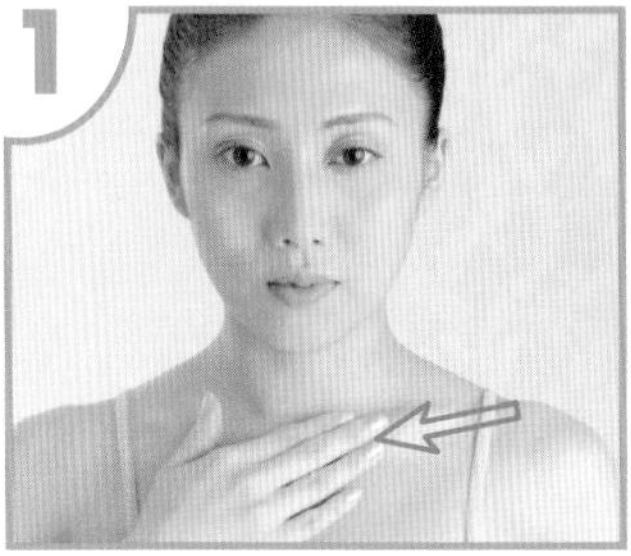
リンパ全体のウォームアップ。４本の指を押し当て、リンパの合流点である「左鎖骨のリンパ」をマッサージ。

2
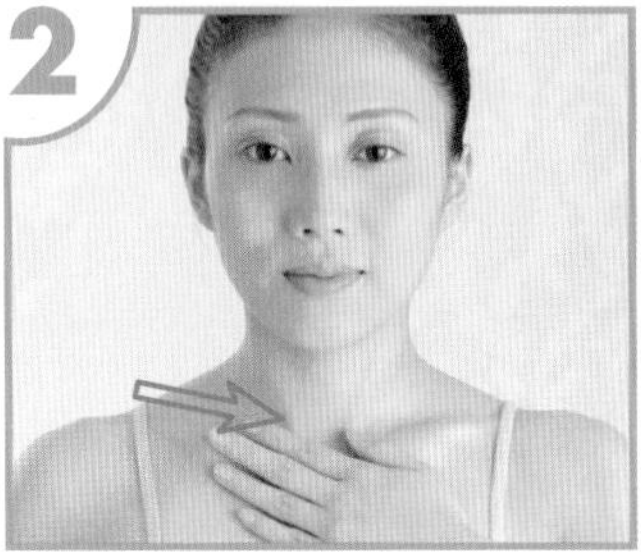
次に反対側の「右鎖骨のリンパ」を、ゆっくりとマッサージをしていく。

3
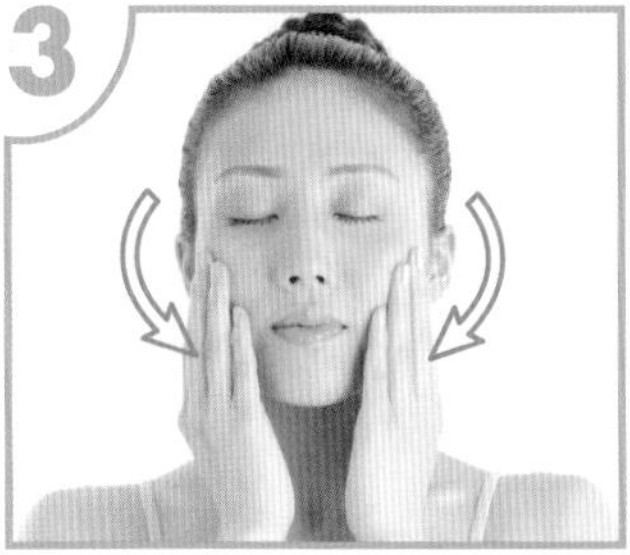
フェイスラインを手のひらで顔を包み込むようにして、耳のあたりから首、左右の鎖骨に向けてマッサージ。

4
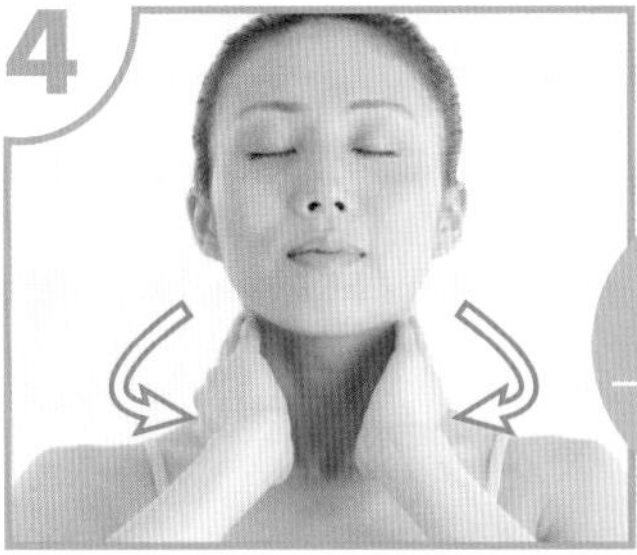
首は両手で包むようにして、後ろから前へやさしくマッサージする。リンパ本幹へ滞ったリンパが流れ込んでいく。

3
セット

皮膚の下にたまった水分はマッサージですっきり

朝起きた時に、顔がむくんでいるのはなぜなのでしょう。それはリンパが停滞しているから。睡眠中はリンパが正常に代謝されにくく、老廃物や水分が皮膚の下にたまった状態になってしまうのです。

むくんでいる顔には、「顔から鎖骨のリンパマッサージ」が効果的です。皮膚の下にたまった老廃物や水分を、マッサージで排出させましょう。

二日酔いの日や、朝起きて、顔がむくんでいると感じた時にも、リンパマッサージをしてみましょう。わずか数分のマッサージで、顔のむくみが徐々になくなり、すっきりしてくるのが

リンパストレッチ 目、口、頬のストレッチ

3 セット

ストレッチのコツ

顔の表情は、いくつもの表情筋が作り出している。顔が美しく見える人は、表情筋がよく動く人。目、口、頬を思いきり動かして、筋肉を鍛えよう。普段から、イキイキした表情を心がけるのもとても大切。

1

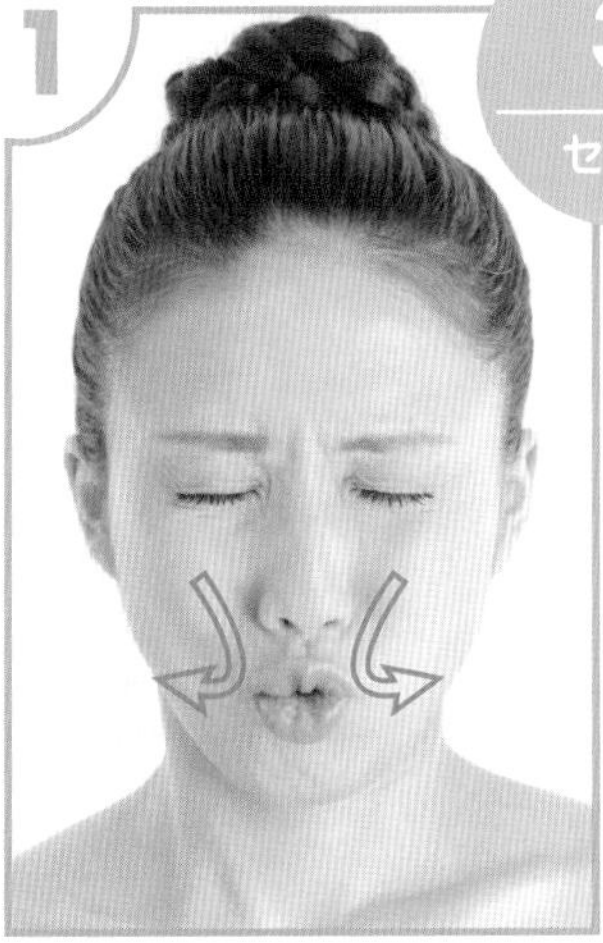

口を大きく開けたり、すぼめたり、顔の筋肉を思いきり動かす。口のまわりの「口輪筋《こうりんきん》」や口の下の筋肉を入念に。

2

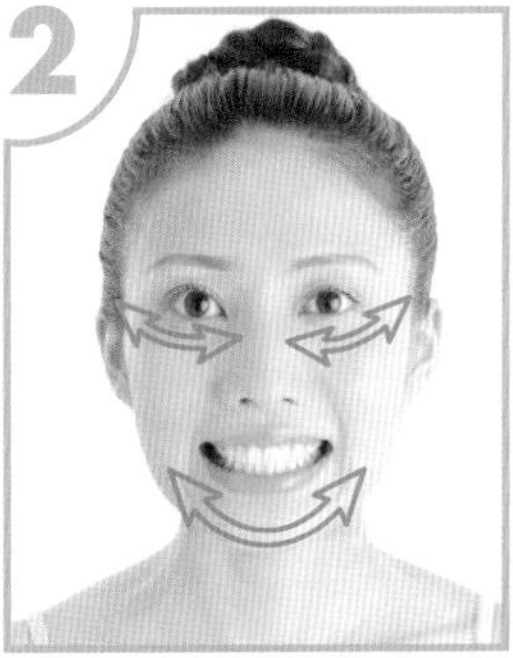

口を思いきり横に開き、頬の下の「笑筋《しょうきん》」「頬筋《きょうきん》」の2つの筋肉を伸ばす。

3

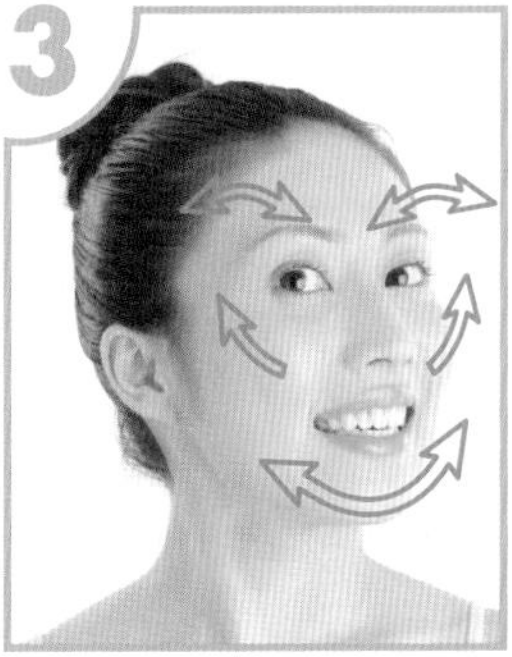

②を横から見たところ。この筋肉が衰えるとフェイスラインが崩れていく。

顔のリンパ

顔・頭にある毛細リンパ管は、耳の下から首を通り、鎖骨のリンパ節に集まる。マッサージでリンパの流れを良好に。

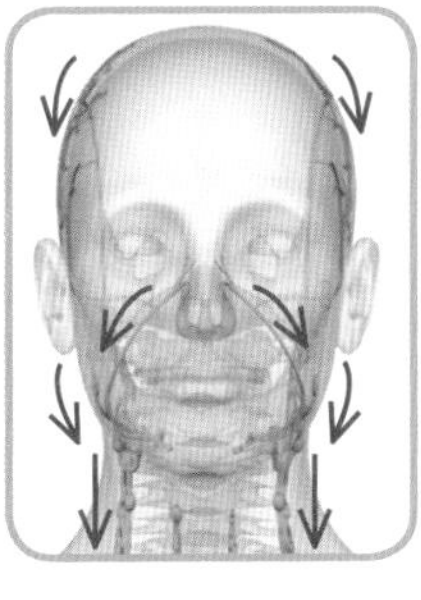

4

口を開けて目を大きく見開き、目のまわりの「眼輪筋《がんりんきん》」を動かす。まぶたのたるみや目尻のシワをシャットアウト。

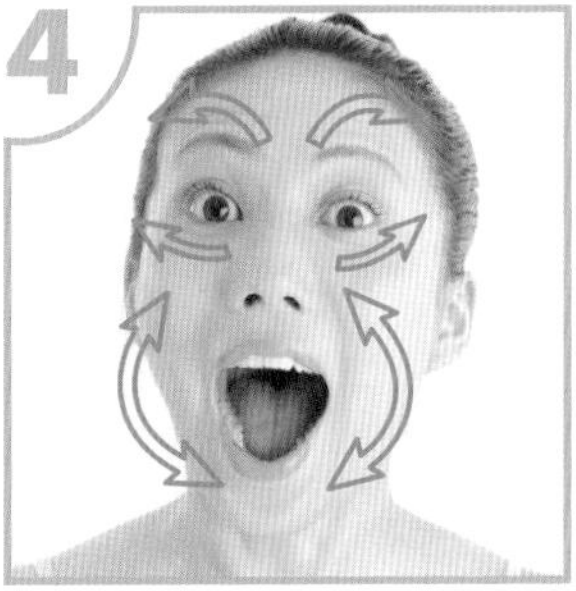

わかります。

また、イキイキした動きのある表情が、あなたの顔を何倍にも魅力的に見せてくれます。「顔のストレッチ」で表情筋を鍛えれば顔の筋肉の動きが柔軟になり、表情が変化に富んでより豊かになります。

小顔美人とは、むくみの解消法を知り、豊かな表情を持つ人のことなのだと、心にとめておきましょう。

リンパのツボ話

笑わないとシワになる!?

顔に細かな表情を生み出している表情筋は、皮膚と直結している。だから、たるみやシワは、表情筋の衰えといっても過言ではないのだ。シワの予防のためにも、思いっきり笑ってみよう。表情筋を鍛えることになるので、とてもよいことなのだ。

デコルテラインをすっきり

首筋はすっきりと伸び、鎖骨が見えていますか？　首から胸にかけてのデコルテラインを美しく。

ツボ　膻《だん》中《ちゅう》

ツボ名は、心臓を包み守ることを示す。呼吸器や循環器系のトラブルに効くツボで、ストレスを緩和し、不安を取り除く効果も。

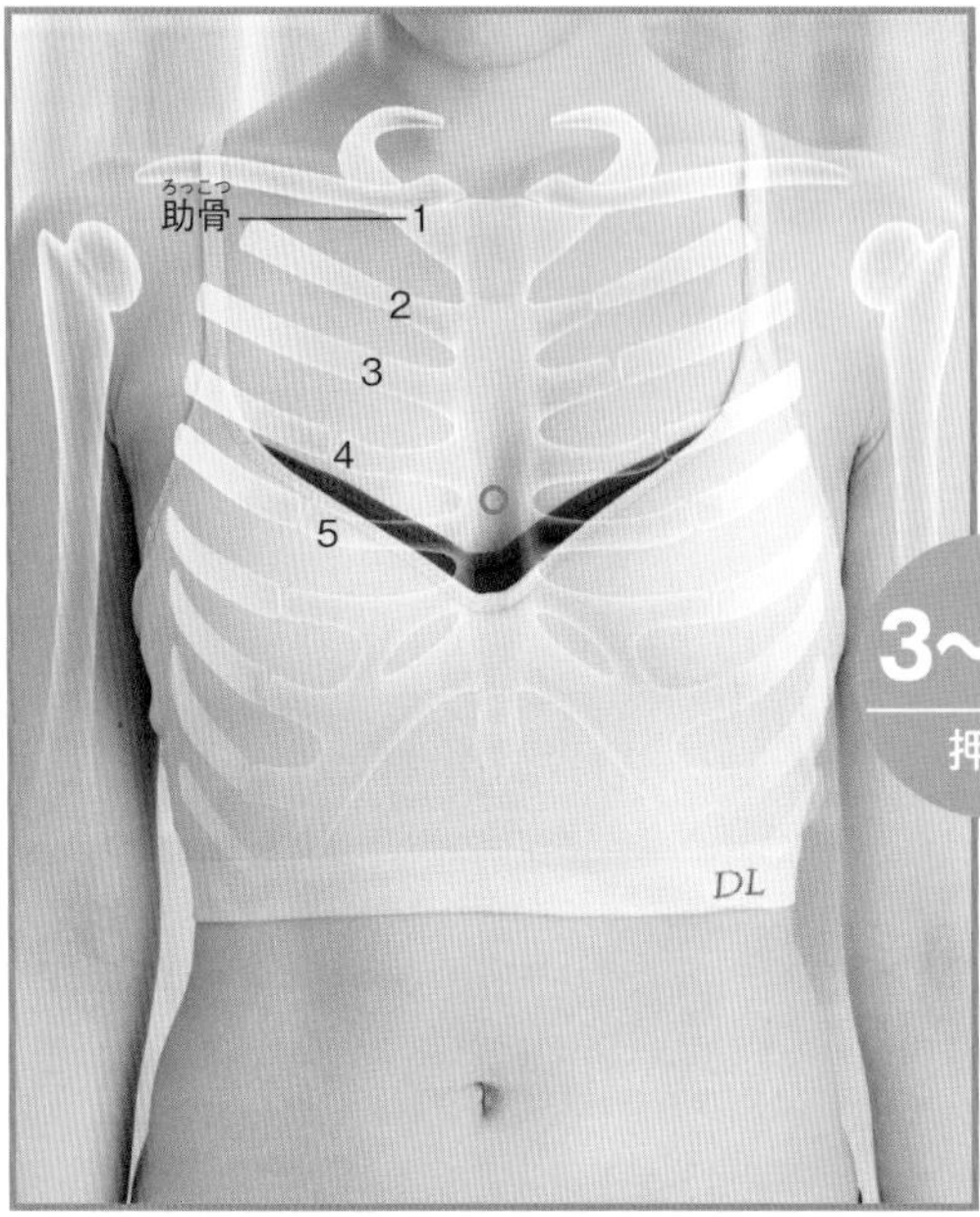

3~5回
押す

肋骨の上にあるので、やさしく押そう。

ツボの見つけ方

第４肋骨と第５肋骨の間の高さで、胸骨の中心線が交わるところ。

ツボ押しのコツ

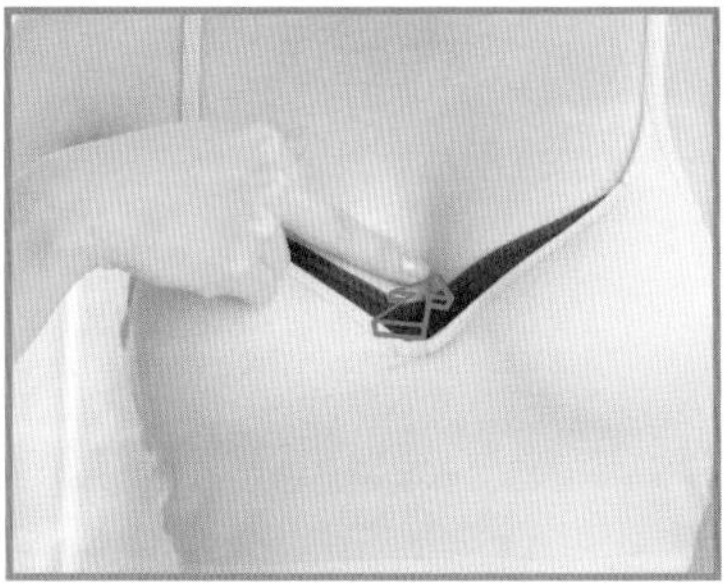

人差し指をツボに当て、体の中心に向かって押す。

意外に気づかない デコルテラインのむくみ

むくみが出やすいのは、脚や顔だけではありません。鎖骨から胸、つまりデコルテラインがむくんでいる人は意外に多いのです。

首筋がすっきりと伸びて鎖骨がはっきりと見え、なだらかなカーブを描いた美しいデコルテラインは、小顔とともに女性の憧れ。このラインが美しいと、ドレスの着こなしが大きく変わってきます。

アロマのヒント

［マッサージオイル］

アトラスシダー５滴
サイプレス３滴
キャリアオイル20ml

リンパの流れをよくし、むくみを解消。デコルテ周辺のリンパをマッサージしよう。

リンパマッサージ

胸のリンパを流す

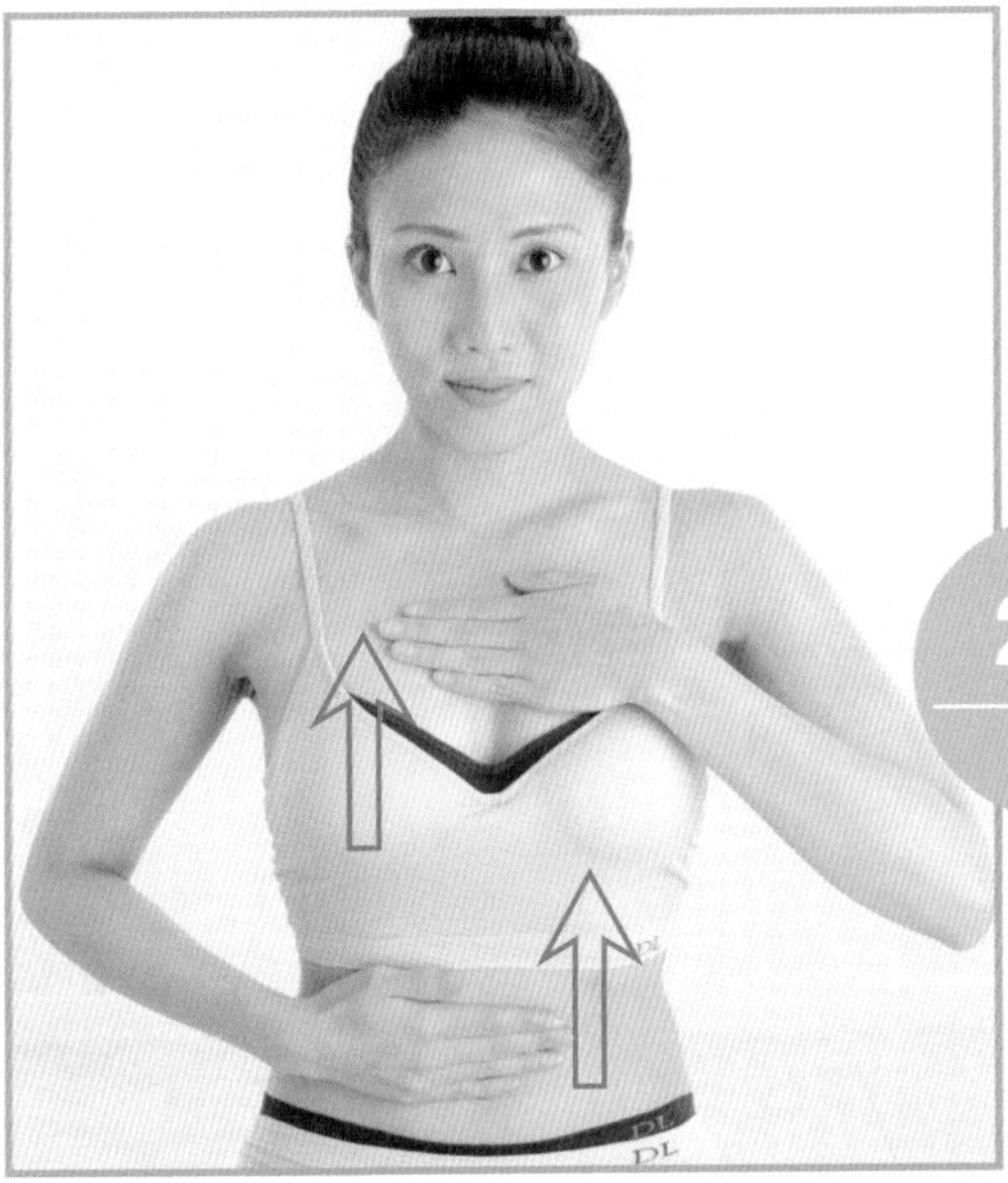

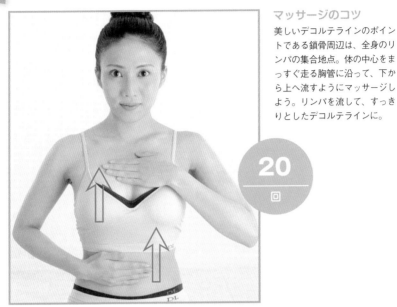

マッサージのコツ

美しいデコルテラインのポイントである鎖骨周辺は、全身のリンパの集合地点。体の中心をまっすぐ走る胸管に沿って、下から上へ流すようにマッサージしよう。リンパを流して、すっきりとしたデコルテラインに。

20回

おなかのあたりに手を置き、手のひらと指先全体で、下から上へ、鎖骨のリンパに向けて流すようにマッサージする。左側の胸と右側の胸を、それぞれ両手でゆっくりと。

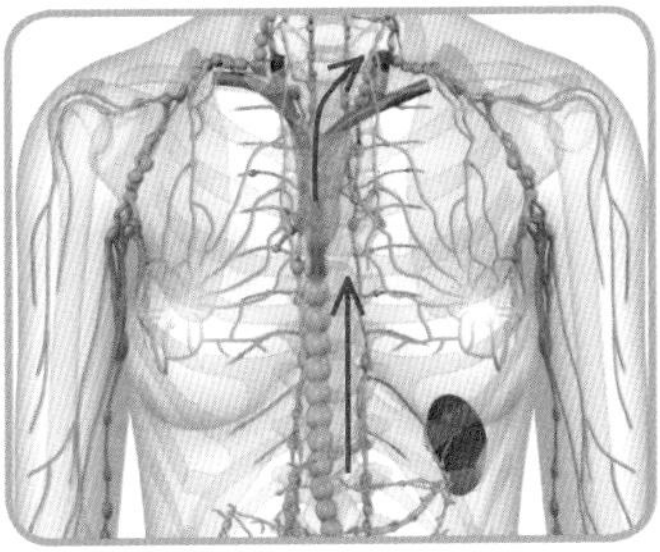

胸のリンパ

体の中心に太いリンパ管「胸管」が、左の鎖骨までのびている。

デコルテラインをすっきり見せるには、「胸のリンパマッサージ」が効果的。起床時や就寝前など、決まった時間に行なう習慣を。デコルテはもちろん、フェイスラインもすっきりしてくるのが実感できるでしょう。

マッサージの前にツボ押しをしておくと、自律神経に刺激を与え効果がアップします。膻中《だんちゅう》を押してからマッサージを始めるのがおすすめです。

リンパのツボ話

おっぱいは、左右で違う？

赤ちゃんを抱く時、自然に左腕の側に頭を置くのはなぜ？　それは、心臓の中心から少し左寄りにあるから。心音で赤ちゃんが安心できることを、人は本能で知っているのだ。女性が、左胸のほうが大きいのも、心音を聞かせ、長時間、母乳を飲ませるためなのだ。

顔のたるみ・シミに

「たるみ」や「シミ」のない、ハリのある素肌に…。

ツボ

顴髎《かんりょう》

頬にあるツボ。頬の血液循環をよくする美肌ツボ。頬の筋肉と皮膚にエネルギーをめぐらせる。

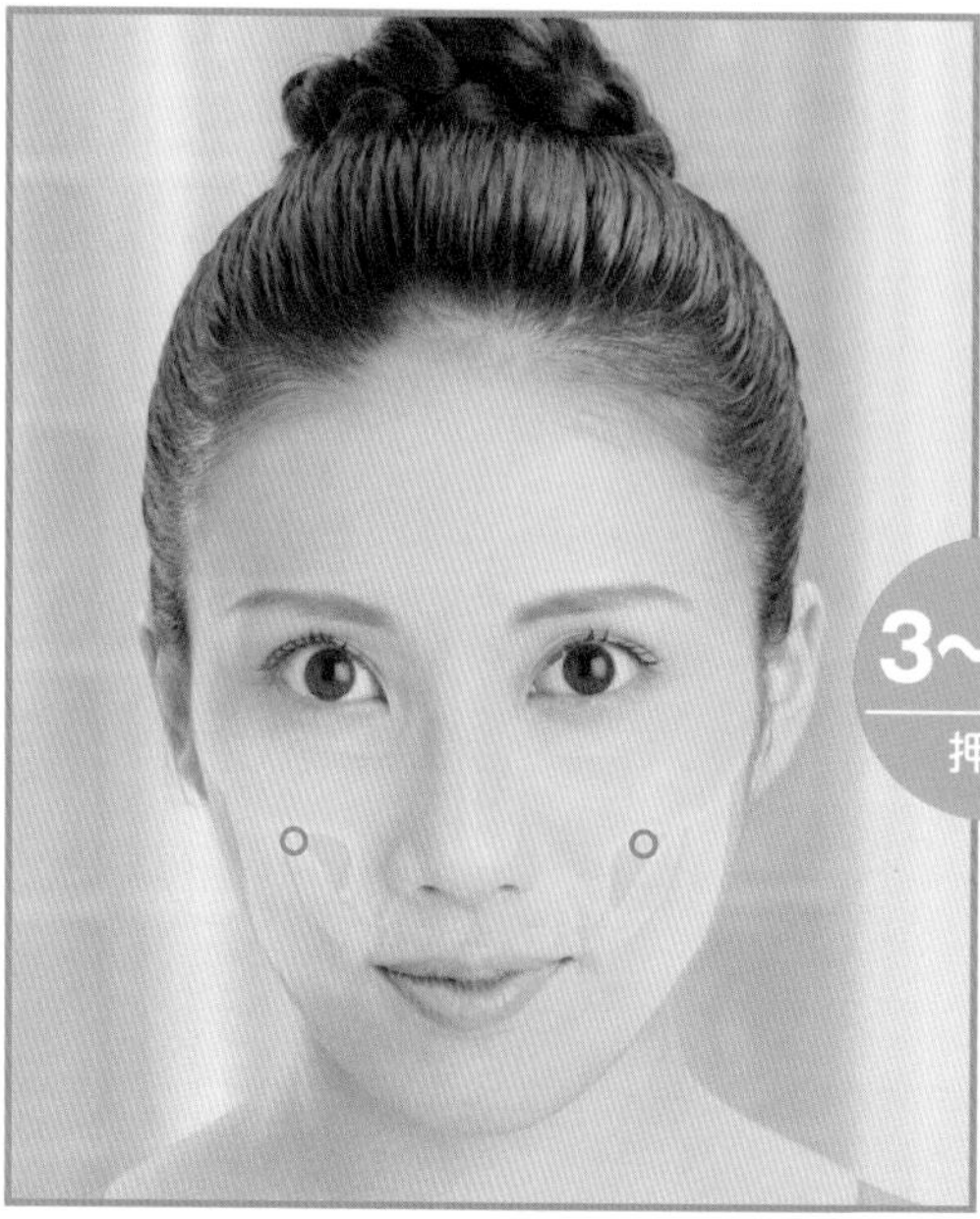

3~5回
押す

美顔・美肌のツボ。頬の筋肉を持ち上げるように押そう。

ツボの見つけ方

頬骨のいちばん下の角にある。目尻から頬骨をたどり、三角にとがった骨（頬骨の隆起している部分）のやや下のキワがツボ。

ツボ押しのコツ

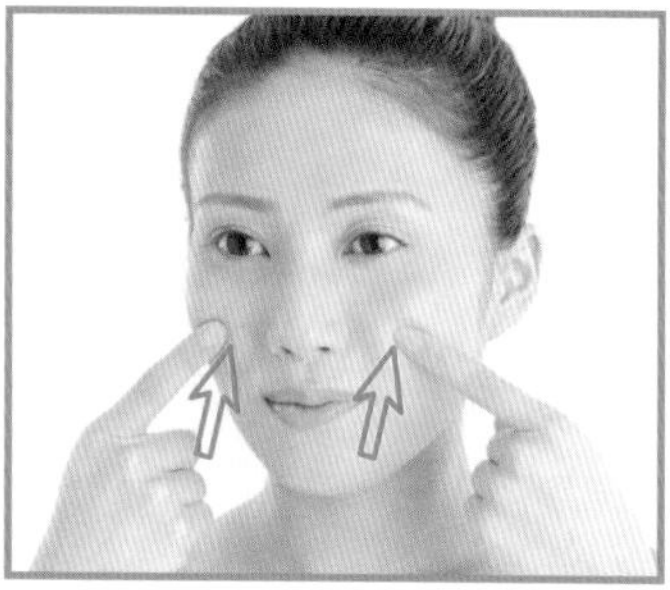

人差し指の腹をツボに当て、骨のキワを押し上げると同時に、筋肉を持ち上げるようなイメージで。左右同時に押す。

シワやたるみを防ぐ肌のアンチエイジング

年齢と共に、肌が衰えるのは避けられませんが、シワやたるみを抑え、肌にハリを与える努力は忘れたくないものです。

気になる「シミ」には、紫外線を防ぐことが第一ですが、美肌のツボ顴髎《かんりょう》も、老廃物の排出を促し、シミをできにくくします。

肌の「たるみ」は、おもに加齢による表情筋の衰えです。皮膚のすぐ下にある表情筋は、衰

アロマのヒント

［マッサージオイル］
ローズオットー 4 滴
キャリアオイル 20ml

成分のシトロネロールが、肌の再生能力を高める。気になる箇所にリンパマッサージ。

リンパマッサージ

フェイスラインをマッサージ

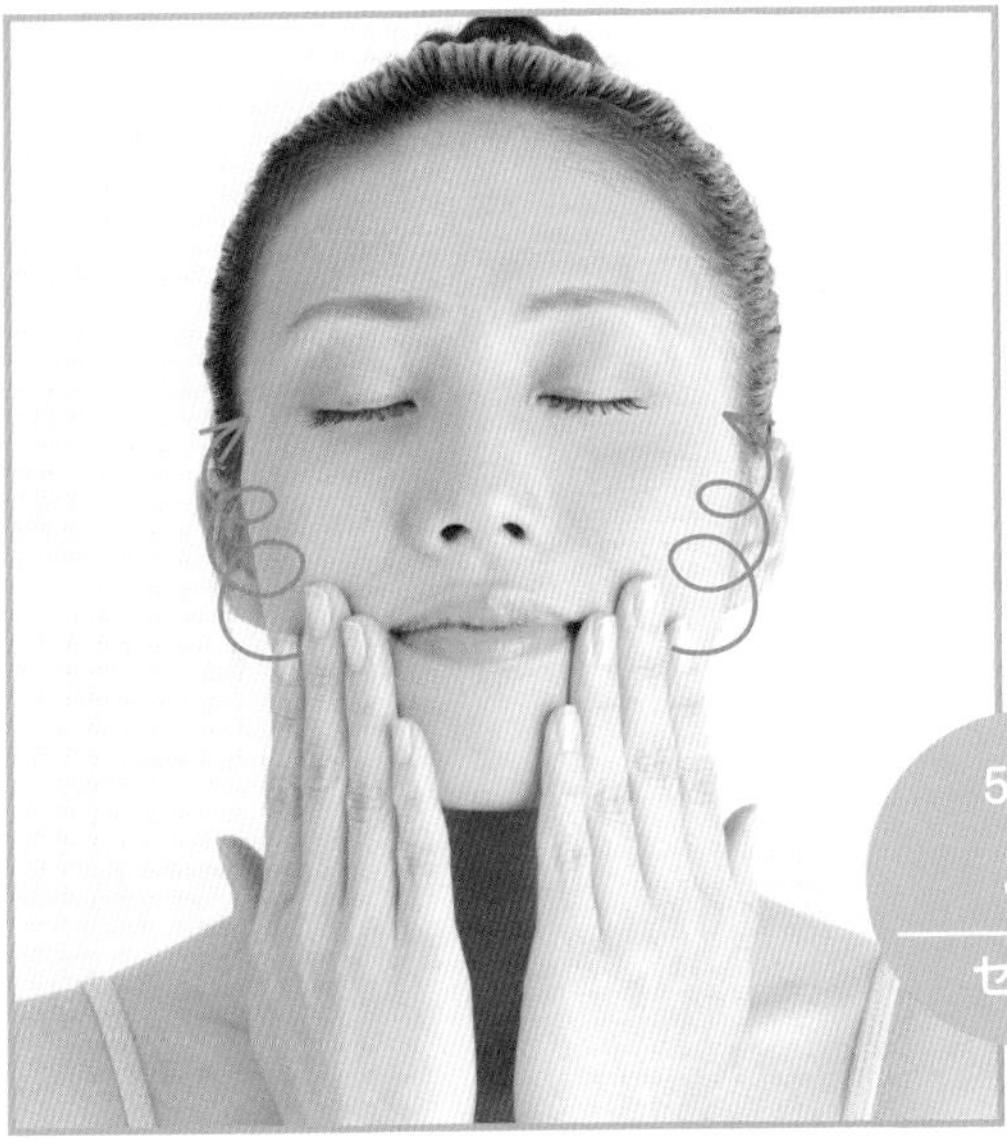

マッサージのコツ

顔全体を引き上げているのは表情筋。笑うとキュッと口角が上がる笑顔は、美しく、若々しく見える。あごからこめかみにかけてのフェイスラインを、下から上へ持ち上げるようにマッサージをしよう。

人差し指、中指、薬指の３本を使い、あごからこめかみまでを、フェイスラインに沿ってマッサージ。「顴髎《かんりょう》」（右ページ参照）を通過するようなイメージで。
隣接している血管や表情筋を鍛えるために、おでこ、こめかみ、頬のマッサージもしよう。顔全体を引き上げるように、上へ上へとリンパを流していく。

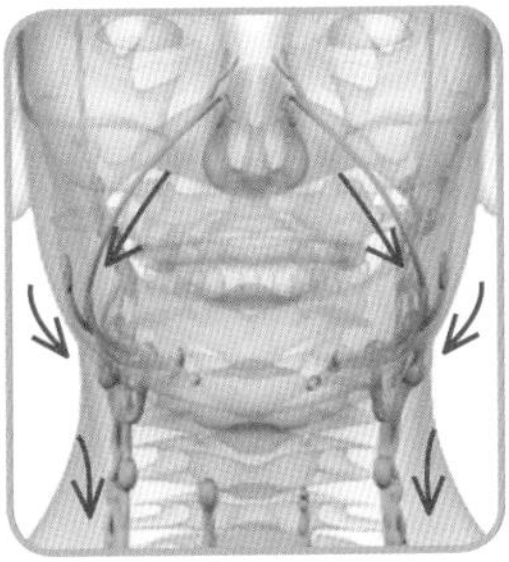

あごのリンパ

あごには、「顎下リンパ節」がある。歯や歯茎、上唇、舌、上顎などに炎症があると腫れて痛む。

リンパのツボ話

衣服のシミには炭酸水!?

外出時の食事などで、衣服にシミがついてしまったら……。そんな時は「炭酸水」をシミがついてしまったところに付けてみよう。衣服についた食事時のコーヒーやワインなどによるシミも、炭酸水が分解してくれる。覚えておくと便利！

えが肌に表われやすいのです。最大の予防策は、顔の筋肉を動かすこと。そして、「顔のリンパマッサージ」も効果的です。

　耳の下からあごへのフェイスラインには、リンパ節が集中しています。このエリアのリンパの流れをよくし、たるんで下がりかけている輪郭をすっきりとさせましょう。その際、おでこ、こめかみ、頬を引き上げるマッサージも取り入れましょう。

目のクマ・顔のくすみ

疲れや年齢を感じさせる「クマ」や「くすみ」のない、明るい素肌に。

ツボ

承《しょう》泣《きゅう》

承泣の「承」は受ける、「泣」は涙の意味で、涙を受けるところのツボということ。目のかゆみ、涙目、充血など、目の不調を改善する。

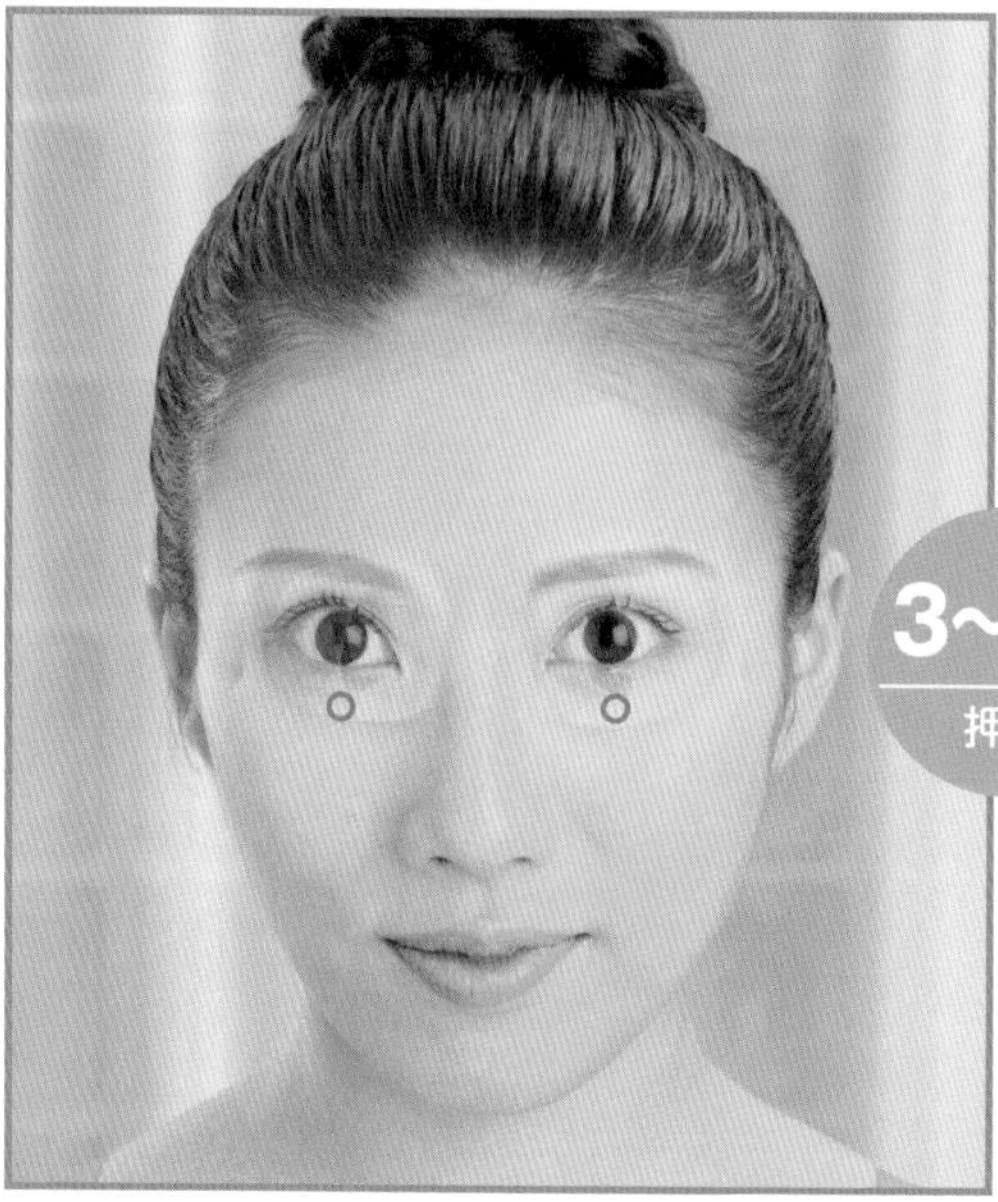

3〜5回 押す

目のトラブル全般に効果がある。眼球を圧迫しないように押そう。

ツボの見つけ方

目の真下にある骨のキワにある。

ツボ押しのコツ

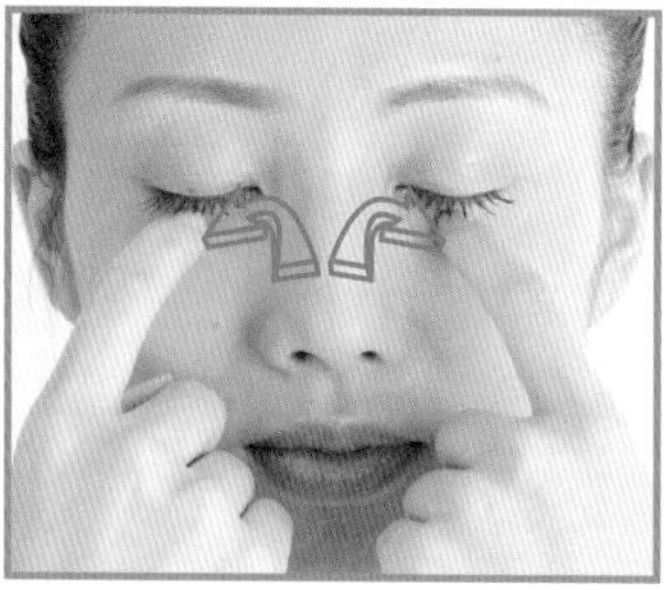

人差し指で、骨のキワを引っ掛けるように。左右同時に。

原因となっている血行不良に最適

目の下の「クマ」や「くすみ」は、疲れた印象を与えがちです。これらのトラブルは、顔の血行不良により、肌に必要な酸素や栄養が届かなくなって起こるもの。顔の血行をよくしたい時は、「目のまわりのリンパマッサージ」をしましょう。リンパや血液の流れがよくなり、血色のいい明るい肌へと近づけてくれます。朝、目の下のクマが目立つ時には、数分間施術するだけで

アロマのヒント

［マッサージオイル］

シダーウッド１滴
レモングラス１滴
キャリアオイル 20ml

リンパの流れをよくし、血行を促進するレシピ。目に入らないよう気をつけて。

リンパマッサージ 目のまわりをマッサージ

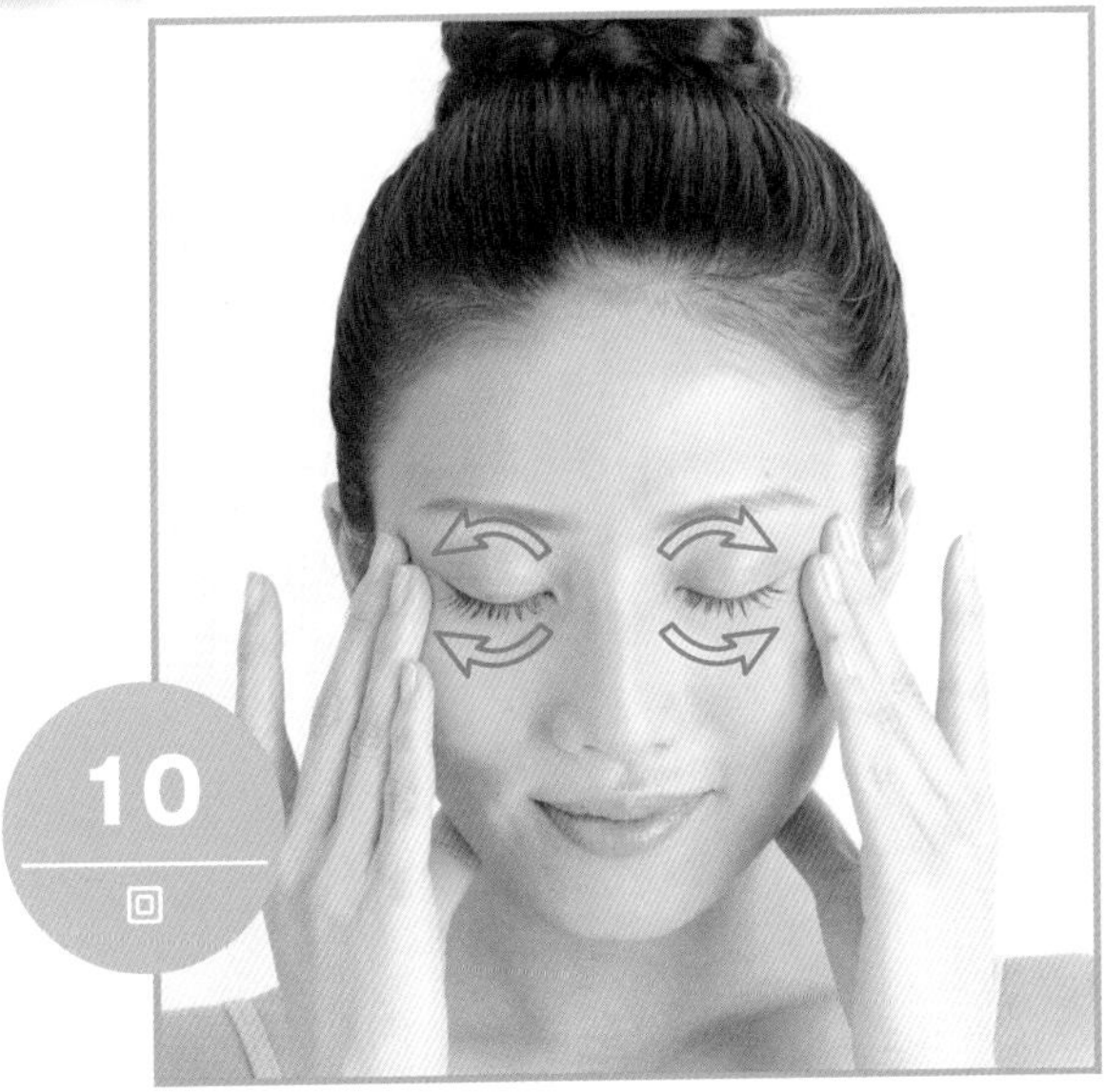

目を閉じ、両手の中指を目頭のあたりに当て、眉下の骨のキワに沿って、やさしくゆっくりマッサージしていく。下側も同様にマッサージしていこう。

マッサージのコツ

デリケートな目のまわりの皮膚は、疲れがたまりやすい部分。目の上下の骨に沿って、ゆっくりとマッサージして、血行をよくしてあげよう。目をぎゅっと閉じる「リンパストレッチ」や、あたたかいタオルを目の上に置くだけでも効果的。

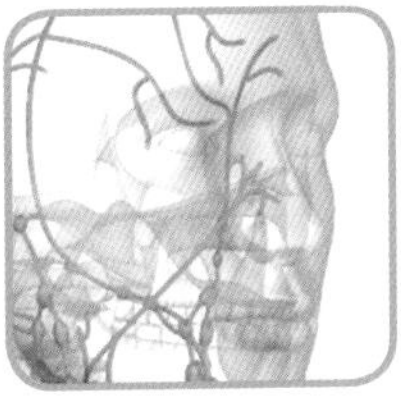

目のリンパ

目のまわりにリンパ節はないが、目の下と横に毛細リンパ管があり、ここから涙を供給する。涙もリンパ液なのだ。

も、すぐに効果が表われます。

頬骨にある承泣《しょうきゅう》も、美肌へと導いてくれるツボです。

ただし、加齢によって皮膚の層が薄くなってしまうと、効果は思うように得られません。普段から、ハリやうるおい、あるいは弾力があるか、目の下にクマやくすみがないかチェックをし、マッサージやツボ押しを習慣づけて、老化のスピードを遅らせましょう。

リンパのツボ話

「パンダ」の元祖はレッサーパンダ！

黒と白のかわいい動物といえばパンダ。クマだと忘れるほど、見ていて癒される。そんなパンダの元祖は、実は「レッサーパンダ」。一般的にいわれるパンダはジャイアントパンダのことで、区別するために、後でレッサー（小型の）パンダと名づけられたのだ。

抜け毛・白髪

加齢や自律神経の不調、ストレスなどから起こる、抜け毛や薄毛・白髪など、髪のトラブルに…。

ツボ

通天《つうてん》

「通」は通る、「天」は体の高い位置にあるツボであることを示す。頭皮の血行を改善し抜け毛や白髪など、髪のトラブルに効く美髪のツボ。

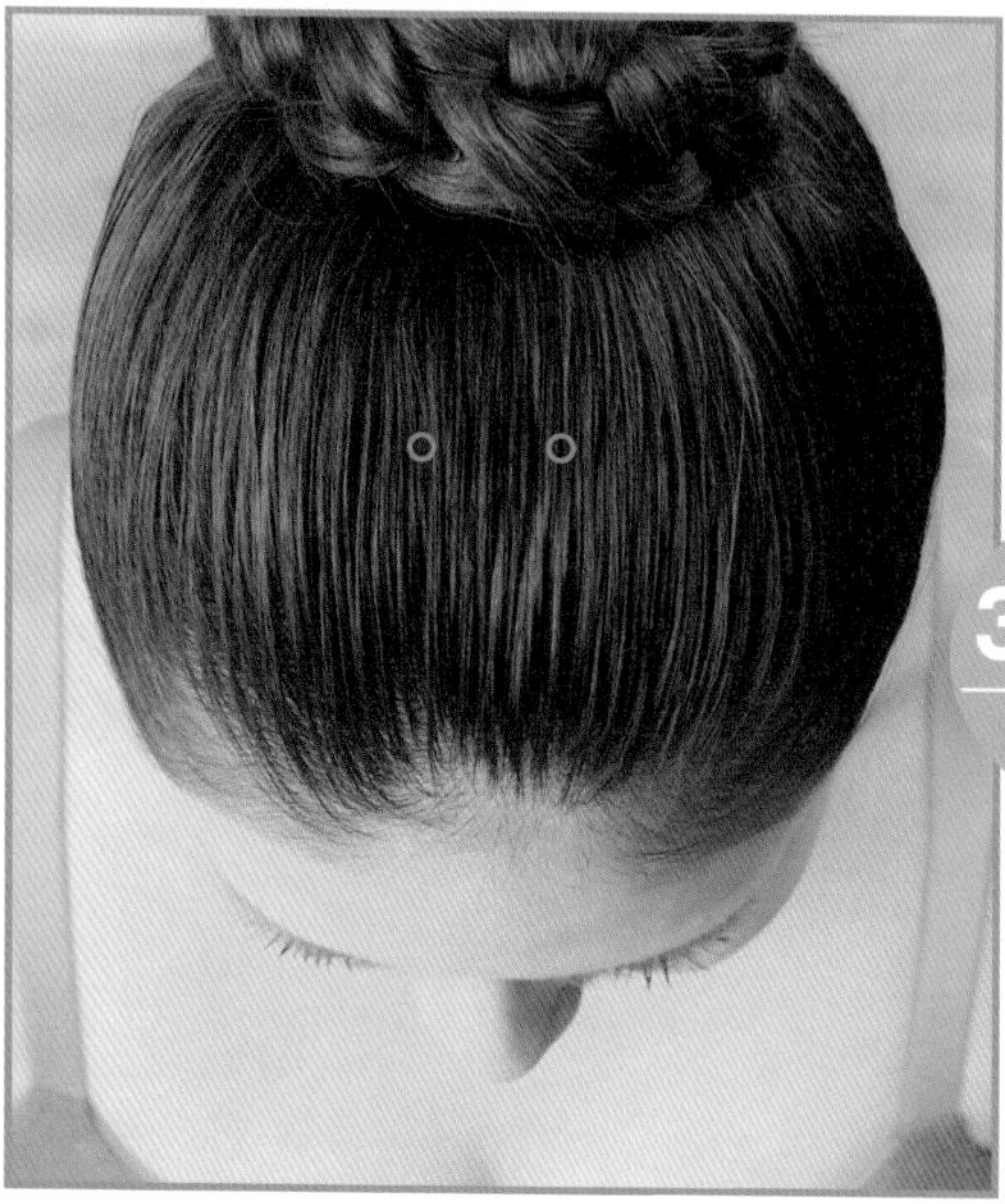

頭のてっぺんにある「百会」の斜め前にある。一緒に押そう。

ツボの見つけ方

「百会」（106ページ）から、指幅2本分左右斜め前にある。

ツボ押しのコツ

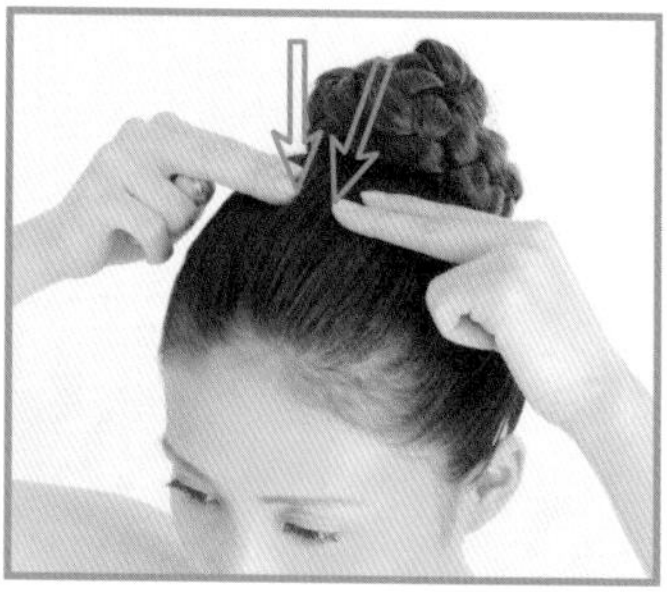

中指の腹で、頭の中心に向かって左右同時に押す。

頭皮に適度な刺激を与え髪の生え替わりを促す

髪は毎日抜け、そして、生え替わるものですが、最近、若い女性でも抜け毛が多くなったり、髪が薄くなり頭皮が目立つと訴える人が増えているようです。

約10万本あるといわれる頭髪は、毛根の底で新しい髪が作られ、毎日絶え間なく生え替わっています。しかし、頭皮や毛細血管が健康でないと、十分な栄養が毛母細胞へ届かず、髪がやせていき、抜けるといった現象

アロマのヒント

［マッサージオイル］
オレンジ2滴
アトラスシダー2滴
キャリアオイル20ml

髪の新陳代謝を促す。頭皮のマッサージ後は15分間放置してシャンプーで洗い流す。

リンパ
マッサージ

頭皮をマッサージ

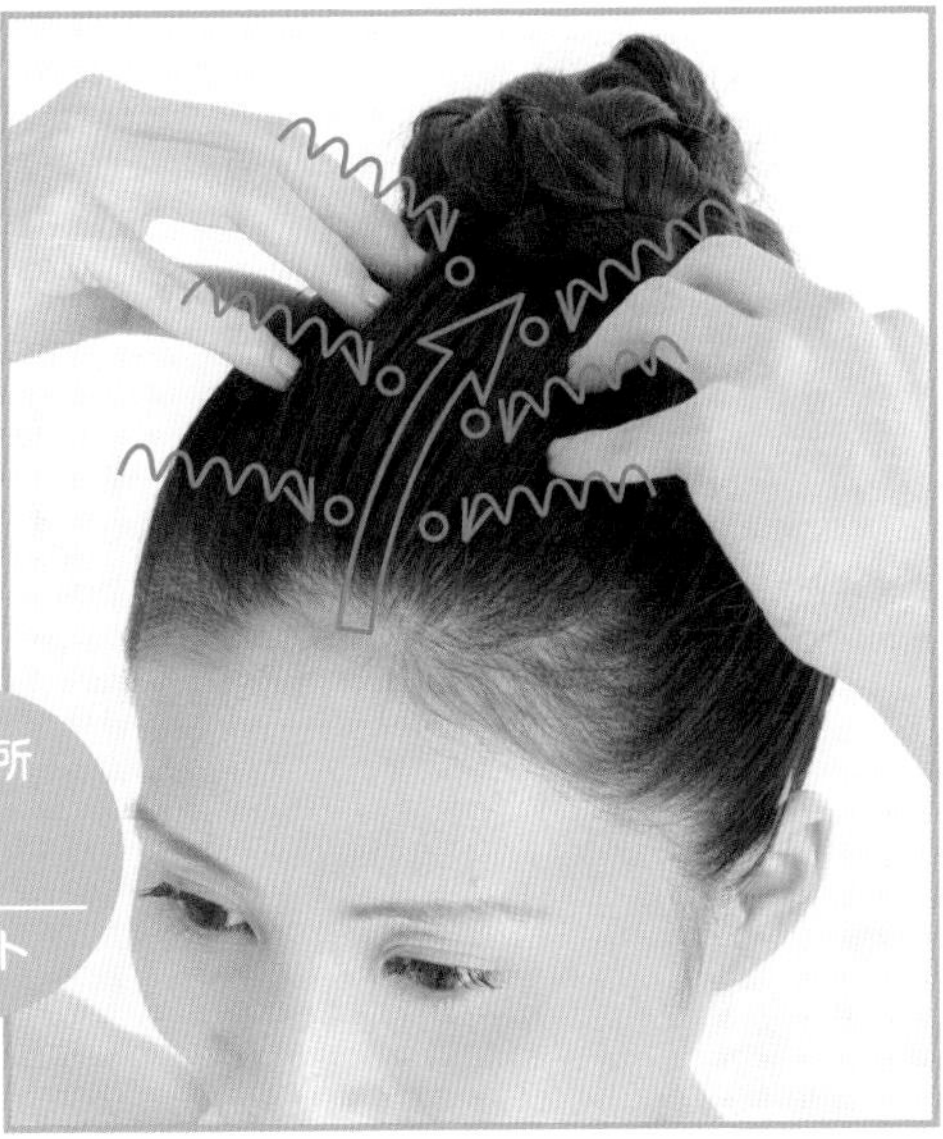

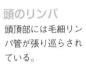

3カ所
5
セット

マッサージのコツ

頭部の中心に位置する３つのツボ、「上星《じょうせい》」「百会《ひゃくえ》」「四神聡《ししんそう》」をたどるように移動しながら、頭皮をマッサージしていく。

①おでこのあたりに５本の指を立てて置き、指先に少し力を入れ、クリクリと10回くらい回す。「上星」を押すように回してみよう。

②「四神聡」のあるライン上に移動し、同じようにクリクリと10回くらい回す。

③「百会」のある頭のてっぺんのライン上に移動し、同じようにクリクリと10回くらい回す。

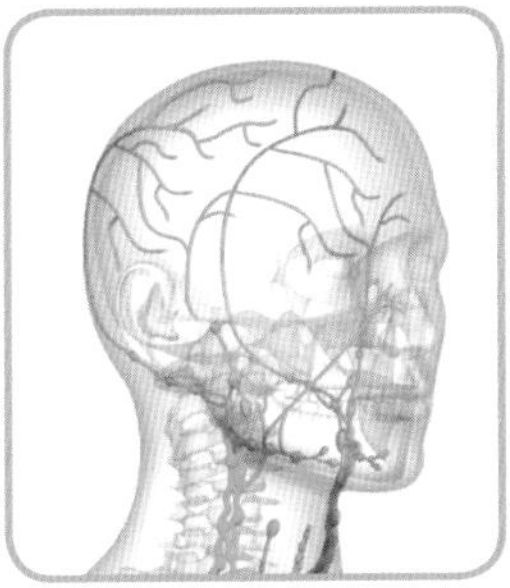

頭のリンパ

頭頂部には毛細リンパ管が張り巡らされている。

が起こります。

髪が生え替わるサイクルを正常にするには、ツボ押しが最適です。**通天**《つうてん》は、頭皮の血行をよくするツボで、抜け毛や白髪を予防し、髪のツヤやコシも取り戻します。

また、「頭皮のリンパマッサージ」も非常に効果的。しかし、頭皮は大変デリケート。強すぎる刺激は、毛根を傷めることになるので注意しましょう。

リンパのツボ話

白髪はなぜ白く見える？

毛髪は１本の棒状のものではなく、細胞の集まり。その細胞にメラニンが含まれているため、髪は黒く見えるのだ。しかし、加齢や栄養不足でメラニンが作られなくなると、その隙間に空気が入るので、髪が白く見えてしまう。これが、白髪になるのだ。

ニキビ・肌荒れ

自然治癒力を高め、ニキビ、吹き出物、肌荒れのない健康な素肌へ…。

首のマッサージ

リンパマッサージ

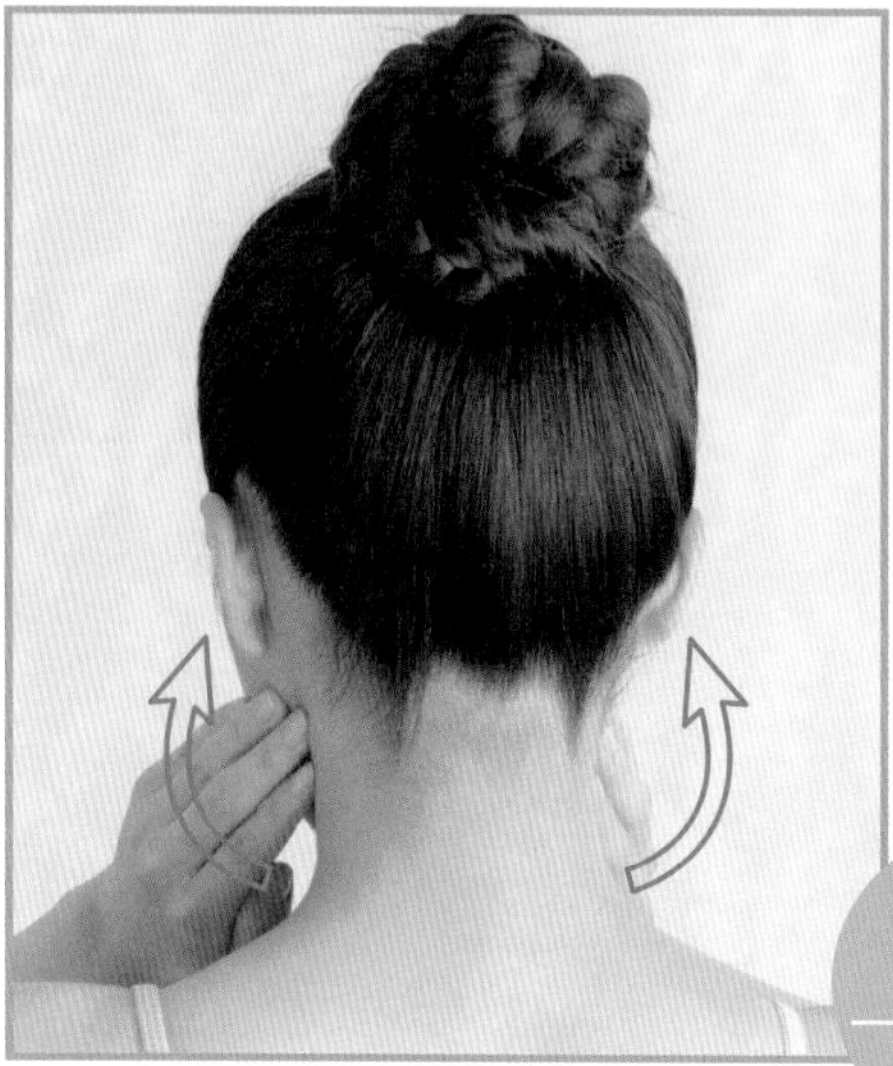

5 セット

両手を「天柱」あたりに置き、軽くはさみながらマッサージして、ほぐした後に、前方に向かって両手をすっと抜く。5セット行なおう。

マッサージのコツ

ニキビや吹き出物のない美肌にするためには、肌の代謝機能を正常に保つことが大切。顔・頭のリンパの流れが滞らないよう、集合点である首のリンパをマッサージで流して、頭・顔の血行をうながそう。首や鎖骨のまわりをマッサージしてから始めるとよい。

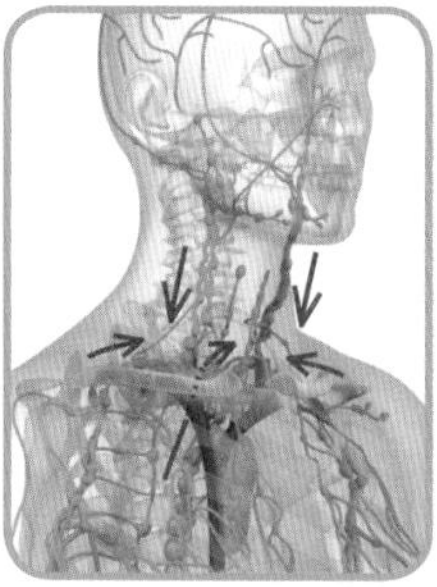

首のリンパ

首には右側と左側に、頸リンパ本幹が1本ずつある。このリンパ本管を通して、リンパ液は「鎖骨下リンパ本管」に注がれている。

肌の代謝機能を高めトラブルのない健康な肌へ

ニキビや吹き出物、肌荒れは、ホルモンのアンバランス、代謝機能の不調、胃腸の不調などから起こります。気にしすぎるとストレスになり、不調が一向に改善されないということも。肌の不調に気づいたら、食事や睡眠をきちんと取るなど、生活環境を整え、「首のリンパマッサージ」やツボ押しで皮膚の自然治癒力を高めていきましょう。

顔や頭のリンパは、耳の横か

アロマのヒント

［マッサージオイル］

パルマローザー1滴
ティートリー1滴
キャリアオイル10ml

首のリンパマッサージ後に、気になる部分にマッサージしながら塗布。

ツボ

完骨《かんこつ》

片頭痛、めまい、不眠症などに効くツボ。精神を安定させ、免疫力を上げる働きもある。

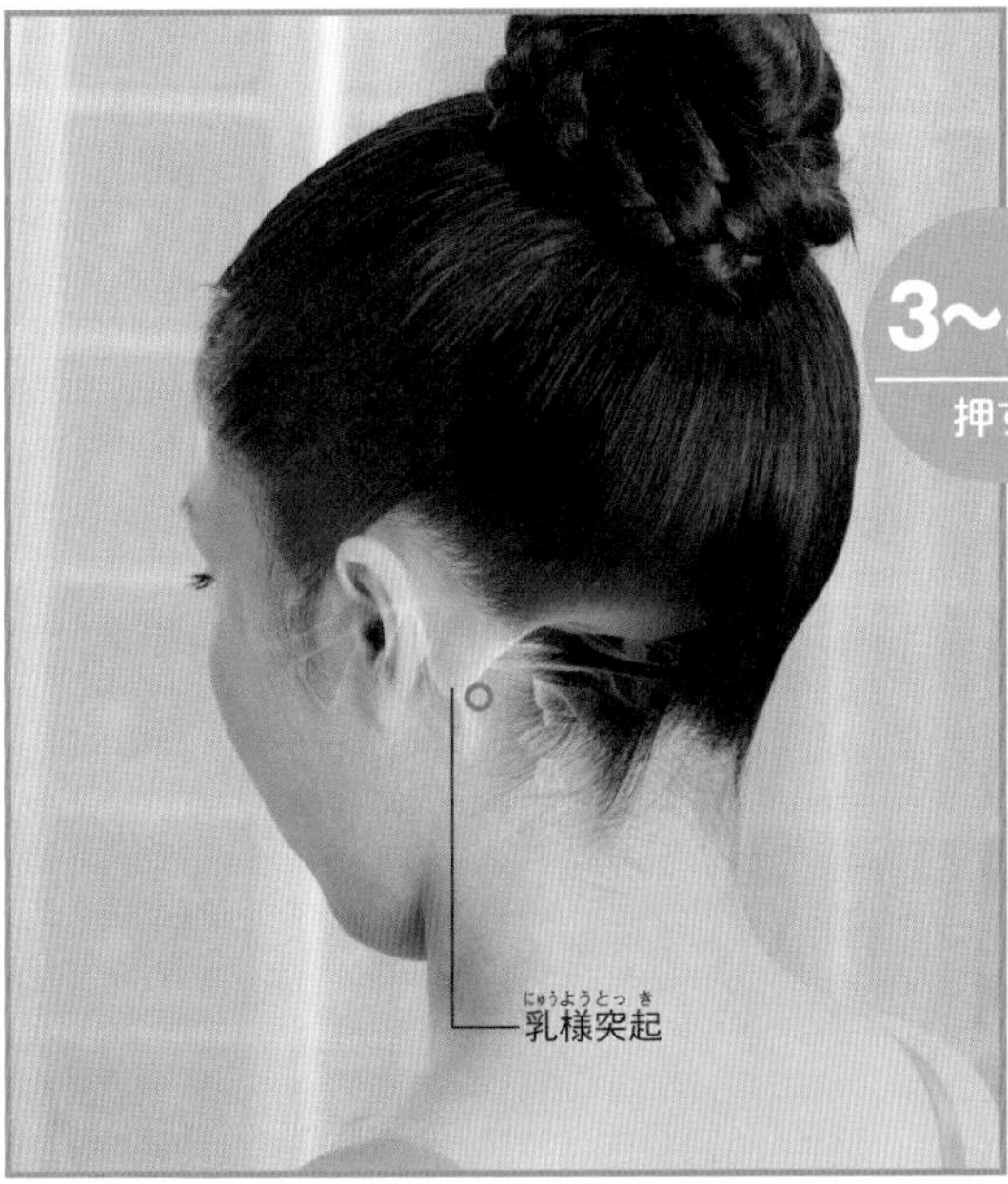

頭部の血流をよくし、自律神経に働きかけて代謝機能を整える。

ツボの見つけ方

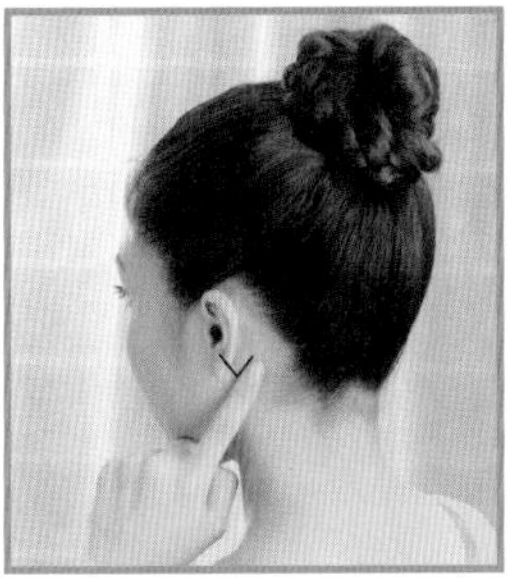

耳の後ろの出っ張った骨（乳様突起）の先端を指でたどり、その後ろにあるくぼみ。

ツボの押しのコツ

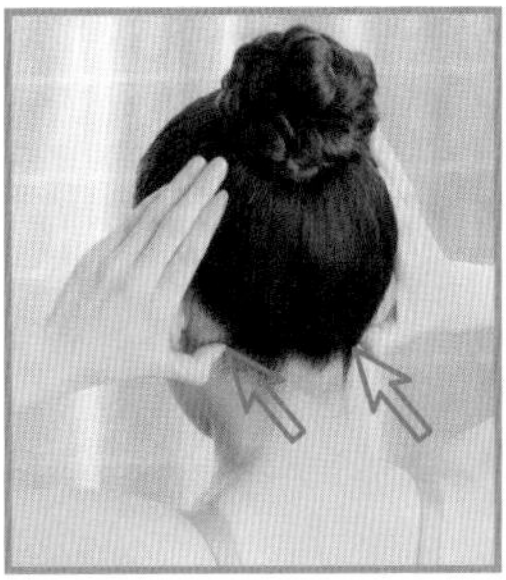

親指をツボに当て、骨のキワを押し上げるように押す。左右同時に。

ら首にかけて流れ、鎖骨のリンパに集まります。このラインに沿って施術をすることで、代謝機能はアップ。肌を健康な状態へと導いていきます。

　耳の後ろ側にある**完骨《かんこつ》**は、免疫機能を高めるツボです。肌荒れからくるストレスを緩和し、肌のターンオーバー機能も高めます。ほかに、手のツボ「合谷《ごうこく》」も、顔や頭のトラブルをやわらげてくれます。

リンパのツボ話

ニキビの「ウミ」に感謝!?

ニキビのウミの正体……。それは、ニキビの原因菌であるアクネ菌と好中球（白血球）が戦った後の残骸なのだ。好中球は皮膚の下で、外からの菌の侵入を防いでくれている。これからは、ニキビのウミには感謝しなくてはいけない。

バストアップ

ふっくら丸みがあり、形がよく、美しいバストラインを手に入れる。

ツボ　天谿《てんけい》

ツボ名の「渓」は、母乳の流れを表す。乳房のトラブルに効く、美しいバストをつくるツボ。

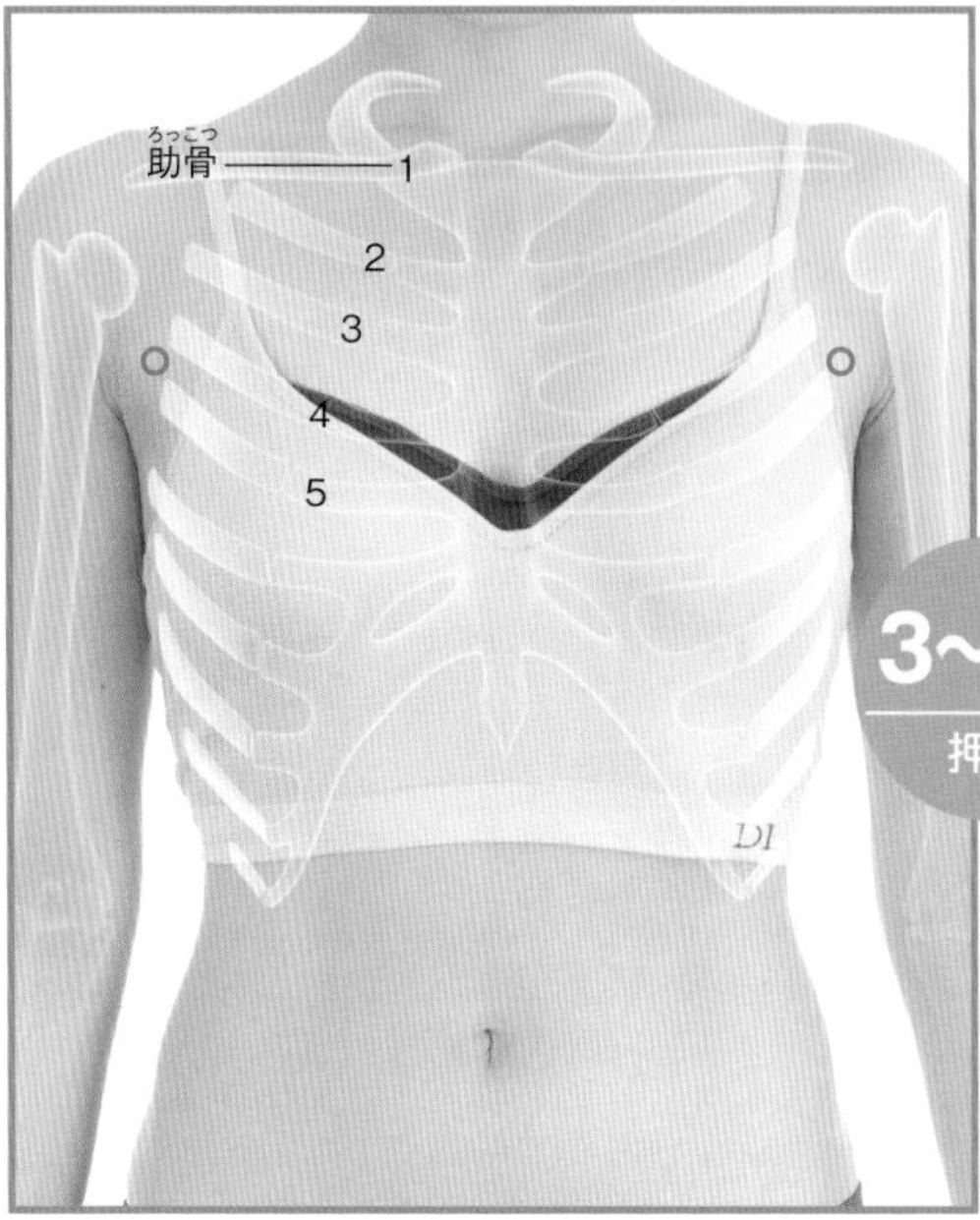

3~5回 押す

女性のバストを美しく整えるツボ。鏡の前で押す習慣を。

ツボの見つけ方

第四肋骨と第五肋骨の間で、乳房の付け根のわきの下側にある。

ツボ押しのコツ

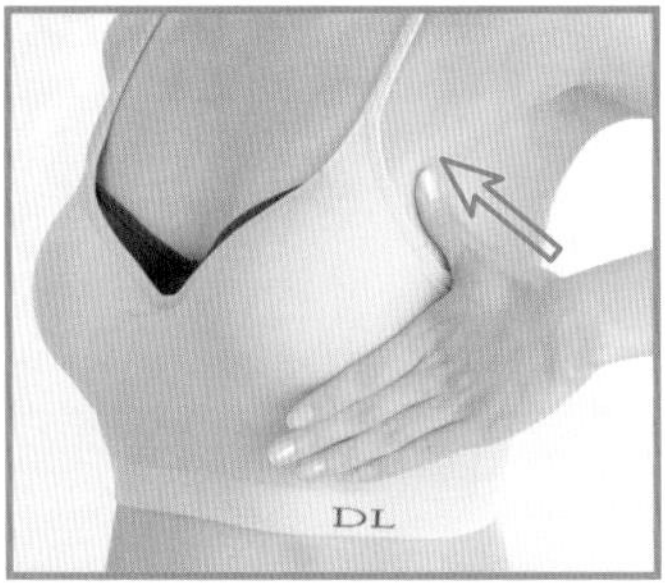

親指の腹をツボに当て、骨のキワを意識しながら体の中心に向かって押す。左右同様に。

ツボとリンパマッサージでバストラインを美しく

ふっくらとした丸みがあり、上を向いた形のよいバストを目指して、セルフケアをしていきましょう。

天谿《てんけい》は、乳腺の発育にかかわるツボ。ここを刺激すると、バストラインがきれいになり、ボリュームもアップしてきます。

乳房にはたくさんのリンパ管が張りめぐらされています。乳腺などから回収されたリンパ液は、わきの下のリンパ節に集め

アロマのヒント

［マッサージオイル］
ローズオットー４滴
キャリアオイル 20ml

成分のゲラニオール、シトロネロールが、肌にハリを与える。バストのマッサージで使おう。

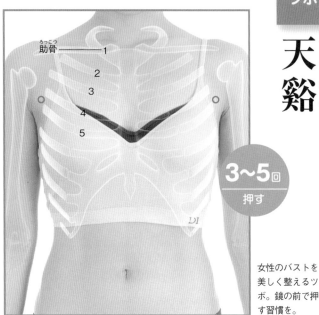

リンパマッサージ

バストのマッサージ

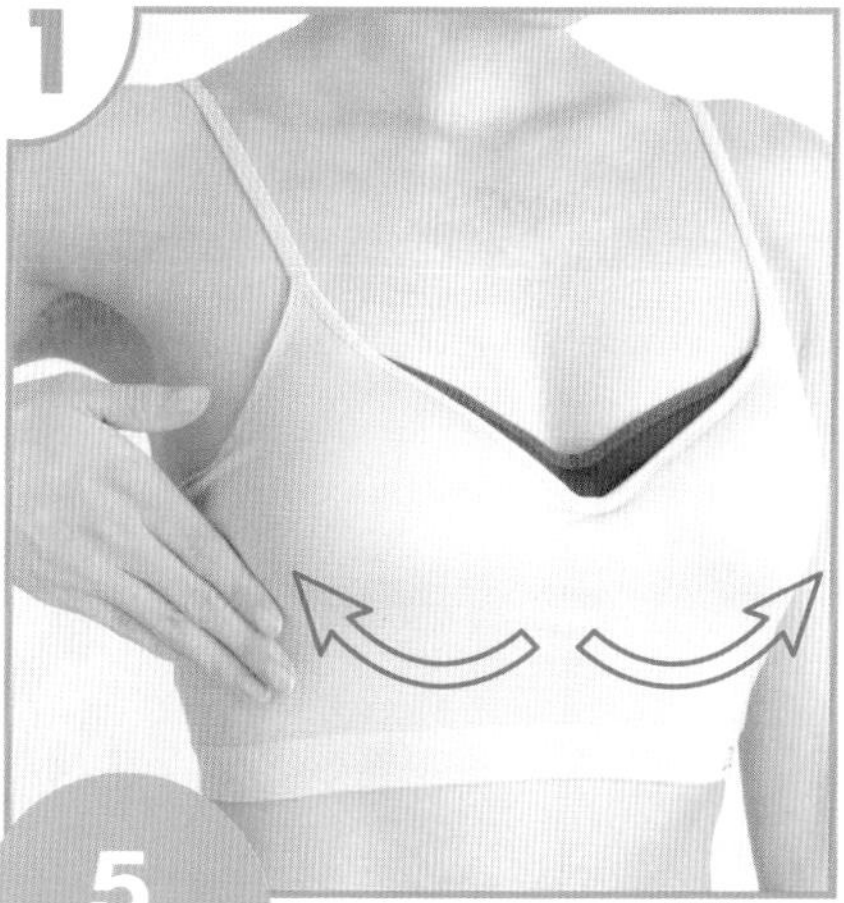

5 セット

胸の中心にある「膻中《だんちゅう》」に、中指がくるようにし、乳房の下側にそってさするようにマッサージ。そのままわきの下まで流していく。左右同様に。

マッサージのコツ

美しいバストラインをつくるのに、リンパマッサージは欠かせない。乳房の丸みの上部分と下部分に、少し圧をかけて、さするようにマッサージを。リンパの流れをよくすることは、乳がんの予防にもつながる。リンパ節が集まるわきの下に向って流そう。

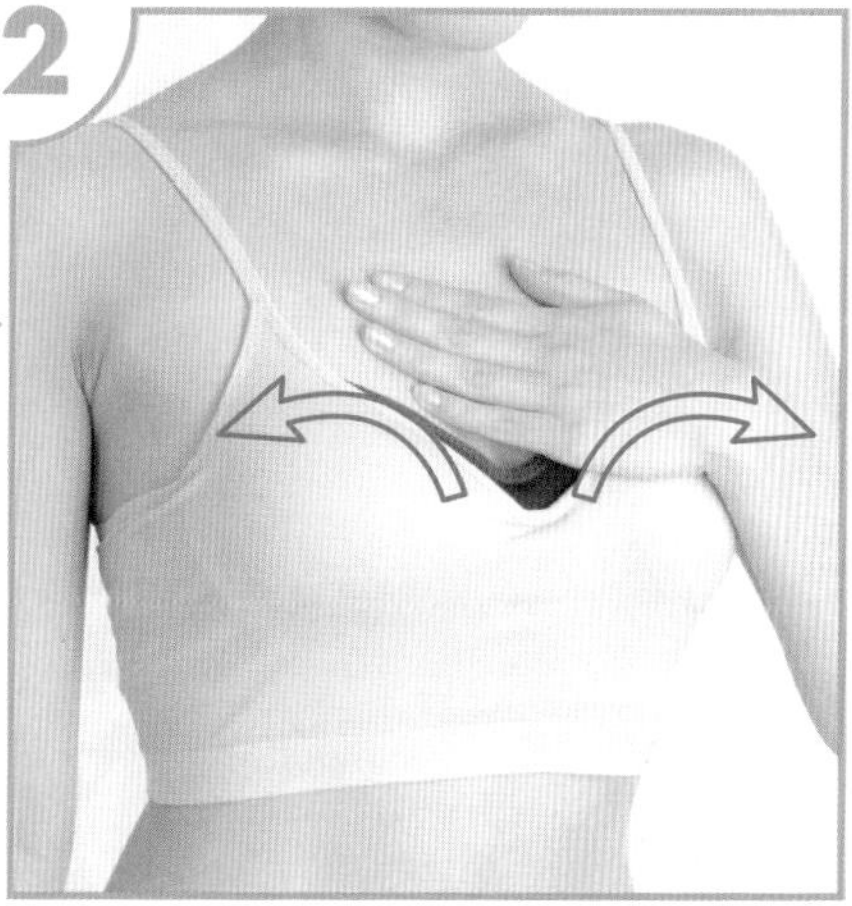

次に左手を、胸の中心から右側へ鎖骨下を通るようにして、わきの下まで流していく。左側も同様に。

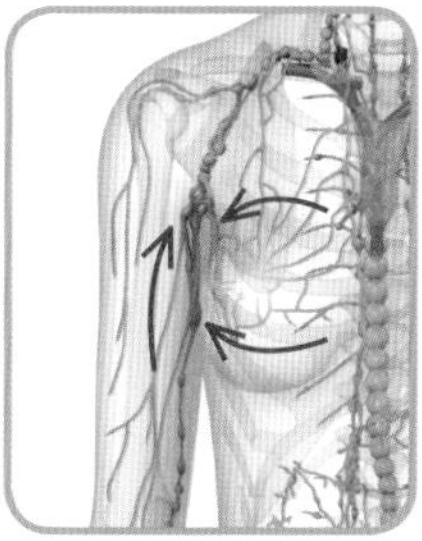

わきのリンパ

わきの下は、リンパ節が多く集まるエリア。上肢、胸、上腹部からリンパ液が集まってくる。

リンパのツボ話

バストアップエクササイズ

バストを持ち上げているのは、胸の上にある大胸筋。この筋肉を鍛え、魅力的なバストメイクをしよう。手のひらを胸の前で合わせ、思いっきり力を入れて７秒間ほど両手で押し合う。簡単なエクササイズだが、効果はてきめんだ。

られ、ここから鎖骨のリンパ本幹へと送られます。このリンパの流れをマッサージでサポートしましょう。乳房の新陳代謝がよくなり、ハリのある美しいバストをつくることができます。「バストのリンパマッサージ」には、乳がんを予防する効果もあります。特にわきの下のリンパは重要ポイント。リンパ節を傷つけないように、やさしくマッサージしてください。

ウエストをキュッと

キュッと引き締まった、くびれたウエストラインをつくる。

ウエストまわりのマッサージ

リンパマッサージ

マッサージのコツ

引き締まったウエストラインを目標に、ウエスト部分のリンパマッサージをしよう。ウエストからそけい部に向けて、少し強めの圧力でマッサージ。

左右 各 10回

1

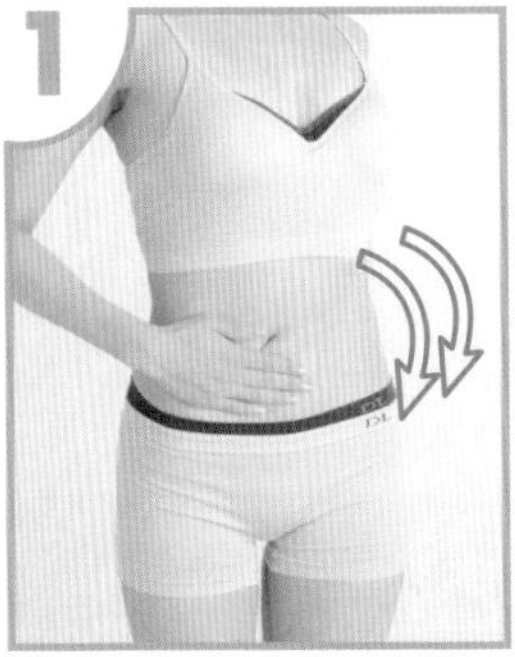

腰をひねらずに後ろを向き、左手を左側の腰の上に、右手を左側のおなかの上に置く。

2

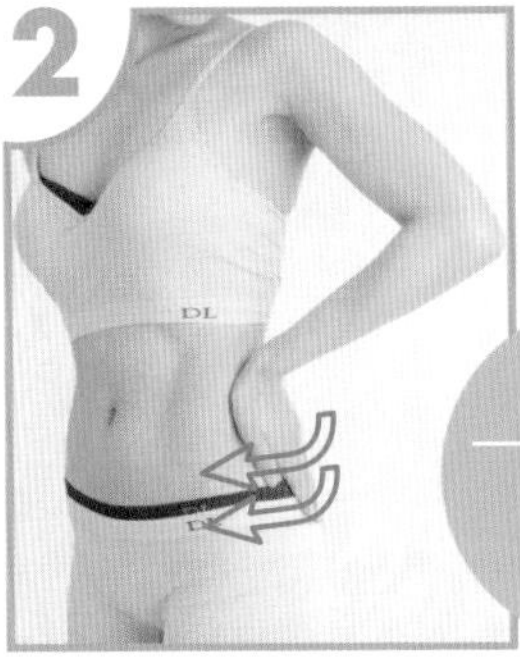

少し圧をかけ、両手でウエスト周辺のお肉をギュッと絞りながら、おなかに向かってマッサージする。この時、腰をまわさないように注意しよう。

3

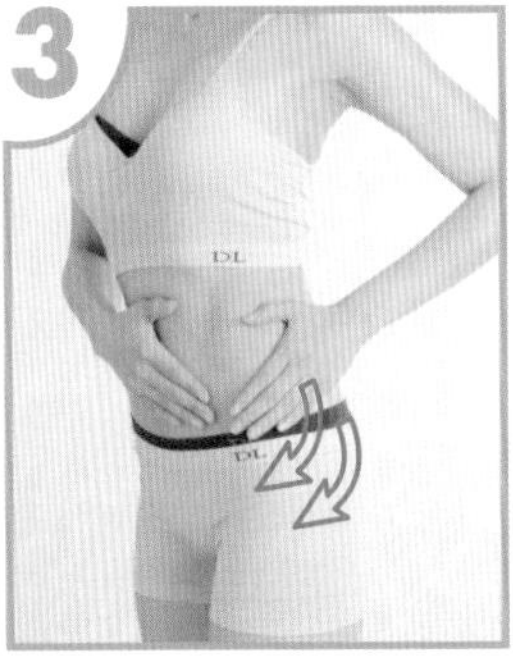

次に左腰に両手を置き、左そけい部へリンパを流そう。右側も同様に。

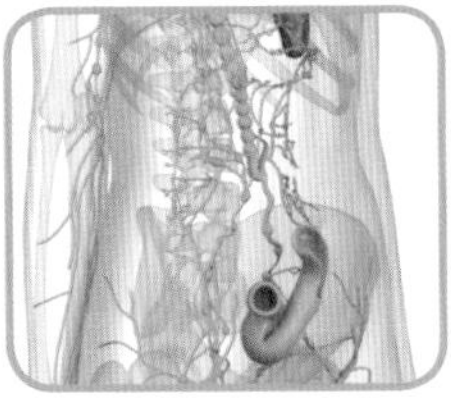

おなかのリンパ

おなかのまわりにはリンパが密集している。毛細リンパ管は、皮膚の下だけでなく内臓の中もめぐっている。

おなかまわりの脂肪燃焼をサポート

キュッとくびれたウエストは、女性らしいプロポーションの象徴です。

ウエストのくびれをつくるには、おなかの皮下脂肪を燃焼させるのがいちばん。ウエスト部分は、脂肪がつきやすい場所です。だからこそ、「ウエストラインのリンパマッサージ」をすることで、新陳代謝がよくなります。また、おなかのリンパの流れをよくすると、内蔵機能が

アロマのヒント

［マッサージオイル］

ローズマリー 10滴
シナモン 1滴
キャリアオイル 20ml

血行を促進し、皮膚を引き締める効果がある。ウエストまわりのマッサージの際、使ってみよう。

ツボ

中脘《ちゅうかん》

自律神経を整えながら、胃腸の働きを正常に戻すツボ。腰まわりについた脂肪を落とすのにもよい。

3~5回 押す

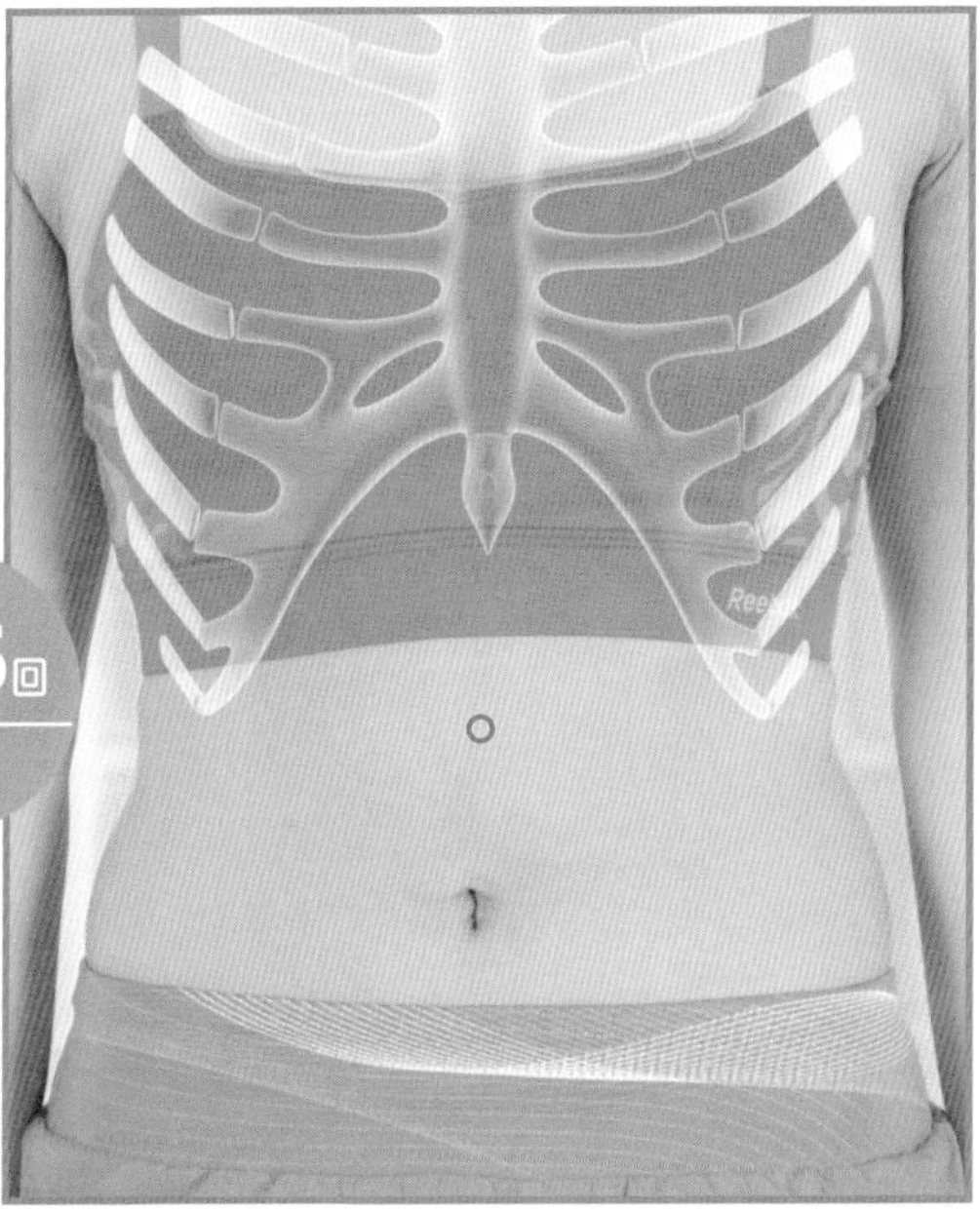

おなかのツボは仰向けになり、筋肉をゆるめた状態で押すとより効果的。

ツボの見つけ方

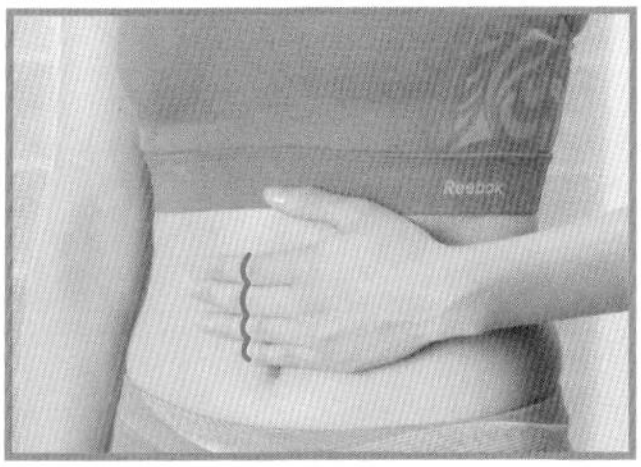

おへその中央上に小指を当て、真上に指幅４本分上がったところにある。

ツボ押しのコツ

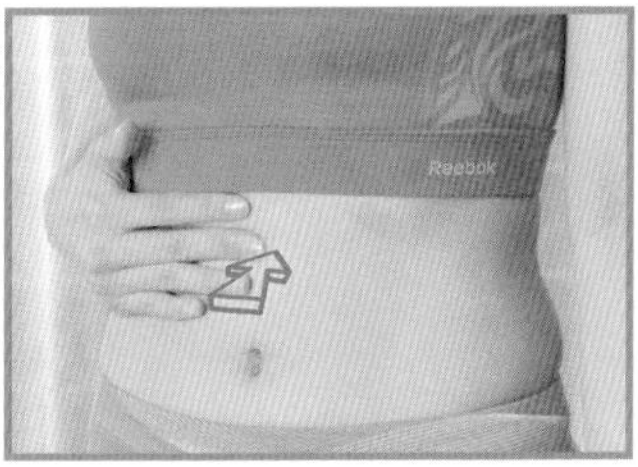

中指の腹をツボに当て、体の中心に向かってやさしく押す。

活性化し、美肌づくりに役立つことも見逃せません。

マッサージの後は、仰向けになってリラックスし、おなかのツボ中脘《ちゅうかん》をゆっくりと押しましょう。腰まわりの脂肪燃焼をサポートしてくれます。

マッサージやツボ押しも大切ですが、美しいウエストづくりにいちばん効果があるのは運動だということもお忘れなく。

リンパのツボ話

くびれをつくるスポーツは？

腰のくびれをより効果的につくるスポーツの１つは「スキー」。くびれをつくるには、腰のひねりより、適度な負荷が重要になる。よって、スキーのように、立ったままで右や左に体重の負荷をかけるだけで、くびれが出てくるようになる。

ヒップアップ

ヒップアップ効果抜群のリンパとツボを刺激して、美尻&脚長を目指しましょう。

ヒップのマッサージ

リンパマッサージ

マッサージのコツ

キュッと上がったヒップをつくるには、お尻の筋肉を鍛えることが大切。マッサージやツボ押しも、美尻づくりをサポートするので、太ももからヒップ、ヒップからそけい部へ、少し強めの圧力でマッサージをしていこう。

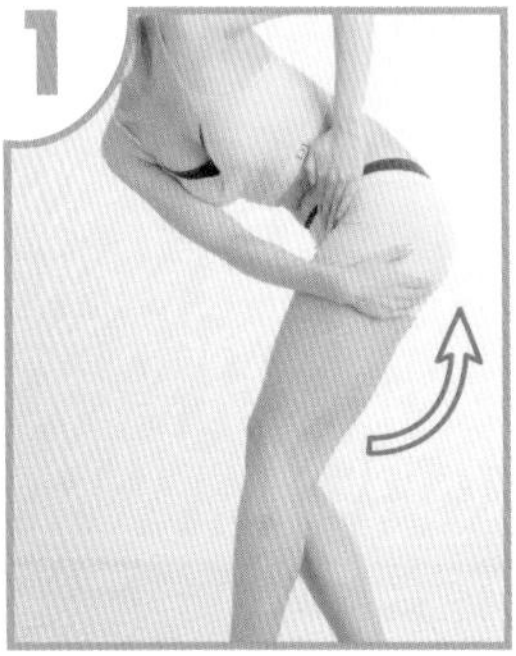

腰を左にひねって、両手で左ふとももの上部を持ち上げるようにして手を置く。

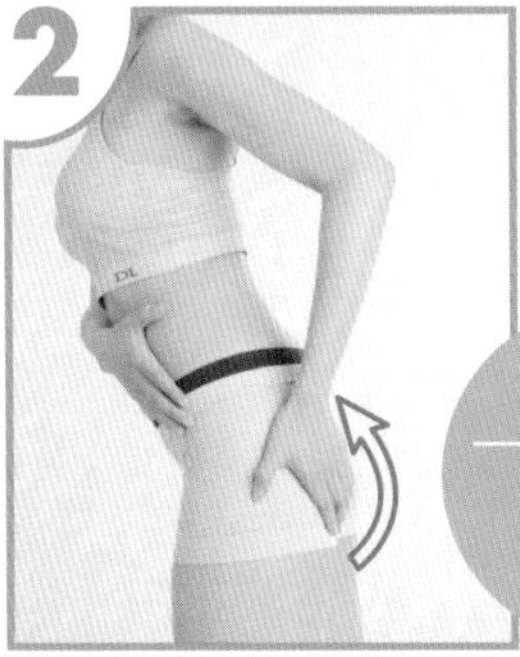

両手を使い、交互に左のお尻を持ち上げるように、腰までマッサージする。

左右 各 10回

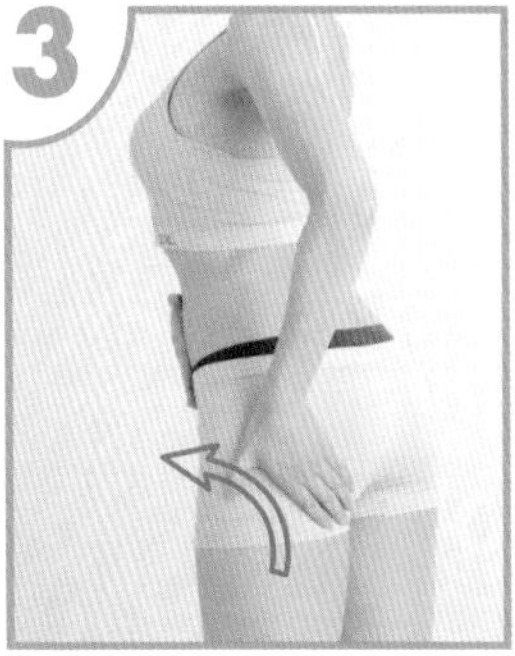

次に左のお尻から左のそけい部にリンパを流すようにマッサージ。右側も同様に。

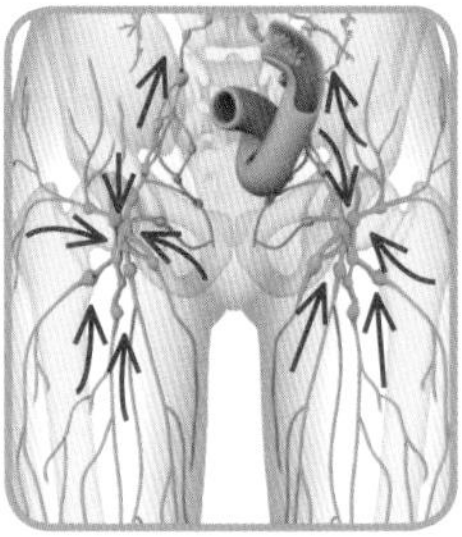

そけい部のリンパ

太もものリンパをそけい部に向けてマッサージをしていこう。

ヒップ全体をキュッと持ち上げる

キュッと上がったヒップラインをキープするのは、お尻にある大殿筋《だいでんきん》という筋肉。ヒップが1センチアップすると、脚は、その3倍の3センチ長く見えるといわれています。太ももとの差が少ない扁平尻にならないように、ツボ押しと、リンパマッサージで、魅力的なヒップをつくりましょう。

美しいヒップラインをつくるためには、「ヒップのリンパマ

アロマのヒント

［マッサージオイル］

パルマローザ４滴
ペパーミント４滴
キャリアオイル 20ml

引き締めとむくみ解消に効果あり。ヒップのマッサージに使ってみよう。

ツボ

秩辺《ちっぺん》

お尻全体を引き締めて、キュッと持ち上げる、美尻のツボ。

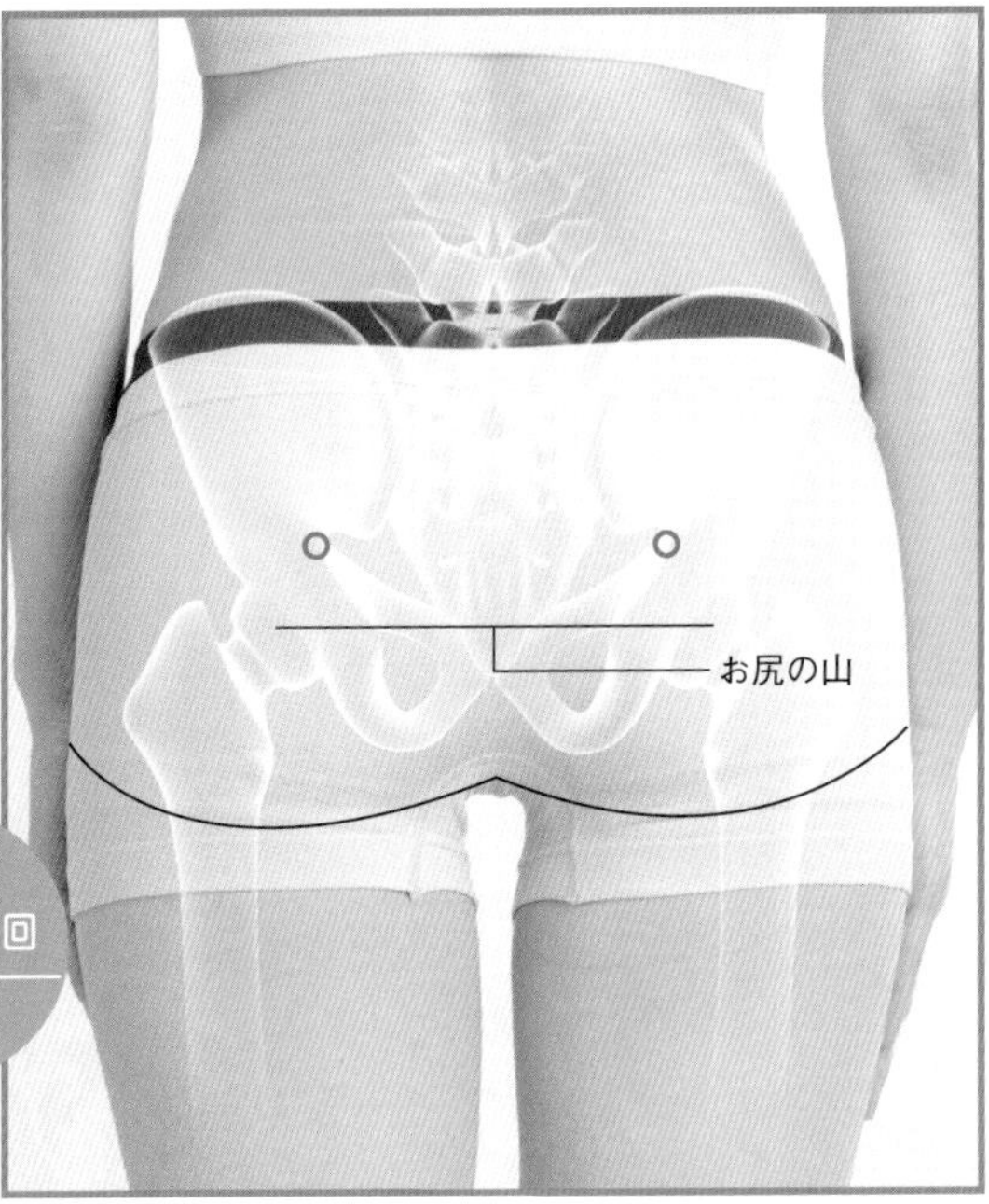

3〜5回 押す

ヒップの筋肉にダイレクトに働きかけるツボ。脚が長く見える効果もある。

ツボの見つけ方

左右のお尻の中央から背骨側に向け、斜め上あたり。

ツボ押しのコツ

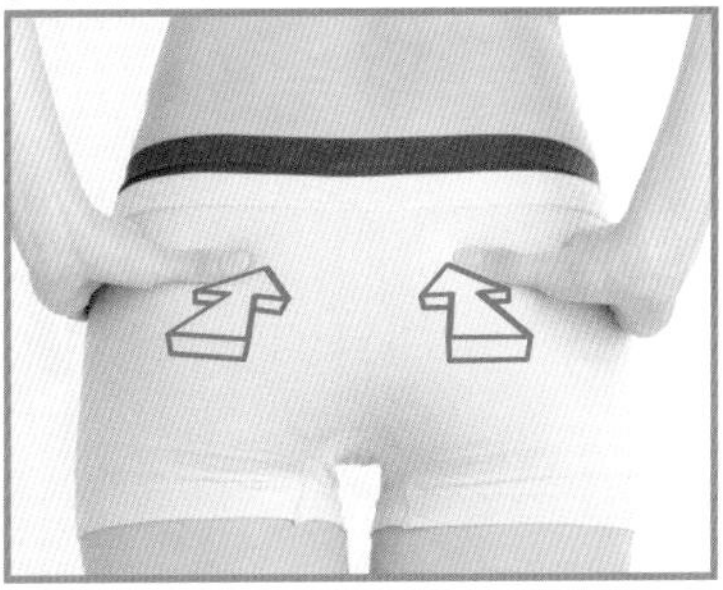

親指の腹をツボに合わせ、お尻の中心に向かって押す。左右同時に。

ッサージ」がおすすめです。マッサージすることで大殿筋を引き締め、血行をよくして栄養素を送り、老廃物を取り除くことができます。太もも→お尻→そけい部のリンパマッサージは、下半身からお尻全体を魅力的に見せてくれます。

マッサージの後は、仕上げにお尻にあるツボ秩辺《ちっぺん》をキュッと刺激しましょう。ヒップアップの効果を高めてくれます。

リンパのツボ話

犬を大人しくさせる方法

いきなり犬が吠えてきたら……。その時は、その犬にお尻を向けてみてください。すぐ大人しくなります。犬は相手のお尻のニオイをかぐことで、情報収集しています。自分を知ってもらうためにも、犬にとっては、お尻のニオイが名刺代わりになるのです。

二の腕をすっきり①

プルプルになりやすい筋肉を引き締め、すっきりとした二の腕に。

ツボ 手《て》の五《ご》里《り》

手や腕のしびれ、神経痛、ひじの関節痛などに効く腕のツボ。肌の代謝を促し、肌にハリやツヤを与える効果も。

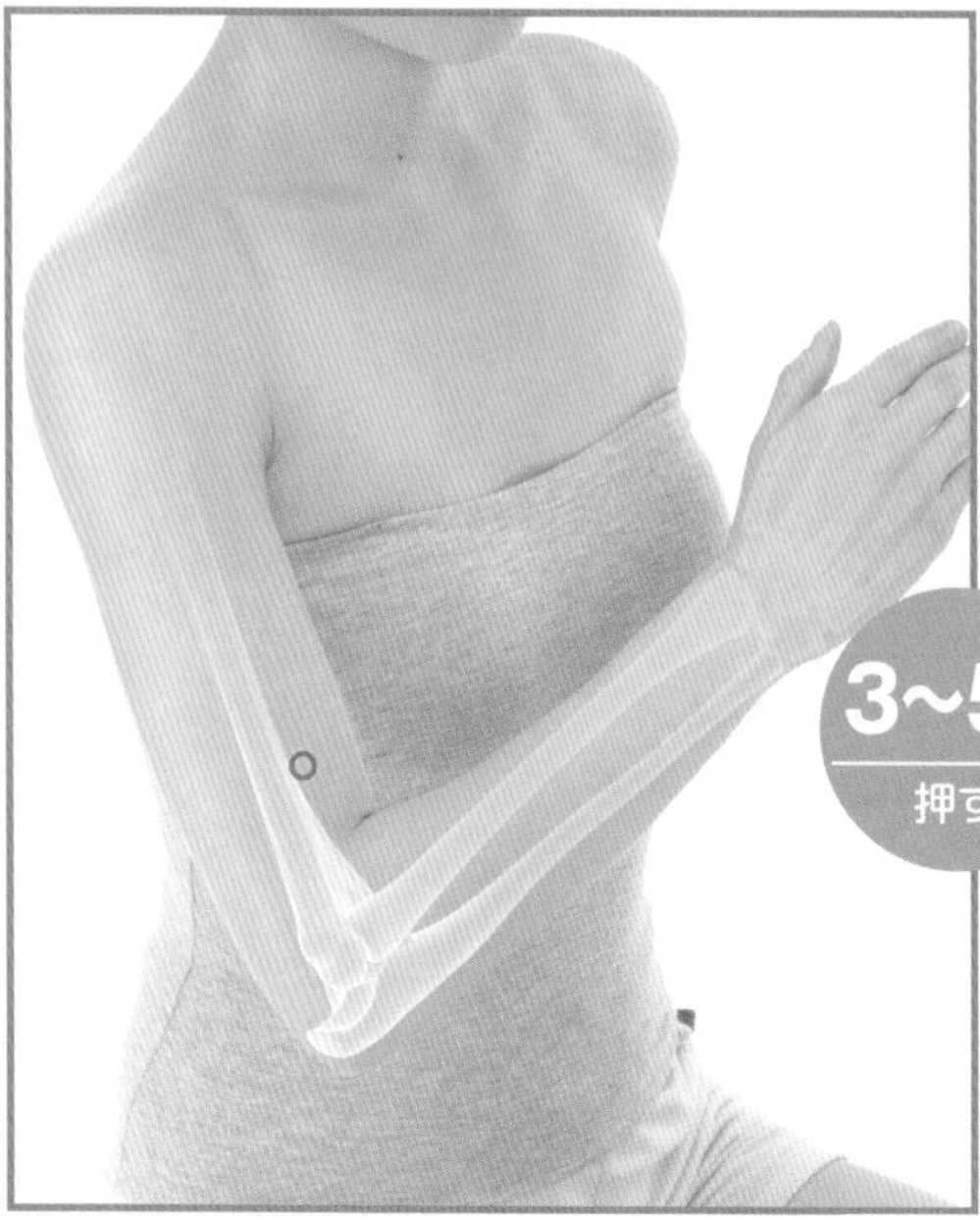

3~5回 押す

腕の筋肉の代謝を促進するツボ。効率よく燃焼させよう。

ツボの見つけ方

左ページにある「曲池」から、指4本分上にある。

ツボ押しのコツ

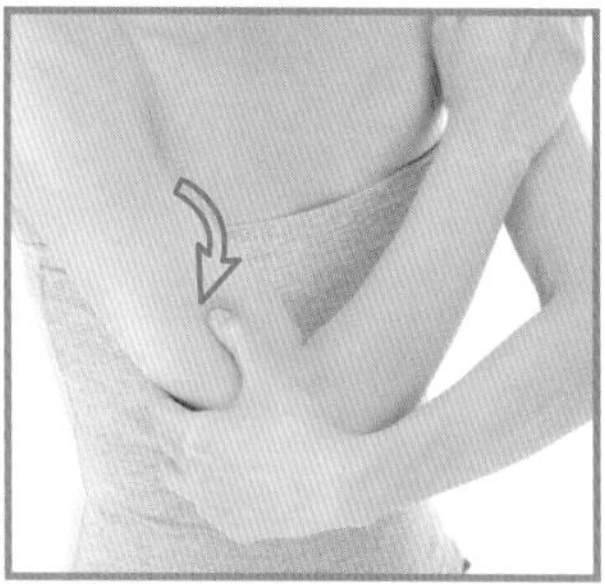

ひじを軽く曲げ、反対側の手で腕をつかむようにして、骨の裏側に指を入れるように。左右交互に。

腕のツボを押して代謝をよくする

スリムな体型をキープしていても、二の腕の後ろ側のたるみが気になるという人は多いようです。

二の腕の前側にある「上腕二頭筋」は、物を持ち上げる時などによく使う筋肉。でも、後ろ側にある「上腕三頭筋」は、物を押す時に使われる筋肉で、日常生活ではあまり使いません。そのため、二の腕の後ろ側には筋肉がつきにくく、たるみやす

アロマのヒント

［マッサージオイル］

ローズマリー 4滴
アトラスシダー 4滴
キャリアオイル 20ml

血行をよくし、引き締め効果も高い。腕全体にすり込むようにして効果を高めよう。

ツボ

曲池《きょくち》

腕やひじ全般のトラブルに効くツボ。五十肩・肩こり、歯痛、皮膚病、胃腸の不調などにも効く。

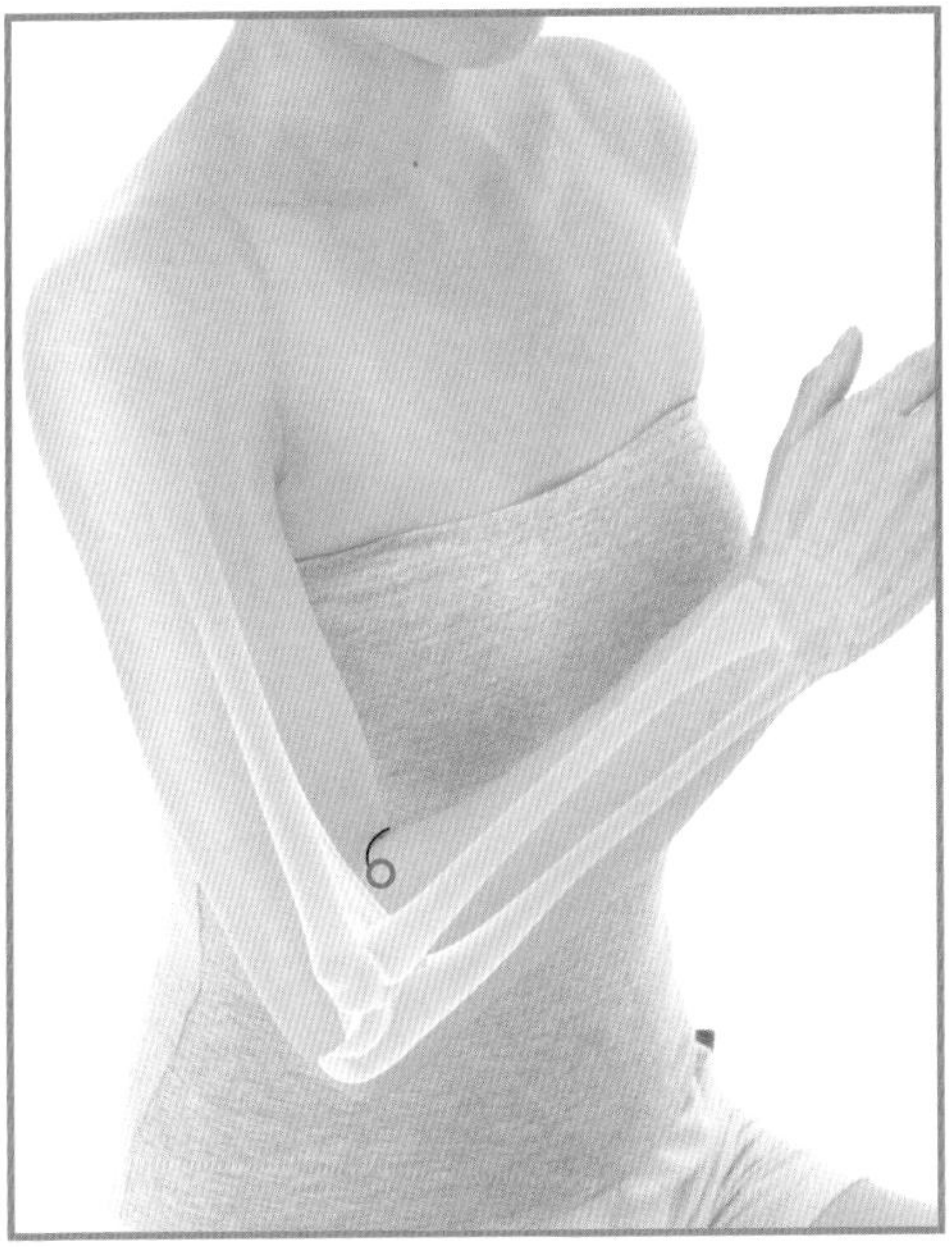

腕の血行をよくして代謝を上げよう。美肌づくりにも効果がある。

ツボの見つけ方

ひじの関節のキワにあるツボ。ひじを曲げてできる横ジワ外側の端にあるくぼみ。

ツボ押しのコツ

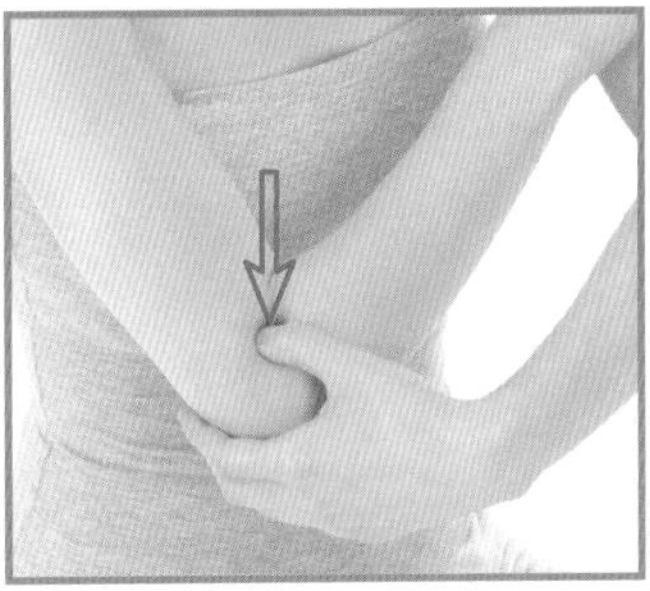

ひじを曲げ、反対側の手でひじをつかむように親指をツボに当て、骨の裏側に指を入れるように。左右同様に。

いのです。

上腕三頭筋を鍛えるには、エクササイズがいちばんですが、その前にツボ押しで、腕の筋肉の代謝を上げておきましょう。筋肉の代謝がよくなってくると、少ない運動量でも、効率よく脂肪を燃焼できるようになります。代謝をよくする代表的なツボは、**手《て》の五里《ごり》**と**曲池《きょくち》**です。セットで押す習慣をつけるとよいでしょう。

リンパのツボ話

“火事場のばか力”は存在する!?

火事の時に重い金庫を持ち出した話、これは実際に起こり得ることなのだ。理論上、男性の片腕で250kgの物を持ち上げる力が出せるが、普段は筋肉や骨を損傷させないよう、1/5程度で抑えている。しかし、いざという時は普段の3～5倍の力が出せるのだ。

二の腕をすっきり②

すっきりとした二の腕のラインづくりには、リンパマッサージが効果的。

ひじのリンパマッサージ

リンパマッサージ

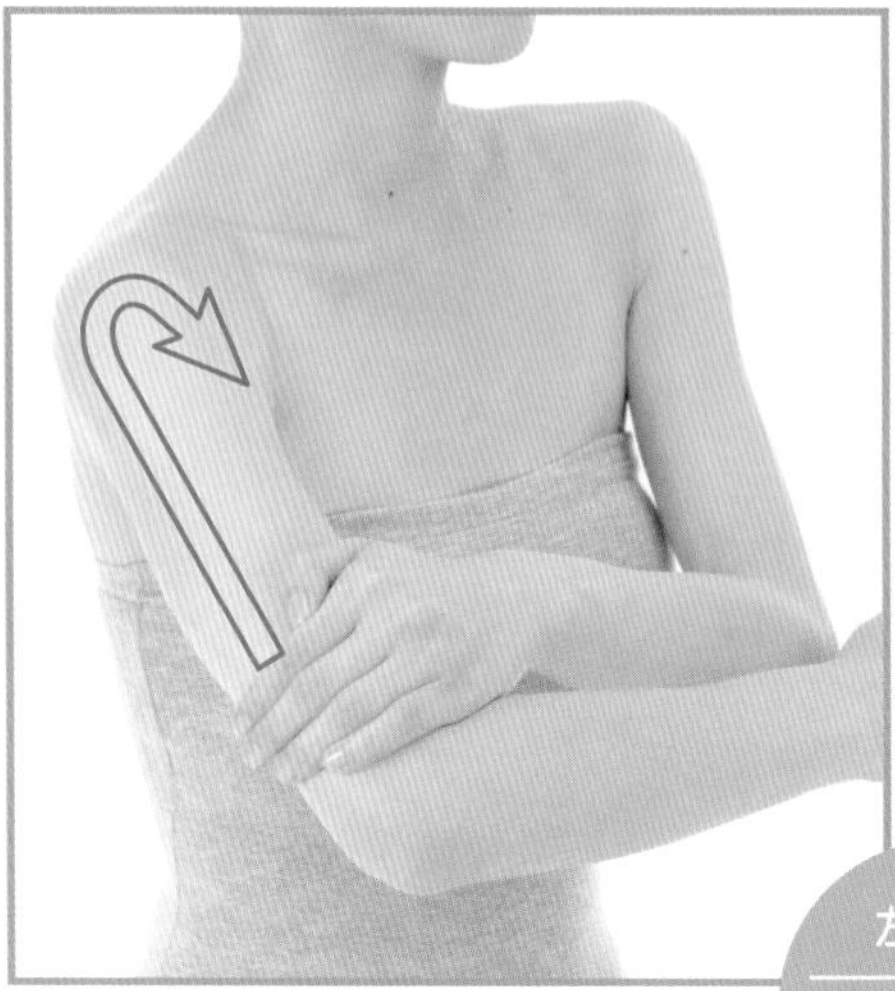

マッサージのコツ

腕のリンパは、手からひじ、ひじから二の腕と流れ、わきの下で合流する。マッサージはその流れをイメージしながら行なうようにすると、二の腕のむくみがすっきり解消する。腕だけでなく、リンパが集まるわきの下から始めることが重要なポイント。

左右 各 3回

①わきの下のリンパ節を、やさしくなでる程度にマッサージ。

②その次に、軽くひじを曲げ、ひじのあたりから腕のラインに沿って、マッサージしていく。

③肩のあたりまで来たら、そのまま下がって、わきの下にリンパを流すようにマッサージしよう。

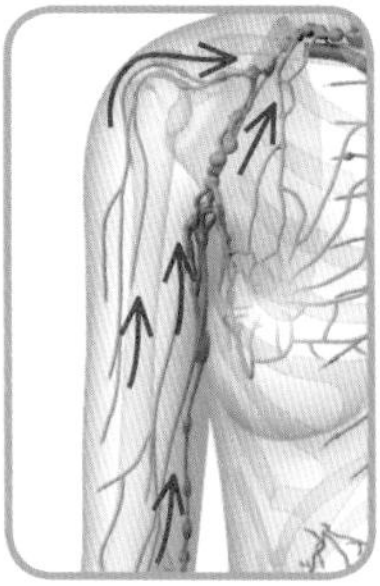

腕のリンパ

手・前腕にある毛細リンパ管はひじに集まり、上肢のリンパと合流してわきのリンパ節へと集まる。

血液・リンパ・筋肉に働きかけ、腕をすっきり

ツボ押しで筋肉の代謝をよくしたら、リンパマッサージとエクササイズを始めましょう。マッサージをすることで、リンパや血管の流れがよくなり、老廃物を排出しやすくすることで、新陳代謝がアップ。二の腕のむくみがすっきりしてきます。

「ひじのリンパマッサージ」は、ひじから肩へ、肩からわきの下の順番で。このライン上には、「曲池《きょくち》」「手の五里《ごり》」「肘髎《ちゅうりょう》」という3つのツボがあるので、ここをやさしく刺激します。

わきの下は、手・腕のほか、胸壁、上腹部のリンパが集まってくるターミナルです。マッサージを始める前に、必ずやさし

エクササイズ

二の腕エクササイズ

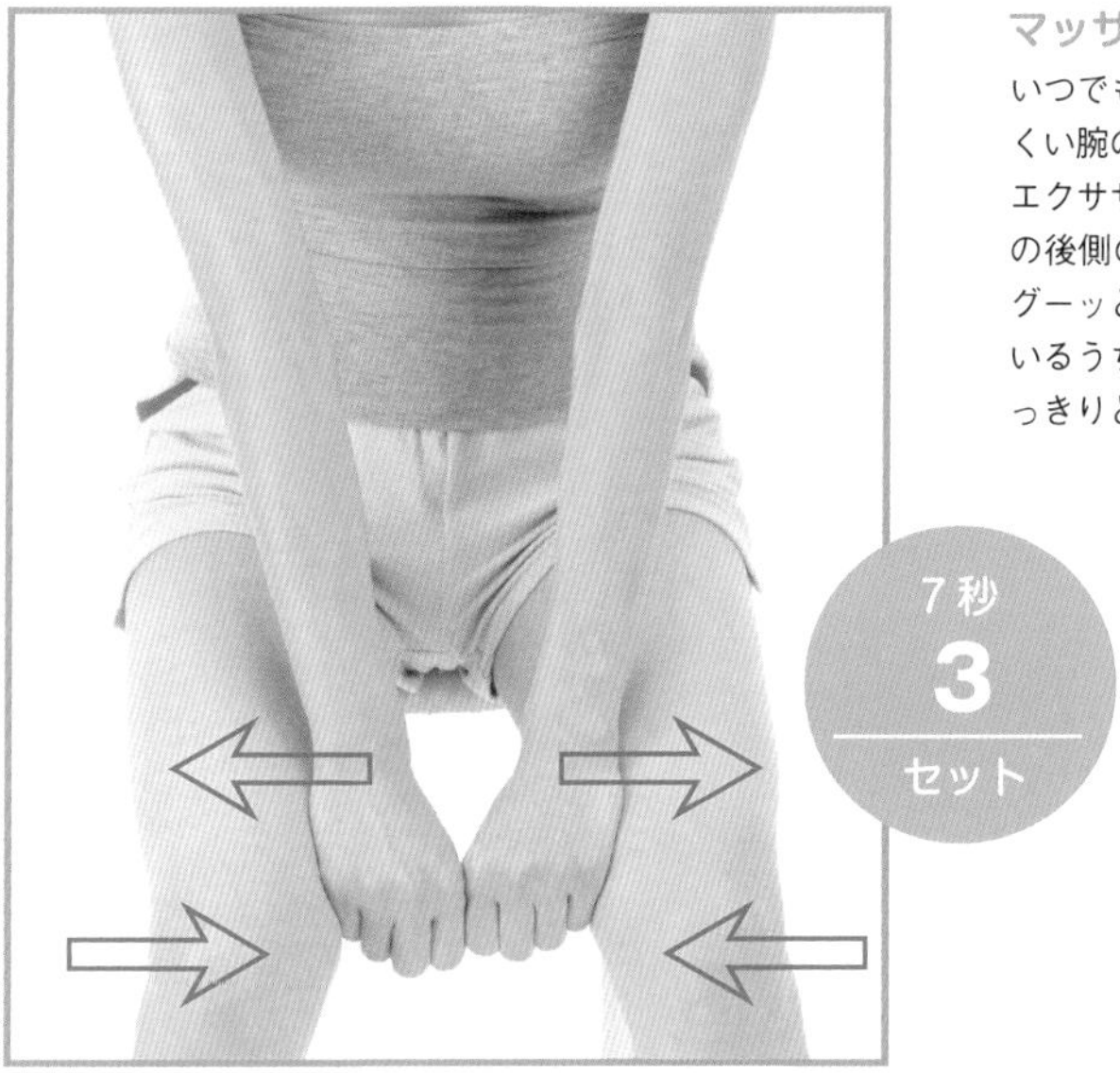

マッサージのコツ

いつでも簡単にでき、使われにくい腕の筋肉のとても効果的なエクササイズを紹介。特に、腕の後側の筋肉を意識しながら、グーッと力を入れよう。続けているうちに、両腕と内ももがすっきりとしてくる。

①椅子に座り、両手のこぶしを握って、内ももにはさむ。

②そのままの姿勢で、内ももは内側に力を入れ、腕は外側に広げるようにグーッと力を入れる。

③この時、7秒間、思いっきり力を入れ続ける。その後、大きく深呼吸をして呼吸を整えてよう。これを3回繰り返す。

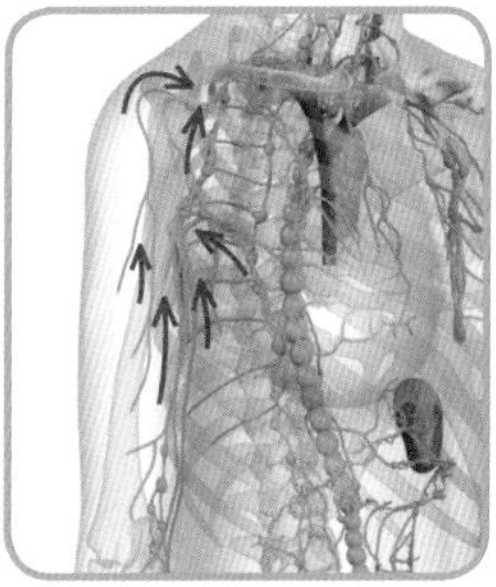

わきの下のリンパ
リンパ節が多く集まっていて、腕のリンパは、すべてわきのリンパ節に集まる。

くわきの下をさするようにしてから始めましょう。ひじから肩、わきの下へのリンパの流れや血行がさらによくなります。

リンパや血液の流れがよくなったら、筋肉を鍛える「二の腕エクササイズ」を始めましょう。

ツボ押しで神経を刺激、マッサージで血液とリンパの流れをよくし、エクササイズで筋肉へと働きかける、二の腕シェイプのためのフルコースです。

リンパのツボ話

歩く時、前後に腕を振るのは？

人が歩く時、足と反対側の腕を前に代わる代わる振っている。これは人間だけではない。4本足の動物も同じ、互い違いに動かしている。これは、バランスをとるために行なっていていることで、歩行時の揺れを少なくしているために、腕も動いているのだ。

美脚をつくる①（太もも）

すっきりとした、むくみのない、引き締まった太ももに…。

ツボ

承《しょう》扶《ふ》

太もものトラブルに効く美脚のツボ。背中、腰の痛み、坐骨神経痛や膀胱炎にも効果がある。

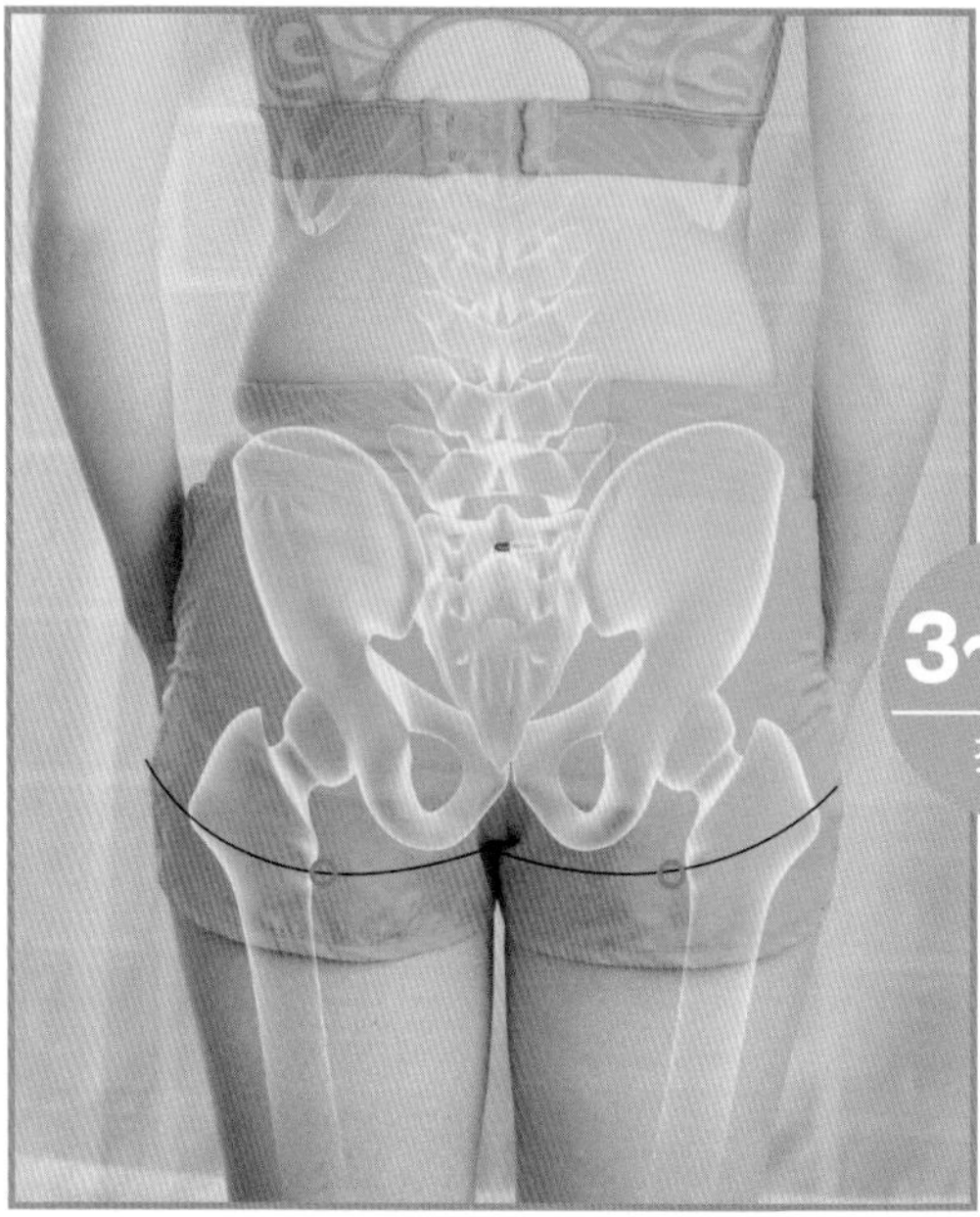

3~5回 押す

坐骨神経痛にも効く。お尻にあるツボは、押しにくい場合、うつぶせになって押そう。

ツボの見つけ方

お尻の下にできる横ジワの中間にあるツボ。左右のお尻の山の中心からおろした線と、お尻の下の横ジワが交わる部分。

ツボ押しのコツ

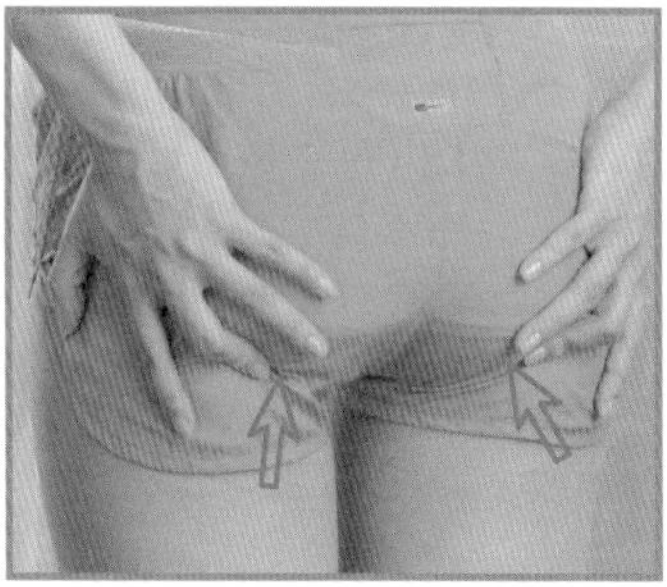

中指の腹をツボに当て、お尻を持ち上げるように押す。左右同時に。

リンパの流れに沿って太ももをマッサージ

「太ももがもうひと回り細かったら…」。あなたがそう思っているなら、このセルフケアを行ないましょう。徐々に美脚へと導いてくれます。太ももやふくらはぎは、むくみが出やすいところです。もしかしたらあなたの脚は、むくみのせいで、実際より太くなってしまっているのかもしれません。

脚のむくみの原因の1つに、リンパの滞りがあげられます。

アロマのヒント

［マッサージオイル］
サンダルウッド2滴
ジュニパー2滴
キャリアオイル20ml

リンパや血行を良くし、美脚をつくるサポートをしてくれる。P155のマッサージで使おう。

リンパマッサージ

太ももからヒップにかけてマッサージ

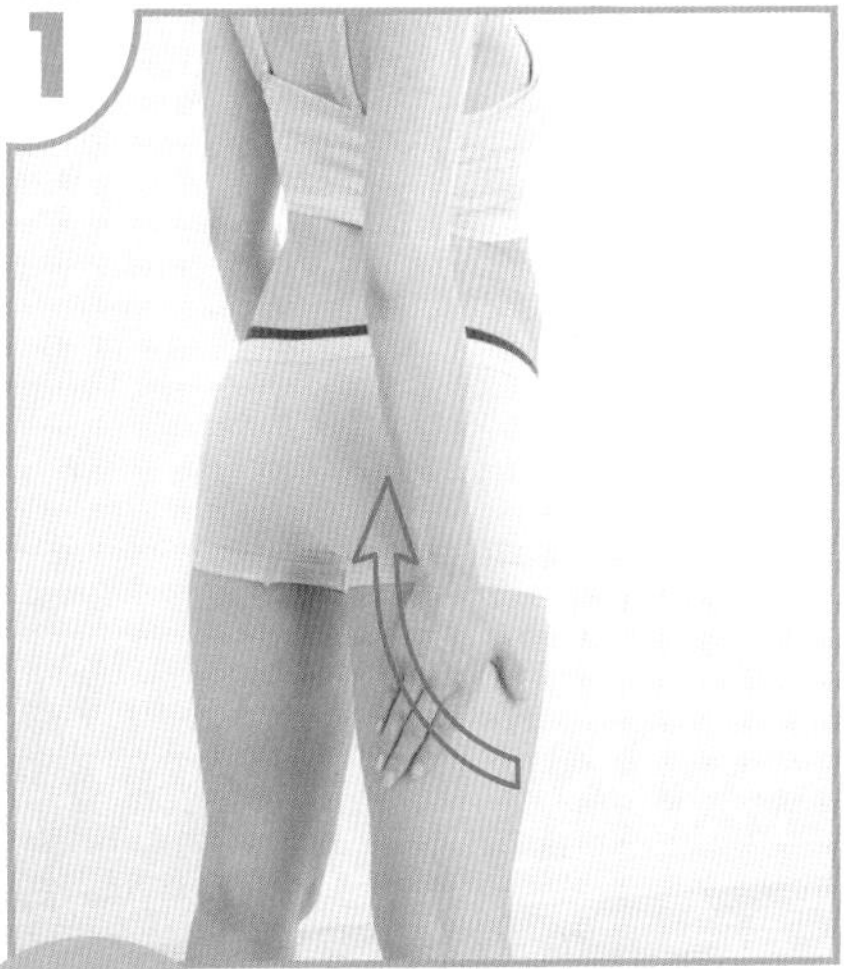

マッサージのコツ

脚のリンパは、浅いリンパ管、深いリンパ管ともに多くある場所。座り仕事の多い人は、リンパが滞りやすいため、いつもむくみがち。美脚をつくるには、まず、下から上へ向かって軽くさすったり、圧をかけてマッサージするなど、圧の強弱でリンパ管の「浅」「深」を両方アプローチしよう。

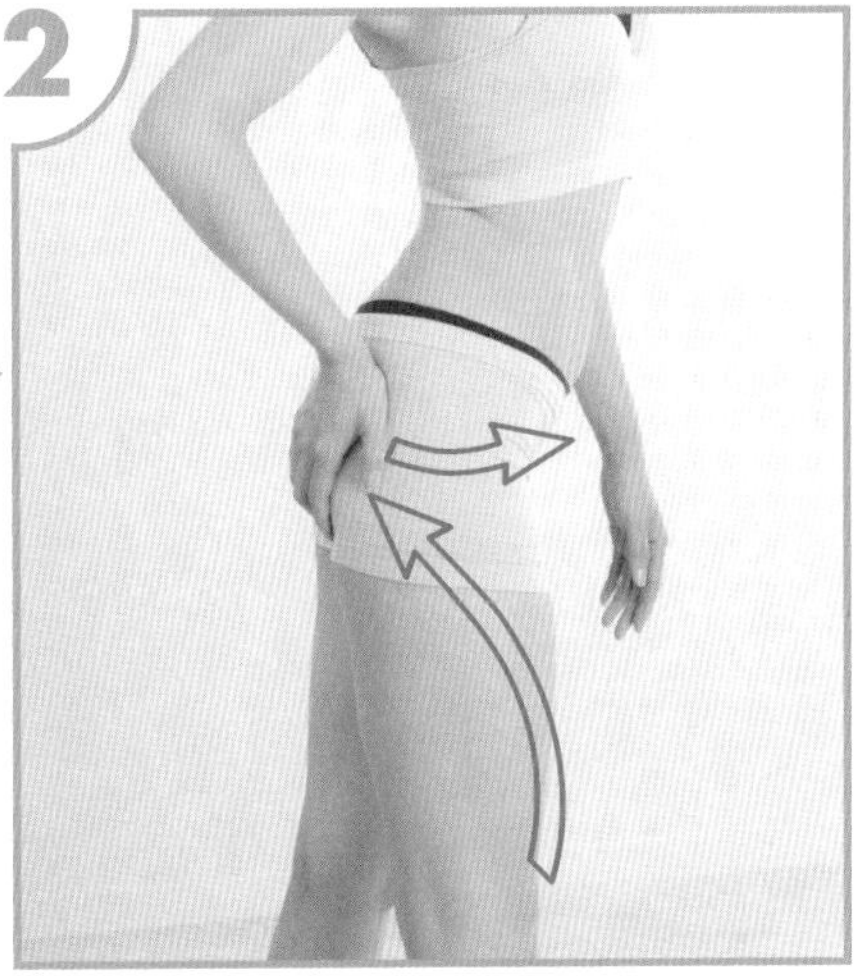

左右各 5回

太ももの裏側から圧をかけながら、「承扶」を通り、お尻までマッサージしていく。

次に太ももの表側から圧をかけながら、お尻までマッサージする。そして、お尻に置いた手を、そけいリンパ節まで流していくようにする。左右同様に。

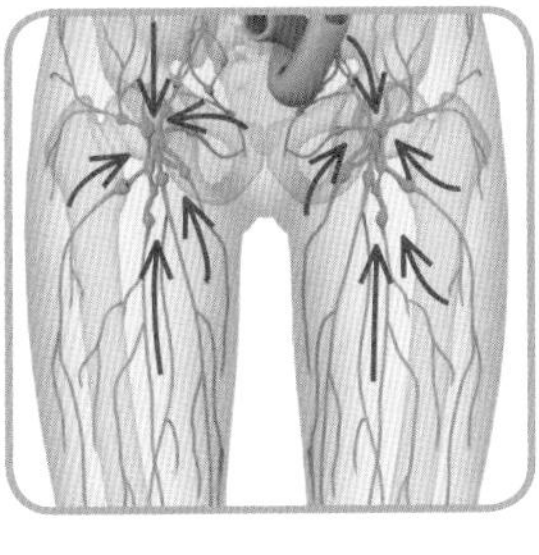

太もものリンパ

足先からふくらはぎにある毛細リンパ管は、ひざに集まり、太もものリンパと合流、そけい部に集まる。

リンパが滞ると、水分や老廃物の代謝が悪くなり、水分が体にとどまってしまいます。「太もものリンパマッサージ」で、リンパの流れを誘導してあげると、滞っていたリンパが流れ始めて新陳代謝がよくなり、太ももはすっきりとしてくるはずです。

また、ツボ押しも効果的。承《しょう》扶《ふ》は美脚のツボ。ここを刺激すると、脚のむくみを取り、引き締めてくれます。

リンパのツボ話

なぜ、陸上のトラックは左回り!?

人の手に利き手があるように、実は足にも「利き足」がある。ボールを蹴るほうが利き足だ。人がまっすぐ歩こうとしても、少しずつ左側のほうへ向かっている。だから陸上トラックでは、利き足に力を出せるように、左回りになっているのだ。

美脚をつくる②（ふくらはぎ）

脚線美を目指すのなら、ふくらはぎは重要。理想的なラインを手に入れよう。

ふくらはぎをマッサージ

リンパマッサージ

1

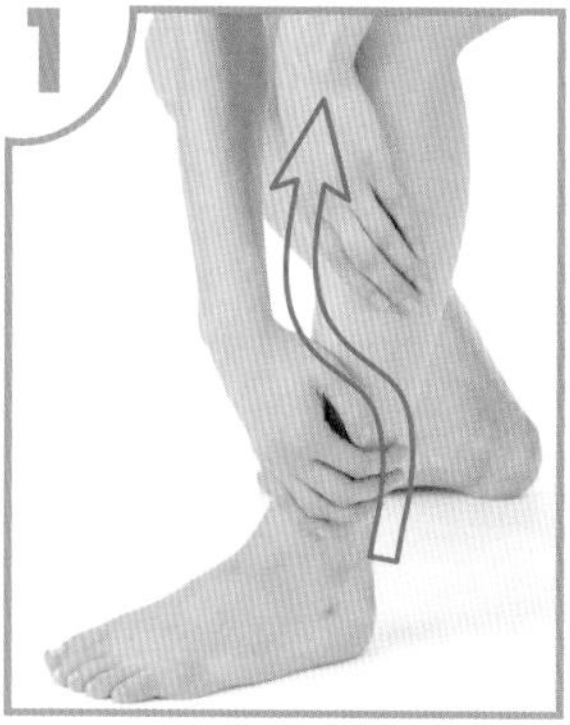

椅子に座り、左足をやや前に出す。両手で外くるぶしから「三陰交《さんいんこう》」を通り、そこから内側のふくらはぎへ、引き上げるようにマッサージ。

マッサージのコツ

ふくらはぎは、重力の負荷がかかりやすい部位なので、むくみを解消するのにリンパマッサージは最適。筋肉・血管・リンパに働きかけるように、手のひら全体で下から上へマッサージしよう。アキレス腱のあたりはもみほぐしてあげると効果的。

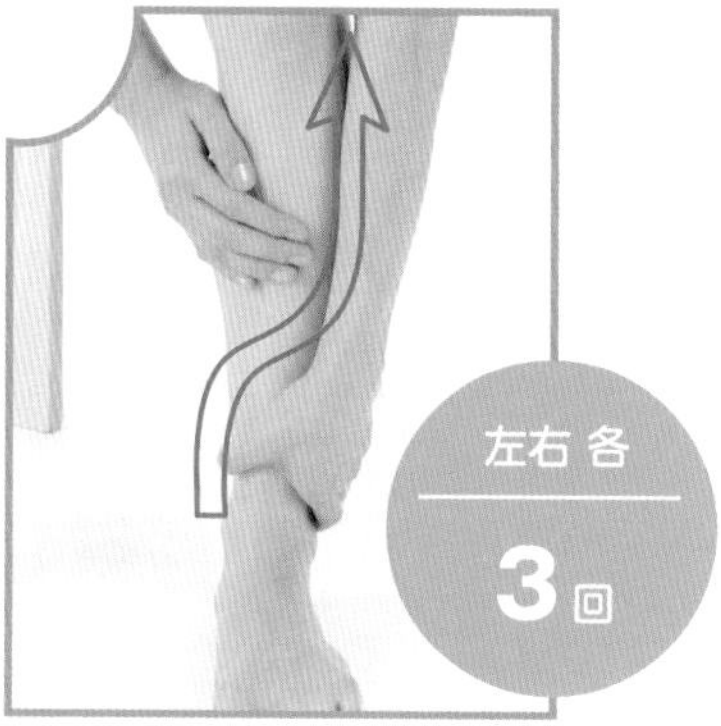

今度は内くるぶしから、「三陰交」を通り外側のふくらはぎへ、同様に引き上げるようにマッサージしていく。

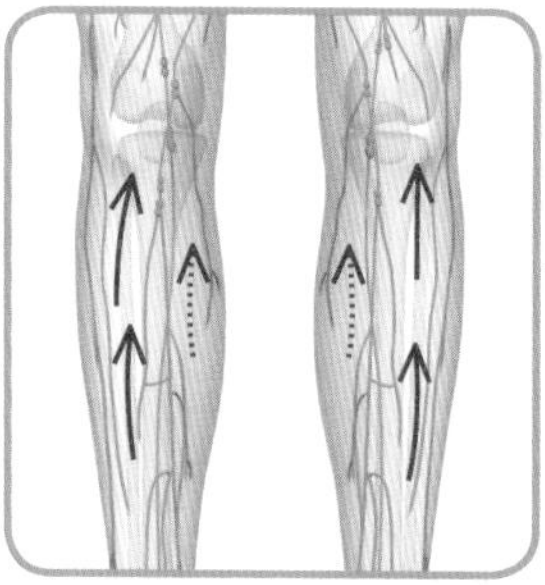

ふくらはぎのリンパ

足先から流れてきたふくらはぎのリンパは、ひざ裏へと流れていく。そこからさらにそけい部に向けて流れる。

左右の脚の隙間で美脚チェック

まずは、美脚チェックをしてみましょう。鏡の前に、脚をそろえて立ってみてください。左右の脚の間に隙間があり、太も、ひざ、ふくらはぎ、内くるぶしの4点だけが付いているのなら、あなたは美脚の持ち主です。美脚とは、単に細く長い脚のことをいうのではありません。脚の各部にバランスよく筋肉が付いた脚をいうのです。

特にふくらはぎは重要。「腓

アロマのヒント

［マッサージオイル］

サイプレス４滴
パチュリー４滴
キャリアオイル20ml

筋肉のうっ血を取り除き、むくみを改善。ふくらはぎのマッサージで使おう。

ツボ

三陰交《さんいんこう》

3〜5回
押す

ツボの名前は３つの経路が交わる場所という意味で、めまい、むくみに効くほか、手足の血行をよくし、リラックスさせる効果も。

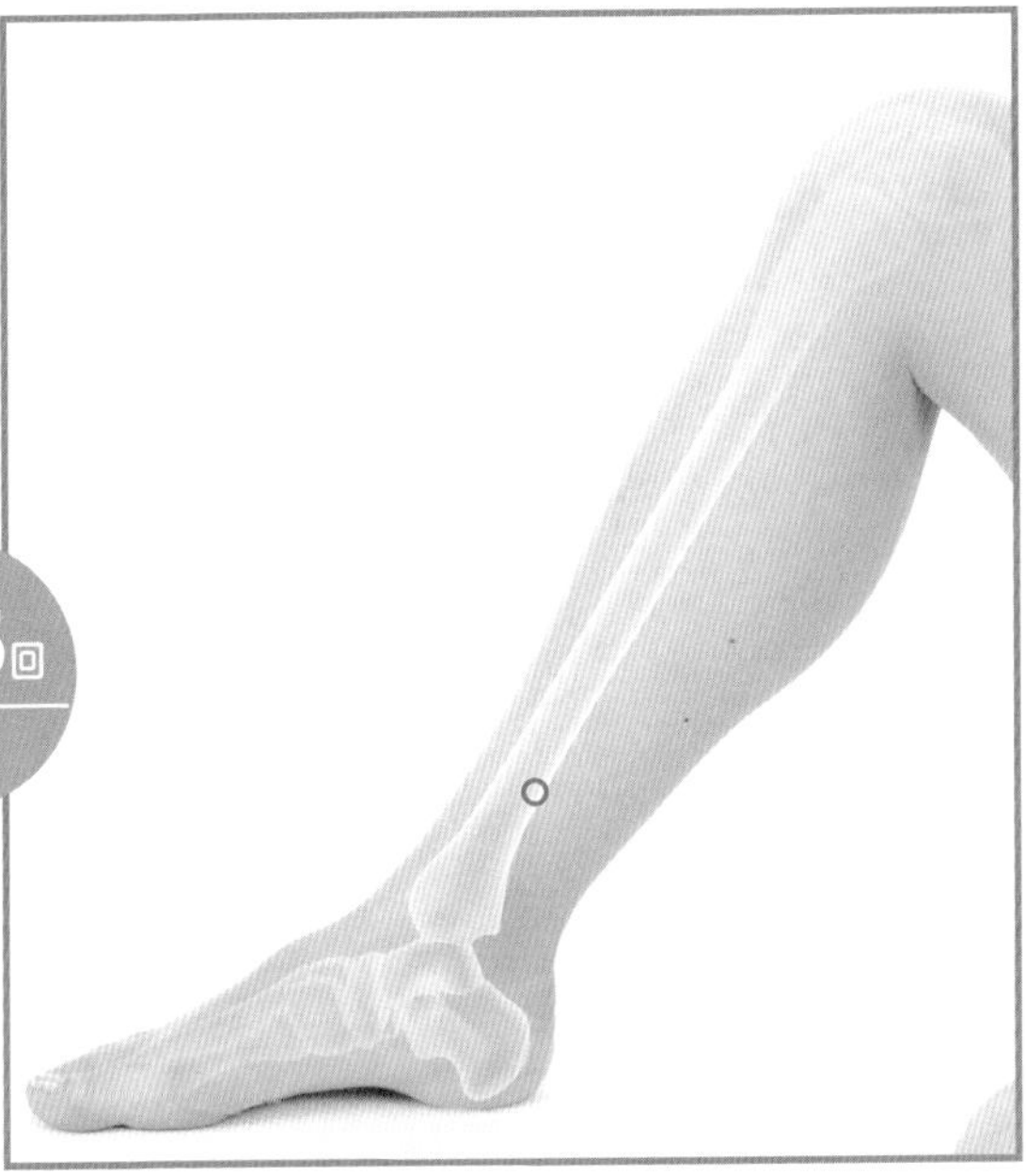

女性のための万能ツボでもある。むくみや冷えにも効果がある。

ツボの見つけ方

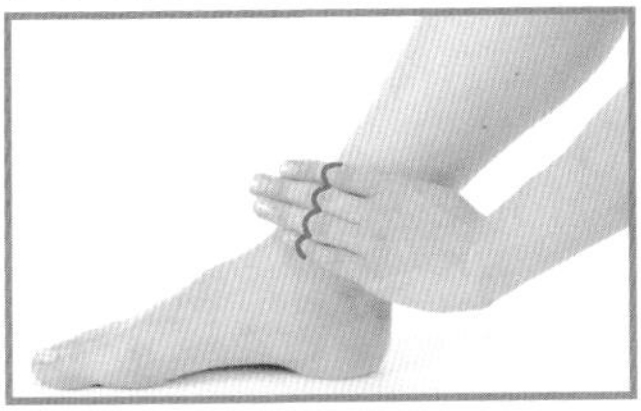

内くるぶしの中心に小指の端を当て、ひざ方向に指幅４本分のところにある。

ツボ押しのコツ

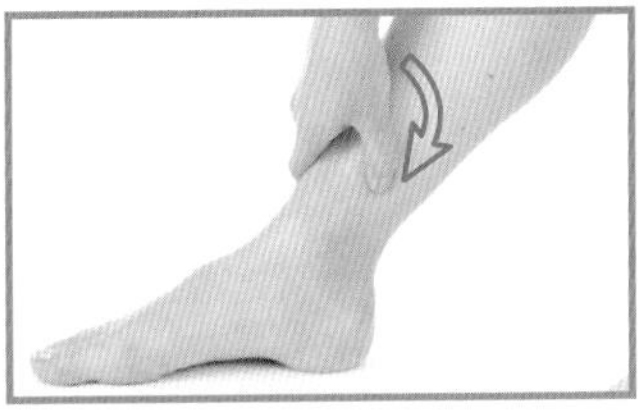

脚をつかむようにして骨のキワに親指を当て、骨の内側に指を入れ込むようにして押す。左右同様に。

腹筋」がふっくらとし、足首がきゅっと締まっていると、美脚の印象を与えられます。しかし、ふくらはぎ周辺はむくみやすく、脂肪もつきやすいので、太く見えてしまいがちです。ツボ押しと「ふくらはぎのリンパマッサージ」で、むくみを解消し、ふくらはぎの筋肉の代謝を高めるウォーキングがおすすめです。この少しずつの努力が、健康的な美脚への近道なのです。

リンパのツボ話

美脚は夜つくられる

冷え性の人が靴下をはいて眠るのは、実は美脚には逆効果。かえって脚が冷えてしまう。脚美人を目指すのなら、ふくらはぎの血行をよくして、脚全体に栄養が行き届くことが大切。そのためにも、靴下よりも、ぜひ、レッグウォーマーをおすすめしたい。

代謝アップ・脂肪燃焼

代謝をアップさせ、脂肪を燃やしやすく、痩せやすい体をつくる。

ツボ 気《き》海《かい》

ツボ名は、全身のエネルギーが最後にたどり着く「大海」を示す。おへその下にあり、代謝を上げて、エネルギーを消費しやすい体に導く。

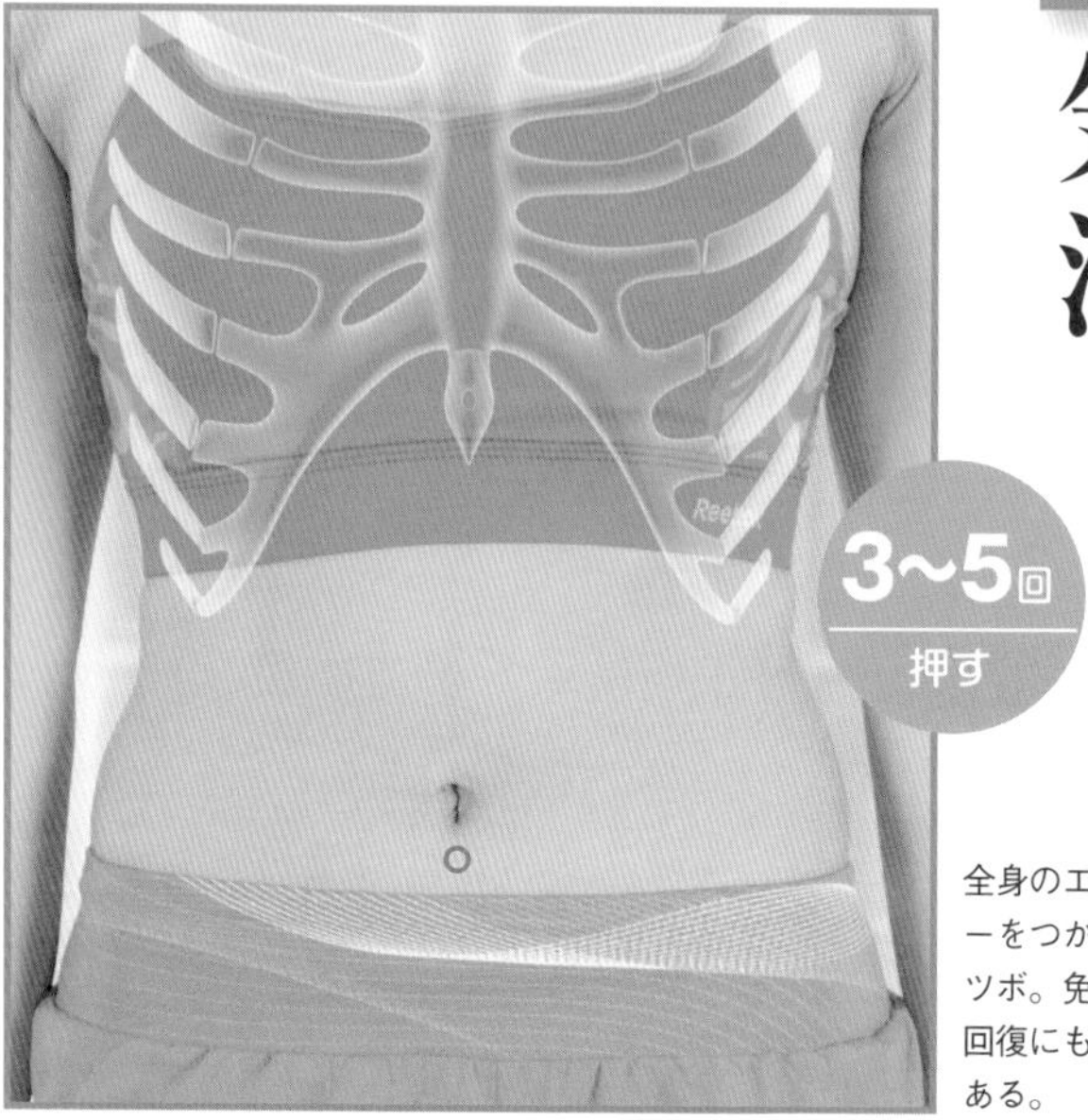

全身のエネルギーをつかさどるツボ。免疫力の回復にも効果がある。

ツボの見つけ方

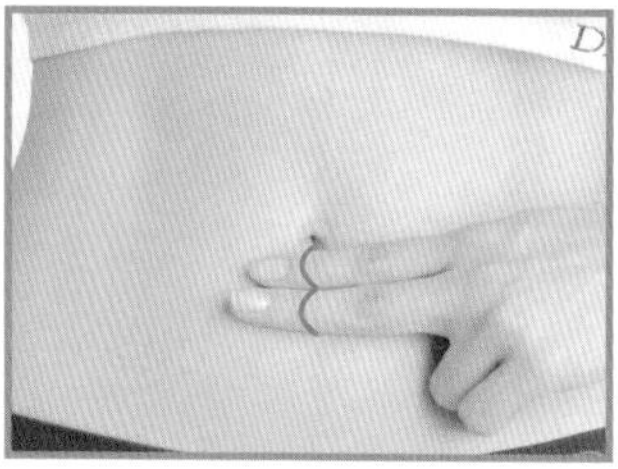

おへその中央下から、指２本分下がったところにある。

ツボ押しのコツ

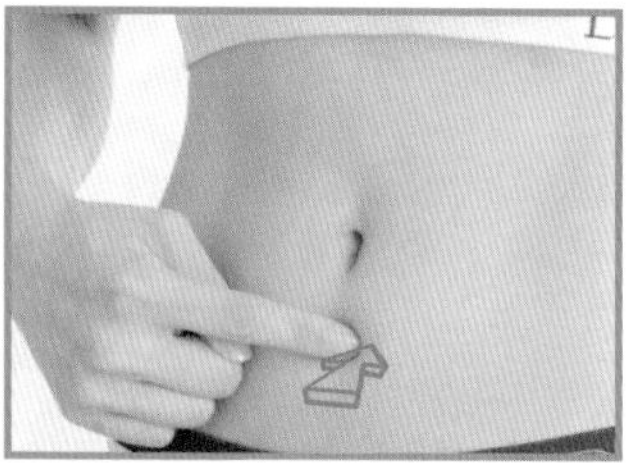

人差し指の腹をツボに当て、体の中心に向かってゆっくり押す。

スリムな体への近道は痩せやすい体づくりから

人はなぜ太ってしまうのでしょうか？ それは、必要以上の食べ物をとり、燃焼できなかった脂肪が体内に蓄積されてしまうから。一方、痩せの大食いの人がいますが、そのような人は、消化と代謝がよい人です。よって、内臓の代謝をアップさせ、痩せやすい体づくりをしましょう。

東洋医学では「健康な人は太らない」と考えられています。

アロマのヒント

［マッサージオイル］

ローズマリー６滴
アトラスシダー６滴
キャリアオイル20ml

血行をよくし、代謝を高めるレシピ。おへそを中心にオイルマッサージしてみよう。

ツボ

中脘《ちゅうかん》

脂肪を燃焼しやすい体をつくる、ダイエットの特効ツボ。自律神経を整えながら、胃腸の働きを正常に戻す。だるさ、髪のトラブルにも。

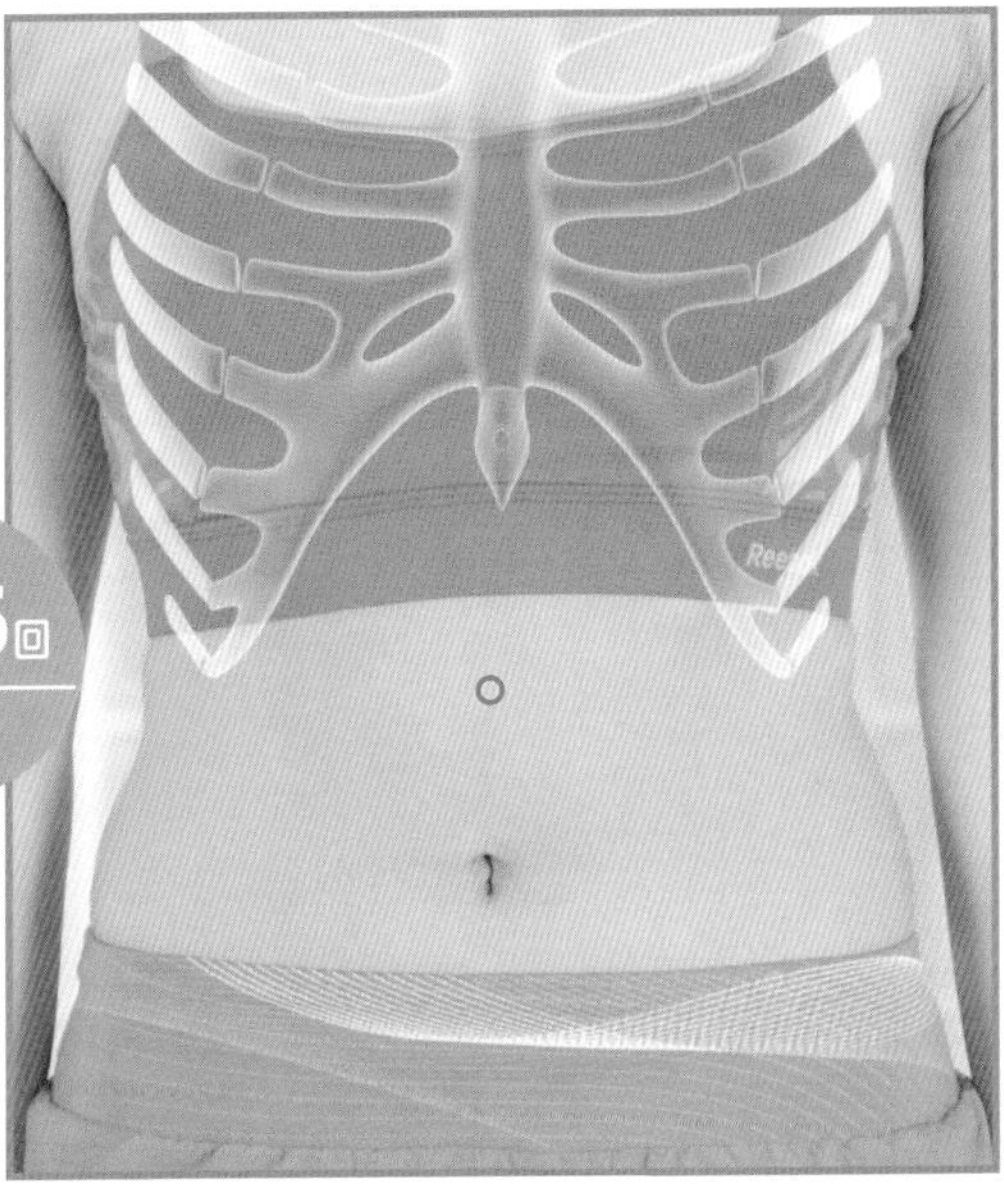

ダイエット効果のあるツボ。一気に押すのではなく、ゆっくりと押していく。

ツボの見つけ方

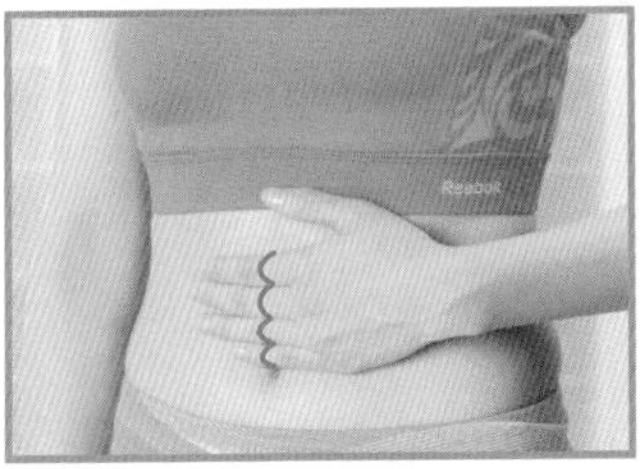

おへその中央上に小指を当て、真上に指幅４本分上がったところにある。

ツボ押しのコツ

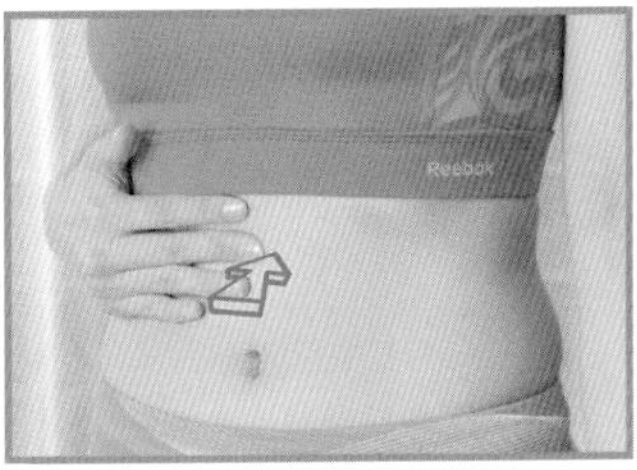

中指の腹をツボに当て、体の中心に向かってやさしくゆっくり押す。

ツボ押しやリンパマッサージなどで、代謝のよい健康な状態、つまり太りにくい体質に戻してあげましょう。

中脘《ちゅうかん》は、脂肪燃焼機能を高め、痩せやすい体をつくります。気《き》海《かい》は、全身のエネルギーに働きかけるツボで、代謝をよくする効果があります。ツボを押して、エネルギーを消費しやすい体をつくることが、東洋医学のダイエットなのです。

リンパのツボ話

脂肪燃焼にはお肉が必要!?

牛肉や豚肉、仔羊肉には「L-カルニチン」という脂肪代謝に関わる物質が多く含まれている。しかし、これは人の体の中に入らないと役に立たない。だから、痩せたいのであれば、お肉を食べて、筋肉を使う運動をして、脂肪を燃焼させせよう。

デトックス

体内の毒素や老廃物を排出し、内側から健康で美しい体に…。

ツボ 水分《すいぶん》

水にかかわる不調を改善するツボ。血液、リンパの流れをよくし、むくみ、泌尿器系のトラブルに効く。

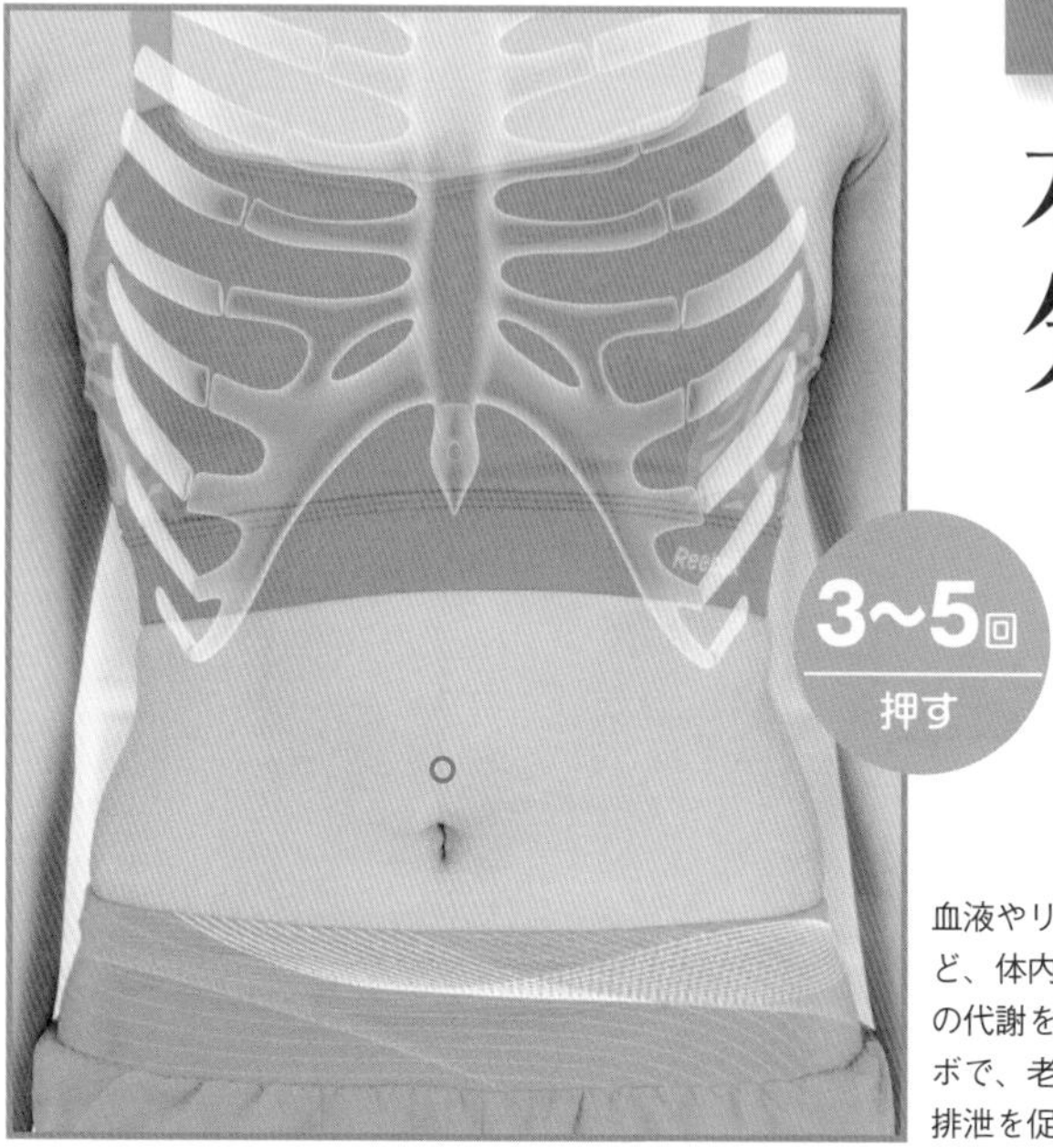

血液やリンパなど、体内の水分の代謝を促すツボで、老廃物の排泄を促す。

ツボの見つけ方

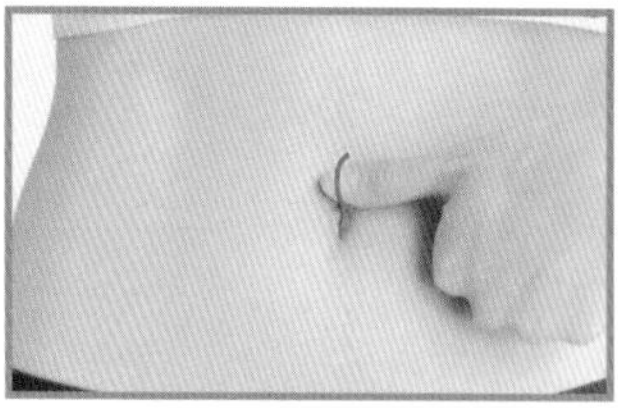

おへその中央上から親指１本分上がったところにある。

ツボ押しのコツ

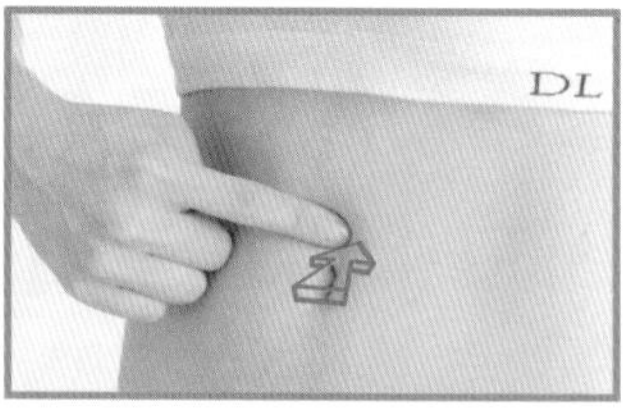

人差し指の腹をツボに当て、体の中心に向かってゆっくり押す。おなかの奥に圧をかけるイメージで。

おなかのツボでデトックス効果を促す

食品に含まれる添加物やさまざまな化学物質など、私たちは知らず知らずのうちに、体内に毒素を取り込んでいます。「デトックス」とは、体内にとどまった、老廃物や有害物質を取り除いて、健康な体をつくろうという考え方です。

このデトックスには、リンパの機能が大いに関係しています。体内にとどまった老廃物や有害物質を回収するのがリンパ

アロマのヒント

［マッサージオイル］

サンダルウッド４滴
ジュニパー８滴
キャリアオイル 20ml

血液やリンパの流れや、代謝をよくするレシピ。体全体に塗ってマッサージをしよう。

ツボ

天枢《てんすう》

自律神経の集まる太陽神経叢（たいようしんけいそう）にあるツボ。腸の働きを活発にし、老廃物の排出を促す。

3~5回 押す

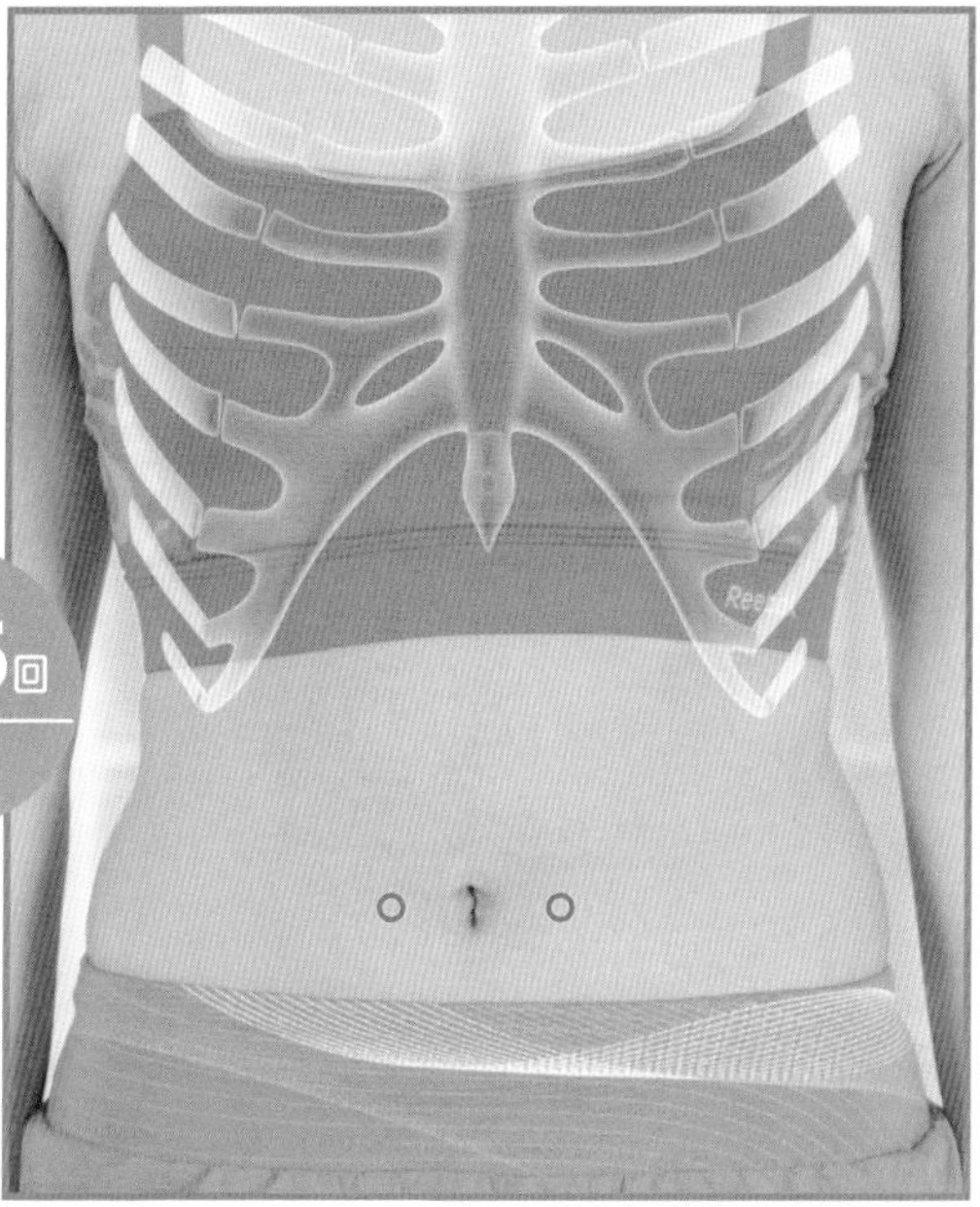

時間のない時は、お腹のあたり一帯を指の腹で押すだけでもOK。

ツボの見つけ方

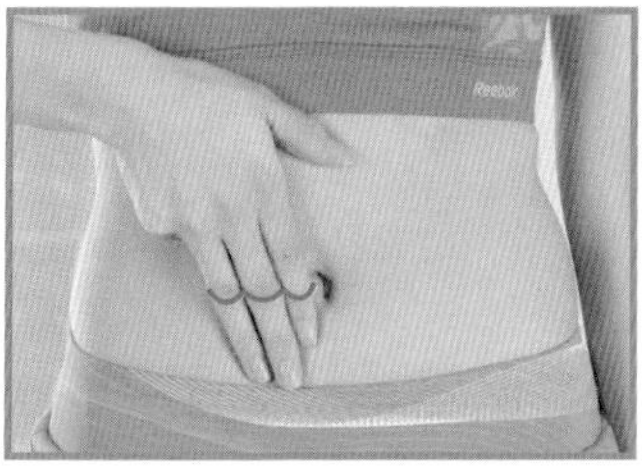

おへそを中心に、左右に、指幅３本分横にある。

ツボ押しのコツ

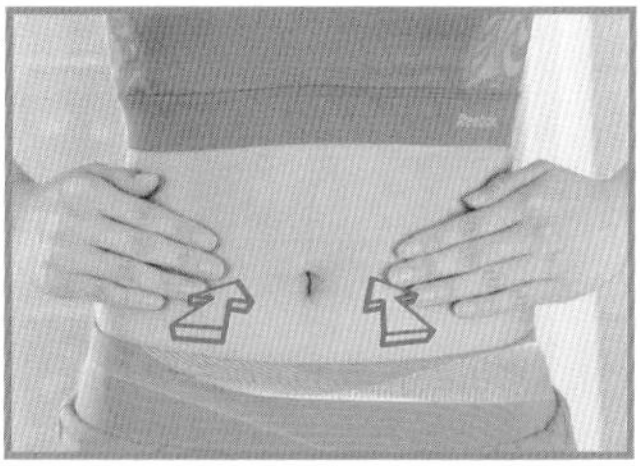

ツボの位置に中指の腹を当て、中心に向かってゆっくり押す。両手で左右同時に押そう。

管で、それをクリーンにするのがリンパ節だからです。

　つまり、この本で紹介しているさまざまなリンパマッサージは、すべてがデトックスのためのメニューであるともいえるのです。

　ツボ押しも、自分でできる、もっとも手軽なデトックスです。水分《すいぶん》と天枢《てんすう》は、どちらもおなかにあるツボで、毒素の排出を促してくれます。

リンパのツボ話

腹巻きでデトックス!?

昔からの伝承は理にかなっているものが多い。腹巻きもその１つ。内臓の冷えは健康の大敵。おなかまわりを温めておけば、新陳代謝が高まり、デトックス効果にもつながるのだ。オシャレな腹巻きを探して、毒素をためない健康生活を心がけよう。

食欲のコントロール

「おなかが空いた」と感じたら、このツボを。ダイエットの頼れるサポーター。

ツボ

地《ち》倉《そう》

「地」は大地を、「倉」は食物の蔵を表す。胃のトラブルに強く、食欲を健全な状態に戻してくれるので、食べ過ぎを防止する。

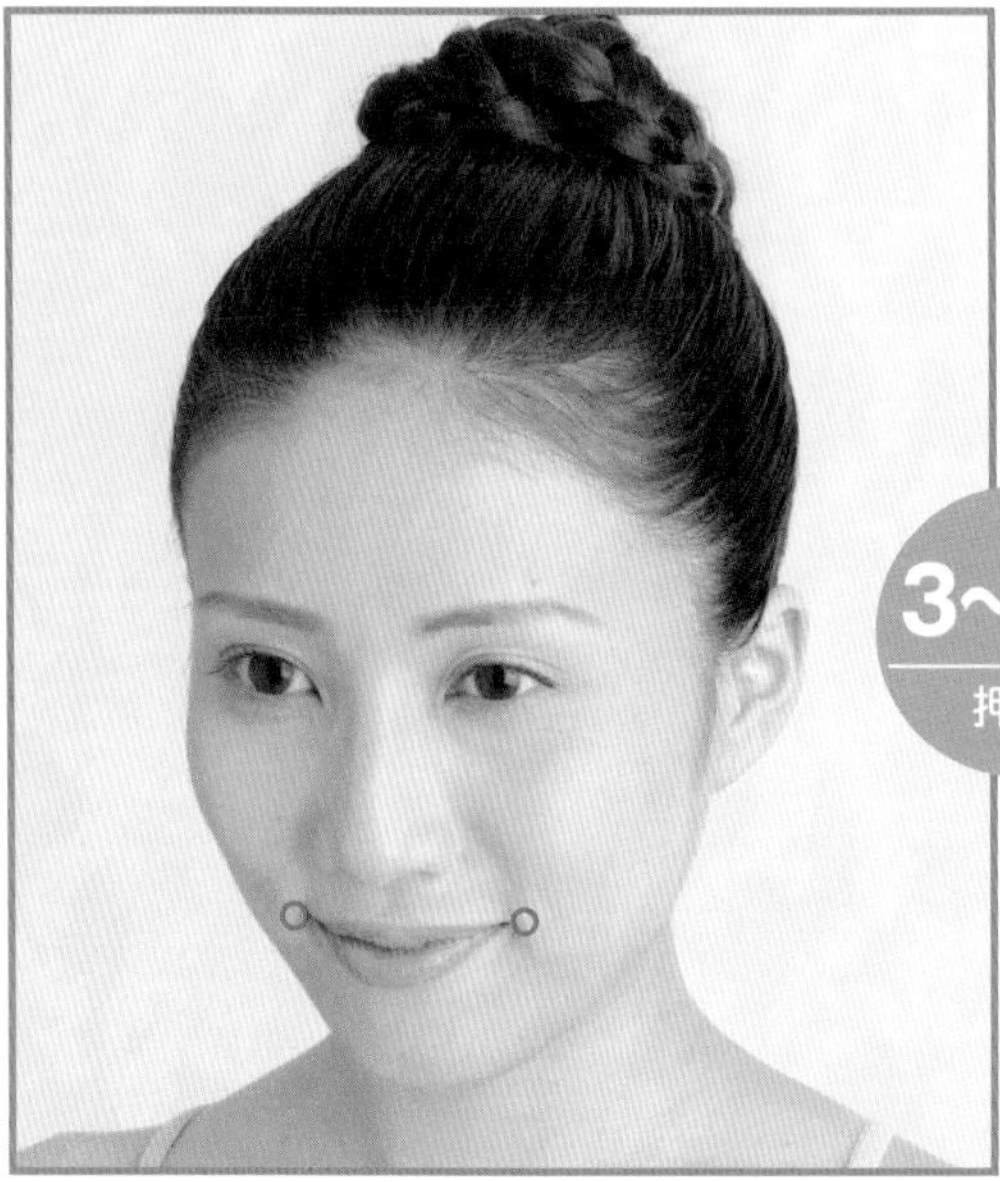

3~5回
押す

口角のやや外側にある。食前に押すと食べ過ぎ防止につながる。

ツボの見つけ方

口角の少し外側にあるくぼみ。くちびるを閉じて、口角を引き上げてみよう。

ツボ押しのコツ

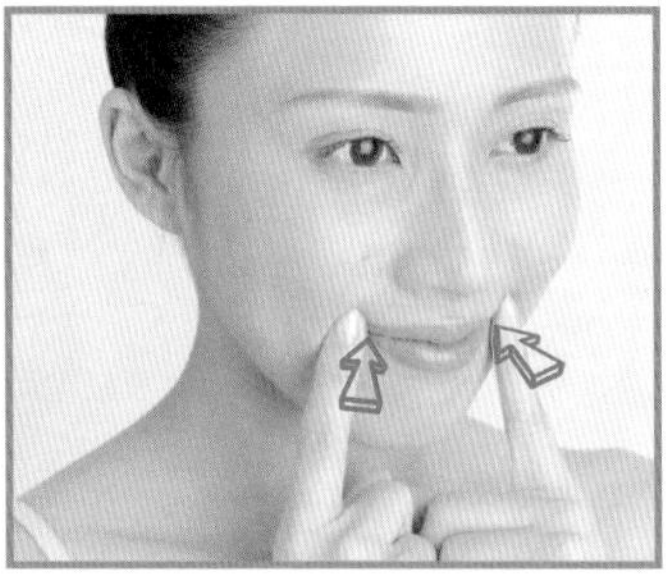

くちびるを閉じ、両手の人差し指をくぼみに引っ掛けるようにして押す。左右同時に。

食欲を抑えて気分を落ち着けるツボ

太ってしまうのは、消費カロリーより摂取カロリーが上回っているから。摂取カロリーを抑えればダイエットは成功します。でも、食べるのを我慢する辛さは、皆さんよくご存じでしょう。

ダイエット中の最大の敵が「空腹感」です。食欲を鎮めたい時に頼りになるのが、この2つのツボです。

地《ち》倉《そう》は、食欲を正常な状態に戻す働きがあり、百《ひゃく》会《え》は自律神

アロマのヒント

［芳香療法］
ペパーミント

成分のメントンやメントールが気分をリフレッシュさせる。胃や消化器系の不調に働きかけ、食欲を抑える。

ツボ

百《ひゃく》会《え》

ツボ名「百会」の「百」は、たくさんの効果があることを示す。頭頂部の中央にあり、めまい、たちくらみ、頭痛、寝違えなどにも効く。

3~5回
押す

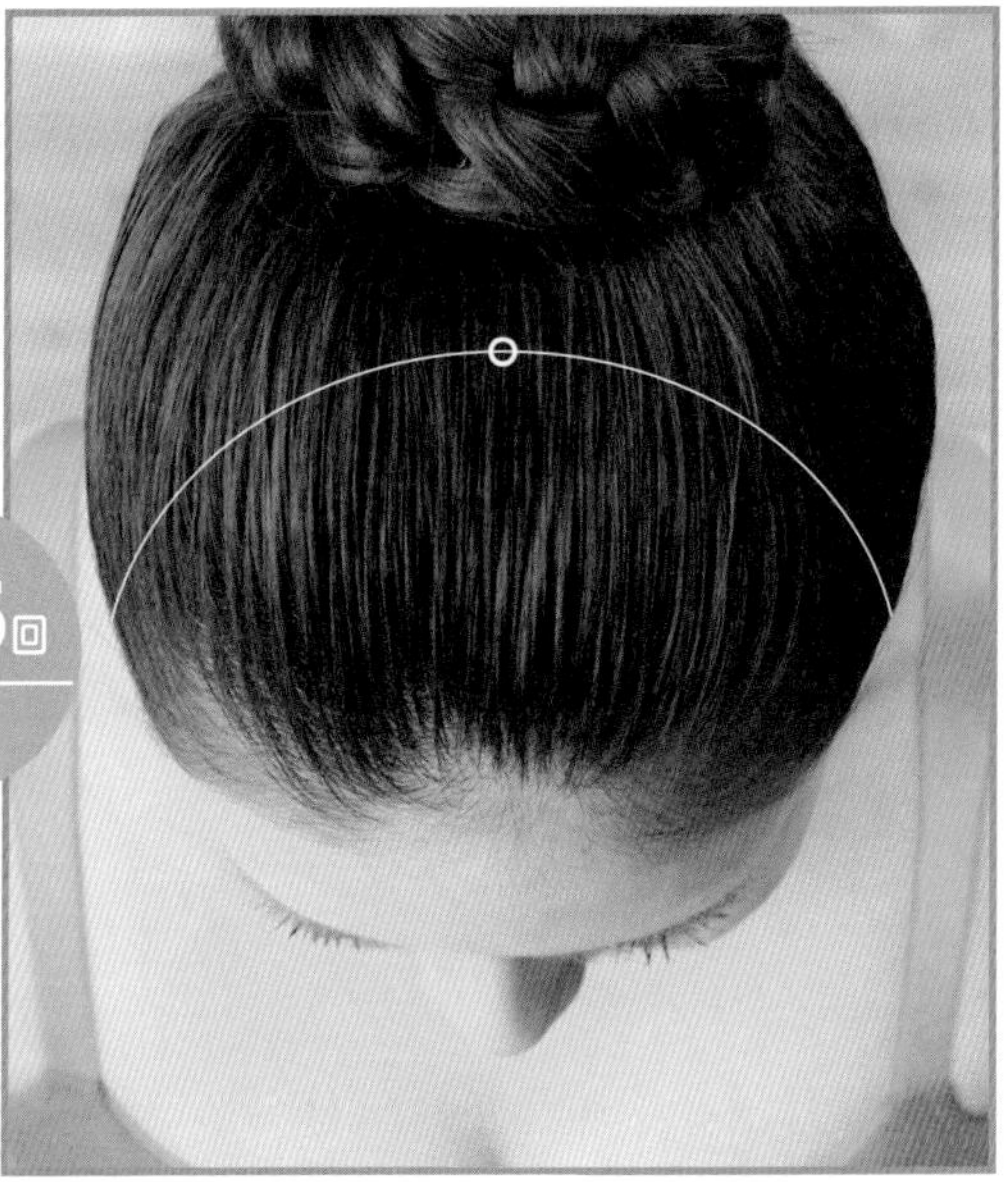

応用範囲が広い「万能ツボ」。自律神経に直結しているので精神の安定にも効果あり。

ツボの見つけ方

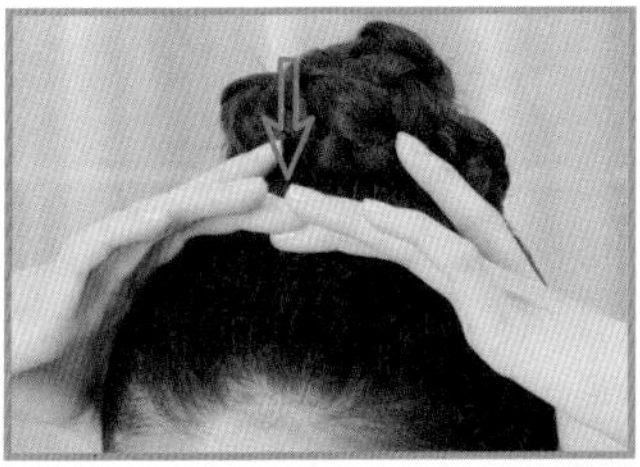

左右の耳の上端を結んだ線の真ん中にあるツボ。眉の間の線上。頭の中心にある。

ツボ押しのコツ

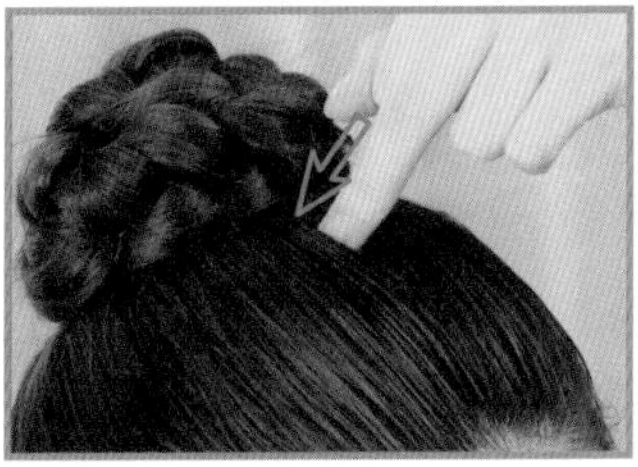

中指を立ててツボに当て、頭の中心に向かってゆっくりと押す。

経をコントロールし、安定させる働きがあります。「おなかが空いた」と感じたら、このツボを押してみましょう。次第に気持ちが落ち着き、食欲も収まってくるはずです。

でも、過度なダイエットは禁物。ツボは、あくまでもダイエットのサポート。栄養は過不足なくとって体の機能を高め、適度な運動をすることが、健康の特効ツボなのです。

リンパのツボ話

「おなかがいっぱい」のおなかって？

「おなかがいっぱい」とは、単におなかが食べ物でいっぱいになった状態をいうのではない。水をいっぱい飲んでも食欲は満たされないように、「満腹」とは、食べ物を食べて血糖値が上がることで、脳が「満足感」を感じている状態のことをいうのだ。

「植物化粧品」で素肌美人になる

毎日使う化粧品には、安心できる物を使いたいものです。

植物エキスが配合されている化粧品のことを「自然化粧品」といいますが、表示に書かれている植物エキスを使用していても、ごく少量で、肌に負担をかける化学物質のほうが多いのでは、あまり意味がありません。

ラベルに「自然化粧品」と書かれているからと安心するのではなく、有効な植物成分をどれだけ含んでいるか、肌に負担をかける化学物質や香料を使っていないかなど、成分表から読み取る努力も必要です。私は、100%ナチュラルな植物のチカラを使った「植物化粧品」をおすすめしています。

私がサロンで使っているのは、「Jurlique（ジュリーク）」というブランドのシリーズ。南オーストラリアにある自社農園で無農薬有機農法で育てられた、植物を使った化粧品です。マッサージの時には、お客様の体調や症状に合わせてマッサージオイルをブレンドしています。

また、アロマの知識がある方なら、精油を使ってオリジナルの化粧品づくりに挑戦してみるのもよいでしょう。蜜ろうを使えば、植物油の量の加減だけで、リップクリームやハンドクリームも簡単に作れます。

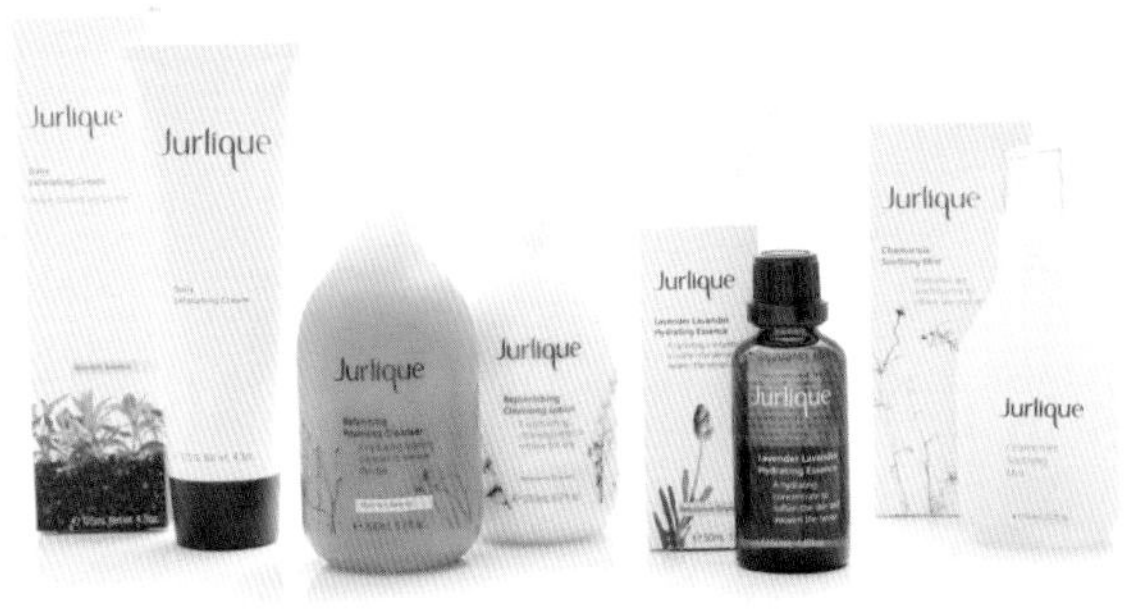

http://jht-ac.com/jurlique

extra

より健康になるために

知っておくと便利な
リンパ＆ツボに関する情報です。
本書でご紹介している
セルフケアメニューの
効果を上げるのにも役立ちます。

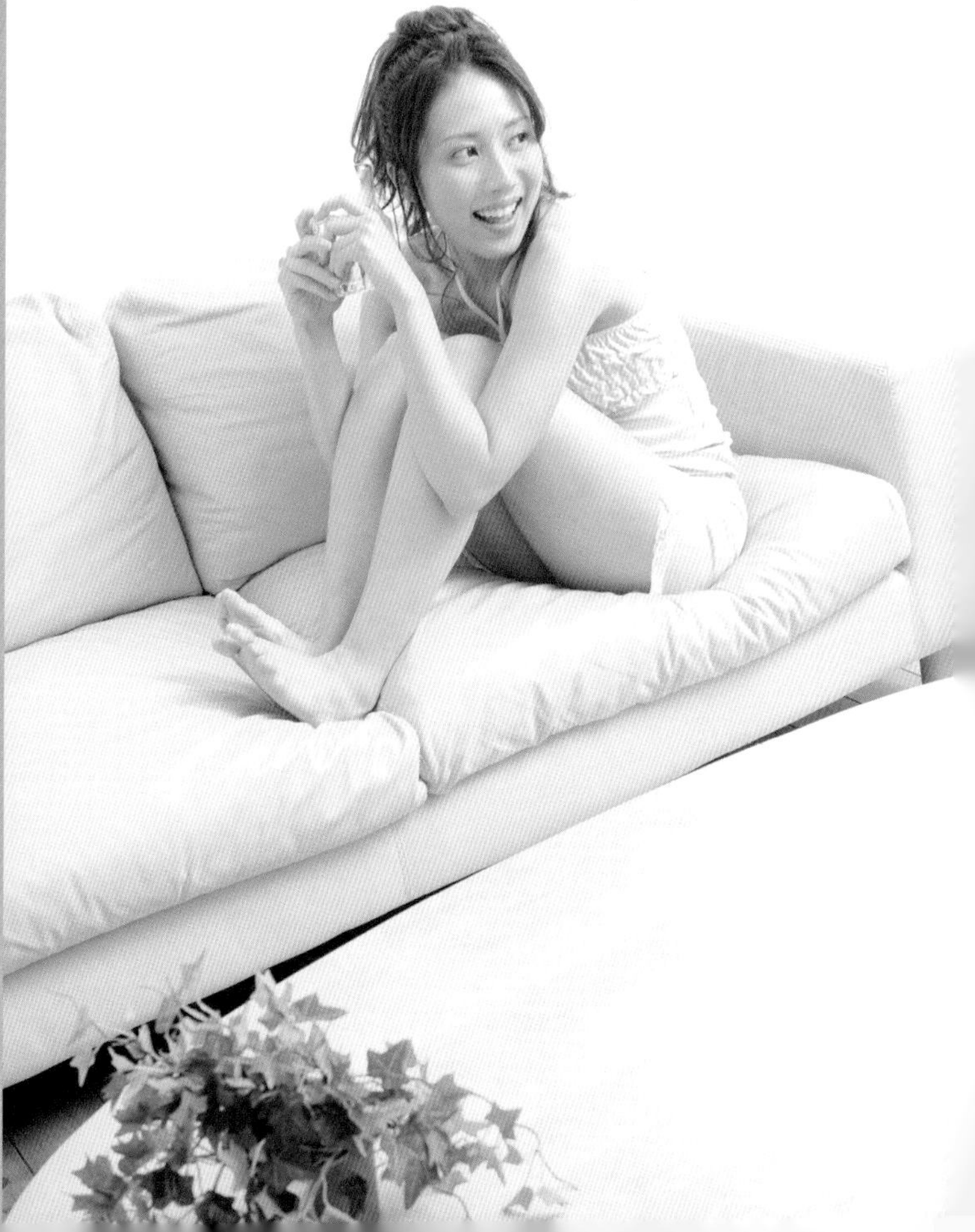

extra

リンパ&ツボ

効果を高めるセルフケア用品

リンパやツボを、刺激したり、温めたり、冷やしたり。
こんな美容グッズがあれば、家でのセルフケアタイムがさらに充実します。

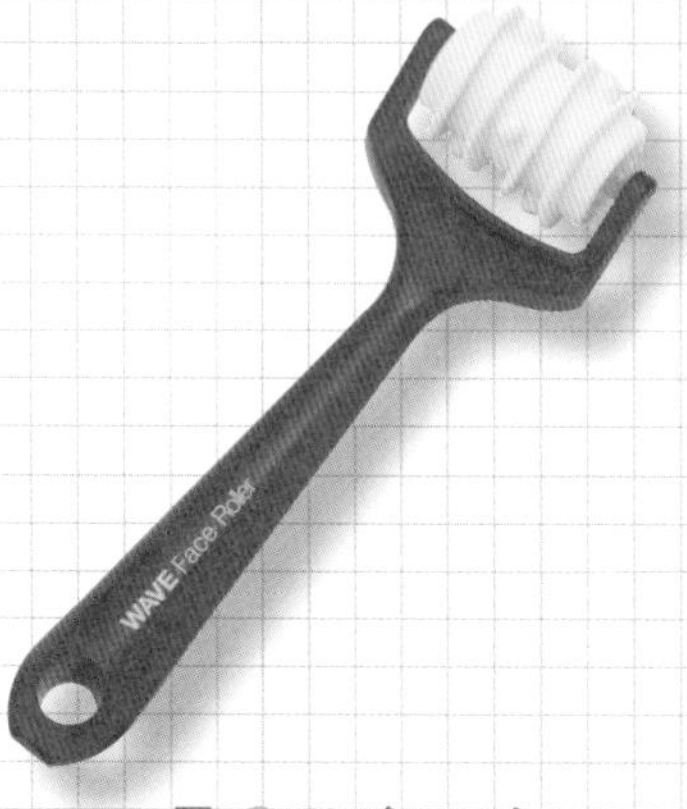

顔 ● 美容ローラー

**テレビを見ながら
顔のリンパマッサージ**

顔と首筋のリンパの流れをよくすることが、小顔づくりのポイント。顔用のマッサージローラーは、テレビを見ながらでも気軽に使える。力を加えすぎないように注意。

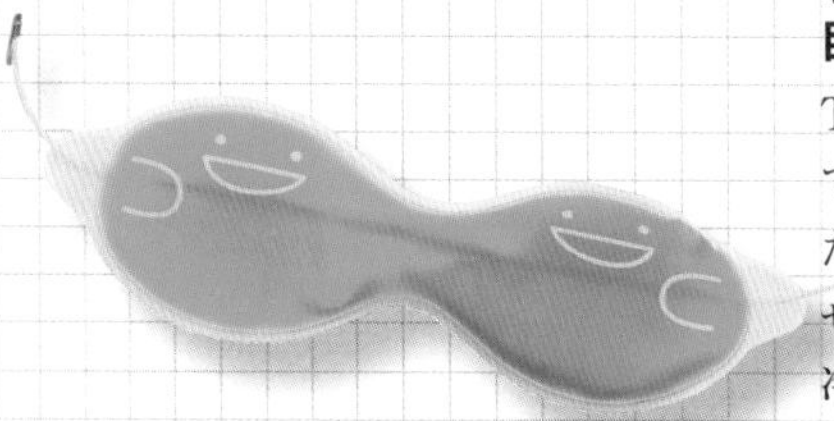

目 ● アイマスク

**ホットでもクールでも
目のリラックスに**

TVゲームやパソコンなどで目を酷使した時は、温めたり冷やしたりして、休ませることが大切。冷蔵庫で冷やせばクール用、お湯で温めればホット用に。

目 ● 蒸気のアイマスク

**蒸気で温める
使いきりシート**

レンジで温めると、心地よい蒸気が出て、目をリラックスさせてくれる使いきりのアイマスク。緊張をほぐし、目のまわりのリンパにも働きかけてくれる。

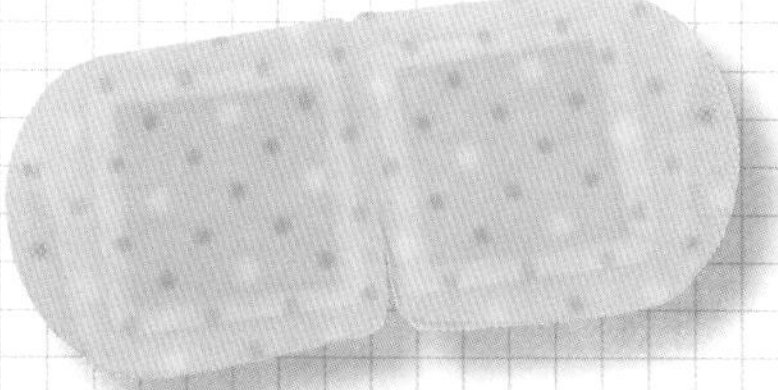

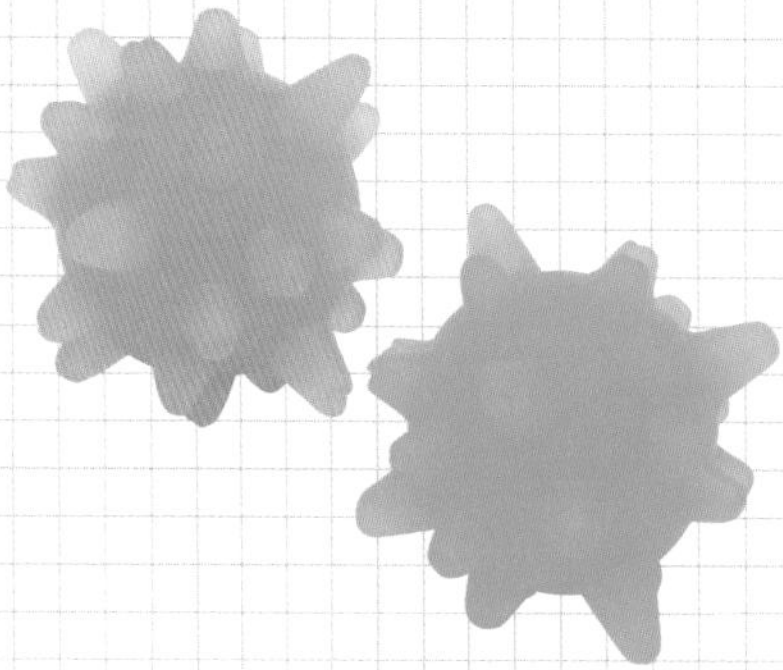

手 ● マッサージボール

**大小の突起が
手のひらのツボを刺激**

片手で2つのボールを握ったり、両手で転がすと、大小の突起が、自然に手のひらのツボを刺激。マッサージ前の、手のウォーミングアップにもおすすめ。

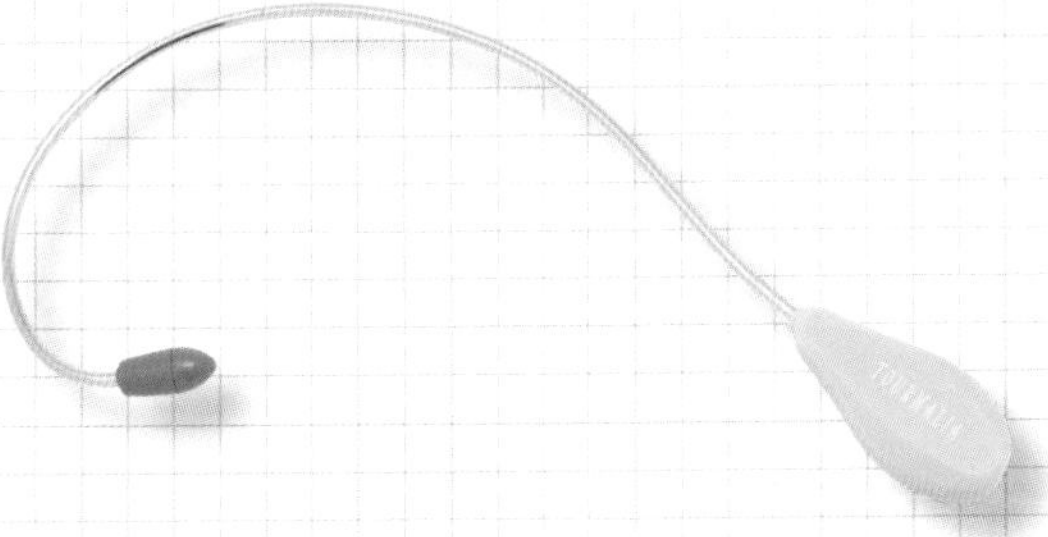

背中・腰 ● ツボ押し器

肩・背中・腰など
手の届かないツボに

肩や背中、腰など、自分では手の届かないツボを押すことができる、定番ツボ押しグッズ。力を入れずに、ほどよい指圧効果が得られる。お風呂の後に使うのがおすすめ。

背中・腰 ● ツボ押しグッズ

3個のボールが
ツボとリンパを刺激

作り方 ゴルフボールがあれば、ストッキングやタイツを使って、ツボ押しグッズを作ってみよう。ボール3個を入れ、ボールの前後に結び目を作り、固定させよう。

使い方 床に寝ころんで、背中の下に入れてゴロゴロ動かしてみよう。背中まわりのツボがまんべんなく刺激され、リンパや血管の流れが良好に。足先に引っ掛けて足裏をゴロゴロすれば、足裏のツボも刺激可能。

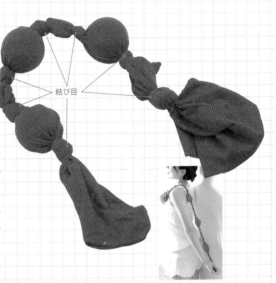

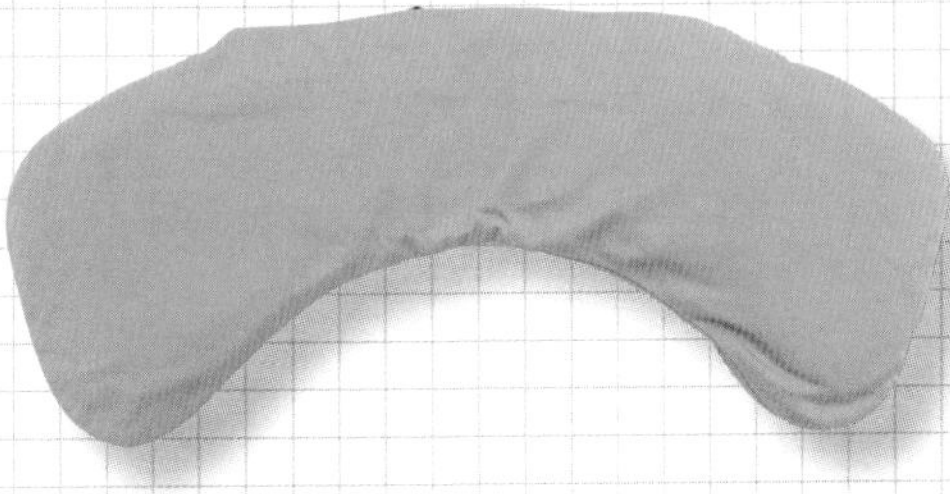

肩 ● ホットパック

コリやだるさには
患部を温めるケア

肩や腰のコリやだるさには、温めるのが効果的。レンジで温めるタイプのホットパックや使い捨てカイロで、筋肉、ツボやリンパ、血管を温めよう。

足 ● ツボ押し棒

押したいツボを
ピンポイントで

力を入れて押したい足裏のツボなどに便利。押す時には、体重を使って押すように心がけよう。

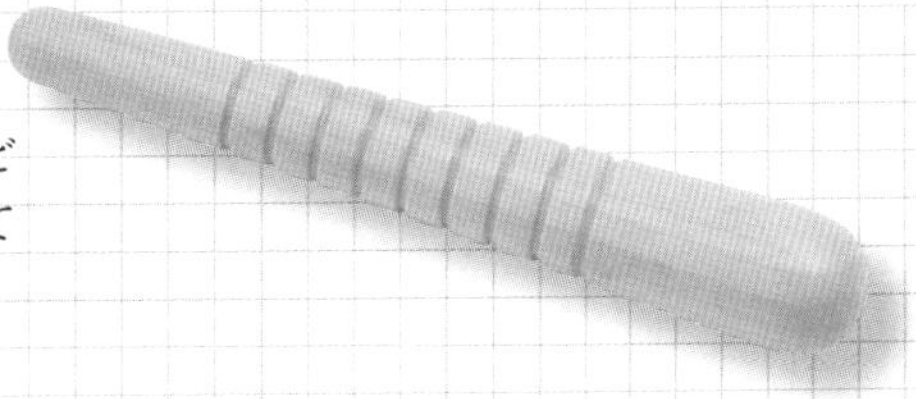

extra

生活習慣を見直そう

不調や未病には、生活習慣が大きくかかわっています。体と心のバランスを乱す5つの不摂生をすっぱり断ち切り、健康的で美しい体と心を手に入れましょう。

5つの不摂生

- 栄養不足
- 運動不足
- 睡眠不足
- 飲酒・喫煙
- ストレス

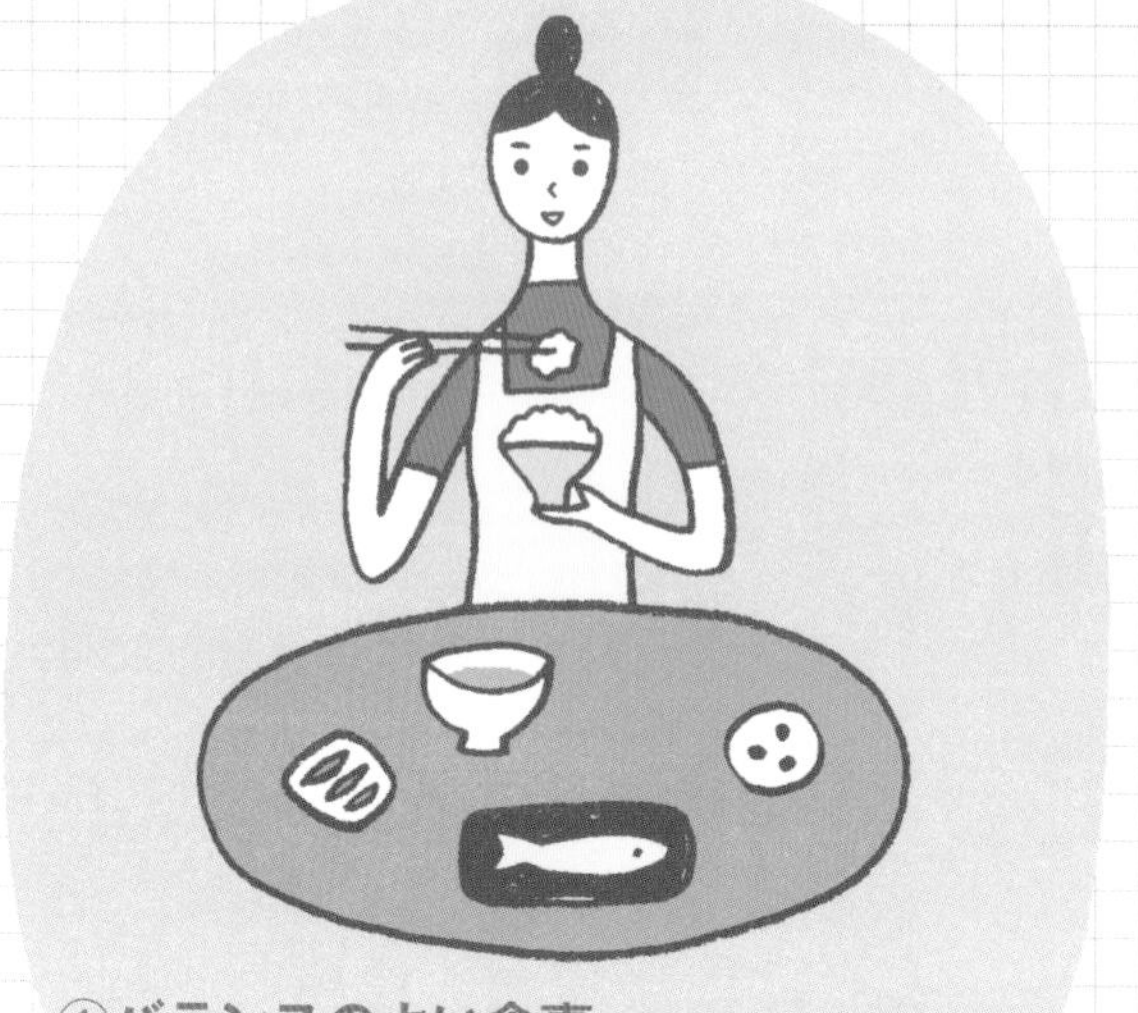

①バランスのよい食事

無理な食事制限をするのは禁物。栄養バランスのとれた食事を心がけよう。過度なダイエットは、基礎体力が落ちて、不調や肌のトラブルに。食べ物からの栄養が肌や細胞に行き届かなければ、リンパの流れが滞り、新陳代謝にも大きく影響を及ぼすことも。

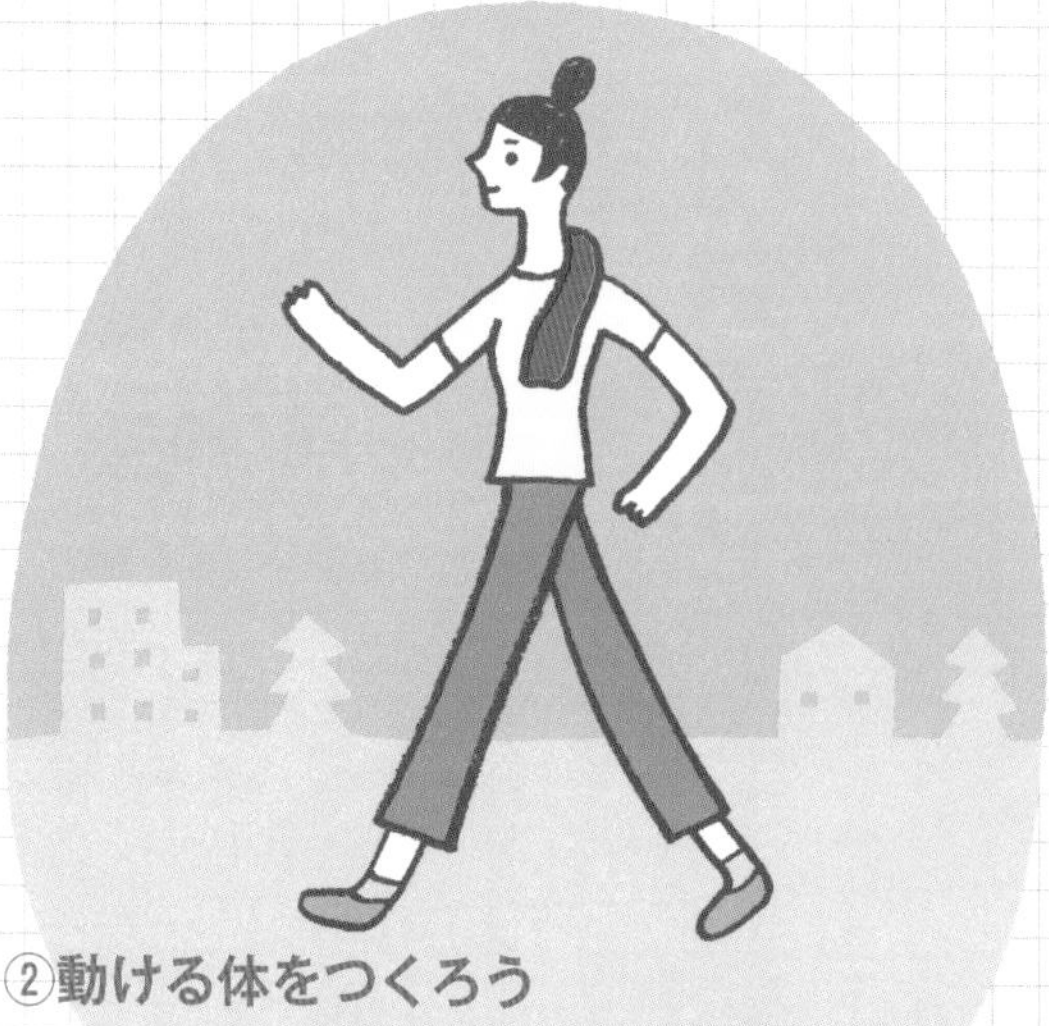

②動ける体をつくろう

体力がなくなったと感じるのは、少し動いただけで、筋肉内のグリコーゲンがすぐに消費されてしまうから。だから、グリコーゲンを貯めておく質の高い筋肉をつくるためにも、普段から体を動かすことを心がけよう。2日に1回、30分のウォーキングを習慣づけてみよう。

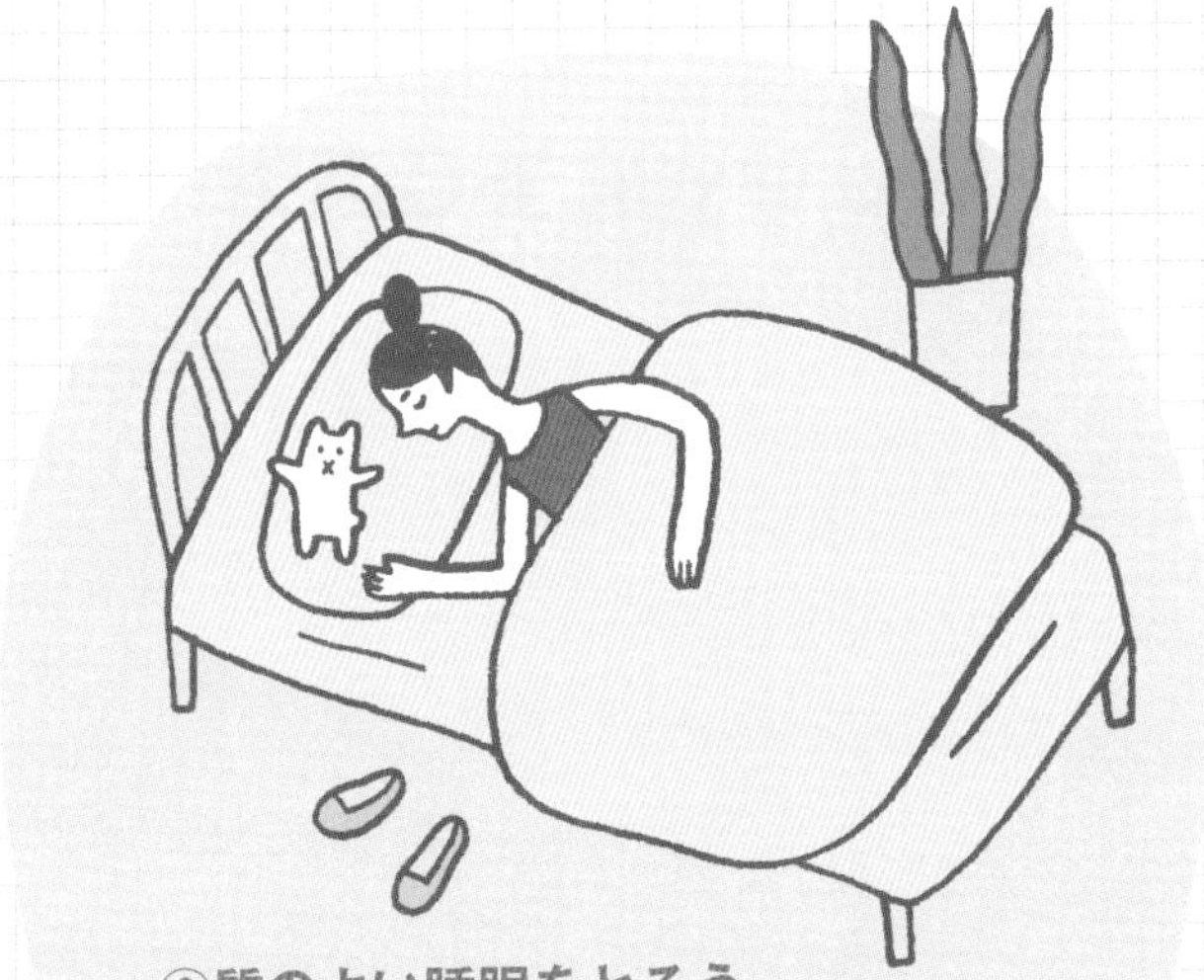

③質のよい睡眠をとろう

睡眠の最大の目的は体の休息。しかも、単に体を休息させるだけでなく、脳を休ませることで、成長ホルモンなどによって肌の新陳代謝を活性化させたり、免疫力を向上させるなど、健康的な生活を送るためには、必要不可欠。アロマテラピーを活用して、「質のよい眠り」を得よう。

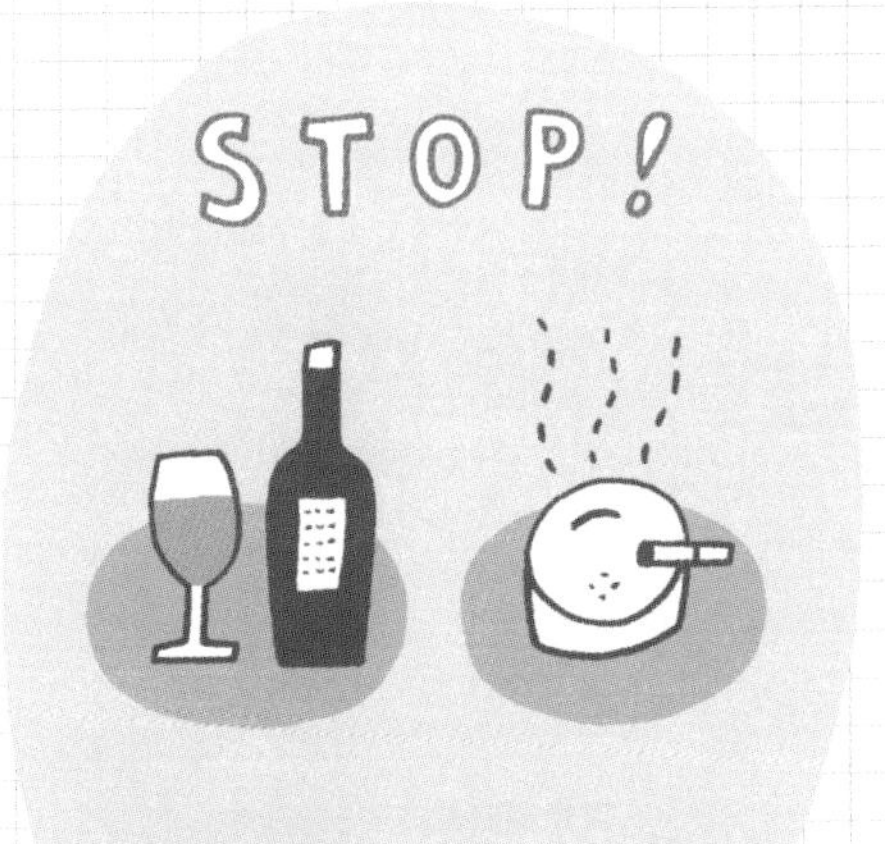

⑤飲酒・喫煙にブレーキ

タバコを吸うことやアルコールの摂りすぎがよくないことは、誰もが知っている事実。それでもやめられないのは、やめると不快感があるから。「禁煙する」「家では飲酒しない」「飲酒は週休２日にして肝臓を休ませる」など、小さなマイルールを決めて、節制を心がけよう。

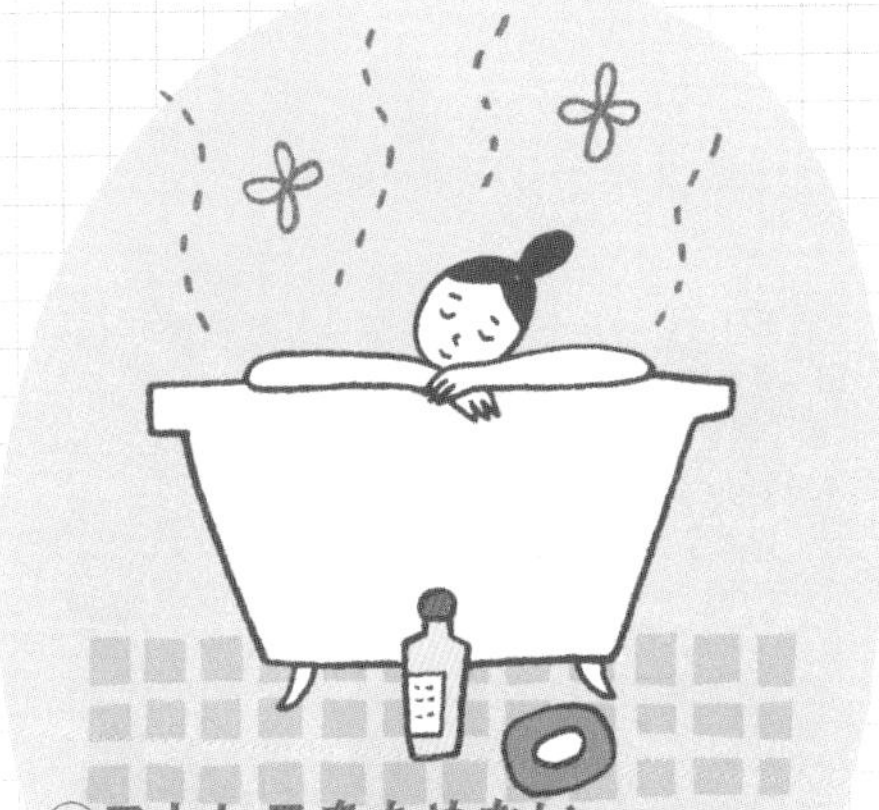

④ストレスをためない

心の不調は、気づきにくいもの。慢性的なストレスは心身に不調をきたし、パニック障害やうつなどの神経症を引き起こすこともある。リラックスする時間をもつことは、心を安定させることなどにもつながるので、イライラする自分にイライラしないようにしよう。

extra

ツボINDEX

本書で紹介しているツボのおもな効果を紹介。
セルフケアの充実のために、しっかり覚えましょう。
※数字は掲載ページを表わしています。

extra

症状別INDEX

本書で掲載している症状を50音順に紹介。体のどこが不調かをしっかり確認して、各ページを見てみよう。

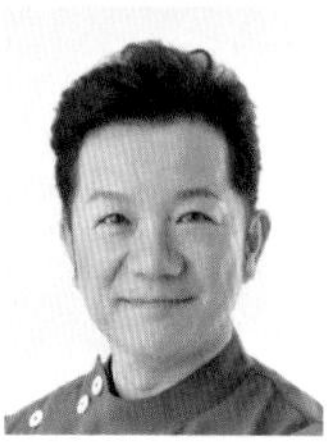

【著者紹介】
加藤 雅俊（かとう まさとし）

薬剤師
体内環境師 ®
ミッツ・エンタープライス（株）代表取締役社長
JHT 日本ホリスティックセラピー協会会長
JHT 日本ホリスティックセラピストアカデミー校長

薬に頼らず症状に対して食事や運動、東洋医学など多方面からアプローチする医療をめざす「ホリスティック」という理念を日本で初めて唱えた第一人者。
大学卒業後、ロシュ・ダイアグノスティックス(株)入社 研究所にて、血液関連の研究開発に携わる。不調には、体だけではなく心の不調もあり、本来持つ『自然治癒力』は心と体の両方が健康ではないと働かないことに気づき「薬に頼らず若々しく健康にいられる方法」を食事＋運動＋心のケアと一緒に研究する。1995 年に予防医療を目指し起業。「心と体の両方」をみるサロンやセラピスト養成のためのアカデミーを展開。他に例を見ない「人間全体を包括的にみる医学」がテレビ・雑誌等で取上げられ話題となり、モデルや女優の体内環境のケアを担当。またプロ野球チームやアスリートのコンディショニングケアを担当する。近著に『薬なし減塩なし！ 1 日 1 分で血圧は下がる』（日本文芸社）、『血管を鍛えるとすべてよくなる！』（講談社）などほか多数。著書累計は 240 万部を超える。
＜加藤雅俊と直接相談ができる WEB からだ相談室＞
JHT 日本ホリスティックセラピストアカデミー
http://www.jht-ac.com
YouTube チャンネル「加藤雅俊の体内環境塾」
https://www.youtube.com/@kato_masatoshi

編集協力 ● 株式会社全通企画／エクリル・シス／岡本弘美
本文デザイン ● 若月澄子／小山弘子／ sakana studio_ 四方田 努
カバーデザイン ● 上筋英彌（アップライン株式会社）
イラスト ● 株式会社 BACKBONEWORKS ／はやしゆうこ／玉田直子
写　真 ● 平塚修二・天野憲仁（株式会社日本文芸社）
モデル ● 真田あゆみ・平野茉莉子
ヘアメイク／スタイリング ● 木村富貴子

増《ぞう》補《ほ》改訂版《かいていばん》　ホントによく効《き》くリンパとツボの本《ほん》
2023 年 2 月20日　第 1 刷発行
2024 年 8 月 1 日　第 3 刷発行

著　　者　加藤《かとう》　雅俊《まさとし》
発 行 者　竹村　響
印 刷 所　TOPPAN クロレ株式会社
製 本 所　TOPPAN クロレ株式会社

発 行 所　株式会社日本文芸社
〒 100-0003　東京都千代田区一ツ橋 1 − 1 − 1　パレスサイドビル 8 F

Printed in Japan　112230210 − 112240723 Ⓝ 03（230053）
ISBN978 − 4 − 537 − 22073 − 5
URL　https://www.nihonbungeisha.co.jp/

（編集担当：三浦）